Munro Kerr

产 科 手 术 学
Operative Obstetrics

第 12 版

主编　Thomas F. Baskett
　　　Andrew A. Calder
　　　Sabaratnam Arulkumaran

主译　段　涛　杨慧霞

人民卫生出版社

图书在版编目（CIP）数据

产科手术学 /（加）巴斯克特（Baskett，T.F.）主编；段涛，杨慧霞主译 . —北京：人民卫生出版社，2016
ISBN 978-7-117-22081-1

Ⅰ. ①产… Ⅱ. ①巴… ②段… ③杨… Ⅲ. ①产科外科手术 Ⅳ. ①R719

中国版本图书馆 CIP 数据核字（2016）第 025941 号

| 人卫社官网 | www.pmph.com | 出版物查询，在线购书 |
| 人卫医学网 | www.ipmph.com | 医学考试辅导，医学数据库服务，医学教育资源，大众健康资讯 |

图字：01-2015-2104

产科手术学

主　　译：段　涛　杨慧霞
出版发行：人民卫生出版社（中继线 010-59780011）
地　　址：北京市朝阳区潘家园南里 19 号
邮　　编：100021
E - mail：pmph @ pmph.com
购书热线：010-59787592　010-59787584　010-65264830
印　　刷：三河市君旺印务有限公司
经　　销：新华书店
开　　本：787 × 1092　1/16　印张：18
字　　数：438 千字
版　　次：2016 年 5 月第 1 版　2019 年 7 月第 1 版第 3 次印刷
标准书号：ISBN 978-7-117-22081-1/R·22082
定　　价：60.00 元

打击盗版举报电话：010-59787491　E-mail：WQ @ pmph.com
（凡属印装质量问题请与本社市场营销中心联系退换）

Munro Kerr

产科手术学
Operative Obstetrics

第 12 版

主　　编	Thomas F. Baskett
	Andrew A. Calder
	Sabaratnam Arulkumaran
主　　译	段　涛　杨慧霞
译　　者	（以姓氏汉语拼音为序）

　　　　　　白　赟　卞　政　陈　施　段　涛
　　　　　　冯　烨　李　楝　李　婷　刘　铭
　　　　　　马晓鹏　史阳阳　寿　冲　魏玉梅
　　　　　　杨慧霞　张慧婧　张乃怿　邹　刚

主译助理　李　婷　魏玉梅

人民卫生出版社

ELSEVIER

Elsevier (Singapore) Pte Ltd.
3 Killiney Road
#08-01 Winsland House I
Singapore 239519
Tel: (65) 6349-0200
Fax: (65) 6733-1817

原著作者

Anthony Addei MB ChB FRCA
Consultant Anaesthetist, St George's Hospital,
London, UK

Victoria M Allen MD MSc FRCS(C)
Associate Professor, Department of Obstetrics
and Gynaecology, Dalhousie University,
Halifax, Nova Scotia, Canada

**Sir Sabaratnam Arulkumaran PhD DSc
FRCS(Ed) FRCOG**
Professor Emeritus of Obstetrics &
Gynaecology, St George's University of
London, UK

Jon FR Barrett MB BCh MD FRCOG FRCS(C)
Chief of Maternal-Fetal Medicine, Sunnybrook
Health Sciences Centre; Professor,
University of Toronto, Canada

**Thomas F Baskett MB FRCS(Ed)
FRCS(C) FRCOG**
Professor Emeritus, Department of Obstetrics
and Gynaecology, Dalhousie University,
Halifax, Nova Scotia, Canada

**Andrew A Calder MD FRCP(Ed)
FRCS(Ed) FRCOG**
Professor Emeritus, Department of Obstetrics
and Gynaecology, University of
Edinburgh, UK

Joanna F Crofts MD MRCOG
NIHR Academic Clinical Lecturer, University
of Bristol, UK

Timothy J Draycott MB BS MD FRCOG
Consultant Obstetrician & Health Foundation
Improvement Science Fellow, Research into
Safety & Quality (RiSQ) Group, University
of Bristol, Bristol, UK

Leroy C Edozien LLB PhD FRCOG FWACS
Consultant Obstetrician and Gynaecologist,
Manchester Academic Health Science
Centre, University of Manchester, St Mary's
Hospital, Manchester, UK

**John CP Kingdom MD FRCSC(ObGyn & MFM)
MRCP(UK) FRCOG**
Professor of Obstetrics and Gynaecology,
Medical Imaging, Physiology & Pathology,
University of Toronto; Gordon C. Letich
Chair, Department of Obstetrics &
Gynaecology, University of Toronto; Head,
Division of Maternal-Fetal Medicine,
Department of Obstetrics and Gynaecology,
University of Toronto; Rose Torno Chair in
Obstetrics & Gynaecology, Staff, Obstetrics
& Maternal-Fetal Medicine, Mount Sinai
Hospital, Toronto, Canada

Jane E Norman MD FRCOG FMedSci
Professor of Maternal and Fetal Health,
Consultant Obstetrician and Director of
Tommy's Centre for Maternal and Fetal
Health, University of Edinburgh, UK

Robert C Pattinson MD FRCOG FCOG(SA)
Director, MRC Maternal and Infant Health
Care Strategies Research Unit, Department
of Obstetrics and Gynaecology, University of
Pretoria, South Africa

**Michael S Robson MB BS MRCOG
FRCS(Eng) FRCPI**
Consultant Obstetrician and Gynaecologist,
The National Maternity Hospital, Dublin,
Ireland

Sarah J Stock PhD MRCOG
Clinical Lecturer, MRC Centre for
Reproductive Health, University of
Edinburgh, UK

Abdul H Sultan MD FRCOG
Consultant Obstetrician and Gynaecologist,
　Croydon University Hospital, UK

Vikram S Talaulikar MD MRCOG
Clinical Research Fellow, St George's Hospital
　and University of London, UK

Ranee Thakar MD MRCOG
Consultant Obstetrician and Gynaecologist,
　Croydon University Hospital, UK

Derek J Tuffnell FRCOG
Consultant Obstetrician and Gynaecologist,
　Bradford Teaching Hospitals NHS
　Foundation Trust, Bradford, UK

Michael J Turner MAO FRCOG FRCPI
Professor of Obstetrics and Gynaecology,
　UCD Centre for Human Reproduction,
　Coombe Women and Infants University
　Hospital, Dublin, Ireland

Andrew D Weeks MD FRCOG
Professor of International Maternal Health and
　Consultant Obstetrician, Sanyu Research
　Unit, University of Liverpool, Liverpool
　Women's Hospital, UK

序

产科医生的最高境界是什么产科手术技术都非常熟练,但是轻易不动手,轻易不做手术,靠一张嘴就可以把孩子"说出来"。对于产科医生来讲,本书所介绍的各种产科手术是产科医生必须掌握的,因为产科危急情况比较多,即使是很正常的产妇也可能出现需要紧急处理的状况。虽然这些是必须掌握的手术,但是只有在必要时才可以去应用,要掌握好手术指征,不应该滥用手术,要平衡好母亲和胎儿的利益与风险。

产科医生做得最多的手术是剖宫产,但是真正体现产科医生水平的并不是剖宫产手术本身,是能够正确地判断何时需要、何时不需要做剖宫产手术,真正体现产科医生技术水平的是阴道手术助产,特别是拉产钳,以及肩难产的处理等。

在剖宫产率很高的年代,很多的产科手术技术已经在面临失传的困境,随着二胎政策的全面开放和降低剖宫产率的呼声越来越强烈,剖宫产以外的产科手术技术开始且越来越受到大家的重视。

这一版的《产科手术学》比上一版又有了不少的更新,希望能够给各位产科医生带来更大的帮助。

感谢各位译者的辛勤付出!

段涛　杨慧霞

2016 年 5 月

原 著 前 言

一本历经百年、推陈12版的产科教材必然能在很多方面反映出这个领域的深刻变化和进展。当 Munro Kerr 教授于1908年首次提笔开始第1版写作时,英国孕产妇死亡率大约为千分之四,围产儿的死亡率约为千分之八十。而如今,围产儿死亡率和孕产妇死亡率分别是那个年代水平的八分之一和四十分之一,这期间的岁月见证了这样翻天覆地的变化。然而在很多发展中国家,现实的状况依旧和本书元老当年所看到的相似,甚至更糟。显然,在一些地区,没有像我们这么幸运地享受到充足的设备、人员、教育和培训。除了缺乏投资和激励机制,很重要的一个障碍是,妇女在社区和文化中地位低下而成为获得健康关注的弱势群体。承认存在这种不平等待遇的同时,也应意识到,在任何环境下,通过应用合理的临床、产科及外科技术,母婴结局都可以被优化。这一原则在本书的第1版和其后的所有版本中都有体现。

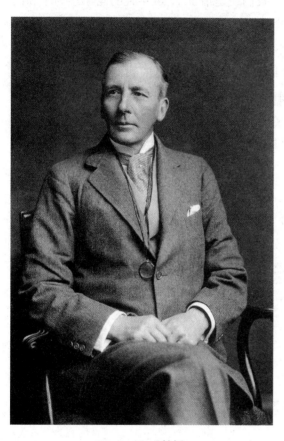

Munro Kerr 教授

产科领域的一些方面在过去数十年中几无变化,而在另一些领域的新发展却可能从未被20世纪初的产科医生所预料到。一个重大的变化就是,从必然将母亲的安全和存活置于优先,到越来越关注胎儿情况。产科手术学中一个最显著的变化是,剖宫产手术越来越多,手术本身已从万不得已作为最后的解决方法,成为所有产科并发症的处理方法。为了母儿更好的结局,必然要依赖于对高水平的临床处理原则进行摸索和验证。同手术操作技术一样重要的是,决定何时进行这项操作的能力,这也是贯穿产科手术学教材的格言。

在这本教材历经多次成功的再版后,作者也发生了变化。Munro Kerr 教授独自编写了前3版教材。他在 Glasgow 医院的两位同事帮助他完成了第4版的撰写,第5版中又与 Chassar Moir 教授合作,后者是一位获得过 Nuffield 基金的牛津大学教授。到1956年 Munro Kerr 不再参与再版,而 Chassar Moir 教授独立进行了接下来两次的再版。Chassar Moir 教授与爱丁堡大学的 Philip Myerscough 教授合力完成了第 8 版,后者又独立完成了第 9 版和第 10 版。他本打算和爱丁堡的同事 Andrew Calder 教授合作新版,但由于受到诸如出版商更换等客观条件限制,他感到继续参与再版力不从心而搁置。当 Elsevier 公司同意进行第 11 版(世纪版)的再版时,大家都觉得由一群更加国际化的作者来共同完成本书的写作是合适的,因此,Andrew Calder 教授邀请 Tom Baskett 教授和 Sabaratnam Arulkumaran 教授共同执笔。而本次再版的作者改动更大,在前版作者继续完成主体部分之外,我们还邀请了 17 位年轻的专家参与了新的章节的撰写。这也反映了现代产科临床专家的特点,即在某一领域更加精深。

　　尽管新增加了作者,我们还是竭尽全力使本书保持它一个世纪以来一贯的风格,用简单实用的方法介绍产科医生所要面临的常见或罕见的问题。在需要证实我们所提出建议的地方,都给出了参考文献。但是我们建议读者参阅一些国际指南和 Cochrane 数据库中最新的综述,对于一个迅速变化的领域这是尤其必要的。也就是说,我们并未被本书未能继续延续传统感到遗憾,因为它在不同的历史背景之下一直就是、也必将继续独具魅力。

TF Baskett

AA Calder

S Arulkumaran

目　录

第 1 章　人类出生 ……………………………………………………………… 1

第 2 章　产程和产时风险管理 ………………………………………………… 7

第 3 章　产时护理的审核和标准 ……………………………………………… 15

第 4 章　产科技能培训 ………………………………………………………… 22

第 5 章　产程中的评估和处理 ………………………………………………… 31

第 6 章　分娩中的胎儿监护 …………………………………………………… 41

第 7 章　胎儿窒息 ……………………………………………………………… 58

第 8 章　引产 …………………………………………………………………… 72

第 9 章　早产 …………………………………………………………………… 82

第 10 章　阴道助产技术 ……………………………………………………… 90

第 11 章　胎先露异常 ………………………………………………………… 117

第 12 章　肩难产 ……………………………………………………………… 124

第 13 章　剖宫产术 …………………………………………………………… 133

第 14 章　剖宫产术后阴道分娩 ……………………………………………… 147

第 15 章　子宫破裂 …………………………………………………………… 153

第 16 章　臀位分娩 …………………………………………………………… 158

第 17 章　双胎和三胎分娩 …………………………………………………… 169

第 18 章　脐带脱垂 …………………………………………………………… 174

第 19 章　产前出血 …………………………………………………………… 178

第 20 章　产后出血 …………………………………………………………… 195

第 21 章　胎盘滞留 …………………………………………………………… 204

第 22 章　急性子宫内翻 ……………………………………………………… 208

第 23 章　下生殖道损伤 ……………………………………………………… 213

第 24 章　出血性休克 ………………………………………………………… 220

第 25 章　弥散性血管内凝血 ………………………………………………… 225

第 26 章　羊水栓塞 …………………………………………………………… 229

第 27 章　镇痛与麻醉 ………………………………………………………… 231

第 28 章　手术和操作技巧 …………………………………………………… 237

宫颈环扎术 ··· 237

紧急子宫收缩抑制术 ··· 240

转胎位术 ··· 243

子宫和阴道填塞术 ·· 248

子宫加压缝合术 ·· 252

盆腔血管结扎术和栓塞术 ··· 256

产科子宫切除术 ·· 261

耻骨联合切开术 ·· 266

毁胎术 ··· 271

第 1 章

人 类 出 生

AA Calder

> "当孩子长到足够大,母亲无法为他继续提供充足的营养,他就变得躁动起来、踢破胎膜,迫不及待地来到外面这个不受任何约束的世界。"
>
> 希波克拉底,《论出生》,公元前 4 世纪
>
> "那些可以给宫底、宫体和宫颈造成物理扩张,或改变胎儿、羊水及胎盘状况,以及使胎膜变松或破损的因素,都可以诱发分娩。"
>
> James Young Simpson,《助产士讲义》,1860

要安全有效地处理产程和分娩问题,助产人员需要清楚地了解与人类分娩有关的解剖学、生理学和生化知识,并需要很好地了解分娩中的重要参与者——母亲和婴儿。

20 世纪见证了医学最飞速的成长和发展,以及我们对生产过程的不断认识,在这个过程中伴随着 "Munro Kerr" 系列丛书的一次次再版。100 多年前,产科医生的技术主要还是从两位 18 世纪的产科巨匠传来的,两位大师分别是 William Smellie (1697—1763) 和 William Hunter (1718—1783)。巧合的是,他们的出生地点距离 Munro Kerr 的出生地都在 20 英里之内。Smellie 是一位杰出的男性助产士和教师,他因被称为 "英国助产士大师" 而闻名。1752 年,Smellie 根据其丰富的临床经验编著了不朽著作 *Treatise on the Theory and Practice of Midwifery* (1752)。在书中他首次描述和定义了分娩的过程,并形成了临床处理产程的基础。其中关于分娩机制的描述,揭开了胎儿出生的必经之路——在产道中如何进行旋转的神秘面纱。他在另一本著作 *Sett of Anatomical Tables with Explanations and an Abridgement of the Practice of Midwifery* (1754) 中强化了这些基本原则。Smellie 请荷兰艺术家 Jan Van Rymsdyk 帮助他画了书中的图谱,20 年后 Hunter 也是请了这位画家完成了一部鸿篇巨著 *Anatomy of the Human Gravid Uterus* (1774)。

当 Munro Kerr 在 1908 年开始准备撰写《助产手术学》时,除外上述提及的成就,产科学方面几乎没有什么新的进展。人们对分娩相关的解剖学已经有了相当透彻的认识,但是对于子宫肌层和宫颈的生理,以及与分娩相关的生物化学、内分泌学和药理学的知识,几乎一无所知。在这个新世纪开始时,年轻的产科医生或许认为,在过去的一个世纪中,伴随着催产素、雌激素、黄体酮、前列腺素和许多迄今为止尚不清楚的物质的发现,与分娩有关的所有问题几乎都已经被解决了。但事实上,如果在 21 世纪,产科医生们不能进一步揭示出有关分娩的更复杂的机制,那倒是令人惊讶的了。

当前的认识

作为本书将要探讨的一系列临床问题的开始,我们需要对现阶段我们了解到的人类产程和分娩的一些基本的医学知识作一综述。当然,这一综述将是简单而有针对性的。想要了解更为详细的内容,读者们需要阅读有关生殖生理、解剖、生化和内分泌方面的书籍。

子宫肌层的功能

子宫肌层是驱动产程的原动力,在产程中精确协调一系列产力。产力的主要目的是展平、扩张宫颈,将胎儿沿产道推挤出来。与其他平滑肌相比,子宫肌层具有 3 个独特的特性,对于其发挥功能至关重要:

1. 在妊娠的大部分时间内,它必须抑制它收缩的天性,保持静止,直至特定的点才发生收缩。

2. 在产程中,它必须呈现出一种在收缩之间都留有充分舒张的收缩模式,否则将对胎盘的血运和胎儿的供氧发生损害。

3. 它拥有缩复的能力,这不仅有助于防止产后出血,在产程中也是至关重要的。缩复作用是子宫肌层的独特特性。通过这种作用,即使是在可以使肌纤维长度缩短的子宫收缩过去之后,子宫肌肉不需要消耗能量就可以使肌纤维维持在较短的长度。宫颈容受过程,实质上就是稳定地减少它在舒张时的长度的过程,在这个过程中宫颈的张力不再被维持。

基本上,人类的产程可以被理解为宫体和宫颈的相互作用(图 1-1)。为了维持妊娠,宫体必须保持静止、宫颈关闭不发生容受。在产程中,宫体收缩、宫颈扩张。打个形象的比喻,这个过程就像是第一次穿一件卷领的套衫一样。胎头必须俯屈,以最小的径线通过宫颈,或者说通过套衫的领口。宫颈容受并紧贴于胎儿的先露部,随着子宫肌纤维的收缩作用,最终宫颈扩张,这就像在这个比喻中,随着臂部用力,最终头部通过领口。

虽然传统上认为,"子宫下段"是由子宫峡部(非孕时宫体和宫颈之间的部分)形成的,但是在实际的应用中,将宫体和宫颈的交界视做"纤维 - 肌肉连接处",即从主要为肌性的宫体过渡为纤维性的宫颈的交界,可能更为合理。产科的理论学家也许会说"子宫下段"的概念有利于定义前置胎盘的概念,

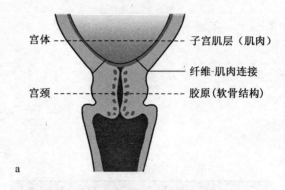

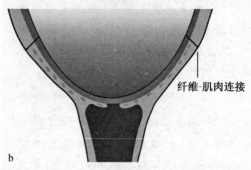

图 1-1 (a)中孕期子宫体和宫颈关系的示意图。两者界面可以被描述为纤维 - 肌肉连接(FMJ)。(b)初产妇在产程开始时宫颈管充分展平

并有助于选择新式剖宫产的切口部位。撇开这些辩护,这样讲是不合适的,因为无论是从解剖上还是生理上都很难将其定义。

最简单地说,子宫肌细胞的收缩需要肌动蛋白和肌球蛋白形成有收缩功能的肌动球蛋白纤维(图 1-2)。这个反应被肌球蛋白轻链激酶催化,这是一种高度钙依赖的酶。而钙发挥作用又依赖于催产素和前列腺素 $F2\alpha$,它们可以将其转入细胞并从细胞储备中释放出来。另一方面这一反应又可以被黄体酮、环腺苷酸(cAMP)和 β 受体激动剂所抑制。要理解子宫肌细胞如何协调完成如此复杂的功能,首先要了解在每个肌细胞之间存在缝隙连接(生物化学上称之为细胞连接蛋白 -43),它们可以起到在细胞间传递电冲动和离子的作用。因此整个宫体呈现出一种收缩波,在由所有肌细胞形成的功能多核体上传播,而不是表现为每个肌纤维的无序收缩。

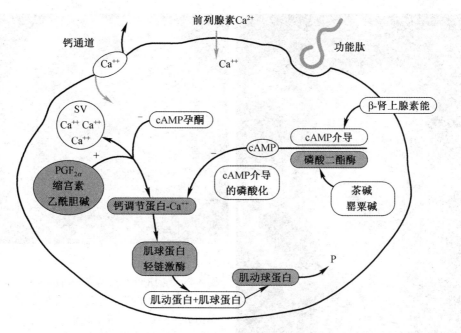

图 1-2 子宫肌细胞收缩过程的图例。暗色框内的代表收缩,浅色框内的则代表舒张

宫颈

宫颈因其拥有含有丰富胶原的结缔组织,而不是平滑肌组织,因而和宫体的结构有所不同。人们对这个问题的认识不超过 50 年,而这种认识有助于更好地理解宫颈的功能。所以说,宫颈不是宫体的括约肌,它事实上是分娩过程中的一个坚实的障碍,它在分娩的过程中伴随着容受、扩张和分娩的进行而发生深刻的变化(图 1-3)。这个过程我们如今称之为"宫颈成熟"。这个需要将胶原松解和降解的过程与炎症的过程几分相像,两个过程同样需要包括前列腺素 E_2、细胞因子(尤其是白介素 -8)等炎症因子的参与,中性粒细胞的募集,以及包括胶原酶和弹性蛋白酶等基质金属蛋白酶的合成等的参与(图 1-4)。

产程发动和产程维持的生物学控制

产程是如何被发动和维持的,这个问题已经被深入地探讨过。临床的需要是探讨这个问题的动力:

* 为了更好地理解、预防或阻止早产及其相关并发症的发生。

* 为了增强我们处理子宫异常收缩和不良产程进展的能力。

* 为了增强我们在临床需要时进行引产的能力。

在下列简要的综述中,已将这个需要如此复杂的相互作用的过程极大地简化了,但这个综述作为指导我们进行有效、合理的临床干预的基础应是足够的。现在一般认为分娩发动起源于胎儿而不是孕妇。胎儿脑成熟会诱导从胎儿垂体中释放促肾上腺皮质激素(图 1-5)。这个过程有点类似于性成熟时,垂体促性腺激素被启动释放的过程。胎儿肾上腺对促肾上腺皮质激素作出反应,并主要释放皮质醇和硫酸脱氢表雄酮两种物质:

* 皮质醇刺激胎儿肺表面活性物质的生成,促进胎肺成熟,并可能对其他的系统和器官亦存在影响。皮质醇可以诱导羊膜释放前列腺素 E_2,导致羊水成分的变化。这直接影响到宫颈,尤其是宫颈内口,因为这是与胎膜接触最紧密的部分。宫颈内口首先需要

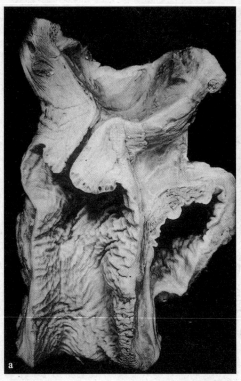

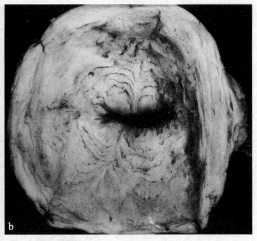

图 1-3　在 18 世纪由 William Hunter 制作的标本。(a)显示在妊娠最后几周的子宫下段、宫颈、阴道和尿道的矢状切面。(b)显示自宫腔方向观察到的宫颈,这是在妊娠的最后一个月,宫颈正在容受的过程中(在这个标本中,纤维-肌肉连接处位于标本的边缘)

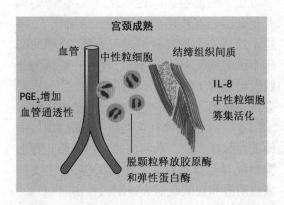

图 1-4　控制宫颈成熟的示意图。宫颈间质中的胶质被胶原酶和弹性蛋白酶等基质金属蛋白酶破坏。这个过程类似于炎症过程,前列腺素 E_2(PGE_2)使毛细血管扩张,通透性增大,释放白介素 8($IL-8$)。在白介素的作用下,中性粒细胞被释放入组织,并释放出胶原酶和弹性蛋白酶

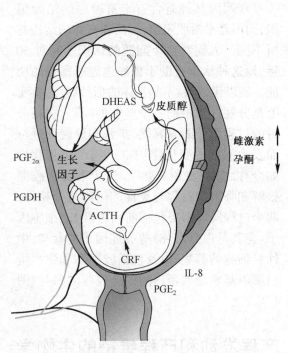

图 1-5　胎儿对产程发动的控制被认为始于下丘脑-垂体-肾上腺轴的激活,通过它对胎盘皮质激素生成的调节和对蜕膜与宫颈中的前列腺素的激活来完成

容受才能达到成熟。新近还发现,在宫颈成熟的过程中,存在于绒毛中的前列腺素降解酶—前列腺素脱氢酶的含量必须下降。

● 硫酸脱氢表雄酮在胎盘中被代谢,增加了雌二醇的水平,雌二醇可以刺激前列腺素 F2α 自蜕膜中释放,进而引起子宫肌层的收缩。蜕膜是前列腺素 F2α 含量最丰富的组织。

在分娩发动中孕激素所起的作用被认为是最难理解的。众所周知,它可以抑制子宫肌的收缩以及缝隙连接的形成,同时又可支持前列腺素脱氢酶的活性。然而让人难以琢磨的是,有证据显示,孕激素的撤退早在分娩发动前就发生了。可能这个过程中仅仅是组织水平下降,但循环的水平却未发生下降,或者是因为它的影响被其他的因素抵消了。

因此我们可以假设,由胎儿脑部所引发的一系列内分泌和炎症因子激活而导致的内分泌改变,可以对下列三个主要事件起到协调的作用:

● 为了迎接宫外生存的挑战,促进以肺为主的重要胎儿器官的成熟。

● 将坚硬的宫颈转化为容受性好、易于被扩张的结构。

● 诱发子宫肌层的收缩,最终将胎儿排挤出产道。

图 1-6 总结了控制炎症样反应过程的主要生化成分。正是通过这样的反应,宫颈间质从坚硬的结构被转化成为柔软的结构,子宫肌收缩性被活化,并最终使宫颈容受、扩张。

简要综述必须十分简单。参与分娩过程的控制因子有许多,包括黏附分子、激素和前列腺素受体,以及许多其他激素,也包括血管加压素和松弛素。对这个问题,最重要的进展可能要算将这整个过程理解成为一个炎症样的过程了。这对于我们理解那些没有遵循正常分娩启动和进行的分娩过程很有帮助,例如延迟或提早发动的分娩。在后者中,炎症所起到的作用日益受到重视,之所以有些妇女早产的风险会增加,是因为她们缺乏内源性的抗菌物质,因而造成对感染的易感性而导致的(图 1-7)。

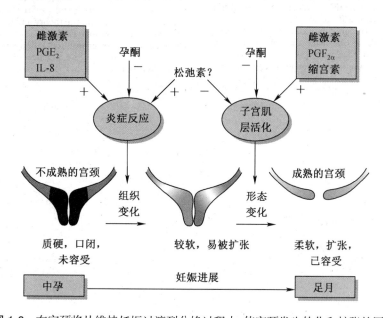

图 1-6 在宫颈将从维持妊娠过渡到分娩过程中,使宫颈发生软化和扩张的因子

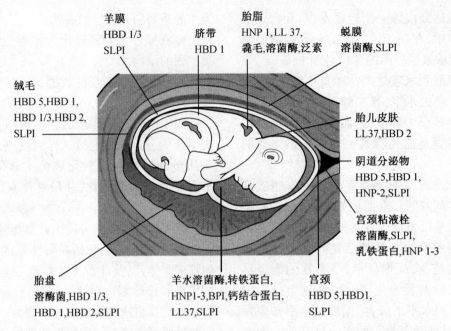

羊膜
HBD 1/3
SLPI

脐带
HBD 1

胎脂
HNP 1,LL 37,
毳毛,溶菌酶,泛素

蜕膜
溶菌酶,SLPI

绒毛
HBD 5,HBD 1,
HBD 1/3,HBD 2,
SLPI

胎儿皮肤
LL37,HBD 2

阴道分泌物
HBD 5,HBD 1,
HNP-2,SLPI

宫颈粘液栓
溶菌酶,SLPI,
乳铁蛋白,HNP 1-3

胎盘
溶酶菌,HBD 1/3,
HBD 1,HBD 2,SLPI

羊水溶菌酶,转铁蛋白,
HNP1-3,BPI,钙结合蛋白,
LL37,SLPI

宫颈
HBD 5,HBD1,
SLPI

图 1-7　在妊娠中可能对防止感染起到重要作用的一些天然的抗菌物质。如果这些物质缺乏,可能会造成早产倾向

（李婷　译）

参考书目

Calder AA, Greer IA. Physiology of labour. In: Phillip E, Setchell M, editors. Scientific foundations of obstetrics and gynaecology. Oxford: Butterworth; 1991.

Calder AA. Normal labour. In: Edmonds DK, editor. Dewhurst's textbook of obstetrics and gynaecology for postgraduates. Oxford: Blackwell; 1999.

Hunter W. Anatomy of the human gravid uterus. Birmingham: Baskerville; 1774.

Kerr JM. Operative midwifery. London: Baillière, Tindall and Cox; 1908.

Olson DM, Mijvoc JE, Sadowsky DW. Control of human parturition. Sem Perinatol 1995;19:52–63.

Smellie W. Treatise on the theory and practice of midwifery. London: D. Wilson; 1752.

Smellie W. Set of anatomical tables with explanations and an abridgement of the practice of midwifery. London: D. Wilson; 1754.

第 2 章

产程和产时风险管理

LC Edozien

> "虽然在这一章节后半部分,我阐述了解决产科疑难问题的各种复杂方法,但我必须一开始就让读者明白产科成功和安全的关键主要在于预防而不是手术技巧。如果提前预防,妊娠期许多严重并发症及产程中多数不良事件以及由此导致的危害是可以避免的。"
>
> RR Myerscough
> 《Munro Kerr 产科手术学》,第 10 版,1982[1]

引言

虽然产科手术实践遵循着希波克拉底警言:首要原则是不伤害原则。但不幸的是,错误还是时常发生,且有时会对患者造成伤害。除外治疗实施错误,伤害还和某些治疗疏漏有关(尤其是预防性措施的疏漏)。由于各种原因,产时风险明显增加,这关系孕妇和胎儿两者的安全。产时病情瞬息可变,安危间往往一线之隔,不仅需要高专业水准的内外科医生参与,还需要果断采取措施。

需要采用系统方法进行孕妇监护以减少意外发生及对患者的伤害,风险管理可以提供这方面的需求。它概指通过提高重视程度、合理人员结构及规范流程来保证患者的安全。它主要解决以下基本问题:哪些环节可能出错? 发生概率多大? 会产生什么后果? 我们能做什么降低发生概率或者在事件发生时进行补救? 我们能从已经发生的错误中吸取什么教训以及我们如何分享经验?

如果患者不安全事件事前能得到积极预防,而不是事后补救处理,这些问题的发生风险可能得到更有效的控制,但是临产后及分娩的风险管理经常是凌乱而不是个体化定制的,是反应性而不是主动性的,是分散的而不是联合统一的。

采用联合、积极方法进行风险管理的方法之一就是应用"RADICAL"框架,包括以下相互关联的几个方面:提高意识(Raise Awareness),安全规划(Design for safety),完善人员配备(Involve users),收集分析患者不安全数据(Collect and Analyse patient safety data),以及从不安全事件中学习(Learn from patinet safety incidents)[2]。"RADICAL"是一个包含流程及认知的框架,是一种建立风险处理概念的方法,强调不同领域的联合统一,在个体执业责任及机构责任之间寻找平衡点。

提高意识

为了有效减少产房不安全事件的发生,医务人员需要对发生率及这些不安全事件发生的潜在原因有一定的认识。因此,安全意识有待于通过当地宣传,临床学术会议,质量控制(一种统一的质量及安全度量标准)以及多职业范围的教育进一步提高。有关法律申诉的地区及国家统计同样可以有效地用于广泛宣传。

产房是不是像它们该有的那样安全?

一例产房纠纷的法律申诉费有时会超过6百万美元,2000 年至 2010 年英国国家卫生诉讼服务机构对于孕妇诉讼进行分析,发现5.5 百万次分娩中有 5087 例医疗伤害诉讼,虽然低于 1/1000,但事实上不是每次医疗纠纷都造成医疗诉讼,引起诉讼者不过冰山一角[3]。而且不是每次医疗行为的失误都会导致伤害。医疗诉讼最常见的三大原因是产程处理问题(14.05%)、剖宫产(13.24%)和脑瘫(10.65%)。其中有关脑瘫、产程处理及产时监护解读的诉讼费用最高,占所有诉讼费用的 70%,其他引起诉讼的原因还包括会阴裂伤和子宫破裂。风险管理的核心在于,要认识到从各个层次上进行正规风险管理的必要性,包括学习和培训、监督和支持、原则和规范,以及总结患者不安全事件的教训。

许多患者不安全事件是可以预防的。例如,研究显示一半的孕妇死亡及四分之三的产时相关死胎、死产处理都不是最恰当的[4,5]。大样本调查报告显示很多安全事件源于基本的安全隐患没有处理[6]。病例研究显示采取积极、规范的分娩措施可显著改善母儿结局[7,8]。

潜在原因

有研究显示造成医疗服务失误的原因还包括高危妊娠管理中存在的系统缺陷,例如会诊投入不足(包括产房周围缺乏会诊病房),产科医师和助产士团队合作效率不高,医务人员不足,对孕妇病情严重程度认识不足,以及记录不恰当。

有些因素(例如人员配备问题及医疗机构存在的系统问题)是影响不安全事件发生的内部因素(潜在原因),此类风险控制需要通过医疗机构调整。其他因素还包括个人专业知识、技能及竞争力,通过个人努力可以纠正。对医务人员及助产士而言,最重要的是要意识到非技术因素在降低患者不安全事件中的价值。这些因素包括团队精神、领导力及对疾病重视程度。

状况评价是指对尚未发生的事件有预先判断,评判其对个人及团队总体目标可能产生的影响,掌握全局及未雨绸缪,是产房的重要组成。研究发现产时相关围产儿死亡主要归因于临床医生并没有意识到问题存在而及时采取措施。国际健康诉讼服务机构报道,仅 21% 的诉讼发生于高危妊娠,提示医护人员应时刻提高警惕,病情瞬息万变[3]。有助于提高警惕的举措包括定期分析胎心宫缩图(设另一临床医师独立评判监护图形),以及采用清单[9]。英国的一些产科中心,胎心宫缩图解读都采用结果评定标准以保证没有重要指标(基线、加速、减速、变异、图形分类及相应的干预措施)遗漏。

另一状况评价方法是不断评价及再评价,保证每位成员合理安排,各自职责明晰[10]。因此,产房白板不是静态的,应被视为风险潜在地。

安全设计

失误不可能完全被避免,但如果我们不断在个人及科室水平提高安全意识,并减少错误概率,显然能够降低患者不安全事件的风险。干预措施包括规范临床实践指南、制定一揽子方案、完善交流工具、严谨交接原则、促进手卫生、应用外科安全清单及加强团队培训。

临床实践指南

从高安全性行业(如航空工业)中吸取经验教训,如果凭借记忆不可靠,则所有的流程都应标准化。医务人员应该可以获得循证证据支持的多学科处理规范,包括产前及产时各种状况的临床指南,最好有电子版本。政策及临床指南应该被综述并及时更新,根据各中心具体情况制定具体规范(如每三年一次)。当有新研究结果公布时,要保证及时更新。RCOG、SOGC、澳洲及新西兰妇产科协会已经在各自网站上发表了循证证据支持的标准规范[11-14]。英国国家健康及临床优化机构也制定了基于循证证据的产时指南[15]。

产房医生应该对高危状况加强管理,例如缩宫素引产和催产、胎监图形解析、剖宫术后阴道分娩、阴道助产、产后出血、肥胖及围产期损伤。

促进安全分娩的措施

团队合作、有效沟通、加强培训及避免疲劳在保障产房及手术室患者安全中至关重要,有多种方法可以采用。

一揽子方案是指基于循证证据的多项和疾病相关的干预措施联合执行,较单独执行有更好的效果,用来管理引产、加速产程及监测胎心变化。在前置胎盘处理中尤其有效,便于执行[16]。

外科安全清单的应用被证明可以有效减少不安全事件发生,已被修订应用于产科[17]。这种管理方法有助于团队协作[18]。

不同团队交接班时或患者转诊至其他科室时应该有手写交班。产房应该有内部固定的多科交接班制度,需规定交接班前后应该做些什么,如何进行交接班,关键注意事项,如何记录和追踪病情[19]。

胎心宫缩图解读不足之处

胎心监护图形解读错误是患者不安全事件发生的常见原因,因此干预措施应该针对如何正确解读胎监图形专业知识方面制定。除了增强专业知识有助于监护结果的解读[20],其他方面包括团队合作不够及沟通不顺畅,疲劳及缺乏预判能力(见上述讨论)也应重视,并需针对异常的胎心监护结果采取相应措施[21-23]。

缩宫素:有益还是有害?

缩宫素非常有益于产科处理,但不恰当的使用也是造成不良反应及医疗诉讼最常见的原因。鼓励医师谨慎使用缩宫素不仅减少宫缩过强的发生率,而且可以降低首次剖宫产率[24]。

为确保缩宫素安全、有效使用,建议临床医生应该遵照指南执行,明确缩宫素引产及加速产程指征,按照缩宫素输注方案实施,并连续监测胎心、宫缩,仔细评估产程进展。在引产及加速产程前首先排除胎先露异常及产道梗阻,重视剖宫产术后再次妊娠的管理。缩宫素只有在高年资医师批准后方可使用,应及时发现宫缩过频,根据胎心率变化调整缩宫素滴速或者是否停用,且必须在有紧急剖宫产条件的医疗中心方可使用。

其他引产和催产药物应予以相同程度的重视,如前列腺素及米索前列醇。目前,在发达国家的产科实践中,经产妇自发性子宫破裂罕见,前列腺素或缩宫素造成的子宫破裂大多发生于瘢痕子宫。关于剖宫产术后再次妊娠孕妇经阴道试产时是否允许使用缩宫素也应该明确。

阴道助产:准备充分是成功之关键

在西方国家中,阴道助产分娩约占总分娩量的1/10,由阴道助产所导致的并发症可能比较多。因此,产科医生和助产士应关注阴道助产分娩中可能存在的安全问题。其中,充分的术前准备和仔细地术前评估是避免意外产伤的关键[25]。为了保障患者安全,助产人员应该遵循以下准则:

- 尽量使用非器械性助产方法(例如延迟屏气),以减少阴道助产的使用率
- 掌握阴道助产的适应证和禁忌证,做出正确的决定
- 对"试行阴道助产"的合理管理
- 保证操作者熟练掌握助产技术并进行监管
- 详细记录阴道助产手术过程
- 明确诱发风险的错误行为并保持时刻警觉

表 2-1 对阴道助产中可能诱发风险的错误行为进行分类。

会阴裂伤:及时发现至关重要

虽然产前会阴按摩、产时会阴保护等措

表 2-1 阴道助产技术的错误举例

错误类型	描述	可能后果	安全措施
A:行为			
操作步骤遗漏	未腹部触诊	错误判断先露的水平	使用操作核对清单
操作时机不恰当	宫缩时旋转胎头	胎儿颈部神经损伤	仅在宫缩间歇期旋转胎头
操作时间过长或过短	牵拉时间过长	颅内损伤	遵守操作时间和牵拉次数的底线
操作错误	过早翻转向前向上牵拉,导致头部过早仰伸,使胎头以较大直径线通过阴道口	会阴Ⅲ度裂伤	注意牵拉轴线正确
操作过多	连续牵拉	胎儿头部持续受压	仅宫缩时牵拉胎头
B:信息收集			
未检索足够信息	未对血栓发生进行评估	未实施血栓预防措施	将血栓是否发生纳入评估清单
	没有关注糖尿病史	没有预计肩难产可能性	实施阴道助产前评估糖尿病的高危因素
错误评判信息	错误估计胎头下降水平和胎方位	错误选择或使用助产器械;创伤	双重仔细检查
	误认为宫口开全	宫颈撕裂	
遗漏重要信息	没有评估颅骨重叠情况	产伤;脑损伤	病情评估采用系统评估方法
	忽略检查助产器械	分娩不及时;对认知能力的损伤	
C:核查操作步骤			
核查是否遗漏操作步骤或操作是否被正确实施	胎吸负压杯放置不当脱落	阴道撕裂	培训
	没有检查产钳放置是否得当	新生儿面部或眼睛产伤	理解检查的目的
	没有检查牵引力是否得当即开始牵拉	不恰当的牵引力	重视多方确认
	操作结束没有复查	会阴Ⅲ度撕裂被遗漏	包括清查、核对、清点纱布书面制度
	没有清点纱布	阴道内残留纱布	
D:沟通			
没有沟通	与产妇	没有充分的知情同意	充分沟通和眼神交流;有同情心
	与助产士	产妇提供的信息前后不一致	术前简要病情总结
	与高年资医师	没有获得指导	
	与麻醉师	没有充分镇痛	团队合作
	与儿科医师	没有及时新生儿复苏	
E:选择			
	错误的负压杯型号	吸引失败	
	合适的器械助产方法	新生儿产伤	

续表

错误类型	描述	可能后果	安全措施
F：认知			
病情预估不足	没有预计到产程延长者产后出血风险	大量出血	产后随时准备输注缩宫素
未能正确询问	牵拉助产后胎头没有下降：胎方位是否查清楚？牵拉方向是否正确？	产伤	正确评估病情
	由于下述原因使用产钳助产不够安全：胎方位是不是枕后位？产钳是否错误覆盖胎儿面部？	产伤	正确评估病情

施可以降低分娩时会阴裂伤的发生率。但即使助产士尽全力保护，会阴裂伤仍旧时常发生。实际上，只要对裂伤程度进行正确评估并及时处理，远期预后是令人满意的。问题在于会阴Ⅲ度、Ⅳ度裂伤往往没有被正确评估或者合理处理。明确的证据表明，对助产人员进行系统训练能够提高会阴裂伤修复结局[26]。实施修复手术时，相关物品及人员应各就其位，以保证手术顺利实施。

大量失血：把握时间是根本

大多数产后出血发生在合并高危因素的病例，相当一部分产科出血与子宫肌瘤、前置胎盘、产前出血、产程延长、多次分娩以及分娩时缩宫素的使用不当等因素有关。这些因素存在时，医护人员应提高警惕，必要时使用介入治疗止血。不管有没有高危因素，一旦发生大量出血，应该立即启动"大量出血抢救方案"，确保团队迅速而正确的反应。已经证实抢救方案的实施和反复演练有助于降低产后出血发生率，并减少其他相关发病率[27]。

肩难产：预计和未预计的

大家对胎儿偏大者容易估计到肩难产的发生，但有时肩难产无法预料。因此，产房医护人员应该时刻准备着应对此类产科急症的发生。产房应该有肩难产处理和病史记录规范[28]。反复培训有助于肩难产的正确操作(而且，肩难产的培训教程无需多么高科技)[29]。规范肩难产操作和正确培训有利于提高操作安全性和改善预后[30,31]。而标准化的病史记录不仅有利于医疗诉讼，而且有利于提高操作安全性[32,33]。

肥胖：细节决定成败

前瞻性风险评估包括该医疗单位是否有安全护理肥胖妇女，尤其是极度肥胖妇女的设备。大约二分之一的肥胖妇女都会剖宫产分娩。因此，相应的医疗单位应该有合适的床和手术台。手术台应该能够维持肥胖妇女的左侧卧位。

产程管理至关重要的是进行相关的预防性护理，可以减少肥胖相关母体病率和死亡率[34]。对肥胖妇女提前进行静脉置管，手术室人员也要对其加强监测。肥胖妇女腹壁厚可能会造成触诊不清，通过腹部传感器难以描记清晰的 CTG 图像，此时，应当毫不犹豫的选择超声和胎儿头皮电极监测。注意穿刺部位以及补液管理。根据妇女体重正确预防血栓发生。

培训和监督：团队协作及团队训练

优良的风险管理需要系统培训，以保证全部工作人员接受训练，并具备应有的工作能力。新入职的工作人员需要接受入职培训，条件允许时可以制定导师指导制度及师徒制的带教制度。需要建立稳定运行的临时工作人员入职培训制度以使他们有能力完成被安排的任务。进行多专业的训练,同时将临床教学与团队协作进行有机结合[35,36]。应该对经验不足的工作人员进行充分的监督。

患者参与

患者及其伴侣、父母、家庭成员以及其他非专业人员的参与程度应该被视为质量和安全的重要指标。这一指标常常会在产房会议上被非专业人员的代表提及,但是有效的参与不能仅仅表现于会议上被提及。医疗服务的被服务对象应该可以通过患者教育方式参与到她们自己的治疗计划或方案重新制定中,以保证她们自身的安全。临床医师及管理者也可以通过与患者分享他们在医疗意外中的教训让患者参与到治疗中,并在治疗中知道如何努力以避免意外的伤害。最重要的是,当医疗不安全事件发生后,应该与患者及其伴侣进行良好且开放的沟通。相应的调查结果及补救方案也应让他们了解。

患者安全数据的搜集和分析

为维持医疗安全的持续性,搜集、分析患者的安全数据并把它转换成一线工作人员及患者易于理解的信息是很重要的。可以通过回顾性安全事件报道的方法搜集数据。应该建立一个应被报道事件的指导性清单,这一清单不应设定限定的范围,以使其更具有指导价值[37]。

不安全事件报告是获得数据的最常见方法,但是预期风险评估是一种更少被使用到的获得有价值信息的方法。预期风险评估的重要性尤其体现在医疗机构使用新的医疗服务、设备工具和推行新工作模式时。例如,由于医院的重设或者人口的流动导致分娩数量的增加将会带来新的风险,这就需要制定合理的突发事件预案。通过分析意外事件的"根源"及有关方面的抱怨和诉求也可以获得大量的关于患者安全的有价值数据。

应该把已经发现的风险进行现场登记。同时,风险记录还应包括:现有的哪些措施可以控制这些风险;进一步还需要哪些措施来控制风险;风险控制需要的资源以及采取每一步行动的时间期限。

应该规律地进行建立在标准之上的审核,来监督临床规范性和多学科记录的持续性[38]。每次审查都应该制订行动计划,着重要在审查周期内将计划完成[39]。在临床审查中应该插入质量及安全改进的程序。不应将审查看作是为了认可或惩罚某个临床医生而进行的。

"在马拉维进行的一项对健康专家们的调查表明他们对审查持支持态度。但是,他们也有一些不应被忽略的担忧。例如,三分之一的受调查者相信临床审查会给没有按标准执行的医务者带来受责备的感觉。同时超过四分之一的受调查者相信,管理者会使用临床审查来鉴定并惩罚健康医疗服务者。健康服务者们提出了一些会阻碍审查正常实施的问题,包括工作人员短缺,工作强度太大以及知识和技能不够完备。当然,许多人也提出了一些解决方法,建议管理者积极参与到标准审查中来以及确定审查的信息不会被当做行政处分的依据。"[40]

从实践中汲取知识

成功的风险管理程序能够营造一个良好的学习氛围,无论是医疗机构还是个人都会从不良事件中总结经验教训。一个学习型机构应该能够通过不安全事件创造新知识,能够在其本身和其他机构的不良事件中汲取知识,将所获得的知识进行传播并根据这些新知识不断改进。

应该对不安全事件进行调查,调查的深度取决于不良事件的严重程度。对大多数不安全事件应进行系统分析,大家更知晓的是"根因分析"(虽然有些专家仍对此存在争议)。这种调查应该参照已有的质量标准进行,如何执行指南也有行业标准,例如伦敦指南[41]。系统分析可能会发现造成伤害的内部因素。这些因素(有时被称为"潜伏性病原体")增加了临床医生最终犯错并造成患者伤害的几率,包括操作说明不详细、训练缺乏、监管不力、沟通不良及设备设计糟糕。应该将系统分析的结果在部门内部通报,汲取教训,改变临床实践,而不是去责罚个人。务必将不良事件教训告知管理者,提高医务人员对不安全事件发生的原因及结局的认识,并增强防范意识。

当不良事件发生后,应支持临床工作人员,这一点非常重要,否则,将不能形成良好的学习氛围。

结论

患者安全是一切医疗工作核心。本章节中所列举的风险管理模式结合临床医务者的责任心和临床机构恰当的防御措施,并不断从不安全事件中汲取教训,上述种种措施对于保障患者产程和产时安全至关重要。

(刘铭　译)

参考文献

1. Myerscough PR. Munro Kerr's Operative Obstetrics. 10th ed. London: Baillière Tindall; 1982. p. 3.
2. Edozien LC. The RADICAL framework for implementing and monitoring healthcare risk management. Clinical Governance: An International Journal 2013;18: 165–75.
3. National Health Service Litigation Authority. Ten years of maternity claims: an analysis of NHS Litigation Authority data. London: NHSLA; 2012.
4. Department of Health. Why Mothers Die 1997–1999. Report of the Confidential Enquiries into Maternal Deaths in the United Kingdom. London: RCOG Press; 2001.
5. Maternal and Child Health Research Consortium. Confidential enquiry into stillbirths and deaths in infancy. 8th Annual Report. London: Maternal and Child Health Research Consortium; 2001.
6. Healthcare Commission. Review of maternity services provided by North West London Hospitals NHS Trust. London: Healthcare Commission; 2005.
7. Pettker CM, Thung SF, Norwitz ER, Buhimschi CS, Raab CA, Copel JA, et al. Impact of a comprehensive patient safety strategy on obstetric adverse events. Am J Obstet Gynecol 2009;200:492.e1–8.
8. Grunebaum A, Chervenak F, Skupski D. Effect of a comprehensive obstetric patient safety program on compensation payments and sentinel events. Am J Obstet Gynecol 2011;204:97–105.
9. Fausett MB, Propst A, Van Doren K, Clark BT. How to develop an effective obstetric checklist. Am J Obstet Gynecol 2011;205:165–70.
10. Sen R, Paterson-Brown S. Prioritisation on the delivery suite. Curr Obstet Gynaecol 2005;15:228–36.
11. Royal College of Obstetricians and Gynaecologists. RCOG guidelines. Available at http://www.rcog.org.uk/guidelines (accessed 7 Nov 2012).
12. Society of Obstetricians and Gynaecologists of Canada. Clinical guidelines. Available at http://www.sogc.org/guidelines/index_e.asp (accessed 7 Nov 2012).
13. Royal Australian and New Zealand College of Obstetricians and Gynaecologists. College statements & guidelines. Available at http://www.ranzcog.edu.au/womens-health/statements-a-guidelines/college-statements-and-guidelines.html (accessed 7 Nov 2012).
14. American Congress of Obstetricians and Gynecologists. http://www.acog.org/.
15. National Institute for Health and Clinical Excellence. Intrapartum care: management and delivery of care to women in labour. Clinical guidelines, CG55 London; September 2007.
16. Royal College of Obstetricians and Gynaecologists, Royal College of Midwives, National Patient Safety Agency. Safer Intrapartum Care Project. Care bundles. London: Royal College of Obstetricians and Gynaecologists; 2010.
17. Available at http://www.nrls.npsa.nhs.uk/resources/?EntryId45=83972.
18. Kearns RJ, Uppal V, Bonner J, Robertson J, Daniel M, McGrady EM. The introduction of a surgical safety checklist in a tertiary referral obstetric centre. BMJ Qual Saf 2011;20:818–22. doi: 10.1136/bmjqs.2010.050179.
19. Edozien LC. Structured multidisciplinary intershift handover (SMITH): a tool for promoting safer intrapartum care. J Obstet Gynaecol 2011;31:683–6.
20. Pehrson C, Sorensen JL, Amer-Wåhlin I. Evaluation and impact of cardiotocography training programmes: a systematic review. BJOG 2011;118:926–35. doi: 10.1111/j.1471-0528.2011.03021.x.
21. Santo S, Ayres-de-Campos D. Human factors affecting the interpretation of fetal heart rate tracings: an update. Curr Opin Obstet Gynecol 2012;24:84–8.
22. MacEachin SR, Lopez CM, Powell KJ, Corbett NL. The fetal heart rate collaborative practice project: situational awareness in electronic fetal monitoring – a Kaiser Permanente Perinatal Pàtient Safety Program Initiative. J Perinat Neonatal Nurs 2009;23:314–23.
23. Miller LA. System errors in intrapartum electronic fetal monitoring: a case review. J Midwifery Womens Health 2005;50:507–16.
24. Krening CF, Rehling-Anthony K, Garko C. Oxytocin administration: the transition to a safer model of care. J Perinat Neonatal Nurs 2012;26:15–24.
25. Edozien LC. Towards safe practice in instrumental vaginal delivery. Best Pract Res Clin Obstet Gynaecol 2007;21:639–55.
26. Andrews V, Thakar R, Sultan AH. Outcome of obstetric anal sphincter injuries (OASIS) – role of structured management. Int Urogynecol J Pelvic Floor Dysfunct 2009;20:973–8.
27. Rizvi F, Mackey R, Barrett T, McKenna P, Geary M.

Successful reduction of massive postpartum haemorrhage by use of guidelines and staff education. BJOG 2004;111:495–8.

28. Royal College of Obstetricians and Gynaecologists. Shoulder dystocia. Green-top guideline No. 42. 2nd ed. London: RCOG; 2012.

29. Grobman WA, Hornbogen A, Burke C, Costello R. Development and implementation of a team-centered shoulder dystocia protocol. Simul Health 2010;5: 199–203.

30. Grobman WA, Miller D, Burke C, Hornbogen A, Tam K, Costello R. Outcomes associated with introduction of a shoulder dystocia protocol. Am J Obstet Gynecol 2011;205:513–7.

31. Draycott TJ, Crofts JF, Ash JP, Wilson LV, Yard E, Sibanda T, et al. Improving neonatal outcome through practical shoulder dystocia training. Obstet Gynecol 2008;112:14–20.

32. Clark SL, Belfort MA, Dildy GA, Meyers JA. Reducing obstetric litigation through alterations in practice patterns. Obstet Gynecol 2008;112:1279–83.

33. Moragianni VA, Hacker MR, Craparo FJ. Improved overall delivery documentation following implementation of a standardized shoulder dystocia delivery form. J Perinat Med 2011;40:97–100. doi: 10.1515/JPM. 2011.112.

34. Edozien LC. Multimodal framework for reducing obesity-related maternal morbidity and mortality. In: Mahmood T, Arulkumaran S, editors. Obesity: a ticking time bomb for reproductive health. London: Elsevier; 2013.

35. Siassakos D, Crofts JF, Winter C, Weiner CP, Draycott TJ. The active components of effective training in obstetric emergencies. BJOG 2009;116:1028–32.

36. Merién AE, van de Ven J, Mol BW, Houterman S, Oei SG. Multidisciplinary team training in a simulation setting for acute obstetric emergencies: a systematic review. Obstet Gynecol 2010;115:1021–31.

37. Royal College of Obstetricians and Gynaecologists. Improving patient safety: risk management for maternity and gynaecology. Clinical Governance Advice No. 2. London: RCOG; September 2009.

38. Panigrahy R, Welsh J, MacKenzie F, Owen P, Perinatal Effectiveness Committee in Glasgow (PEC). A complete audit cycle of management of third/fourth degree perineal tears. J Obstet Gynaecol 2008;28:305–9.

39. Dupont C, Deneux-Tharaux C, Touzet S, Colin C, Bouvier-Colle MH, Lansac J, et al, Pithagore group. Clinical audit: a useful tool for reducing severe postpartum haemorrhages? Int J Qual Health Care 2011;23: 583–9.

40. Kongnyuy EJ, van den Broek N. Criteria for clinical audit of women friendly care and providers' perception in Malawi. BMC Pregnancy Childbirth 2008;8:28.

41. Vincent C. Understanding and responding to adverse events. N Engl J Med 2003;348:1051–6.

第 3 章

产时护理的审核和标准

MS Robson

> 你只是知道哪些是你应该测量的和哪些是希望测量而又不能够测量的。
>
> 伽利略

引言

从已有的文献我们知道:由于各种原因,通过不同的方式进行产时护理,将会得到不同的结果。这篇文章的目的不是建议一种提供护理的方式,而是说服产科医生将我们检测产时护理质量的方式进行标准化,从而提高产时护理质量。我们应该让助产士和产科医生了解更多在他们本单位的产科事件和结局。为了做出合理的决定,临床相关信息应该是连续的和及时的。我们引入了针对分娩的多学科质量保证计划(Multidisciplinary Quality Assurance Programme,MDQAP)这一概念[1]。

多学科质量保证计划

图 3-1 描述了这个概念[2]。其他国家也提出过相似的计划。质量保证应作为一个整体应用于项目。审计、信息分类、管理评估、改进管理方法应该用于整个过程中。所有这些因素对达到质量保证是重要的,但是准确的和完整的信息收集也是至关重要的。目前,在健康保证机构,设定标准、标杆管理干预和结局用来进行质量评估。好的信息收集本身是首要的质量标准。信息应该是易于应用的、质量可控的和有效的。

审计

审计定义为正式的检查和结果的记录,被分为结构(资源)、过程(资源应用方式)、结局(干预的结果)三部分。目前,更加注重审核过程而不是结局,但是患者首先考虑的是结局。质量与结局相关,而且可以指导过程。对审计更加现实的定义是在常规基础上,用最资深的标准连续的观察结局,并得到记录医疗质量和数量的正式的书面报告[3]。

相对于其他形式的循证医学,高质量的审计被长时间的低估为临床实践发展和支持的指导。原因是审计需要时间、资源、学科团

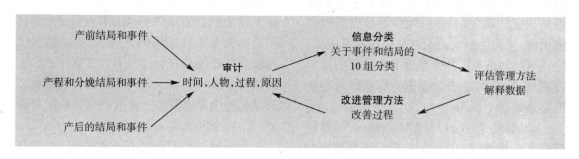

图 3-1 多学科质量保证计划(MDQAP)——分娩

队和领导。来自现实观念的挑战是结合审计时常规的文档注释，以及不重复劳动应用它们来教学、教育和研究的能力。信息应该是相关的、认真定义的、准确收集的、及时的和可应用的。收集信息需要足够的资源和精心组织。

信息收集

除非在分娩单位有信息收集系统，否则无法对其管理进行判断和评估，实际上也无法知道这家单位发生了什么。

信息收集系统不能依靠个人，它必须是产房工作的一部分。高年资助产士和产科医生应负责信息收集的组织。

信息收集需要认真计划，有特定的准则。为了保证信息收集的质量，必须不断地回顾信息收集的数量，使数量不要超过资源收集的要求。信息需要由懂得信息相关性和重要性的人来收集。团队协作很重要，收集的信息应该在团队内互相分享。

很多情况下仍需依赖手工对信息进行收集，例如产程图的收集。产程图应该复印，一份留在产房以供检查，另一份放在病历中。信息收集同时进行，并且在分娩后转变为电子资料。

同时利用计算机软件系统收集信息，但是系统应该被设计成符合先前提到的信息收集的准则，否则徒劳无功。如果应用合理，就能够很好地回顾有产程图、母胎监护及记录所有事件和结局的病例。然而，需要有记录、检索和分析的标准方式，从而使大量病例能够被快速而简便的综述，软件系统需要吸引使用者，从而保证它们能够被使用者所接受，应该有检测信息收集完整性和准确性的简单方式，应用分类系统对收集的信息进行分析能够达到这个目的。

最后，除了收集母胎健康结局外，需要用某些方法将孕妇对提供的护理的满意度情况也结合到软件系统中。

信息综述、报告、宣传

大多数临床医生需要标准的临床信息来评估护理的质量，解析临床问题，识别因为指导原则的改变或护理方法的变化而导致的结局的任何变化。

为了能够更详尽的研究，信息应该以一种标准的方式呈现，但对于更多细节信息收集同时又具有灵活性。每年的临床报告包括关于分娩及围产儿结局的详尽报告是至关重要的。只有在一种通用的语言发展到一定程度的时候，国际标准才能够使我们之间相互学习。

分娩时间和结局

在收集的关于分娩的信息中有两类主要的信息。表3-1总结了需要收集的一些基本信息：第一部分，流行病学资料：年龄、身高、体质指数、医学条件、种族和其他可变的混杂因素；第二部分，通常所说的"干预"，与医师在母体护理中采取的事件（或导致的结局）有关。虽然这些措施意在提高护理，但是仍然有很多人认为这是对正常生理过程的干扰。用"干预"这样一个非专业术语的困难性在于它不考虑母亲、助产士或医疗人员对某个特殊事件或结局的认知。更让人困惑的一点是，某个因素对一个孕妇来说可能是干预，对另一个孕妇来说有可能不是，实际上却可能是希望发生的事件或结局。为了把事情弄清楚，我们应该避免用"干预"这个词。实际上发生的所有事件都应该被记下，无论它们是由医务人员实施的，还是由提供的医疗过程而导致的。分娩过程中许多事件也是结局，孕妇、助产士和医务人员认为它们影响了母胎的健康和满意度。所有的事件和结局需要一个标准的方式来定义[3]。

在分娩过程中可能中转剖宫产。根据分娩中的情况，中转剖宫产可能为积极的或消

表 3-1　母体和胎儿信息

母体
年龄
种族
体质指数
总人数（用 10 分类法）
自然发动分娩
引产（胎儿指征、母体指征、无医学指征）
产程前剖宫产指征（胎儿指征、母体指征、无医学指征）
剖宫产数（分析剖宫产分布）
第一产程剖宫产数（胎儿因素，难产）
第二产程剖宫产数（胎儿因素，难产）
人工破膜
缩宫素（第一产程）
缩宫素（第二产程）
硬膜外麻醉
经阴手术产（胎头吸引或产钳助产）
产程时长
会阴侧切术
3 度或 4 度撕裂
产后出血
输血
围产期感染的发病率
围产期子宫切除
母体机械支持天数
母体死亡
胎儿
出生体重
出生孕周
Apgar 评分（5 分钟评分 <7）
脐血 pH（pH<7.0）
Erb 麻痹
新生儿脑病
入住 ICU
入住 ICU 超过 24 小时
新生儿机械支持天数
死胎（<37 周或 ≥37 周）
死产
新生儿死亡（≤7 天和 ≤28 天）
脑性瘫痪

极的处理或者都称不上。另外，引产、人工破膜、缩宫素的使用、产程的时间等因素也可能是结局或可能影响其他结局的发生。

在分娩过程中的第三类信息用来分类流行病学资料、事件和结局的信息。

指征

记录妊娠事件和结局数量非常容易，但记录我们为什么采取特定措施却很困难。当然，如果我们要提高医疗质量，这一点是需要弄清楚的。在分娩过程中最常见的例子是剖宫产和引产。它们的指征很难定义和一致的实施。一个更进一步的问题是指征数量的增长。这催生了这样的问题，即信息分类和对医疗护理总的情况的概括，特别是为什么采取这个措施，以及从另一个结局的角度考虑是否合理的问题。

如果要描述一个合理的剖宫产率，剖宫产指征应该被标准化。产前剖宫产指征应该被理想的分为胎儿指征、母体指征和无医学指征。如果超过一个指征存在应该选择一个最主要的指征，其他的指征应以分层的方式额外考虑。

我们应该考虑无医学指征和孕妇要求的剖宫产指征定义[4]。实际上它更应该被定义为"当产妇要求时，产科医师认为相对于等待自然顺产分娩或引产来说，剖宫产对母胎有一个显著的不良后果"。

剖宫产的医学指征应该在相似的环境里一致的使用。否则指征应记录为产妇要求。这并不是说在跟产妇讨论后实施剖宫产是不恰当的[5]。它们应该被归类为产妇要求，还应该说明要求的原因。研究指标应用的变化通过在不同组孕妇中分析，指征也会发生变化，不难理解，也许今天我们认为的产妇要求的剖宫产指征随着分娩过程中实施措施和结局的变化，在将来会成为一个医学指征，反之亦然。

选择性或急诊剖宫产很难被定义而且很难以一个标准的方式应用。选择性剖宫产可能最好被定义为一个有计划的过程（超过 24 小时），在常规的工作时间进行，超过 39 周并且不在产程中或引产过程中的产妇。其他的剖宫产可能审计为急性或非选择性剖宫产。

表 3-2 分娩中剖宫产分类

胎儿窘迫 (无缩宫素使用)			
难产	子宫收缩乏力 <1cm/h		缩宫素最大剂量子宫收缩无反应
			因为胎儿不能耐受所以无法达到最大剂量
			因为子宫强直收缩或患者依从性差,所以不能达到最大剂量
			未用缩宫素
	有效子宫收缩 >1cm/h		头盆不称
			胎位不正(持续性枕后位或持续性枕横位)

它们为什么被记录为非选择性的原因应该用以上提到的标准来记录。对急性和选择性剖宫产的定义,增加了组织因素和临床疗效,这将有利于评估一个合理的剖宫产率。

产程中的剖宫产指征,需要简单、可复制的和有利于护理水平的提高。分娩的管理取决于确保胎儿的健康和达到有效的宫缩,这是为什么在产程中实施剖宫产的原因。剖宫产指征合理的被分类为胎儿因素、难产,从而使其合理的被评估。胎儿指征应被定义为因为可疑胎儿宫内窘迫(不论何种原因)实施剖宫产。此过程中应该没有缩宫素的使用。所有其他剖宫产(在产程中)被分类为难产形式。没有一个正式的难产定义,因为每一个分娩单位有它们自己的解释,但是这不能防止它们使用以下的分类,而且难产的子分类取决于产程进展 <1cm/h(无效宫缩)或 >1cm/h(有效子宫收缩)。无效宫缩被再分为弱反应(尽管应用了最大剂量的缩宫素)、不能充分治疗(因为胎儿因素)、不能充分治疗(因为宫缩过强),以及持续无治疗(因为考虑到不合理,缩宫素未应用,例如胎位不正,既往有剖宫产史,拒绝使用缩宫素或本身拒绝阴道分娩)。

表 3-2 中的分类可以帮助鉴别无缩宫素情况下的可疑胎儿窘迫,以及在开始滴注缩宫素之后的可疑胎儿窘迫,后一种情况的首要的问题是难产。

缩宫素应用结果的不同分类反映了难产诊断的方式,而且反映了在分娩单位产程中缩宫素如何应用。特别是缩宫素应用率、应用时机、应用量和应用制度。对不同组的产妇应用这个分类得出不同的结果,这个结果能更合理的分析剖宫产率和它们的意义[6]。

引产指征的定义同样比较困难。用表 3-3 中显示的分类,对达到整体了解是有帮助,或称为一种解决方案。关于每个归纳更详尽的细节可以以分层的方式包括在这六组中。

表 3-3 引产指征

胎儿因素
子痫前期 / 高血压
过期产(≥42 周)
胎膜早破
母体因素 / 疼痛
无医学因素或孕周 <42 周

信息分类

MDQAP 的成功需要高质量的信息,同时也需要分类、架构和组织信息从而使产科医生在日常的基础上评估和提高护理。

在医学中分类系统将原始数据和信息变成为有用的信息,从而使临床护理可以提高。它们建立在不同概念识别的基础上,这些概念可能每个都含有许多特征,分类系统的目的通常决定着这些结构,但是理想的分类系统能够满足不同的目的。应该前瞻性的识别分类的组和类,从而在将来使相似的患者结局可以提高。组和类应该是互补的、完全包容的、临床相关的。分类系统应该易于理解和实施。

叉的,且完全覆盖的,并易于理解和组织[7]。

重要的是,对助产士和产科医生来讲这是临床相关的,因为这个分类系统中的信息不管是在产妇产程中还是将要分娩过程中的评估是必要的。所以所有母胎信息在这些概念、指标或是它们的结合中综述都是有意义的,由此形成的这 10 种分类系统。每组被选择是因为相对于其他组来讲它可以提供最临床的和系统的观点。它们允许在不同的分娩单位进行比较,允许更多的妊娠事件和结局,包括它们的指征和流行病学变量的特殊分析。10 组中的每组都应该在需要的时候进一步细分。组 1 和组 2 应该单独分析或一起分析,如同组 3 和组 4。

10 组分类系统

评估产妇护理的 10 组分类系统理念建立在以下理念基础上:如果首先应用 10 组信息系统分析,所有流行病学信息及母胎事件和结局将更有临床相关性。

表 3-4 展示了 10 组分类系统,包括每组中剖宫产率和以上描述的分类系统的原则。如果在一个连续的基础上实施,它将使围产期保健至关重要的评估发生改变。采用产科医生的概念,用妊娠类别、孕妇先前的产科记录、分娩过程、孕周等参数来进行这 10 组分类。这些概念和参数都是可预期的,互不交

表 3-4　10 组分类系统

组	总的剖宫产率(%)1977/9250(21.4%) 美国国立妇产医院 2011			
	每组剖宫产数超过总的剖宫产数的数目	每组相对量(%)	每组剖宫产率(%)	每组剖宫产率占总剖宫产率的百分比(%)
1. 初产妇,单胎头位,≥37 周,自然临产	179/2389	25.8 2389/9250	7.5 179/2389	1.9 179/9250
2. 初产妇,单胎头位,≥37 周,引产或产程前剖宫产	475/1368	14.8 2368/9250	34.7 475/1368	5.1 475/9250
3. 经产妇(除外剖宫产史),单胎头位,≥37 周,自然临产	30/2751	29.7 2751/9250	1.1 30/2751	1.3 30/9250
4. 经产妇(除外剖宫产史),单胎头位,≥37 周,引产或产程前剖宫产	109/871	9.4 871/9250	12.5 109/871	1.2 109/9250
5. 剖宫产史,单胎头位,≥37 周	571/936	10.1 936/9250	61.0 571/936	6.2 571/9250
6. 所有臀位初产妇	204/219	2.4 219/9250	93.2 204/219	2.2 204/9250
7. 所有臀位经产妇(包括既往剖宫产史)	113/133	1.4 133/9250	85 113/133	1.2 113/9250
8. 所有多胎妊娠(包括既往剖宫产史)	134/212	2.3 212/9250	63.2 134/212	1.5 134/9250
9. 所有异常胎产式(包括既往剖宫产史)	35/35	0.4 35/9250	100 35/35	0.4 35/9250
10. 所有≤36 周的单胎头位(包括既往剖宫产史)	127/336	3.6 336/9250	37.8 127/336	1.4 127/9250

评估母婴保健的 10 组分类哲学是建立在保证所有的流行病学信息、母胎事件和结局（如果首先用 10 组的产科概念和指标来分析）将更有临床相关性的基础上。这点在评估剖宫产率和其他结局方面更加重要[8]。这个系统也能用来分类其他母胎信息定义的任何女性群体。例如所有的超过 35 岁或不同种族的女性可以归在 10 组内，并且和标准的群体进行分析和比较。

剖宫产和引产分类

目前为止没有对剖宫产的可接受的分类系统。尝试达到和保持合适剖宫产率的最关键的步骤就是认可一种剖宫产的分类，用这个分类可以来涵盖所有的分娩。10 组剖宫产分类系统就是因为这个原因被推荐[9]。

每组妇女的剖宫产指征应该被分析，因为每组的定义和管理不同，而且有不同的风险 - 效益比。10 组分类可以被用来评估每组内的剖宫产率，可以跟同一分娩单位内既往的剖宫产率相比较，也可以跟其他分娩单位的剖宫产率相比较。这可以发现不同组别的大小不同，和每组内女性不同的剖宫产率。不能立即解释原因，只有需要有一个全面的总结，才能更进一步的分析原因。用这种分类法，使区别不同组别孕妇成为可能，并使在已有的证据上改变管理措施成为可能[10]。

总的来说，组 1、组 2、组 5 占总剖宫产率的 2/3，其中组 5 占最大的比例[11-13]。组 5 包括既往有至少一次剖宫产史的女性。一个足月单胎头位妊娠，需要去细分为产程前剖宫产、自然发动和引产。

引产和引产引起的剖宫产率始终是一个争议的话题。10 组分类能够对这个问题进行特别的分析。在引产研究的相关的两组女性是单胎头位初产妇（组 2a）和单胎头位经产妇（以前没有瘢痕）（组 4a）（见表 3-4）。用来研究发病和引产指征的分母是组 1、组 2、组 3、组 4 的总和。

解释管理评估的信息

妊娠和分娩的持续审计的标准分类需要护理评估

现在需要的是以一种标准的、更详尽的分析方法，对用 10 组的分类方式收集的信息中的某组特定孕妇进行分析。信息收集应该完整，只有所有的信息可用的时候，才能进行解释。羊膜腔穿刺术、缩宫素、引产的指征和方法、既往有剖宫产史的女性的管理都应该用 10 组分类方法来检查。但是同时应该注意其他相关的母胎结局。我们也许需要不同组的更详尽的分析。

变更管理措施

变更管理措施是任何质量保证计划中最具挑战性的部分。用高质量的信息，大多数女性和专家将得到相同的结论。能负起领导责任的人应该定期会议。必须用多学科的会议来消除以前的偏见，同时用审计和现在的文献来形成一个常规的方式。需要认真得出指南，并保持灵活。管理措施变更只能发生在有改变管理机制的地方。我们需要很好的交流，从而使每个人都能意识到变化，尤其是那些密切相关的人。只有在产房里有持续的审计及时发现问题，才能使变更安全的进行。所有的变更应该在规定的时间内评估。

10 组分类系统为在特定组的妇女中，更集中的分析管理措施和改善过程提供可能[10]。它的成功取决于 MDQAP 的完整性和特殊情况下对信息持续的审计和分类。

（卞政 译）

参考文献

1. Robson M, Hartigan L, Murphy M. Methods of achieving and maintaining an appropriate caesarean section rate. Best Pract Res Clin Obstet Gynaecol 2013;27: 297–308.
2. Main EK, Morton CH, Hopkins D, Giuliani G, Melsop K and Gould J. Cesarean deliveries, outcomes, and

opportunities for change in California: toward a public agenda for maternity care safety and quality. Palo Alto, CA: CMQCC; 2011. Available at http://www.cmqcc.org (accessed 12 Sept 2012).

3. Robson M. In: Creasy R, editor. Labour ward audit. Management of labor and delivery. US: Blackwell Science; 1997. p.559–70, 1–12.

4. Visco AG, Viswanathan M, Lohr KN, Wechter M, Gartlehner G, Wu JM, et al. Cesarean delivery on maternal request: maternal and neonatal outcomes. Obstet Gynecol 2006;108:1517–29.

5. National Institute of Health and Clinical Excellence. Caesarean section. NICE Guideline 2011:1–282.

6. Robson M. National Maternity Hospital Clinical Report 2010:105–29.

7. Robson M. Classification of caesarean sections. Fetal Matern Med Rev 2001;12:23–39.

8. Homer CSE, Kurinczuk JJ, Spark P. A novel use of a classification system to audit severe maternal morbidity. Midwifery 2010;26:532–6.

9. Torloni MR, Betran AP, Souza JP, Widmer M, Allen T, Gulmezoglu M, et al. Classifications of cesarean section: a systematic review. PLoS One 2011;6(1):e14566.

10. Robson MS, Scudamore IW, Walsh SM. Using the medical audit cycle to reduce cesarean section rates. Am J Obstet Gynecol 1996;174:199–205.

11. Brennan DJ, Robson MS, Murphy M, O'Herlihy C, et al. Comparative analysis of international cesarean delivery rates using 10-group classification identifies significant variation in spontaneous labor. Am J Obstet Gynecol 2009;201:308.e1–8.

12. Brennan DJ, Murphy M, Robson MS, O'Herlihy C, et al. The singleton, cephalic, nulliparous woman after 36 weeks of gestation: contribution to overall cesarean delivery rates. Obstet Gynecol 2011;117:273–9.

13. Stivanello E, Rucci P, Carretta E, Pieri G, Seghieri C, Nuti S, et al. Risk adjustment for inter-hospital comparison of caesarean delivery rates in low-risk deliveries. PLoS One 2011;6:e28060.

第 4 章

产科技能培训

TJ Draycott

> "我期待着将来知识获得很大进步，但有时我会怀疑如果将现在用于研究的巨额资金用于大家都熟知的知识技能上，是否能对公众健康产生更快速、有效的改善。"
>
> Max Rosenheim
> President, Royal College of Physicians, 1968

加强母体及围产儿护理，尤其是减少可以避免的分娩期损伤，在全球范围内都是头等大事。加强分娩期医疗的培训是解决途径之一，但培训必须要有效且持久。

早在1760年，法国女医生 Madame 就意识到产科医生培训的缺乏增加了产妇损伤的发生率[1]。在产妇模型上对医生进行培训可减少这些不必要的可避免的损伤。

"但是每当遇到特殊情况时，她们总是显得技能不足。她们目睹或经历了许多不幸事件的发生，至少包括孕妇的死亡或胎儿的死亡甚至两者同时发生，直到她们接受了长期的技能培训后上述情况才有好转。这些培训计划对于改善这种窘境收到了良好的效果，从此年轻的妈妈再也不会在青年的时候丧失生育能力。一个初学者可以通过在模型上进行短期的培训来获得预防这些事故发生的经验。"

从 Madame du Coudray 在法国推广实行产科医生培训计划开始，已经过去250年了。乍一看，我们并未取得多少成就。2003年发表的关于的妇产科医生急救培训的系统回顾指出，鲜有对培训方法效果的评估，并且几乎没有证据表明这些培训的有效性[2]。

从2003年开始，逐步有证据表明妇产科医生技能培训的有效性。在本篇文章中，我将对目前产科培训对改善产妇医疗结局及围产期结局的证据做出综述。

可预防的伤害

产妇、她们的家庭和保险公司都将生命安全放在第一位[3,4]。然而，2008年英国官方的资助研究报告《出生安全研究：每个人的责任》[5]指出，在英国，虽然绝大多数的婴儿的出生是安全的，但也有些却不那么安全。这一观察几乎准确地概括了上个世纪在英国产科的情况。

1917年英国医学研究委员会的报告，52%的新生儿死亡是可以避免的，在1924年的英国全国孕产妇死亡率报告将孕产妇死亡描述为可避免的悲剧。

尽管围产期结局在上个世纪有了较大的提高，但那些"可避免的悲剧"的比例仍然令人沮丧，1997年发表的第4次 CESDI (Confidential Enquiry into Still Birth and Deaths in Infancy，死胎和婴儿死亡的机密调查报告) 的统计数据显示：超过50%的死胎可以通过更好的护理得以避免[6]。最近，在2011年 CMACE (妇幼疾病调查中心) 的报告"拯救母亲的生命"这篇文章指出不合格的护理直接引起70%孕产妇死亡，间接引起55%孕产妇死亡[7]。

对这些孕产妇和围产儿死亡原因的调查揭示了一系列与诊疗不合格相关的问题，包括未能及时发现问题、未能及时寻求上级帮助[4,8]、缺乏团队合作[8]。因此我们需要提高专业技能，强调团队协作而不是个人[9]。

改善孕产妇和围产期护理在全球范围内都是头等大事，世界卫生组织（WHO）估计，每天有 1500 名妇女在妊娠和分娩时死于本可预防的并发症[10]。在世界范围内，每年大约有四百万的新生儿死亡，其中死胎占一定的比例[11]，这些都成为千禧年发展目标所关注的重点。

最后，这些本可预防的损伤代价是极其昂贵的。不合格的护理及其带来后遗症的成本在 2000—2010 年间花费英国国家医疗服务体系（NHS）31 亿英镑[4]。此外，个人、家庭和社会成本更是难以估量。

技能培训

看来，加强职业训练是改善围产期结局最有效的方法之一。同时，对培训结果的合理评价也有着积极的作用。

从 1990 年代开始，几乎每年都有学者推荐对产科医生实行职业培训。早在 1996 年，在第 5 届死胎和婴儿死亡的机密调查就建议针对从事产科工作的人员创建一个高水平的教育培训平台[8]。多家机构也推荐每年对产科医生进行培训，其中包括皇家助产士学院（RCM）[12]和皇家妇产科学院（RCOG）[13]以及大西洋两岸的许多国家地区、美国的卫生认证联合委员会（JCAHO）[9]和 2000 年起就在英国强制进行推广标准的风险管理流程的 CNST[14]（maternity Clinical Negligence Scheme for Trusts）等机构。此外，这些机构也强调需要建立团队合作精神[8,9]。

职业培训并不是魔法，也不会自己起作用。因此，必须确保培训的有效性。目前有许多研究评价了职业培训对医生处理产科急症的作用，越来越多的证据表明职业培训对于提高围产期结局有着积极的作用[15-18]。当然，并非所有的培训都是有效的，也有不少证据显示有些职业培训无益于临床预后[19,20]，更有些会增加围产期死亡率[21]。对于一些确实有益的临床培训应该得到大力推广，并且写出临床诊疗指南[22]。

产科护理需要敏感的、职业的、敏锐的团队护理。职业培训需要包含这些元素，这可能需要多种设备和工具的支撑。皇家基金会指出：产科单位应该提供便捷的培训，所有的这些培训应该包括临床技能、沟通技巧、团队合作、对自己在团队中作用的认识[5]。

本文中我会介绍一些产科培训的内容，尤其是胎心监测（EFM）培训、职业培训激励措施的使用以及团队协作培训。

胎心监测培训

"通过最简易的手段达到正确的效果。"

所有产科护理参训人员都应该确保可以准确的使用胎心监测仪，此目的是为了提供高质量的预判且自我保护性的护理。可有些医生对此不以为然。

产科护理和新生儿颅脑损伤的关系一直都有争议，但这却确实是引起诉讼的主要来源[4]。近来，国家医疗服务体系医疗诉讼权威机构（NHSLA）报告[4]指出，为减少产科不当医疗所致的人力和财力损失，最有效的方法就是加强产科护理过程中危险因素的管理，尤其是需要加强产妇分娩过程中并发症的预防，包括加强胎心监测。

一项来自瑞典斯德哥尔摩的研究小组针对 2004 年至 2006 年间大于 33 周龄的新生儿出生结局调查研究显示，出生后 5 分钟 Apgar 评分小于 7 分的新生儿中，约有三分之二的新生儿存在产程中的处理不当，主要表现为胎心监测结果的错误判读，对异常的胎心监测的结果未及时处理[23]。同期，在挪威也存在同样的问题[24]。

最新的荟萃分析表明，职业培训可以提高胎心监测准确性和临床技能，但究竟何种培训方式最有效仍需要进一步研究[25]。

引起胎心监测结果的错误判读的主要原因是胎心监测结果很难解读,需要对产妇、产程、胎心结果进行综合判断。好的预后并不是只依赖胎心监测。英国临床指南优化委员会(NICE)发布了两项胎心监测结果判读的指南,但是每项指南都有 100 页,这使得临床使用有着很大难度[26,27]。胎心监测表将这些指南概括成一张表(图 4-1)。这张表被广泛用于临床,使得英国出生 5 分钟后 Apgar 评分小于 7 分和新生儿缺血缺氧综合征的发生率减少了 50%[17]。这张表本身并不能神奇的提高预后,而是每年都会对所有的产科医生进行培训,教会他们如何使用这张表。在读胎心报告时所有的医生都应使用这张表。最终,对这张表格使用后对围产结局的改善(如减少低 Apgar 评分的出生率)的效果进行审核。

这张胎心监护评分表也被推荐到了瑞典[23],而且目前发现,一旦这张表格被引入到某地的职业能力培训系统后,该地新生儿不良出生结局的状况就会得到明显改善,比如美国[28]和澳大利亚[29]。

使用标准工具对针对胎心报告的读取进行训练可能是很有效的,这些工具和培训应该结合起来,相得益彰。

模拟产科培训

产科急症发病率低,但需要有经验的医生参与处理,这是毋庸置疑的。不过正是因

产程中 CTG 模式	可靠的	不可信的 / 可疑的	异常的	北布里斯托尔 NHS Trust
基线(bpm)	110~160 基线:	100~109　基线:	小于 100　基线:	评论:
		161~180　基线:	大于 180　基线:	
			大于 10 分钟正弦波图像	
N.B:即使出现在正常范围内的上升基线,如果出现其他不可靠 / 异常的特征出现也应该引起警示				
变异(bpm)	5bpm 或以上	小于 5bpm 且维持 40~90 分钟	小于 5bpm 且维持 90 分钟	评论:
加速	存在	40 分钟内未见	评论:	
减速	无	50% 的宫缩曲线伴随典型的可变减速且大于 90 分钟	50% 的宫缩曲线伴随非典型的可变减速且大于 30 分钟	评论:
	50% 的宫缩曲线伴随典型的可变减速但维持时间小于 90 分钟	50% 的宫缩曲线伴随非典型的可变减速但维持时间小于 30 分钟	晚期减速且出现时间大于 30 分钟	
	在不到 50% 的宫缩曲线出现典型或非典型的减速	晚期减速且出现时间小于 30 分钟		
	早期减速	单个延长减速大不超过 3 分钟	单个延长减速大于 3 分钟	
N.B:如果 CTG 在监护开始时就出现不可靠或异常基线时,不应该等到 30~90 分钟后才对 CTG 结果进行评估				
意见	正常 CTG (符合 4 项指标)	可疑 CTG (一项不可信指标)	异常 CTG (2 项或以上不可信指标或 1 项或以上异常指标)	
其他指标	母亲脉率:	羊水颜色:	宫颈扩展(cm):	孕周(wks):
处理:				RVJ0191　1GD
日期	时间	签名 _____	正楷签名 _____	职位 _____

图 4-1　2007 年 NICE 产程处理指南中的 CTG 评分表

为发病率低,才导致经验不容易积累,但却可以通过职业培训中的模拟训练获得。

模拟训练培养个人和团队的临床技能,并且可以为安全有效的临床护理做好准备,这样一来有助于提高信心和工作效率。模拟训练是一种教育的装配,而不是地点或者技术,它可以像裤子上染上红色物质提示可能发生产后出血一样简单,也可以像高科技模拟训练中心一样复杂。

我们不应该高估模拟训练的作用,一项医学模拟训练(SMBE)的调查研究分析指出,并非所有的模拟训练都有助于提高临床预后[30]。因此,检验模拟培训的效果、可持续性和投入经济效益比很有必要。

子痫

第一次报道的模拟训练是关于产科子痫发作抢救的模拟训练[31],对于子痫的抢救需要培训医生准备应对"路上发生子痫"而需要展开急救的工具箱,其中应包含各种设备、药品和指南。

随后的随机对照研究比较了采用不同方法和地点培训的医生,发现培训后的医生处理子痫能力显著提高[32]。训练后,任务的完成率(培训前 87% vs 培训后 100%)和使用硫酸镁的比例(培训前 61% vs 培训后 92%)显著提高。培训后开始使用硫酸镁时间比培训前平均快 2 分钟[32]。

子痫发病率在英国逐渐下降,因此子痫模拟培训显得尤为重要,而不合格的诊疗似乎是越来越多,特别是先兆子痫和子痫,在过去三年与子痫相关的死亡的调查结果显示其中有 90% 是因为不当的护理造成的[7]。简单的工具如上面描述的子痫箱和药物使用的定期演练似乎是最有效的和可持续的方法。

肩难产

肩难产,包括培训,见第 12 章。

臀位阴道分娩

计划性的臀位阴道分娩在"足月臀位分娩试验"(Term Breech Trial)结果发表后变得越来越罕见[33],但对选择臀位阴道分娩的产妇和特别是产程后期才发现胎先露为臀位的产妇中,阴道臀位分娩仍然应是妇产科医生的重要技能(见第 16 章)。

与肩难产一样,采用高仿真模型为医生提供了实践的机会。有一份报告指出,经过模拟训练(包括模拟病人)后,住院医生进行阴道臀位分娩接生的能力大大提高[34]。

器械助产

有证据表明,当需要紧急分娩时,单个器械促进分娩是最安全的,其次是剖宫产,然后是两种器械同时应用(胎头吸引或产钳),最危险的是器械助产失败后的剖宫产术[35]。

因此,适时适当的使用胎头吸引或产钳仍然是一个必不可少的技能[36],但英国产科技能培训专家指出,手术分娩训练,特别是旋转的手法,很难通过培训得到提高[37]。模拟培训和现实模型可以提供更多的培训机会。

Dupius 和同事开发了一个高保真模型,让钳叶通过空间传感器来进行轨道跟踪[38]。有经验的产科医生通过模型训练,技艺更加精湛,而经过培训,初级学员亦得到能力上的提升[38]。其他的模型已经被开发来模拟适当的牵引。经训练后,在模拟工具上的学员的牵引力度的和旋转的手法都有所提高[39,40]。

危重孕产妇

产妇心搏骤停是罕见且复杂的,在英国[41]大约有 1/30 000 名孕妇死于心搏骤停。因此,所有的医疗保健专业人士必须提供基本的复苏。在 2007 年 CEMACH 报告[41]指出,在那些无法让人接受的众多孕产妇死亡病例中,医护人员的复苏技能均严重缺乏。这项报告和最近的报告[7]都建议所有临床医护人员应定期进行培训提高基本、中级和高级生命支持技能。

为濒临死亡的产妇进行剖宫产术亦是加强高级心脏生命支持培训的一个重要组成部分。许多综合性医院实行的模拟训练提供了处理这个非常罕见的并发症的机会,并确实提高了心搏骤停产妇的抢救效率[42]。一个美国学者的小规模研究发现,在专门的产科诊所进行此类培训亦收到了良好的效果[43]。

然而,从一个大的医疗系统的统计看来,在产科诊所或专科医院进行该项培训的结果仍令人失望。这项技能的培训始于 2004 年,最近一项回顾性队列研究统计了在 1993 年和 2008 年之间在荷兰发生的产妇濒死前行剖宫产的病例数据。在接受培训后使用此操作的比例从 12% 增加到 35%[44]。然而,母体预后结果仍然很差,其原因多数是采取剖宫产措施的延迟,据统计,没有一例病例在孕妇心搏骤停后 5 分钟内及时实施剖宫产的[44]。

新生儿复苏

一项系统回顾指出,如果产科医生接受过新生儿复苏培训,围产儿死亡率可能会降低,但证据不足[45]。最近的研究已经评估了世界卫生组织"基本新生儿护理课程"的效果,这更像是一个新生儿课程,而不是产科培训[46]。一项培训前后对照研究发现,培训后助产士的知识和技能得到改进[46]。该培训可能使得赞比亚一级诊所低危的孕妇新生儿早期死亡率降低[47]。其他评估技能培训对新生儿复苏影响的一系列随机对照研究却没能都得出这样的结论[48]。

由六国参与的持续 3 天的"基本新生儿护理课程"并没有使得新生儿早期死亡率和围产儿死亡率得到显著降低。有趣的是,死胎率却有所下降。这是合理的,因为课程培训之前很多基层医生将新生儿出生无明显生命迹象误判为死胎。当经过培训后,大家会有意识的尝试新生儿复苏,使得那些以前分类为死胎的病例数减少。

让人充满期待的"帮助新生儿呼吸计划"的初步观察结果近期已经发表[49]。这主要是针对资源匮乏的国家,使用基本的仿真场景,提高新生儿复苏技术。

贫困地区的培训

最近 WHO 在评估低收入和中等收入国家产科培训后总结说:"在职业培训成本低的情况下,它可能是值得做的,因为培训可能带来医护技能的改善。然而,由于这些培训的课程和模具都是由发达国家设计的,因此对于大多数的诊所来说,由于成本高,实施这样的新生儿和儿科培训课程可能就会有一定的难度[50]。"

作者提出,对医护人员的在职培训的成功取决于众多因素,但两点至关重要,足够的教师及合适的训练器材。贫困地区的诊所都已开展了产科急症模型训练。

存在的挑战除了以上列举的,还包括在本地配置,实践和人员配备,以及通常是不堪重负的基层医疗体系。必须注意避免引进由发达国家制造但并不适合"本地化"或"格格不入"的培训教程。

例如,一项机密的孕产妇死亡调查提示:坦桑尼亚一家地区医院因员工培训不足,妊娠不良结局发生率较高[51],但引进美国高级生命支持培训课程后并没有得到明显改善[52]。

今后要设置符合特定环境和适应当地的医疗需求的培训课程。

团队合作和团队精神的培养

传统的医疗卫生培训通常集中在特定

的、专业的技术,而产科护理是以团队为基础且多学科合作的。因此不言而喻,培训课程也应该为多元化且凸显团队合作,这个理念已被多个国家承认[9,41]。

团队培训时学员认识到团队合作可减少错误的发生,在规划的团队工作中每个成员都明白自己的责任,相互依靠,在错误发生前提醒对方[53]。

通常会把产科技能培训和训练飞行员作比较:开飞机与照顾进入产程产妇完全不同。有一个非常有说服力的观点,产科医疗更像是在机场行李托运,而不是简单地起降飞机。行李有不同的尺寸和形状,有的还很复杂,经常面临突发情况。行李处理需要具有良好的协调能力,面临时间紧迫做出合理决策,应付令人沮丧的拖延,对所有杂乱无章的器械要能管理有序,这就像处理危重患者的要求一样,方能保证抢救的有序性和安全性[54]。

至少在重症监护中,人们已经认识到团队合作的干预措施必须针对非常具体的医疗环境的要求[55],这显然亦适用于产程的管理。

分娩护理有效的团队训练

有证据支持产科急症的多元团队培训建设的效果,这种培训可有效提高产妇和围产儿预后[56]。然而,将团队分开培训却没有这种效果[19,57]。

这些培训课程与围产儿预后改善相关,主要为室内培训,对所有职员进行培训。经过培训后的学员提出对现有医疗系统进行改善的反馈,并在接下来的模拟临床场景进行团队配合训练[56,57]。

室内培训是最有效和具有成本效益的培训方式。它也可以解决当地的具体问题,可以作为改变医疗系统的驱动力[56,58,59]。此外,模拟当地实际医疗环境的训练可以显著改善预后[60]。

一些临床团队具备的特点,让他们比其他人更有效,所以能及时采取有效措施并取得的良好效果。然而,这些特征并不是由知识或技能的差异来解释[61];培训需要强调团队合作。

最后一个关于产科的研究中,在规定注射的时间(10分钟内)给予硫酸镁的高效的团队,更可能[62]:

- 提前意识到并说出紧急情况
- 运用完美无懈的"闭环式"沟通方案完成关键任务(沟通的目的在于任务清晰而响亮地授权,接受,执行并完成确认)
- 相比那些没有使用硫酸镁以及使用"架构式"沟通方案的团队,更少的人离开产房

应该在训练过程中教会这些技能,进行整体性的训练,减少决策间隔,提高预后[15]。

领导的角色和责任

团队领导需要提供方向,为其他团队成员提供支持。团队的领导往往是最高级的产科医生,亦可以是协作的助产士和麻醉师。任何人只要知道团队成员的角色和职责[63],有足够的经验来应对紧急情况都可以成为领导。重要的是,小组组长的提名、宣布和接受都要尽可能早[63]。

沟通

产科紧急情况发生往往都是在病人意识清醒且有至亲陪同的情况下的。在这种情况下,期待已久的孩子发生了危险,因此这些事件带来的影响往往是永存的。

母亲怀孕和生育的经验不足是引发并发症的原因之一。英国的研究显示,25%的新妈妈们不满意与医务人员的沟通。满意度与医患沟通以及整体的护理水平有关[64]。

培训医患间、团队成员之间的沟通,确保母亲和孩子的需求也是十分重要的。

医患交流可以通过设置模拟患者培训后

改善[65,66]，值得注意的是，模拟患者表示，如果被告知以下信息会让他们感到安全感：

- 急症引起原因
- 孩子的情况
- 治疗目标

再一次，这些简单的元素可以被纳入培训项目，加强与患者的沟通。

有效培训项目的共同主题

一个有关培训课程与改善临床结局的综述在 2009 年发表[56]。

有效的临床培训计划常见共同的特征：

- 多专业培训
- 一个机构的所有人员的培训
- 在其工作地点进行培训
- 团队的培训与临床教学的整合
- 利用高保真的模拟模型
- 机构的杠杆激励培训（例如降低住院保险费）
- 使用自我评价来达到基础设施的改变

结论

在全球范围内，减少可预防的伤害，对妇产科医生、孕妇和保险人均是头等大事。产科技能培训似乎提供了一个直接的路径。然而尽管分娩培训课程并未带来不良后果，但它是否真的带来益处并没有取得统一的认可。尚需考虑的问题还涉及谁是培训的对象以及选择什么环境进行培训。

研究费用、培训的协作化和标准化指南的制定以及开发新的和更先进的模拟器和训练课程的多项花费均是开展培训受到限制的因素。更多更好的研究应调查培训，特别是规模培训效果。通过更多研究结果来证实的产科培训可以降低围产期发病率和死亡率，这也使前期的资金投入得到了实际的收效，更有利于今后培训的进一步开展。

有关于围产期技能培训及其有效性的循证医学的文章越来越多。因此，根据现有证据，分娩培训应该做到地方化、多学科合作，并需强制所有员工参加，且最好是由接受培训机构自身的激励机制所支持（通常是基于医疗保险的）。

（邹刚 译）

参考文献

1. Gelbart NR. The king's midwife :a history and mystery of Madame Du Coudray. Berkeley, CA: University of California Press; 1999.
2. Black RS, Brocklehurst P. A systematic review of training in acute obstetric emergencies. BJOG 2003;110:837–41. PubMed PMID: 14511966.
3. Kingdon JN, Singleton V, Gytte G, Hart A, Gabbay M, Lavender T. Choice and birth method: mixed-method study of caesarean delivery for maternal request. BJOG 2009;116:886–95.
4. NHS Litigation Authority. Ten Years of maternity claims: an analysis of NHS Litigation Authority data. London: NHS Litigation Authority; 2012.
5. Kings Fund. Safe births: Everybody's business. An independent inquiry into the safety of maternity services in England. London: Kings Fund; 2008.
6. Maternal and Child Health Research Consortium. CESDI 4th Annual Report. Care during labour and delivery. London, 1997.
7. Draycott T, Lewis G, Stephens I. Executive summary, Eighth Report of the Confidential Enquiries into Maternal Deaths in the UK. BJOG 2011;118(Suppl. 1): e12–21.
8. Confidential Enquiry into Stillbirths and Deaths in Infancy. 7th Annual Report. London: CESDI; 2000.
9. Joint Commission on Accreditation of Healthcare Organizations. Sentinel Event Alert 2004.
10. World Health Organisation. Making pregnancy safer 2011. Available at http://www.who.int/making_pregnancy_safer/topics/maternal_mortality/en/index.html (cited 25 April 2011).
11. Lawn JE, Cousens S, Zupan J. 4 million neonatal deaths: When? Where? Why? Lancet 2005;365:891–900.
12. Royal College of Midwives. Clinical risk management Paper 2: shoulder dystocia. London: RCM; 2002.
13. Report RCoOaGRCoMJWP. Towards Safer Childbirth: minimum standards for the organisation of labour wards. London: RCOG Press; 1999.
14. NHS Litigation Authority. CNST standards – maternity manual. London: NHSLA; 2000.
15. Siassakos D, Hasafa Z, Sibanda T, Fox R, Donald F, Winter C, et al. Retrospective cohort study of diagnosis-delivery interval with umbilical cord prolapse: the effect of team training. BJOG 2009;116:1089–95.
16. Draycott TJ, Crofts JF, Ash JP, Wilson LV, Yard E, Sibanda T, et al. Improving neonatal outcome through practical shoulder dystocia training. Obstet Gynecol 2008;112:14–20.
17. Draycott T, Sibanda T, Owen L, Akande V, Winter C, Reading S, et al. Does training in obstetric emergencies improve neonatal outcome? BJOG 2006;113:177.182.
18. Scholefield H. Embedding quality improvement and patient safety at Liverpool Women's NHS Foundation Trust. Best Prac Res Clin Obstet Gynaecol 2007;21: 593–607.
19. Nielsen PE, Goldman MB, Mann S, Shapiro DE,

Marcus RG, Pratt SD, et al. Effects of teamwork training on adverse outcomes and process of care in labor and delivery: a randomized controlled trial. Obstet Gynecol 2007;109:48–55.

20. Markova V, Sorensen JL, Holm C, Norgaard A, Langhoff-Roos J. Evaluation of multi-professional obstetric skills training for postpartum hemorrhage. Acta Obstet Gynecol Scand 2012;91:346–52.

21. MacKenzie IZ, Shah M, Lean K, Dutton S, Newdick H, Tucker DE. Management of shoulder dystocia: trends in incidence and maternal and neonatal morbidity. Obstet Gynecol 2007;110:1059–68.

22. Crofts J, Fox R, Montague I, Draycott T. Royal College of Obstetricians and Gynaecologists. Greentop guideline 42: Shoulder dystocia. London: RCOG; 2012.

23. Berglund S, Petterson H, Cnattigius S, Grunewald C. How often is a low Apgar score the result of substandard care during labour? BJOG 2010;117:968–78.

24. Andreasen S, Backe B, Jorstad RG, Oian P. A nationwide descriptive study of obstetric claims for compensation in Norway. Acta Obstet Gynecol Scand 2012;91:1191–5.

25. Pehrson JS, Amer-Wåhlin I. Evaluation and impact of cardiotocography training programmes: a systematic review. BJOG 2010;118:926–35.

26. National Institute for Clinical Excellence. NICE Clinical Guideline 55 – intrapartum care. London: National Institute for Clinical Excellence; 2007.

27. Royal College of Obstetricians and Gynaecologists Clinical Effectiveness Unit. The use of electronic fetal monitoring. The use and interpretation of cardiotocography in intrapartum fetal surveillance. Evidence-based Clinical Guideline Number 8. London: RCOG; 2001.

28. Weiner C. The implementation of PROMPT at the Kansas University Medical Centre. In: Draycott T, editor. Personal Communication. Kansas, 2012.

29. Victorian Managed Insurance Authority. VicPROMPT Pilot Project Evaluation Report: An evaluation of the VicPROMPT pilot project: a multi-professional obstetric emergencies training program 2010–2011. Melbourne: VMIA; 2012.

30. McGaghie WC, Draycott TJ, Dunn WF, Lopez CM, Stefanidis D. Evaluating the impact of simulation on translational patient outcomes. Simul Healthc 2011; 6(Suppl):S42–7.

31. Draycott T, Broad G, Chidley K. The development of an eclampsia box and fire drill. Br J Midwifery 2000;8: 26–30.

32. Ellis D, Crofts JF, Hunt LP, Read M, Fox R, James M. Hospital, simulation center, and teamwork training for eclampsia management: a randomized controlled trial. Obstet Gynecol 2008;111:723–31.

33. Hannah ME, Hannah WJ, Hewson SA, Hodnett ED, Saigal S, Willan AR. Planned caesarean section versus planned vaginal birth for breech presentation at term: a randomised multicentre trial. Term Breech Trial Collaborative Group. Lancet 2000;356:1375–83.

34. Deering S, Brown J, Hodor J, Satin AJ. Simulation training and resident performance of singleton vaginal breech delivery. Obstet Gynecol 2006;107:86–9.

35. Murphy DJ, Liebling RE, Verity L, Swingler R, Patel R. Early maternal and neonatal morbidity associated with operative delivery in second stage of labour: a cohort study. Lancet 2001;358:1203–7.

36. Patel RR, Murphy DJ. Forceps delivery in modern obstetric practice. BMJ 2004;328(7451):1302–5.

37. Royal College of Obstetricians and Gynaecologists. RCOG trainees survey. London: RCOG; 2009.

38. Dupuis O, Moreau R, Silveira R, Pham MT, Zentner A, Cucherat M, et al. A new obstetric forceps for the training of junior doctors: a comparison of the spatial dispersion of forceps blade trajectories between junior and senior obstetricians. Am J Obstet Gynecol 2006;194: 1524–31.

39. Moreau R, Pham MT, Brun X, Redarce T, Dupuis O. Assessment of forceps use in obstetrics during a simulated childbirth. Int J Med Robot 2008;4:373–80.

40. Leslie KK, Dipasquale-Lehnerz P, Smith M. Obstetric forceps training using visual feedback and the isometric strength testing unit. Obstet Gynecol 2005;105: 377–82.

41. Lewis G. Saving Mothers' Lives: reviewing maternal deaths to make motherhood safer 2003–5. The Seventh Report of the Confidential Enquiries into Maternal Deaths in the United Kingdom. London: CEMACH; 2007.

42. Wayne DB, Didwania A, Feinglass J, Fudala MJ, Barsuk JH, McGaghie WC. Simulation-based education improves quality of care during cardiac arrest team responses at an academic teaching hospital: a case-control study. Chest 2008;133:56–61.

43. Fisher N, Eisen LA, Bayya JV, Dulu A, Bernstein PS, Merkatz IR, et al. Improved performance of maternal-fetal medicine staff after maternal cardiac arrest simulation-based training. Am J Obstet Gynecol 2011;205:239 e1–5.

44. Dijkman A, Huisman CM, Smit M, Schutte JM, Zwart JJ, van Roosmalen JJ, et al. Cardiac arrest in pregnancy: increasing use of perimortem caesarean section due to emergency skills training? BJOG 2010; 117:282–7.

45. Bhutta ZA, Darmstadt GL, Hasan BS, Haws RA. Community-based interventions for improving perinatal and neonatal health outcomes in developing countries: a review of the evidence. Pediatrics 2002;115(Suppl. 2): 519–617.

46. McClure EM, Carlo WA, Wright LL, Chomba E, Uxa F, Lincetto O, et al. Evaluation of the educational impact of the WHO Essential Newborn Care course in Zambia. Acta Pædiatrica 2007;96:1135–8.

47. Carlo WA, McClure EM, Chomba E, editors. Impact of World Health Organization (WHO) Essential Newborn Care Course (ENC) training: a multicenter study. Baltimore: Annual Meeting of the Pediatric Academic Societies; 2009.

48. Carlo WA, Goudar SS, Jehan I, Chomba E, Tshefu A, Garces A, et al. Newborn-care training and perinatal mortality in developing countries. N Engl J Med 2010;363:614–23.

49. Musafili A, Essen B, Baribwira C, Rukundo A, Persson LA. Evaluating Helping Babies Breathe: training for healthcare workers at hospitals in Rwanda. Acta Paediatr 2013;102:e34–8.

50. Kawaguchi A, Mori R. The In-service training for health professionals to improve care of the seriously ill newborn or child in low- and middle-income countries. Geneva: World Health Organization; 2010.

51. Sorensen BL, Elsass P, Nielsen BB, Massawe S, Nyakina J, Rasch V. Substandard emergency obstetric care – a confidential enquiry into maternal deaths at a regional hospital in Tanzania. Trop Med Int Health 2010;15: 894–900.

52. Sorensen BL, Rasch V, Massawe S, Nyakina J, Elsass P, Nielsen BB. Impact of ALSO training on the management of prolonged labor and neonatal care at Kagera Regional Hospital, Tanzania. Int J Gynaecol Obstet 2010;111:8–12.

53. Helmreich RL. On error management: lessons from aviation. BMJ 2000;320:781–5.

54. Bosk CL, Dixon-Woods M, Goeschel CA, Pronovost PJ. Reality check for checklists. Lancet 2009;374:444–5.

55. Reader TW, Cuthbertson BH. Teamwork and team training in the ICU: where do the similarities with aviation end? Crit Care 2011;15:313.

56. Siassakos D, Crofts JF, Winter C, Weiner CP, Draycott TJ. The active components of effective training in obstetric emergencies. BJOG 2009;116:1028–32.
57. Riley W, Davis S, Miller K, Hansen H, Sainfort F, Sweet R. Didactic and simulation nontechnical skills team training to improve perinatal patient outcomes in a community hospital. Jt Comm J Qual Patient Saf 2011;37:357–64.
58. Siassakos D, Fox R, Hunt L, Farey J, Laxton C, Winter C, et al. Attitudes toward safety and teamwork in a maternity unit with embedded team training. Am J Med Qual 2011;26:132–7.
59. Thompson S, Neal S, Clark V. Clinical risk management in obstetrics: eclampsia drills. Qual Saf Health Care 2004;13:127–9.
60. Siassakos D, Crofts J, Winter C, Draycott T, on behalf of the SaFE Study Group. Multiprofessional 'fire-drill' training in the labour ward. J SOGC 2009;11:55–60.
61. Siassakos D, Draycott TJ, Crofts JF, Hunt LP, Winter C, Fox R. More to teamwork than knowledge, skill and attitude. BJOG 2010;117:1262–9.
62. Siassakos D, Bristowe K, Draycott TJ, Angouri J, Hambly H, Winter C, et al. Clinical efficiency in a simulated emergency and relationship to team behaviours: a multisite cross-sectional study. BJOG 2011;118:596–607.
63. Bristowe K, Siassakos D, Hambly H, Angouri J, Yelland A, Draycott T, et al. Teamwork for clinical emergencies: interprofessional focus group analysis and triangulation with simulation. Qual Health Res 2012;10:1383–94.
64. Kirke P. Mothers' views of care in labour. BJOG 1980;87:1034–8.
65. Siassakos D, Bristowe K, Hambly H, Angouri J, Crofts JF, Winter C, et al. Team communication with patient actors: findings from a multisite simulation study. Simul Healthc 2011;6:143–9.
66. Crofts JF, Bartlett C, Ellis D, Winter C, Donald F, Hunt LP, et al. Patient-actor perception of care: a comparison of obstetric emergency training using manikins and patient-actors. Qual Saf Health Care 2008;17:20–4.

第 5 章

产程中的评估和处理

MS Robson

> "那些期望从事助产的人,首先应掌握解剖知识,熟知内、外科知识……而且在他独立接生之前,要先跟随一位前辈实践学习。他应当会处理在真实的产程中发生的任何问题……通过在这样的教育中总结并升华,他应被赋予敏锐的洞察力、决断力和审慎度;兼以慈悲人性,从不忘记对苦难患者施之以爱。"
>
> William Smellie
>
> A Trestise on the Theory and Pracitce of Midwifery,
>
> London:D. Wilson,175,pp446-447

引言

产程护理的目的是为了母儿健康,并使分娩过程成为一个情感上让人愉快的经历。对于妇女和她的家庭来说,生育孩子是一生中带有里程碑意义的重要事件。如果孕产妇和孩子没有被充分照顾好,这段经历可能会对她的身体和情感上带来永久的创伤,并拒绝接受护理,第一次分娩时的经历尤为明显。接下来的妊娠中,她们可能会直接要求剖宫产分娩或干脆不再生育。

分娩是一个依赖于生理和解剖因素的动态过程。一个正常的分娩通常被理解为,在足月自然发动产程,在不需要任何帮助下进行了阴道分娩,且母儿在一段时间内都健康。这只是一个回顾性的定义,它在最近被引起重视[1,2]。每个分娩单位都应有一个清楚的目标,并确保其放在产房的显眼部位。

产程的总原则

概述

为了更好地理解产程,很重要的一点是先说明谁是真正进入产程的妇女。也就是说首先有个正确的诊断。有效的宫缩是正常分娩的关键,正确的诊断进入产程是此过程中最重要的一项判断。产程中良好的护理可促进有效的宫缩,同时还能保证母儿的健康。

初产妇的产程完全不同于经产妇的产程,而自然发动的产程和诱导的分娩又有所不同。单胎头位分娩的区别于臀位的或多胎的,早产的和足月的也不一样。

初产妇单胎头位自然发动的产程,是最常见的情况。经产妇单胎头位的分娩(非前次剖宫产)是第二种常见的情况。应时刻牢记两者之间的区别。

只有了解了这些基本的原则,才有可能继续谈如何合理的护理产程中的妇女。

产前的准备

在进入产程和分娩之前,孕妇和丈夫准备的越充分、信心越充足,对于她在体力和精神上的鼓励效果越明显。让孕妇充分知晓,在产程中会不断的鼓励、安慰和支持她,还要让她放心,医生不会坐视过长的产程而不顾的。在准备的过程中,应特别告知她怎样才算进入产程,以及在第二产程中母亲将要起到的重要作用。通过向孕妇解释产程图,让她了解她的产程进展;向孕妇解释在产程中常见的情况和发生的原因;重点说明自发性的分娩和诱导分娩的区别;演示各种确保胎儿宫内安全的方法;以及讨论如何缓解疼痛。重点要使准妈妈们相信,产程的时间是有一定限制的,在此期间她将一直受到关注,因而不必担心任何事情。组织和计划好产前准备很重要,以确保其能被孕妇接受。经产妇和初产妇应分别接受不同的产前准备宣教。

产房管理

当在讨论产程的时候,通常都会把重点放在产程的管理上,而很少关注产房管理。一个组织良好的产房,能够在同样的人员和设备配置下,提供出最佳的服务。如何保持资源的充足和良好运用资源是个经常性的难题。

在产程中,助产士是最主要保护孕妇和胎儿安全的专业护理人员,她们和产科医生、儿科医生、麻醉师整合在一起,为每一位生产的妇女提供最佳的结局。每位专业人员都有其特定的临床责任,但是不同专业之间或上下级医生之间都要有清晰的交流方法。

产程前的评估

关于产程前定义高危或低危妇女的文章已经很多了。这的确很重要,但是对产程更单纯的观点应是,要知道,大多数进入产程的妇女都是身体健康的且育有正常发育的胎儿。一旦进入产程,异常的情况将会和不良预后相关。

产程的诊断

> "如果宫口还没有打开,那么就会想当然的认为孕妇还没有进入产程,也还没到经历产痛的时候。"
>
> Willian Smellie
> A Treatise on the Theory and Practice of Midwifery.
> London. D Wilson,1752,p180

关于产程最重要的一个问题就是产程的诊断。在大多数分娩中,这通常都不是问题。

产程的诊断是通过病史和体检做出的。孕妇表现出有痛感的、规律性的子宫收缩。宫缩的频率、持续时间和强度会因人而异,也带有一定的主观性。胎膜破裂或宫颈黏液栓脱落都可以支持诊断。阴道检查中发现宫颈容受或宫口扩张可以明确诊断。

初产妇和经产妇的宫颈是不同的。初产妇的宫颈呈管状。宫颈的长度以厘米计并被记录在案。初产妇如果宫颈没有容受(变薄)是不应被认为"宫口扩张"的(图 5-1)。

并没有准确的公式来确定进入产程诊断。实际操作中,它代表孕妇将要进入分娩。应考虑孕周和产次的问题。以某个固定的宫颈扩张程度作为进入产程的标准在临床上是

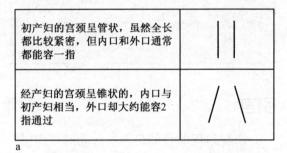

图 5-1 初产妇和经产妇宫颈容受(a)和扩张(b)过程的示意图

不合适的。错误的诊断可以导致很多问题，或者将一个最终被证明没有进入产程的孕妇错误的诊断为进入产程，或者将一个在几个小时内宫口就完全开大的孕妇漏诊。相较于经产妇，对初产妇的判断往往更难、不过也更有意义。有时孕妇因子宫的过于疲劳而筋疲力尽，因此早期对产程进行帮助，可有助于避免因过长的产程导致近期或远期的并发症。

因为要根据是否进入产程来决定接下来的处理，因此产程的诊断很重要。否则将没有办法来衡量结局，而且标准也不能建立。有时候，延迟一个小时做诊断是合适的，但是在产房中鼓励延迟诊断往往适得其反。

"产程中最重要的一件事就是诊断产程。当一开始就诊断错了，接下来的处理则很可能都是错的。"

KIERAN O'DRISCOLL [3]

应根据持续的审核产房分娩病例的产程长度、催产素使用情况和剖宫产率评估产程处理的质量[4]。

母儿监护

在产程开始前，需要对孕妇的总体状况进行评估，包括总体观察和尿液分析。通过腹部检查，确定子宫收缩的频率、持续时间和强度，确定胎产式、胎先露以及胎头是否已经进入母体骨盆。

评估胎儿的大小。羊水的色、量、性状可以提示胎儿进入产程之前的状况，并提示胎儿对产程的反应。产程中有时会出现羊水粪染，提示胎儿可能处于危险。通过 Pinard 听诊器、手持多普勒或连续胎儿监护可以监护胎儿心跳。

产程分期

产程被分为三期。第一和第二产程的诊断依赖于解剖学的标准，从分娩是一个动态过程的角度讲，这种方法存在局限性。在正常的分娩过程中，从第一产程到第二产程的转化几乎没有临床意义，而母体有向下用力

的感觉却是更为重要的事件。只有当产程进展的不那么顺利时，区别第一产程和第二产程才显得存在价值。然而，所谓的正常产程进展是通过回顾整个产程才能诊断的，因此，分辨正常产程究竟何时变成了一个不正常的产程，并需要对此作出处理，是一件相当困难的事情。事实上，产程的定义根据不同孕周、产次和是否是单胎头位分娩等因素而有所不同。同时，还取决于在诊断产程开始之前，宫颈是否已经扩张。

产程图

产程图用于记录产程的进展过程，它是在美国的 Emmanuel Friedman [5] 对产程进行了经典的研究，非洲的 Hugh Philpott 进行了表格化的革新后而引入临床的[6,7]。Philpott 产程图的要素被整合入世界卫生组织产程图中（图 5-2）。有多种不同的产程图，但是它的主要特征是一样的，那就是通过一条图线说明产程的进展以帮助做出决定。这一点在积极处理产程方法中所应用的产程图中尤其明确[3]，因为在这个产程图中没有潜伏期（图 5-3）。在这种产程图中，x 轴是以厘米表示的宫颈扩张程度，y 轴则是产程中的时间。产程图中还记录其他信息，例如产程中的事件以及经过调整后的产程结局，有时还可以用不同的颜色帮助分辨初产妇和经产妇。最好有复印件，这样就可以在分娩后单独留一份在产房以供回顾性审查。

产程的自然发动和积极的预测因素

在正常产程的处理中很重要的一点就是是否是自然发动产程的。在自然发动的产程中需要干预的可能性低得多，而经产妇（不包括瘢痕子宫者）需要干预的可能性则更小。在诊断进入产程时或入住产房时，较大的宫口扩张程度并不一定能反映出距离分娩所需要的时间，但是却可能代表有效的宫缩，这一点在开始收缩时间还很短的孕妇中尤其如此。宫口开大和先露部已衔接是正常产程的

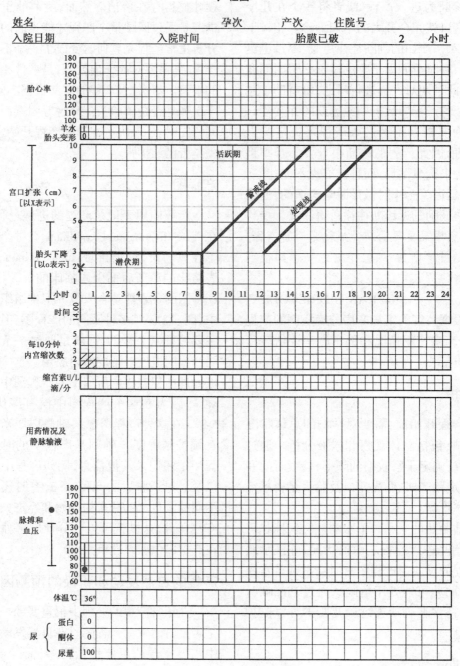

图 5-2 世界卫生组织产程图

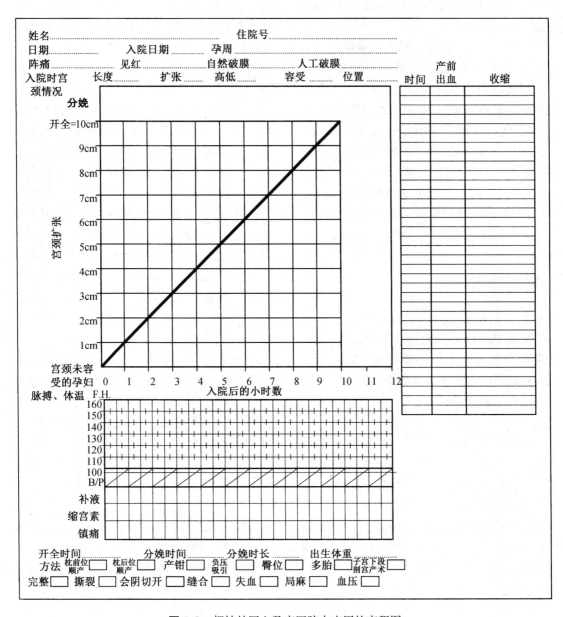

图 5-3　都柏林国立孕产医院中应用的产程图

一个有效的预测指标。相反,晚孕期孕妇在入院时已经有较长时间的宫缩却还没有进入产程,或只开到 1cm,则不是一个很好的预测[8]。这种情况尤其是对于初产妇而言,随着孕周从 37 周到 42 周,她们需要人工破膜、催产素加速产程或剖宫产干预的比例稳步增加。

关怀照顾

关怀和照顾在产程中起到非常重要的作用,怎么强调都不过分,然而在很多分娩单位中却被严重忽视了。因独处而产生恐惧非常常见。让分娩的妇女从产程开始直到结束都充满信心非常重要。产程越长,达到这一点越不容易;越不能保持沉静,想要恢复也越不容易。最终孕妇将高度惊恐,从这一点上说,她也许永远不会完全恢复。

解决的方法,是每一家分娩单位对每一例孕妇都在产程中报以持续的照顾和关爱。当产程的时间是有限的,这一点会被最有效的执行。能在产程中提供持续关怀照顾的能力是评估各家分娩单位服务水平的最佳指标,也被产妇们视为产科护理中最重要的环节。虽然在西方社会中,很久以来,对于健康妇女而言,分娩不再是对身体健康的一项严重威胁,然而分娩对精神方面的影响却始终是一个需要考虑的问题[3]。

正常和异常产程

有效宫缩是正常产程的一把钥匙。

无论是在产妇中还是在专家眼中,什么是正常产程或异常产程都没有达成一致共识。是时候用一个开放性的概念取代自然的或正常的这两个说法了。此外,专家之所以成为专家,不是因为他或她可以评判好的坏的,而是因为他们对于处理方法和结果方面的知识的掌握[9]。

在产程中,所有的专家都有一致的目的。存在争论的部分在于,当正常产程变为不正常时,所做的处理;以及早期的干预是否能避免晚期更加大的干预。产程不应被视为正常的或异常的,干预这个词也应被事件和结局取代,因为对于不同的产妇或专家而言,它们的含义也是不同的。

在讨论异常产程时,还要区别单胎、头位自然发动产程者产程中出现的异常(宫缩乏力、胎位不正、头盆不称)以及那些有产科异常而进入产程的妇女(例如引产、子宫上存在瘢痕、先露异常以及多胎妊娠)的发生的异常。

难产

难产是指困难的分娩或时间延长的分娩(进展缓慢),通常发生在初产妇,在曾经阴道分娩过的经产妇中非常少见。产程的进展依赖产力(有效的子宫收缩)、胎儿(胎儿大小、胎产式和胎姿势)和产道(骨盆、子宫内外的软产道)。

无效的子宫收缩

无效子宫收缩(子宫收缩乏力和不协调性宫缩)是自然临产初产妇产程进展缓慢的最常见原因,但在经产妇中却非常罕见。在初产妇中由于无效宫缩导致难产的最常见原因包括产程的诊断错误、对于无效子宫收缩的诊断过迟或处理过迟或处理不当,以及虽然经过正确处理但却没有反应。还有一种情况,诊断和处理都明确,然而却由于胎儿不耐受或子宫收缩过频等因素而不能使用合适的缩宫素剂量。

胎儿

胎儿大小不同,胎儿越大,产程中需要各种干预措施的可能就越大,产程的时间也会越长。胎头径线大小也会因它的胎位或俯屈程度不同而有差别。这是最常见的现象,有时也会和骨产道或软产道等因素综合作用。头位分娩最常见的胎位异常是枕后位。在产程中枕后位可能是暂时性的或持续性的,与难产相关,通常继发于无效宫缩。持续性枕后位会导致胎头延长,在产道中的先露部位径线变大。当正常的旋转进行的不充分时会发生枕横位的情况,在第二产程晚期的枕横位属于异常。枕横位不应被视为是产道阻挡的结果,而应看做是不充分的子宫收缩导致的。它不是产程延长的原因而是结果。当宫缩足够好或是在经产妇中,这些问题都非常少见。

应时刻想到还有包括面先露或额先露等头位异常先露情况,并及时排除这些可能性(见第 11 章)。

产道

除非以前有骨性疾病史或创伤史,骨盆

测量数据并不能说明骨盆是否足够大。不应忘记产道包括子宫内的部分、也包括子宫外的部分。在个别的情况下，包括盆腔软组织包块、纤维瘤、先天或病理性原因导致的子宫或阴道异常等原因也会导致产程进展不顺利。

在妊娠中，宫颈的作用是将胎儿保持在宫腔中，在产程中进展中，宫颈的作用也应被考虑。在正常的产程中宫颈受到子宫收缩作用而扩张，但是宫颈的扩张还依赖于宫颈本身是否发生了充分的生理变化改变了它的结构。以前进行过宫颈锥切等宫颈手术者，可能会导致宫颈机能不全而发生早产，另一方面，也可能由于宫颈的纤维化而阻止其发生临产前的生理变化和之后的扩张。

头盆不称和梗阻性难产

头盆不称用于描述胎头大小和骨盆大小在解剖学上不相称的情况。这种说法仅限于头先露的初产妇。以往，它被错误地认为是难产的常见因素。然而实际上，做出这种诊断是非常困难的，因为只能在宫缩有效的前提下做出这种诊断，也就意味着，只有当宫颈已经完全扩张、产程进展顺利每小时宫口扩张大于 1cm，而且是单胎枕前位的情况下才能诊断。需要强调的是，只有在产程中才可以做出这个诊断。真正的头盆不称是非常罕见的，大多数前一次被诊断为头盆不称的妇女，在第二次分娩过程中，如果自然进入产程，是可以经阴道分娩的。

而梗阻性难产这个术语则被用于经产妇，虽然和头盆不称一样，这个术语也被用来表示因为解剖学的原因而不能安全的从阴道分娩。同样，它也要求在这种情况下是有有效的宫缩的。在发生了梗阻性难产的经产妇中，往往的确有很好的宫缩；然而在怀疑是头盆不称的初产妇中，却往往没有很好的宫缩。像初产妇中发生头盆不称一样，在经产妇中，真正的梗阻性难产是非常罕见的，在经产妇中这是一种非常危险的状况，因为如果没有

被意识到则可能发生子宫破裂。初产妇的子宫实际上很少发生破裂，只有在通过器械操作或者是罕见的结缔组织疾病的情况下才会发生。

经产妇的子宫更容易破裂，尤其是之前存在瘢痕的情况下，而且通常与前列腺素或缩宫素的使用相关（见第 15 章）。

不良产程进展的诊断和处理

潜伏期延长、原发性宫缩乏力和继发性产程阻滞

这些术语都与产程进展不顺利有关。通过产程图，对这几种情况已经进行过经典的描述，但是最好将这些术语的应用局限在初产妇中，因为这些情况更多是由于子宫收缩欠佳导致的。而如果将这些术语用于很少发生子宫收缩不良的经产妇中则容易造成误导。这些术语很难被定义，它们在产程中的价值也在被质疑，尤其是"潜伏期"这个词以及在初产妇中它和产程诊断的关系。

值得注意的是，通常在初产妇中会有产程进展不良的诊断和处理，尤其是产程中的三个特定的时期。分别是产程的早期（扩张 0~4cm 时，潜伏期延长或原发性宫缩乏力），然后是产程的中期（扩张 5~9cm，代表原发性的产程宫缩乏力或继发性阻滞），完全扩张期（宫口扩张 10cm，通常表示继发性产程阻滞，但是如果进展小于 1cm/h，则仍可能是原发性宫缩乏力）。因此，在初产妇中，产程进展不顺利要首先考虑是否是无效的子宫收缩的情况，尤其是当进展小于 1cm/h 的时候。

在经产妇中，只要进入产程的诊断是正确的，产程进展不良非常罕见。尤其是在宫口开大到 5cm 后，这种情况更为罕见，一定要排除梗阻性难产的可能，并能证明宫缩确实不良的情况下，再将产程进展不良的情况归因于无效的宫缩。

产程进展的评估

在产程中通过腹部检查和阴道检查来评估进展（表 5-1）。通过宫颈扩张的程度来评估第一产程的进展。通常，当宫颈扩张小于 1cm/h 被认为是产程进展不良，但是有不同的标准来定义正常的产程。还有一些其他的指标有时也用于第一产程中进展评估，包括宫颈的软硬和厚度，通过腹部和阴道检查判断的胎头下降程度。在第一产程中，胎头的位置不能用于评估进展。在第二产程中，通过胎头的下降和旋转评估进展。在宫缩期进行阴道检查可以提供更多的关于宫颈扩张和胎头下降的信息。

产程中阴道检查评估是在这三个部分中做出的：确定进入产程（0~4cm），进行了一半（5~9cm）以及充分扩张（10cm）并在会阴处见

表 5-1　产程中阴道检查评估的因素

先露	头位
	臀 / 足
	肩 / 臂
	脐带
宫颈	容受
	扩张
	水肿
	与先露部的贴合程度
胎头	高度
	位置
	俯屈 / 俯屈不良
	产瘤
	不均倾
	胎头变形
胎膜	完整 / 破裂
羊水	量
	- 没有 / 少 / 正常 / 过多
	性质
	- 清
	- 胎粪污染（稠厚 / 稀薄）
	- 血性

到胎头。

初产妇

产程进展不佳或难产在初产妇中是最常见的异常，而且通常是由于无效的子宫收缩所导致的。

对于胎儿没有异常的初产妇，产程进展不佳的处理方式是早期人工破膜。如果仍进展不佳，则应开始缩宫素促进产程进展。当宫缩原因被排除，仍有进展不佳，就应考虑手术干预了，在可行时采用阴道手术助产或进行剖宫产。对于何时进行这些干预没有统一的意见。只有采用不断核查结果的方法，才知道这些措施是不是合适的。

随着硬膜外麻醉使用率的增加，对初产妇第二产程进展不良的处理也变得重要起来。第二产程中的第一个时期（宫口已经充分扩张、胎头仍高、矢状缝位于水平位）应当被作为第一产程的生理性延续来处理。

对于第一产程进展顺利且没有需要用缩宫素的孕妇，如果检查中发现宫口已经完全扩张，但是胎头仍高、矢状缝位于水平位，且没有向下用力的愿望，应在一个小时后重复对其进行阴道检查。如果一个小时后，上述所有表现没有发生变化，则需要用缩宫素输注。然后在 1 小时后指导用力。

然而，如果宫口开全一个小时后，胎头已经下降，变为枕前位，且孕妇有向下用力的感觉（第二产程的第二个时期），只需指导其用力即可，只有当 10 分钟后没有有效进展时，才开始用缩宫素。

如果在诊断宫口开全时，头位置很低、位于枕前位且孕妇有用力的感觉，也应建议其用力，10 分钟后如果没有进展，也需开始缩宫素治疗。

如果在诊断宫口开全时，已经在用缩宫素促进产程的话，胎头低、枕前位以及孕妇想要用力时也应建议用力。如果达不到上述标准，则需在 1 个小时后再指导其用力。

通常在屏气用力一个小时后才进行阴道

手术助产分娩(见第 10 章)。

经产妇

在经产妇中,通常产程进展不佳不太可能是由于无效的子宫收缩导致的,这一点在宫颈扩张到 5cm 以上时尤其是的。对于经产妇产程进展不佳应首先排除异常胎先露、异常胎位或胎姿势等原因。顶先露枕前位的大胎儿也可能会造成梗阻性难产。在产程开始时就有有效宫缩但却不伴有宫颈扩张时就应考虑梗阻性难产的诊断了。

在经产妇中,当产程进展不良且胎儿没有问题时,也是首选人工破膜术进行干预。如果产程还是不进展,则应当考虑梗阻性难产了。如果是在第一产程中做出这样的诊断,则需进行剖宫产治疗。经产妇第二产程的处理有时非常困难,好在这种情况比较少见。出现这些情况时,手术助产是必要的,有时还需要剖宫产。对于经产妇不建议在宫口开全后使用缩宫素加速产程。

经产妇中无效子宫收缩最常见的原因是由于错误的诊断进入产程或是由于继发于硬膜外麻醉。这两种情况通常都表现在宫颈扩张的早期。只有高年资产科医生才有资格做出对经产妇加速产程的处理,而且必须是在完成了阴道检查排除梗阻性难产之后。

缩宫素治疗的风险和宫缩的评估

重要的是对子宫和胎儿所产生的效果,而不是缩宫素的剂量。

当怀疑有胎儿窘迫时,绝不应使用缩宫素加速产程。初产妇的子宫不容易发生破裂,但是经产妇的子宫却很容易发生破裂。因此缩宫素用于经产妇时应十分慎重。当梗阻性难产发生,却没有及时用剖宫产结束分娩时,即使在没有缩宫素的情况下,经产妇的子宫也会发生破裂。

最好通过临床检查来评估子宫收缩。对于初产妇,每15分钟内的宫缩不应超过7次。然而对于产程进展不良者,只要没有胎儿缺氧的证据,都可以用缩宫素加速产程,因为对她们来说,无效宫缩是非常常见的。缩宫素并不一定使宫缩变得更加频繁,然而却会变得更加有效。评估应进行 15 分钟而不是 10 分钟,因为需要较长的时间去评估宫缩。(美国妇产科学会提出的子宫收缩过强的概念:宫缩过频,在 30 分钟内,每十分钟之内的宫缩均大于 5 次;高张性子宫收缩,持续 2 分钟以上的子宫收缩)[10,11]。

在经产妇中评估子宫收缩更具决定性,因为经产妇很少发生无效子宫收缩,因此需要用缩宫素的可能性极小。此外,在经产妇中使用缩宫素的风险也更大。对于经产妇,每 15 分钟内的宫缩不应超过 5 次。之所以这样规定,也是因为在经产妇产程中使用缩宫素的风险性。

不同文献上对于缩宫素的剂量有较大不同,初始剂量从 1~5mU/min 不等,每 15~30 分钟增加剂量到最大剂量 30mU/min。每一个分娩单位都应制定缩宫素的剂量和增加剂量的时间,但在每个产房内部,所有的产妇都采用标准化的初始缩宫素剂量是有好处的。上文中所描述的如何监测宫缩的方法,应被严格的执行,但是应清楚地记得,最重要的因素不是缩宫素的剂量,而是它对子宫和胎儿所起作用。在这种背景下,宫缩过频、高张性子宫收缩和子宫过度刺激等术语应被牢牢掌握。宫缩过频意味着子宫收缩的次数过多,而高张性收缩则意味着一次宫缩持续时间长(≥2 分钟)。无论是它们中的哪一种,只要是引起胎儿的不良后果,就应该用子宫过度刺激这个词了。不确定的胎儿监护图形是可能对胎儿造成不良作用的危险信号。因此缩宫素所引发的宫缩造成的任何不确定的胎儿监护图形,都可以被认为是子宫过度刺激。

产程的时程

Kieran O'Driscoll 曾这样形象的总结产程延长的意义[12]:

"产程延长是这样一种情绪苦恼、身体疲

愈的状态,常需要手术干预并因此引发对生育行为的永久恐惧,表现为妇女主动不再生育;同时对新生儿的神经发育也存在潜在危害。这种折磨人的经历在亲戚朋友间传播,也被医生和护士了解,几乎没有合并症能像这种状况一样让人对产科如此泄气。"

记录产程的时长对于稽查产科临床工作起到很重要的帮助。产程时长被认为是产程的最重要的参数之一。由于以前不能很好地记录这个数据,因此阻碍了正确评估产程对分娩各个方面以及对母婴保健的影响。

产程时长应从诊断产程开始到胎儿分娩结束。这样定义的原因是,从此时开始专业照顾,而且这个时程可以被准确记录并被用于比较。母亲们同样也倾向用这种方式回忆她们产程过程。

和其他客观指标不同,产程时长不仅关乎分娩对母亲的影响,还关乎分娩对胎儿以及护理人员的影响。这个指标对于产房的高效管理也有意义,因此与孕妇护理的各个方面都存有间接联系。

大多数妇女坚持顺产的信念在进入产程6 个小时后开始动摇,在 12 个小时后变得更糟糕。胎儿缺氧和手术分娩的机会增加。短一些的产程也可使在产程中对每一位妇女进行照顾关爱变得更具有可行性。

尚存的争议

目前尚存争议的问题包括产程中人工破膜的时间、缩宫素用于加速产程进展的应用剂量和方案,以及最佳的产程时间。以国立孕产医院为例,在诊断进入产程后就进行人工破膜,对初产妇较早的进行阴道检查以判断产程进展和是否需要缩宫素。缩宫素的最大应用剂量为 30mU/min[3]。

关于产程和分娩的处理方法会有不同,应通过对标准化的方案进行持续性的稽查,随后在不同的单位中进行比较,才能解决这些问题。稽查中包括关于破膜的规定、阴道检查的频率、缩宫素使用、手术分娩率和指征、新生儿结局、胎儿监护的方法和母亲的满意度等问题。这些问题在第 3 章中讨论。

(李婷　译)

参考文献

1. Society of Obstetricians and Gynaecologists of Canada. Joint Policy Statement on Normal Childbirth. J Obstet Gynaecol Can 2009;31:602–3.
2. NCT/RCM/RCOG. Making normal birth a reality. Consensus Statement 2007;8(Nov):1–8.
3. O'Driscoll K, Meagher D, Robson M. Active management of labour. 4th ed. London: Mosby; 2003.
4. Robson MS. Classification of caesarean sections. Fetal Maternal Med Rev 2001;12:23–9.
5. Friedman EA. Primigravid labor. A graphicostatistical analysis. Obstet Gynecol 1955;6:567–89.
6. Philpott RH, Castle WM. Cervicographs in the management of labour in primigravidae. I: The alert line for detecting abnormal labour. J Obstet Gynaecol Br Cwlth 1972;79:592–8.
7. Philpott RH, Castle WM. Cervicographs in the management of labour in primigravidae.II: The action line and treatment of abnormal labour. J Obstet Gynaecol Br Cwlth 1972;79:599–602.
8. Saunders N, Paterson C. Effect of gestational age on obstetric performance: when is 'term' over? Lancet 1991;338:1190–2.
9. Wackerhausen S. What is natural? Deciding what to do and not to do in medicine and health care. Br J Obstet Gynaecol 1999;106:1109–12.
10. American College of Obstetricians and Gynecologists. Technical Bulletin No.218. Dystocia and the augmentation of labor. Washington DC: ACOG; 1995.
11. American College of Obstetricians and Gynecologists. Practice Bulletin No. 107. Induction of labor. Obstet Gynecol 2009;114:386–97.
12. O'Driscoll K, Jackson RJA, Gallagher JT. Prevention of prolonged labour. BMJ 1969;2:447–50.

第 6 章

分娩中的胎儿监护

S Arulkumaran

> "把耳朵紧贴在母亲的腹部,如果胎儿还存活的话,你可以清晰地听到胎儿的心跳,并且很容易把他和母亲的脉搏区分开。"
>
> Francois Mayor
> Bilioth Universitelle des Sciences et Arts.Geneva:
> 1818;9:249

分娩在女性的一生中是非常短暂的过程,但是对胎儿而言却是极大的考验。在分娩的过程中,一阵阵的宫缩有时可以通过脐带压力的改变减少胎盘胎儿的血供以及减少母体子宫胎盘的血流。在临床上胎盘血流灌注量减低可以表现为诸如由于胎盘过小导致的胎儿宫内生长受限以及某些小叶梗死及脐带受压导致的羊水过少。根据不同的风险程度而做出的合理监测能降低围产儿的致病率和死亡率。所有的胎儿在分娩的过程中都会面临不同程度的风险,以至于使得对分娩中胎儿的监测变得必不可少。尽管拥有适当的监测方法,但是急诊手术的几率仍然有所上升,这可能与临床上一旦短时间内出现危及胎儿的现象,如胎盘早剥、脐带脱垂或子宫破裂,医生就会根据临床表现采取积极措施,通过胎心音听诊或更为先进的方法进行胎儿情况的评估,并做出对母亲和新生儿的临床结局最好的选择。

间断性的胎儿听诊

现有的证据表明,对于低危孕妇使用胎心间歇听诊(intermittent auscultation,IA)就足够。使用胎儿电子监护(EFM)可以降低新生儿惊厥发生,但会提高手术干预几率[1,2],而且也不会减少脑瘫的发生。绝大部分国家都推荐对低危孕妇进行间断性的听诊,对高危孕妇进行连续的 EFM 监测[3~5]。建议对胎心的听诊应该在宫缩以后进行,持续一分钟,第一产程每 15 分钟一次,第二产程每 5 分钟一次。如果不能做到上述推荐的听诊方法或者由于孕妇个人意愿要求行 EFM,我们都应当提供 EFM。也有一些孕妇可以由产前低危状态转到产时高危状态,此时我们的监护手段也应当转换为 EFM。

对低危孕妇间断性地使用胎儿听诊器(Pinard 或 De Lee)或多普勒听诊器可以使得孕妇和她的伴侣一同听到胎儿的心跳(FHR)。而通常每次我们花 15 秒钟听诊,然后将所得计数乘以 4 计算每分钟心率的方法,使发生错误的可能性也乘以了 4 倍。多普勒听诊器可以将所得的数值直接反映在数据屏上,更为准确。

在胎心间歇听诊之前,记录最近一次感觉胎动的时间。理想的间断性监测胎儿心率应该在胎动以后。记录下胎儿心率的基线。监测者和孕妇可以通过腹部的触诊在胎动以后开始记录。胎心有加速且超过基线以上 15 次才算正常。通过连续触诊还可以了解宫缩的情况。宫缩之后及时听诊可以进一步了解胎儿心率有否减速。这种所谓"智能型的听诊"几乎等同于胎心监护图(cardiotocograph,CTG)曲线,它可以反映胎儿心率的基线,加速和严重的减速现象。并且通过了解基线的加速变异程度可以证实胎儿目前尚无面临缺氧的状态。

> "那天当我在检查一位近足月的孕妇，并试图用听诊器去捕捉胎动时，我突然听到一种我从未接触过的声音，就好像钟表的嘀嗒声。一开始我以为自己搞错了，一遍一遍地听，认真地数着这个声音，我发现每分钟有 143~148 次，而母亲的脉搏只有 72 次 / 分钟。"
>
> Jacques Alexandre Kergaradec, 1882

我们考虑在宫缩后通过听诊了解胎儿心率的方法，一则这样可以了解胎心减速的情况，一般在下一次宫缩之前能够迅速回复的胎心，对胎儿的威胁会很小；再则绝大多数孕妇讨厌在宫缩时还受到胎心听诊器的束缚，在宫缩时，由于子宫肌纤维的收缩，胎心的传导会明显衰减。也可以用多普勒装置在宫缩期间和宫缩后了解胎心情况。绝大多数严重的减速是延迟、延长以及非典型的减速，可以通过宫缩后及时听诊发现。除了"智能型的听诊"，临床医生还可以在宫缩之后进行听诊，第一产程每间隔 15 分钟进行一次，第二产程每间隔 5 分钟一次，持续 1 分钟。一旦出现胎心异常（基线升高，减速），或者听诊困难，或产程中有高危因素（如胎粪样或血性分泌物，需加大缩宫素剂量，出血等），间断性的听诊可改为连续电子胎心监护。

高危妊娠和连续 EFM

对于那些在产前检查中或在分娩过程中有高危因素者（表 6-1），应采用连续性 EFM。EFM 是一种通过经腹部超声传感器连续记录胎心搏动的方式，或者在胎膜已破的孕妇中运用胎儿头皮电极记录下胎儿心电图（fetal elecrocardiogram，ECG）。宫缩压力传感器绑在孕妇的宫底和脐间，是用来记录宫缩强度的。它通过感受由子宫收缩造成的宫体前后

表 6-1 建议采用 EFM 的高危因素

母体因素	胎儿因素
子痫前期	宫内生长受限（IUGR）
糖尿病	早产
胎膜早破（>24 小时）	过期产（>42 周）
瘢痕子宫（剖宫产手术史）	臀位
产前出血	胎儿功能测试异常
合并其他内外科疾病	羊水过少 / 胎粪样羊水
引产	多胎妊娠

壁扩张，而对腹肌形成的冲击力来反映宫缩。CTG 的上半部分反映胎儿心率的波动情况，下半部分反映宫缩情况，同时也能反映两者之间的关系。

从胎儿心率波动情况中可以反映以下四方面的内容：基线，基线的变异度，加速反应和减速反应。关于这些内容的具体描述见下，同时在 NICE 上有相应指南[3]。

胎儿心率基线

每个胎儿有其各自的基线，是指去除瞬时的胎心加速和减速后比较平稳的胎儿心跳次数，维持基线一般至少 2 分钟。正常足月的胎心基线应该在 110~160 次 / 分钟（bpm）。

基线变异度

所谓基线变异度指的就是胎心基线的上下波动，可以反映胎儿自主神经系统的完整性和对心率的影响。胎儿上肢的活动受到交感神经的控制，而下肢的活动受到自主神经系统的副交感神经控制。对基线变异度的评估主要通过看一分钟内胎心率曲线的宽度和起伏程度。正常的基线变异度应该在 5~25bpm，当基线的变异度 <5bpm 时胎儿可能处于睡眠状态，或者母亲是服用了作用于中枢神经系统的药物、缺氧、颅内出血、感染、染色体异常或胎儿心脏或大脑有先天性畸形所致。

加速

加速反应是指短期内胎儿心率上升超

过 15bpm 并持续 15 秒。这往往和胎动有关。一般来说，在 15 分钟内有两次这样的加速反应就表示胎儿监护有反应，且表示胎儿目前无缺氧状态[6]。通常情况下，分娩前胎儿心率有加速反应，胎儿出生后一般不会出现缺氧症状[7]。

减速

减速反应是指短时间内胎心下降超过 15bpm 并持续 15 秒。其形态和类型与宫缩有关。减速往往和胎儿瞬时的受压有关。根据减速的形态以及与宫缩的先后关系，可以得知其减速的原因。

1. 早期减速　FHR 减速几乎和宫缩同时开始，如同"镜面效应"一样，一般认为与第一产程后期和第二产程中胎头受压有关（图 6-1）。当宫缩开始时胎儿心率出现轻微下降——胎儿心率最低点在宫缩的高峰。当宫缩减弱时，胎儿心率开始缓慢地接近基线然后回复到基线。早期减速是由于胎头受压

和阴道刺激所引起的反射，所以它们只应出现在第一产程后期或第二产程。早期减速不是由胎儿缺氧造成，下降幅度也不会低于基线 40bpm 以上。

2. 变异减速　FHR 变异形态不规则，减速与宫缩无恒定关系，一般认为与脐带受压和压力感受传导有关，也可以是胎头受压引起。在由脐带受压所引起的变异减速中，在出现减速的前后可以伴随瞬间轻微的胎心上升。这种前后驼峰现象称为"肩征"（图 6-2）。由于脐带受压而引起的变异减速可以通过羊水灌注来缓解[8]。

3. 非典型的变异减速（图 6-3）　在妊娠中，可能不止一种压力机制作用于胎儿。可能是羊水过少所造成的脐带受压，或者是胎盘功能不足而造成，以至于在宫缩时胎心出现晚期减速。当两种因素共同作用（脐带受压和胎盘功能不足）时，可以出现合并的变异晚期减速。它可以表现为变异减速伴随宫缩后胎心回复到基线水平较晚的现象，或

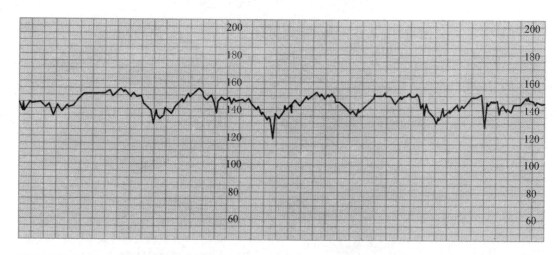

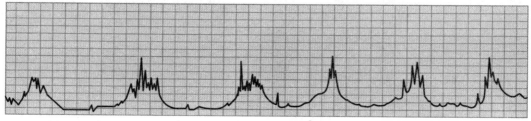

图 6-1　早期减速

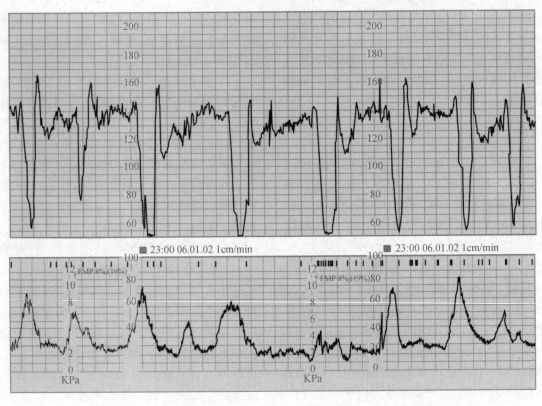

图 6-2 单纯的可变减速中的"肩征"

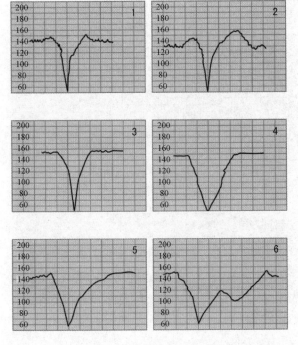

图 6-3 ①存在"肩征"的典型的变异减速；②超越恢复后心率的非典型的变异减速；③无"肩征"的非典型的变异减速；④失去变异性的非典型的变异减速，减速超过 60bpm 持续时间超过 60 秒；⑤恢复缓慢地非典型的变异减速；⑥合并的非典型的变异减速

者是出现合并的减速,即变异减速后紧接着晚期减速,然后才回到基线水平。非典型的变异减速是指变异减速的胎心下降幅度大于 60bpm,持续时间大于 60 秒,缺乏基线的变异性,或者胎心超越恢复后心率,或者缺乏"肩征"的减速。非典型的变异减速被认为是 CTG 不正常的表现,而单纯变异减速则被认为是可疑表现[3]。

4. 晚期减速　胎心下降出现在宫缩末期或者宫缩高峰后,并且宫缩结束后胎心仍然不能恢复。在下一个宫缩前出现时间大于 20 秒的减速。绒毛间隙是一个有效的化学感受器,当血流和供氧减少时,胎心就会相应下降。图 6-4 中可见典型的晚期减速。从图 6-5 中可见晚期减速的同时胎儿心动过速,失去变异性,往往提示与胎儿宫内缺氧有关。

CTG 中的胎儿行为状态——"周期性变化"

　　胎儿在没有缺氧的状态下,CTG 中胎儿表现为活跃和安静睡眠期交替出现,即所谓的"周期性变化"。在活跃睡眠期,CTG 中有加速反应和良好的基线变异度。而在安静睡眠的时候,CTG 中没有或偶尔有加速反应并且基线变异度小于 5bpm。一般安静睡眠期可以维持 15~40 分钟,除非受到药物的作用,很少有超过 90 分钟[9]。在第一产程后期,因为胎头完全进入骨盆或者受到镇痛分娩麻醉药的影响,CTG 可以显示一段较长的安静时期波形。偶尔也有一些原本加速反应和基线变异度良好的胎儿可以在 CTG 安静时期中出现部分变异度下降和轻微的减速,但是一

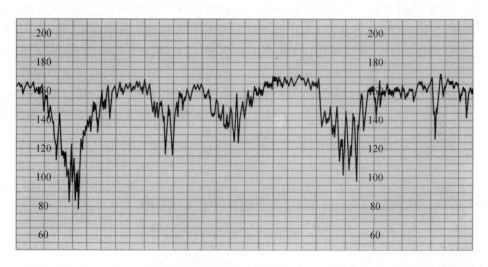
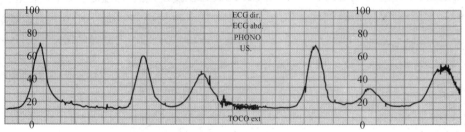

图 6-4　晚期减速。减速在宫缩高峰时或高峰后开始,形态一致且宫缩结束后不能回复

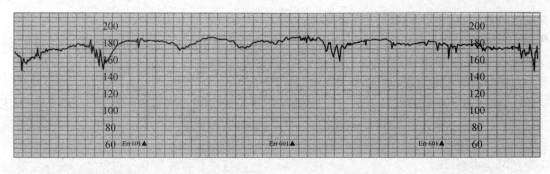

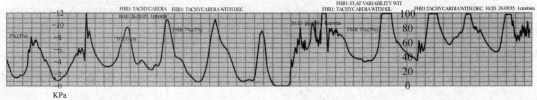

图 6-5　合并有晚期减速,持续性胎心过速和变异度下降——绝大多数和胎儿缺氧有关

般不超过 40 分钟,很少有超过 90 分钟,这可能和胎儿的呼吸有关[10]。

周期性变化的缺失表示胎儿受到损伤或缺氧。如果记录显示原本存在反应,且存在周期性,然后又变得异常,那么就可以判断胎儿受到损伤的时间。如果一开始就出现异常波形,那么胎儿受损可能早已经存在,且对其受损的时间较难推测。图 6-6 所示为一孕妇从临产初期到宫口近开全的有周期性、反应正常的胎儿心率模式。

安静睡眠周期模式后可以转换成活跃期胎心模式,表示胎儿携氧状态以及神经系统状态正常。药物因素、感染、胎儿颅内出血、染色体异常或先天性畸形,或者已有头颅损伤者,CTG 将缺乏周期性表现。已有头颅损伤的胎儿 CTG 中可以有或无周期性表现,但是只要有加速,脐带血 pH 一般就是正常的。这样的婴儿在将来可能出现神经系统损伤的症状。

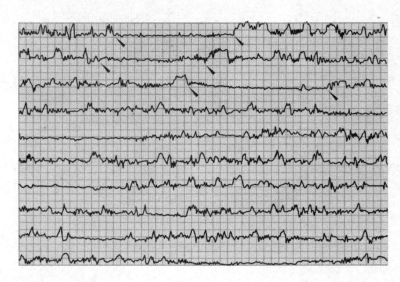

图 6-6　从产程开始到结束,CTG 中可以看见活跃期和睡眠期交替进行,活跃期表现为加速反应和良好的基线变异度,安静时期则几乎没有加速反应,变异度下降

> "胎儿的心跳比孕妇要快得多……大约每分钟 130~140 次;但是也不是一直维持在这个范围……这种变化可以受到胎儿各种因素的影响……但是毋庸置疑,很明显在胎儿运动后,胎心通常都会加速。宫缩是最容易影响胎儿循环的外在因素,特别是在产程当中。"
>
> Evory Kennedy
>
> Observations on Obstetric Auscultation. Dublin:
>
> Longman, 1833

CTG 曲线的特点和分类

NICE 指南中已经将 CTG 大致分为正常、可疑或病理三种[3]。一旦 CTG 被医生诊断为可疑或者病理类型,他 / 她必须寻找可能的病因和治疗措施。措施可以有以下几种:观察并等待分娩、补液治疗、停止使用缩宫素、改变孕妇体位、宫缩抑制剂,采集胎儿头皮血样,或者以最合适的方式分娩。当然这也需要结合孕产次、宫口扩张情况、产程进展、既往病史和现病史中的高危因素等综合考虑。同时也需要告诉母亲目前所面临的问题和可能采取的治疗措施,结合孕妇个人的意愿做出决定。

FHR 曲线的分类和特点[3]

见表 6-2。

CTG 的分类[3]

- 正常——四项指标均可靠。
- 可疑——有一项指标不可靠。
- 病理——有两项或两项以上不可靠因素;有一项或一项以上异常因素。

病理型 CTG 的表现形式可能各有不同,如果出现一个异常指标,可能采取严密的观察和简单的补救措施,另一方面,如果一旦出现三个异常指标,那么就要采取以下一种或多种补救措施:停止使用缩宫素、补液、改变体位、宫缩抑制剂、胎儿头皮血样检测(fetal scalp blood sampling,FBS)测定 pH,和(或)结合目前临床情况选择合适的分娩方式。

正弦波

正弦波不同于其他波形,是一种失去变异度,加速或减速反应的波形(图 6-7)。它往往提示胎儿有严重的贫血——病理性的正弦波[11]。但是据有关文献报道,超声下显示当一个健康的胎儿在吮吸手指时,也可以表现出生理性的正弦波[12]。多普勒检查胎儿大脑中动脉血流速度可以检测胎儿贫血[13]。以下内容就是目前已知的可能引起胎儿贫血正弦波的原因。

通过胎盘的血型抗体

在 Rh 血型不合中,较高的抗体浓度可以引起子宫内的贫血。从母亲血清中可以

表 6-2 FHR 的特点(出自 NICE 指南)

	基线(bpm)	变异度(bpm)	减速	加速 *
可靠	110~160	≥5	没有 早期	存在
不可靠	100~109	<5 持续 40 分钟或以上但小于 90 分钟	变异度超过 50% 大于 90 分	
	161~180		单个发生持续小于 3 分钟	
异常	<100	<5 持续 90 分钟以上	30 分钟内非典型和(或)晚期超过 50%	
	>180	正弦波持续 10 分钟以上	单个延长减速持续 3 分钟以上	

* 没有加速反应但是其他方面正常的 CTG 的意义不确定

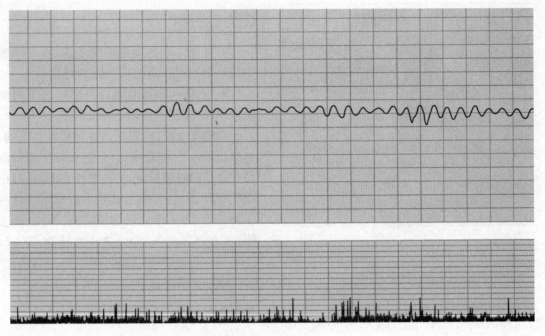

图 6-7 正弦波

测试到抗体的浓度。其中抗 Kell 抗体和抗 Duff 抗体可以引起胎儿贫血。ABO 血型不合引起新生儿黄疸的概率往往比新生儿贫血高。目前认为 Lewis a 和 b 抗体以及 M、N 抗体不会引起胎儿贫血。

血红蛋白病

胎儿中 α- 地中海贫血导致的贫血可能和正弦波有关。临床上孕妇常常在孕 28 周后即出现水肿和子痫前期的症状。超声检查提示羊水过多、胎盘增厚和胎儿水肿(巴氏水肿胎是由于四个基因的丢失)。在这些病例中,孕妇可能是地中海贫血的携带者。这种胎儿往往无法存活。

胎儿感染

Parvo 病毒感染可以导致胎儿贫血。如果母亲在类似流感症状后出现胎动减少或消失,并且出现类似正弦波,那么超声检查就会很有帮助。一个适龄胎儿出现胎动减少且胎儿张力降低,或胎儿水肿伴腹水,提示可能和胎儿贫血有关,并可能会引起相应的并发症。

有必要到胎儿医学中心进行确诊,并接受宫内治疗。

母胎输血

母胎输血综合征常常可以引起胎儿贫血,同时也可以出现假性正弦波(图 6-8)。Kleihauer-Betke 试验可以从母亲外周血中提取胎儿细胞,进一步证实是否是母胎输血引起的胎儿贫血。

宫缩的监测

在产程中,我们要结合起来观察宫缩和胎心的情况,两者缺一不可。宫缩可以通过触诊来了解。通过触诊 10 分钟以上,可以精确地了解宫缩的频率和持续的时间,但是无法了解子宫舒张期的基础压强和宫缩时的压力改变。可以通过图示来反映宫腔内的压力。通过五格法来反映 10 分钟内的宫缩次数。如果宫缩持续时间小于 20 秒,则空格内打点表示;如果持续时间在 20~40 秒之间,空格内以斜线表示;如果宫缩时间大于 40 秒,空格

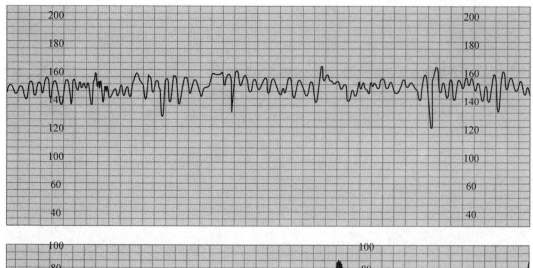

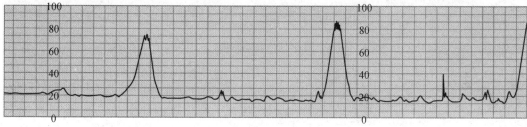

图6-8 假性正弦波

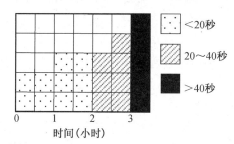

图6-9 通过临床触诊了解宫缩强度。每10分钟内的宫缩次数以涂阴影的表格个数表示。表格的阴影类型可以反映宫缩的持续时间

内完全被涂没（图6-9）。

在宫缩时通过宫底部向外的推动力，传导至紧贴在宫底部的探头并记录下宫缩曲线。基础压强可以通过自动设定开关或者探头上的旋钮开关设定在20mmHg。宫缩曲线可以用来精确记录宫缩的频率和持续时间，而不是宫腔内的基础压力和宫缩后的压力情况。后者我们可以通过破膜后宫腔内放置测量器来进一步地测定。

宫腔内测量器的测量原理主要是液体压力的改变，但有时也会因为胎儿皮脂和血块堵塞而失去作用。宫腔内监测操作简单且对传感器的要求不高。可以准确了解宫缩基础压力、频率、持续时间和宫缩的强度。目前设备已经可以做到每15分钟计算超过基线的宫缩的曲线下面积，并将压力以千帕的形式定量地反映在CTG上[14]（图6-10）。为了获得引产和增强宫缩的相关数据，在正常的初产妇和经产妇中都进行过研究[15,16]。但是随机对照试验却发现宫内监测较宫外监测并没有明显优势[17,18]。在低危分娩中可以运用触诊方法监测宫缩，而在高危分娩中，可以使用外置子宫收缩探头进行监测。目前证据提示不提倡常规使用内置子宫收缩探头。

"有人认为，在头先露中，产程中一旦出现胎粪污染羊水，就提示胎儿可能已死亡。但是就像Denman医生所指出的那样，这样说显然是不对的。这对

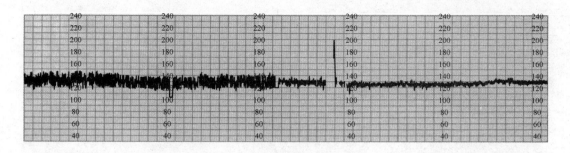

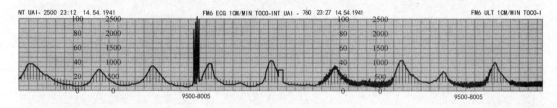

图 6-10 宫缩强度

> 每个有操作经验的人来说也是很显然
> 的,即胎粪污染羊水并不是胎儿死亡的
> 证据。"
>
> Evory Kennedy
> Observations on Obstetric Auscultation. Dublin:
> Longman,1833

胎粪污染羊水

通常情况下,胎粪在胎儿娩出后经过直肠向外排泄,但是胎粪排出也可以发生在宫腔内。羊水中出现胎粪往往出现在足月妊娠中,随着妊娠进展,其发生几率也增高,这也是肠道蠕动功能成熟的标志[19]。另一种解释就是由于胎儿缺氧导致肛门括约肌松弛,胎粪污染羊水所致。在早产中出现胎粪污染羊水的情况很少见,而其通常与李斯特菌等感染有关[20]。

在急性缺氧的病例中,如脐带脱垂或胎盘早剥,一般不会出现胎粪污染羊水。一旦出现胎儿心率异常者,羊水越黏稠则发生胎儿酸中毒的几率越高[21]。同样,胎心异常合并羊水污染者,发生酸中毒的速度比羊水清者的速度要快[22]。所以,羊水污染是连续胎心监护的指征。如果胎心基线波动正常,那么发生酸中毒的几率就会减少,没有必要进行胎儿头皮血样检测了解胎儿状况。另一方面,如果胎粪污染羊水且胎监异常,应该尽早做胎儿头皮血样检测了解胎儿情况。在临床实践中,稠厚的胎粪样羊水如同羊水过少一样,都提示胎盘功能的降低。

另外,在产程中或胎儿娩出时,胎儿可能吸入胎粪。吸入胎粪与胎儿酸中毒无关。至于胎粪吸入的机制目前尚不清楚[23]。但是至少和子宫内缺氧有着密切关系。为了避免胎粪的吸入,临床上在胎儿娩出时对胎儿口咽部和鼻咽部进行吸引处理,防止因其刺激而造成胎儿的吸入,然而这一理论目前还没有足够的证据支持[24]。儿科医生们也在声带以下部位寻找胎粪,如果存在,则可以通过对新生儿胃肠道和支气管的冲洗,来减少胎粪吸入性综合征这一致命的化学性局限性肺炎发生的几率。过去我们认为也可以通过羊膜腔内灌注来冲淡羊水内的胎粪,减少宫腔内的胎粪吸入[25]。但是,2010 年 Cochrane 一项大样本随机对照研究显示(4143 例),羊膜腔内灌注对减少胎粪吸入的效果不明显。还需要进一步研究及充分的证据证明其对于母儿的好处[26]。

胎儿头皮血样监测

如果胎儿监护中出现类似延长心动过缓,或者明显的可变减速和晚期减速或不典型减速反应,需要及时终止妊娠,无需胎儿头皮血样监测检查。如果有类似胎盘早剥、子宫破裂或脐带脱垂等明显的临床表现也需要及时终止妊娠,无需头皮血样监测。除外上述情况,当胎儿监护中出现其他的变化,应引起重视,但不一定能确定是胎儿缺氧或酸中毒。结合孕产次、宫口扩张情况、产程的进展和其他产科高危因素(比如出现胎粪、胎儿宫内生长受限等),可能提示需要胎儿头皮血样监测、严密观察并阴道试产。一旦出现异常的胎儿电子监护,对于在第一产程末期的经产妇,如果之前产程顺利,可以采取短期观察,等待自然分娩或手术助产的方式;而对于初产妇,如果宫口仅 3~4cm,且出现黏稠的胎粪样羊水,则剖宫产更为合适。胎儿头皮血样监测则适用于那些没有高危因素,宫口开5~6cm 的孕妇。总之,对临床症状的仔细观察和对胎儿监护的合理解释可以降低使用头皮血样监测的次数。

Cochrane 系统综述显示使用连续胎儿监护而没有胎儿头皮血监测的剖宫产相对风险度为 1.72(1.38~2.15),如果适当运用胎儿头皮血监测后剖宫产相对风险度可以降为 1.24(1.05~1.48)[27]。表 6-3 中显示的是基于胎儿头皮血监测结果进行不同处理的截断值。

表 6-3　FBS 的分类和相应处理

pH	状态	处理
<7.20	酸中毒	短期分娩
7.20~7.25	酸中毒前期	30 分钟内复测胎儿头皮血
>7.25	正常	加强观察胎儿电子监护,根据临床情况复测胎儿头皮血监测,正确解读胎儿电子监护

如果最近的一次胎儿头皮血 pH 接近7.25,或者胎儿心电监护越来越糟糕,出现高危因素譬如胎粪样分泌物,则应在 1 小时内复查胎儿头皮血检查。根据检查的结果和产程的观察可以帮助决定是该短期观察还是手术。

胎儿头皮血样监测不适合那些 HIV、乙肝病毒携带者,怀疑或证实有宫内感染、出凝血障碍的孕妇。在取样检查中,孕妇感到不适,医生也感到操作不方便和取样困难,也是这项检查的缺点。多次反复的取材才能确诊也是胎儿头皮血监测的弊端。目前临床正用作替代它的方法如下所述。

胎儿健康监测的替代或辅助方法

胎儿刺激试验

对成年人的刺激可以使其从无意识到应激状态,这是一个唤醒的过程,同时也是可以反映中枢神经状态的标志。依此类推,研究者发现外界对胎儿的刺激可以使得胎儿心率加速,与胎儿尚未处于缺氧状态有关。Clarke 等研究者发现,如果头皮血采样时,胎儿心率出现加速反应,则胎儿头皮血 pH 大于 7.20[28]。也可以用 Allis 组织钳刺激胎儿头皮[29,30]或声振探头刺激孕妇的腹部[31,32]。当胎心出现加速反应,则胎儿 pH 大于7.20,但是如果没有加速反应,则有大约 50% 的胎儿可能出现酸中毒。因为在许多胎儿中,用声振探头刺激胎儿后可以出现一段延长的胎心加速反应,因此很多人关注于它的安全性[33]。但是在声振刺激后,通过脐带穿刺术获得脐血,发现其中的儿茶酚胺浓度并没有升高[34]。而且在获得对这些胎儿随访 4 年的结果后,人们对声振刺激可能影响听力的担心大大降低了[35,36]。

除了在北美洲,以上所述的辅助性的方法尚没有受到普遍的欢迎。一项荟萃分析回顾了一些声振刺激试验的似然比和 95% 可信区间（CI）[37]，Cochrane 指出由于缺乏随机对照试验，要推行上述方法比较困难[38]。要被临床医生接受还需要更多的研究来证明安全性。

胎儿脉搏血氧测定

脉搏血氧测定常被运用在重症监测和成年人麻醉后了解血氧饱和度中。目前在产程中也被用于对胎儿的监测。不同胎儿的血氧饱和度变化很大，正常的波动范围在 30%~80%[39]。将感应器插入宫颈，置于胎儿面颊部或头皮可检测子宫下段宫腔压力对于胎儿皮肤的反压力，胎儿头皮血氧饱和度测定仪是可以固定在胎儿头皮上的。动物实验和临床观察结果显示，血氧饱和度 30% 持续 10 分钟以上，应作为进行处理的阈值[40]。目前正在部分分娩率高的医院对此项方法的可行性和有效性进行前瞻性研究[41]。

最新的 Cochrane 多中心研究（2012）包含六个中心约 7654 名孕妇，研究发现虽然胎儿电子监护和胎儿脉搏血氧饱和度测定均减少了因胎儿因素的剖宫产，但单独使用胎儿监护与同时使用胎儿电子监护及胎儿脉搏血氧饱和度检查之间无明显差异[42]。要将胎儿脉搏血氧饱和度测定作为常规临床检查可能需要进一步的随机对照试验来证实其有效性及优越性。

胎儿 ECG 波形分析

动物实验研究显示 ST 段的抬高或 T 波上升可能与缺氧有关[43,44]。何种程度的缺氧才会造成这种变化，是根据不同物种的心肌糖原而有别的。由于氧分压的变化，儿茶酚胺的释放，糖原被动员转化为心肌糖原，ST 段的改变主要基于糖原携带钾离子进入细胞内。我们可以通过在胎儿头皮处放置螺旋电极获得胎儿 ECG 波形[45,46]。另一电极置于孕妇皮肤上，所得到的波谱需要通过计算机软件进一步分析（STAN 21 或 31 Neoventa, Goteborg, Sweden）。

计算机分析 ECG 的基线升高和 T/QRS 比升高，是基于首先识别该胎儿最低的 T/QRS 比而进行的。计算机通过以 20 分钟为一个单位（如 4.20~4.40 小时，4.21~4.41 小时）计算出最低的 T/QRS 比例。根据最近 3 小时内的 T/QRS 最低比率计算出 T/QRS 的抬高程度。因此，至少需要 20 分钟计算出对数值，然后才能进行 ST 段的分析。如果一开始的 20 分钟内数据信号质量不好（通常情况下，计算机需要 10 分钟有 10 个以上信号才能进行分析），T/QRS 不连续的话，只能进行人工分析。如果撤去孕妇与机器之间的连接，但在 3 小时内又重新连接上，则计算机将采用自动保存的 3 小时内的最低的 T/QRS 比例去进行计算。也就是一旦连接上，就可以立即分析了。

另外，ST 段的改变可以导致 T/QRS 比例的升高（图 6-11）——可以出现所谓的双相 ST 波（图 6-12）。如果 ST 波改变在等电位线以上称为双相 I 级，如果覆盖在等电位线上称为双相 II 级，在等电位线以下称为两双相 III 级。ST 段波形反映心室的除极和血流从心内膜到心外膜的功能。这些改变常常可以在早产儿中看到，可能与心肌厚度有关，因此，孕 36 周之前一般不对胎儿进行 ST 段的分析。另外，在慢性缺氧、急性缺氧的主要时期也可以出现这样的情况，这可能和心肌细胞的萎缩、孕妇感染、发热有关。

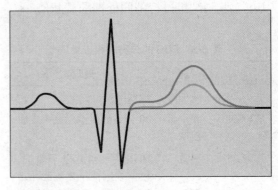

图 6-11　胎儿 ECG 波形分析。缺氧、肾上腺素反应和无氧代谢可以使 ST 段上升，T 波抬高

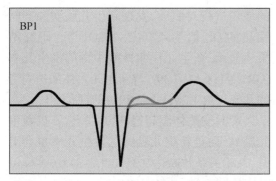

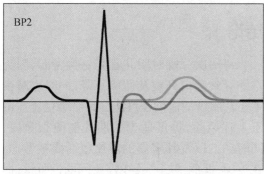

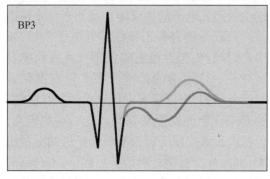

图 6-12 胎儿 ECG 波形分析。BP1 双相波形 1 级(ST 改变在等电位线以上)。BP2 双相 2 级(ST 改变覆盖在等电位线上)。BP3 双相波形 3 级(ST 在等电位线以下)

如果双相波形连续出现,计算机将发出信号,并告知持续时间超过 5 分钟或是 2 分钟。如果双相波形成对出现,超过一对,将被提示为 ST 事件。在可疑胎儿电子监护波形同时出现两个以上这样的异常提示,或异常胎儿电子监护中同时出现一个以上这样的异常提示,就需要进行干预治疗。

ST 分析仪将报告并描述其发现的显著的 ST 事件,包括类型(如:T/QRS 变化的基线,周期性的变化,双相波形的持续时间 >2 或 5 分钟,两阶段波形种类)和程度的变化。而这些结果都应结合胎儿电子监护进行分析。一旦出现可疑或异常的胎儿电子监护,则需要进行胎儿头皮血监测来进一步处理。

STAN 指南见表 6-4。上述情况采取措施并非指剖宫产。如果使用了停止缩宫素静脉滴注,改变母亲的体位和水化,这些措施对胎儿电子监护是可逆变化,可以进一步观察监护的变化。如果采取上述措施无明显改变,那表示需要剖宫产终止妊娠。

Cochrane 对于 6 个随机对照试验包括 16 295 名孕妇产程中同时行 ECG 和胎儿电子监护的益处进行评估[47]。产程中使用 ECG 作为电子监护的辅助手段可以减少血液采样及手术分娩量。但是并没有减少剖宫产率。早期的研究中表明可以减少代谢性酸中毒及新生儿脑病的发生率[48,49],但是在 Cochrane 的最新的更大的队列研究中并没有显示出同样的益处。

表 6-4　STAN 标准——应用 CTG 和 STAN 事件(类型与幅度)进行临床决定

ST 事件	正常 CTG	中间型 CTG	异常 CTG	终末 CTG
T/QRS 周期性抬高	● 期待治疗	● >0.15	● >0.10	● 立即终止妊娠
基线 T/QRS 抬高	● 继续观察	● >0.10	● >0.05	
双相波形 ST		● 3 级双相波[†]	● 2 级双相波[†]	

本标准为提示何时进行产科干预 * 而制定。

* 干预包括分娩或通过母儿复苏来减轻过度刺激或母体低血压和低氧血症引起的问题。

[†] 双相波之间的时间间隔应结合 CTG 类型以及临床情况

胎儿头皮乳酸的测定

代谢性酸中毒是通过检测 pH 及 BE（碱剩余）或乳酸来反映的。导致乳酸的堆积是一个缓慢的过程，大概需要 2~4 小时。乳酸堆积可能和缺氧超过 10 分钟以上的时间有关。缺氧的时间与乳酸的水平有关。因为乳酸需要数小时才能清除，所以即使缺氧已被纠正，但代谢性酸中毒仍然会持续较长一段时间。

一项前瞻性的随机对照研究将胎儿头皮乳酸与胎儿头皮 pH 或脐动脉 pH 检测进行对比，发现在剖宫产率上没有显著差异[50]。乳酸检测的好处在于与绝大多数的自动 pH 血气检测需要约 35μl 样本量，而乳酸检测只需要 5μl。因此，乳酸检测比 pH 及 BE 更成功。

胎儿头皮乳酸与脐动脉和静脉的乳酸水平有关，可以帮助临床诊断处理[51]。也可以作为评价新生儿神经系统转归的方法，如 Apgar 评分，脐动脉 pH 和剩余碱等方法的替代方法。它和脐带血中乳酸的水平密切相关[52,53]。乳酸、pH 或剩余碱预测在围产儿并发症的敏感度，特异度上无明显差别[54]。Cochrane 回顾了两项研究包括 3348 对在产程中使用乳酸测定及 pH 和 BE 测定的孕妇及新生儿组，围产期结局上无明显差异[55]。但因乳酸测定需要血量较少，更有优势。因为样本量不足，所以在剖宫产率上无明显减少。

产时发热和新生儿脑病

引起新生儿脑病的高危因素有很多，其中产时发热逐渐成为主要病因。澳大利亚西部地区曾经进行过一项研究，显示新生儿脑病和产时发热的 OR 值为 3.82，与持续性枕后位的 OR 值为 4.29，与产程中急诊事件的 OR 值为 4.44[56]。产时发热与连硬外麻醉的使用可能也有关[57]。对 4915 名足月妊娠分娩的低危孕妇进行随访，在对连硬外麻醉

的使用进行对照后，发现新生儿脑病和产时发热的 OR 值为 4.7（1.3~17.4）[58]。研究结果还显示，新生儿代谢性酸中毒的发生几率（OR 2.91；1.14~7.39），与新生儿入住加护病房的几率（OR 1.78；1.1~2.89）都有所上升。

产时发热体温超过 38℃以上，不仅新生儿脑病，而且新生儿脑瘫的发生几率也会上升，其相关系数高达 9.3（CI 2.7~31.0）[59]。

结论

每一次分娩对胎儿都是一次考验，因为宫缩导致宫口开放及胎头下降，同时也减少了子宫胎盘的血供及可能导致脐带受压。由于上述风险，提供适当的胎儿监测很重要。同时孕妇以及其家属的意愿也需要被考虑。在英国，低危孕妇产程中需要间断性听诊，而连续的胎儿电子监护反而会增加产科干预措施。回顾性研究指出使用胎儿电子监护，减少产时死产，但并没有降低围产儿发病率和病死率。这也可能是因为很多研究都是针对低危孕妇，所以没有发现缺血缺氧性脑病，脑瘫或死胎的发生几率的改变。一些研究，包括国民医疗服务诉讼委员会最近的分析研究，都发现在提供产时监护过程中，不合格的监护的比例较高[60]。包括无能力解读胎儿电子监护，临床干预延迟及沟通不及时等均为主要因素[61]。基于神经影像学研究表明，只有 27% 的新生儿脑瘫可能是由于分娩时窒息引起，几乎很少是由于单纯生产导致，大部分可能是由于产前和产时危险因素导致[62]。

为了克服在胎儿电子监护解读上面的困难，RCOG 和 RCM 联合护理中心推出产时电子监护的学习，对于所有 NHS 的员工都是免费的[63]。学习包括看电脑分析胎儿电子监护，以及高危孕妇分娩时的 ECG 和电子监护图型的解读。NHS 诉讼机构（NHSLA）报告表明电子监护解释错误在减少，这表明继续教育可能是有效的[60]（这些观点我们会在第七章进一步讨论）。

最后我们建议在分娩时应遵循以下解释胎儿电子监护基本原则[64]：

- 加速反应和基线的变异度是胎儿健康的标志

- 有加速反应但缺乏基线变异度应视为可疑

- 片刻的基线变异度下降但没有减速可能是安静睡眠期

- 胎儿窘迫可以表现为在 110~160bpm 正常范围的胎心率基线，而基线变异度 <5bpm 持续时间 >40 分钟

- 在无反应型的基线中，一旦出现基线变异度 <5bpm，并且小幅度晚期减速 <15bpm 要引起警惕

- 胎盘早剥、脐带脱垂和子宫破裂可以引起急性缺氧并需要及时临床处理（可表现为延长减速 / 心动过缓）

- 当羊水呈胎粪样黏稠、胎儿宫内生长受限、产前发热合并宫内感染、产前出血或产后出血时，胎心波动异常可以加速胎儿缺氧和酸中毒

- 早产（孕周小于 34 周）、缺氧和酸中毒可以导致呼吸窘迫综合征的发生几率上升和脑室出血，所以一旦出现异常胎心波动则需要及早干预

- 缩宫素、硬膜外麻醉和高难度的手术助产可以加重缺氧

- 尽管不能完全除外，一般在产程中，如果没有出现胎心减速，不会出现胎儿窒息

- 异常波形可以由胎儿缺氧引起，而药物、胎儿畸形、胎儿外伤或感染也可以引起

（卞 政　译）

参考文献

1. Thacker SB, Stroup DF, Chang M. Continuous electronic heart rate monitoring for fetal assessment during labor (Cochrane review). Chichester: John Wiley; 2004. The Cochrane Library p. 1.
2. Alfirevic Z, Devane D, Gyte GML. Comparing continuous electronic monitoring of the baby's heartbeat in labour using cardiotocography (CTG, sometimes known as EFM) with intermittent monitoring (intermittent auscultation, IA). Published Online: 8 Oct 2008. Available at http://summaries.cochrane.org/CD006066/comparing-continuous-electronic-monitoring-of-the-babys-heartbeat-in-labour-using-cardiotocography-ctg-sometimes-known-as-efm-with-intermittent-monitoring-intermittent-auscultation-ia
3. National Institute of Clinical Excellence. Intrapartum care: care of healthy women and their babies during childbirth. This guideline is an update of 'Electronic fetal monitoring: the use and interpretation of cardiotocography in intrapartum fetal surveillance' (Guideline C) issued in May 2001. Clinical guideline 55 - 2007. Available at http://publications.nice.org.uk/intrapartum-care-cg55
4. Society of Obstetricians and Gynaecologists of Canada. Fetal health surveillance: antepartum and intrapartum – consensus guideline. J Obstet Gynaecol Can 2007;29(Suppl. 4):S1–56. http://www.sogc.org/guidelines/documents/gui197CPG0709.pdf
5. American College of Obstetricians and Gynecologists. ACOG Practice Bulletin No. 106: Intrapartum fetal heart rate monitoring: nomenclature, interpretation, and general management principles. Obstet Gynecol 2009;114:192–202. doi: 10.1097/AOG.0b013e3181aef106.
6. Kubli FW, Hon EH, Khazin AF, Takemura H. Observations on heart rate and pH in the human fetus during labour. Am J Obstet Gynecol 1969;109:1190–206.
7. Beard RW, Filshie GM, Knight CA, Roberts GM. The significance of the changes in the continuous fetal heart rate in the first stage of labour. J Obstet Gynaecol Br Commw 1971;78:865–81.
8. Miyazaki FS, Nevarez F. Saline amniotic infusion for relief of repetitive variable decelerations: a prospective randomized study. Am J Obstet Gynecol 1985;153:301–3.
9. Spencer JAD, Johnson P. Fetal heart rate variability changes and fetal behavioural cycles during labour. Br J Obstet Gynaecol 1986;93:314–21.
10. Schifrin B, Artenos J, Lyseight N. Late-onset fetal cardiac decelerations associated with fetal breathing movements. J Matern Fetal Neonat Med 2002;12:253–9.
11. Modanlou HD, Freeman RH. Sinusoidal fetal heart rate patterns; its definition and clinical significance. Am J Obstet Gynecol 1982;142:1033–8.
12. Nijhuis JG, Staisch KJ, Martin C, Prechtel HFR. A sinusoidal like fetal heart rate pattern in association with fetal sucking. Report of 2 cases. Eur J Obstet Gynecol Reprod Biol 1984;16:353–8.
13. Mari G, Deter RL, Carpenter RL, Rahman F, Zimmerman R, Moise KJ Jr, et al. Noninvasive diagnosis by Doppler ultrasonography of fetal anemia due to maternal red-cell alloimmunization. Collaborative Group for Doppler Assessment of the Blood Velocity in Anemic Fetuses. N Engl J Med 2000;342:9–14.
14. Steer PJ. The measurement and control of uterine contractions. In: Beard RW, editor. The current status of fetal heart rate monitoring and ultrasound in obstetrics. London: RCOG Press; 1977.
15. Gibb DMF, Arulkumaran S, Lun KC, Ratnam SS. Characteristics of uterine activity in nulliparous labour. Br J Obstet Gynaecol 1984;91:220–7.
16. Arulkumaran S, Gibb DMF, Lun KC, Ratnam SS. The effect of parity on uterine activity in labour. Br J Obstet Gynaecol 1984;91:843–8.
17. Chua S, Kurup A, Arulkumaran S, Ratnam SS. Augmentation of labor: does internal tocography produce better obstetric outcome than external tocography? Obstet Gynecol 1990;76:164–7.
18. Arulkumaran S, Ingemarsson I, Ratnam SS. Oxytocin

titration to achieve preset active contraction area values does not improve the outcome of induced labour. Br J Obstet Gynaecol 1987;94:242–8.

19. Miller FC. Meconium staining of the amniotic fluid. Clin Obstet Gynecol 1979;6:359–65.

20. Buchdahl R, Hird M, Gibb DMF. Listeriosis revisited: the role of the obstetrician. Br J Obstet Gynaecol 1990;97:186–9.

21. Arulkumaran S, Yeoh SC, Gibb DMF. Obstetric outcome of meconium stained liquor in labour. Singapore Med J 1985;26:523–6.

22. Steer PJ. Fetal distress. In: Crawford J, editor. Risks of labour. Chichester: John Wiley; 1985. p. 11–31.

23. Wiswell TE, Bent RC. Meconium staining and meconium aspiration syndrome. Unresolved issues. Pediatr Clin North Am 1993;40:955–81.

24. Vain NE, Szyld EG, Prudent LM, Wiswell TE, Aguilar AM, Vivas NI. Oropharyngeal and nasopharyngeal suctioning of meconium stained neonates before delivery of their shoulders: multicentre, randomised controlled trial. Lancet 2004;364:597–602.

25. Fraser WD, Hofmeyr J, Lede R, Faron G, Alexander S, Goffinet F, et al. Amnioinfusion for the prevention of the meconium aspiration syndrome. N Engl J Med 2005;353:909–17.

26. Hofmeyr GJ, Xu H. Amnioinfusion for meconium-stained liquor in labour. Published online: 8 Aug 2010. Available at http://summaries.cochrane.org/CD000014/amnioinfusion-for-meconium-stained-liquor-in-labour

27. Neilson JP. Fetal scalp blood sampling as adjunct to heart rate monitoring. In: Enkin MW, Keirse MJ, Renfew MJ, Neilson JP, editors. Pregnancy and childbirth module of the Cochrane database of systematic reviews. Cochrane Collaboration, Issue 2. Oxford: Update software UK; 1995.

28. Clarke SL, Gimovsky ML, Miller FC. Fetal heart rate response to scalp blood sampling. Am J Obstet Gynecol 1983;144:706–8.

29. Clarke SL, Gimovsky ML, Miller FC. The scalp stimulation test: a clinical alternative to fetal scalp blood sampling. Am J Obstet Gynecol 1984;148:274–7.

30. Arulkumaran S, Ingemarsson I, Ratnam SS. Fetal heart rate response to scalp stimulation as a test for fetal well-being in labour. Asia Oceania J Obstet Gynecol 1987;13:131–5.

31. Edersheim TG, Hutson JM, Druzin ML, Kogut EA. Fetal heart rate response to vibratory acoustic stimulation predicts fetal pH in labor. Am J Obstet Gynecol 1987;157:1557–60.

32. Ingemarsson I, Arulkumaran S. Reactive FHR response to sound stimulation in fetuses with low scalp blood pH. Br J Obstet Gynaecol 1989;96:562–5.

33. Spencer JAD, Deans A, Nicolaidis P, Arulkumaran S. Fetal response to vibroacoustic stimulation during low and high fetal heart rate variability episodes in late pregnancy. Am J Obstet Gynecol 1991;165:86–90.

34. Fisk NM, Nicolaidis P, Arulkumaran S. Vibroacoustic stimulation is not associated with sudden fetal catecholamine release. Early Hum Dev 1991;25:11–17.

35. Arulkumaran S, Skurr B, Tong H. No evidence of hearing loss due to fetal acoustic stimulation test. Obstet Gynecol 1991;78:283–5.

36. Nyman M, Barr M, Westgren M. A four year follow up of hearing and development in children exposed to in utero vibro-acoustic stimulation. Br J Obstet Gynaecol 1992;99:685–8.

37. Skupski DW, Rosenberg CR, Eglinton GS. Intrapartum fetal stimulation tests: a meta-analysis. Obstet Gynecol 2002;99:129–34.

38. East CE, Smyth RMD, Leader LR, Henshall NE, Colditz PB, Lau R, Tan KH. Vibroacoustic stimulation for fetal assessment in labour in the presence of a non-reassuring fetal heart rate trace. Cochrane Database Syst Rev. 2013;1:CD004664.

39. Chua S, Yeong SM, Razvi K, Arulkumaran S. Fetal oxygen saturation during labour. Br J Obstet Gynecol 1997;104:1080–3.

40. Kuhnert M, Seelbach-Goebel B, Di Renzo GC, Howarth E, Butterwegge M, Murray JM. Guidelines for the use of fetal pulse oximetry during labour and delivery. Prenatal Neonatal Med 1998;3:423–33.

41. Chua S, Rhazvi K, Yeong SM, Arulkumaran S. Intrapartum fetal oxygen saturation monitoring in a busy labour ward. Eur J Obstet Gynecol Reprod Biol 1999;82:185–9.

42. East CE, Begg L, Colditz PB. Fetal pulse oximetry for fetal assessment in labour. Published online: 17 Oct 2012. Available at http://summaries.cochrane.org/CD004075/fetal-pulse-oximetry-for-fetal-assessment-in-labour

43. Rosen KG, Dagbjartsson A, Henriksson BA, Lagercrantz H, Kjellmer I. The relationship between circulating catecholamines and ST waveform in fetal lamb electrocardiogram during hypoxia. Am J Obstet Gynecol 1984;149:190–5.

44. Greene KR, Dawes GS, Lilja H, Rosen KG. Changes in the ST waveform of the lamb electrocardiogram with hypoxia. Am J Obstet Gynecol 1982;144:950–7.

45. Lilja H, Arulkumaran S, Lindecrantz K. Fetal ECG during labour; a presentation of a microprocessor based system. J Biomed Eng 1988;10:348–50.

46. Arulkumaran S, Lilja H, Lindecrantz K, Ratnam SS, Thavarasah AS, Rosen KG. Fetal ECG waveform analysis should improve fetal surveillance in labour. J Perinat Med 1990;187:13–22.

47. Neilson JP. Fetal electrocardiogram (ECG) for fetal monitoring during labour. Published online: 18 April 2012. Available at http://summaries.cochrane.org/CD000116/fetal-electrocardiogram-ecg-for-fetal-monitoring-during-labour

48. Westgate J, Harris M, Curnow JSH, Greene KR. Randomised trial of cardiotocography alone or with ST waveform analysis for intrapartum monitoring. Lancet 1992;2:194–8.

49. Amer-Wåhlin I, Hellsten C, Norén H, Hagberg H, Herbst A, Kjellmer I, et al. Cardiotocography only versus cardiotocography plus ST analysis of fetal electrocardiogram for intrapartum fetal monitoring: a Swedish randomised controlled trial. Lancet 2001;358:534–8.

50. Westgren M, Kruger K, Ek S, Gruwevald C, Kublickas M, Naka K. Lactate compared with pH analysis at fetal scalp blood sampling. a prospective randomised study. Br J Obstet Gynaecol 1998;105:29–33.

51. Krüger K, Kublickas M, Westgren M. Lactate in scalp and cord blood from fetuses with ominous fetal heart rate patterns. Obstet Gynecol 1998;92:918–22.

52. Nordstrom L, Achanna S, Naka K, Arulkumaran S. Fetal and maternal lactate increase during active second stage of labour. Br J Obstet Gynaecol 2001;108:263–8.

53. Nordstrom L. Fetal scalp and cord blood lactate. Best Pract Res Clin Obstet Gynaecol 2004;18:467–76.

54. Kruger K, Hallberg B, Blennow M. Predictive value of fetal scalp blood lactate concentration and pH as a marker for neurologic disability. Am J Obstet Gynecol 1999;181:1072–8.

55. East CE, Leader LR, Sheehan P, Henshall NE, Colditz PB. Use of fetal scalp blood lactate for assessing fetal well-being during labour. Published online: 17Oct 2012. Available at http://summaries.cochrane.org/CD006174/use-of-fetal-scalp-blood-lactate-for-assessing-fetal-well-being-during-labour

56. Badawi N, Kurinczuk JJ, Keogh JM, Alessandri LM, O'Sullivan F, Burton PR, et al. Intrapartum risk factors for newborn encephalopathy: the Western Australian case–control study. BMJ 1998;317:1554–8.

57. Fusi L, Steer PJ, Maresh MJ, Beard RW. Maternal pyrexia associated with the use of epidural analgesia in labour. Lancet 1989;1:1250–2.

58. Impey L, Greenwood C, MacQuillan K, Reynolds M, Sheil O. Fever in labour and neonatal encephalopathy: a prospective cohort study. Br J Obstet Gynaecol 2001;108:594–7.

59. Grether JK, Nelson KB. Maternal infection and cerebral palsy in infants of normal birth weight. JAMA 1997;278:207–11.

60. Ten Years of Maternity Claims – An Analysis of NHS Litigation Authority Data. Published by NHS Litigation Authority, 2nd Floor, 151 Buckingham Palace Road, London, SW1W 9SZ, UK. © NHS Litigation Authority 2012.

61. Confidential Enquiry into Stillbirths and Deaths in Infancy. 4th Annual Report. London: Maternal and Child Health Research Consortium, 1997.

62. Hagberg B, Hagberg G, Beckung E, Uvebrant P. Changing panorama of cerebral palsy in Sweden. VII. Prevalence and origin in the birth year period 1991–1994. Acta Paediatrica 2001;90:271–7.

63. Electroninc Fetal monitoring. http://www.e-lfh.org.uk/projects/electronic-fetal-monitoring/

64. Arulkumaran S, Ingemarsson I, Montan S, Paul RH, Gibb D, Steer PJ, et al. Traces of you: fetal trace interpretation. Nederland: Philips Medical Systems; 2002. Ref. 4522 981 88671/862.

第 7 章

胎儿窒息

S Arulkumaran

> "除了死亡或痊愈,异常分娩通常还有第三种结局——引起其他疾病的发生……胎盘停止工作哪怕仅仅几分钟也可能造成肺表面活性物质分泌延迟而发生危险,甚至引起呼吸减弱,即使对胎儿生命不构成威胁,也可能引起持久损伤。"
>
> William John Little
>
> 异常分娩、难产、早产及新生儿窒息不仅对孩子生理上还对心理上产生影响,尤其与畸形有关的异常。
>
> Trans Obstet Soc London 1861-62;3:293-344.

英国国民医疗服务诉讼委员会(NHSLA)近期公布了一项近10年产科相关诉讼的回顾性研究[1],1995年4月至2011年3月期间,所有医疗诉讼案件中有20%与妇产科相关,这些案件占了总花费的49%,约合52亿英镑。其中大部分与出生窒息造成的脑损伤有关。进一步分析表明,胎儿电子监护曲线解释不当,未结合临床实践处理,延误治疗时机,沟通不良和团队合作欠佳是常见诉讼原因。这些诉讼理由实际上并不是新生现象,1997年的第四届CESDI(死产和婴儿死亡秘密调查)中已经被明确提出[2]。这是该机构对无先天染色体或结构异常、体重超过1500g的死产儿进行分析的结果,研究认为50%的死产可以避免,另外25%经过创造条件可以避免。尽管仅有一小部分出现远期神经系统损害或死产,但却给父母和他们的家庭造成灾难性影响。

出生窒息相关的脑瘫仅占小部分,大量的胎儿电子监护异常图形并未造成不良结局,因此个别脑瘫案例究竟是否与出生窒息相关至今仍存争议。运用MRI技术及动物实验研究,发现各妊娠阶段缺氧引起的脑损伤,通常都发生在生长发育及代谢最活跃的部分脑组织。长期持续的缺氧引起运动皮质的损伤,严重的急性缺氧引起丘脑、下丘脑及基底节损伤[3,4]。MRI影像所显示的脑损伤类型与脑瘫类型相关。例如,运动皮质区的损伤导致四肢瘫痪型脑瘫,然而丘脑、下丘脑、基底节区的损伤导致手足徐动症或者运动障碍型脑瘫。基于上述观察,瑞典最近的一项研究认为高达28%[5],而不是有争议的10%[6]的脑瘫与产程中的窒息有关。在上述背景下,本章主要探讨导致损伤并引起出生窒息的胎儿电子监护曲线的变化,以及如何减少纠纷的发生。

低氧血症、缺氧和窒息

以下是本章提到的低氧血症、缺氧和窒息的定义。低氧血症是指血氧含量减低,缺氧是指继发于低氧血症的组织缺氧。窒息是组织缺氧和代谢性酸中毒。胎儿对低氧血症的反应是自血液中汲取更多的氧气,同时胎动及胎儿心率加速减少。缺氧时,胎儿血液中儿茶酚胺释放增加,导致非重要器官血管收缩(包括皮肤、肌肉、骨骼、肝脏、肠及肾脏),心脏输出量增加,心率增快。通过血液再分布维持各组织器官的需氧量。如果缺氧持续存在,氧气继续被剥夺,细胞则进行无氧代谢,将葡萄糖转化为乳酸而不是 CO_2 和水。

持续的缺氧和代谢性酸中毒可引起窒息,是细胞和器官衰竭前的最后一步。从缺氧和酸中毒发展到窒息的时间间隔在不同胎儿间各不相同,这取决于每个胎儿本身的"生理性储备量",也取决于胎儿 - 胎盘间的血供。血氧供应中断可能是胎盘早剥引起的完全性、急性缺氧,或临产后脐带间断受压引起,或归因于胎盘功能不良。胎盘灌注量减少相关的胎儿生长受限造成的缺氧为低氧血症性,而脐带受压引起的属于缺血性缺氧,这两种缺氧机制可同时存在。Myers 等将缺氧导致酸中毒及神经系统损伤的机制描述如下[4]:

- 完全窒息将引起脑干及丘脑损伤
- 长时间窒息伴酸中毒将引起脑水肿与脑皮质坏死
- 长时间窒息不伴酸中毒将引起脑白质损伤
- 长时间缺氧后的窒息伴混合型酸中毒将引起脑皮质、丘脑与基底节的损伤。

基于以上讨论,临床医生需鉴别能够导致胎儿神经系统损伤的缺氧及酸中毒相关的胎儿心率曲线。缺氧和酸中毒引起的胎儿心率曲线讨论如下。

缺氧和酸中毒相关的胎儿心率曲线

第 6 章讨论过的胎儿电子监护曲线特征(胎心率基线、基线变异、加速和减速)可能以不同的组合出现于胎儿心率曲线中。一项研究表明,胎心率加速的胎儿不太可能发生酸中毒[7],晚期减速发生 90 分钟后,变异减速发生 120 分钟后或基线变异减少 190 分钟后,50% 的胎儿可能出现酸中毒[8]。基于对上述四种胎心率特征的研究,可以发现,在神经系统损伤发生以前,胎心基线率升高或胎心减速是其突出特征,这种特定的曲线可被用以提示胎儿已经出现缺氧、神经系统损伤以及

其他的损害[9]。关于酸中毒发生发展的过程并不是非常精准科学的过程,因为酸中毒胎儿的心率变化不仅取决于观察到的胎心率曲线变化,也取决于胎儿的"生理性储备量"。在胎儿电子监护病理性改变相似的曲线中,那些合并生长受限、感染或合并少量胎粪样羊水的胎儿比那些生长孕周相符、羊水清且羊水量正常的胎儿更快速的发生缺氧和酸中毒[10,11]。

以下描述的是与不良妊娠结局如死胎、脑瘫或神经系统异常相关的胎儿胎心率曲线,这可能有利于临床医生在特定临床情况下选择合适时机采取临床干预。

1. 急性缺氧的胎儿常出现心率 <80bpm 的延长心动过缓[12]。

2. 亚急性缺氧的胎儿心率骤减至 <80bpm,持续时间超过正常胎心率基线持续的时间。

以上这两种情况常发生于急性临床事件如胎盘早剥、脐带脱垂或瘢痕子宫破裂,或发生于第一产程末期或第二产程。有时原因不明,可能与脐带隐性受压有关。

3. 持续发展的缺氧表现为胎儿心动过速、基线变异减少和加速消失。

4. 胎儿长时间的缺氧可能使 NST 呈现无反应型,基线变异减少以及出现小的晚期减速。

急性缺氧

持续的心动过缓或胎心率减速 <80bpm 可导致胎儿急性缺氧,如果缺氧与胎盘早剥、脐带脱垂或瘢痕子宫破裂有关,则应立即终止妊娠。对于宫缩强直引起的胎儿心动过缓,可紧急应用宫缩抑制剂抑制宫缩(见第 28 章)。其他需要考虑的重要情况是,在可能发生胎儿心动过缓之前应首先考虑行胎儿电子监护检查。可能引起胎儿心动过缓的情况包括羊水粪染、胎儿生长受限(IUGR)、感染以及产前出血,这可使胎儿迅速发展成酸中毒。

胎心率 <80bpm 持续时间超过 6 分钟,

持续心动过缓或持续减速均可能快速导致急性缺氧和酸中毒。减速持续时间 <3 分钟为胎儿电子监护阳性可疑,而 >3 分钟则为胎儿电子监护阳性。一过性心动过缓的原因包括血压过低(如区域阻滞麻醉后)、孕妇体位、宫缩强直、人工破膜和阴道检查。以上这些情况需要进行临床干预,包括改变母体体位,纠正低血压,停止使用缩宫素,对前列腺素引起的宫缩强直紧急使用宫缩抑制剂,并等待胎心心率恢复至正常范围。在第二产程,母体分娩屏气用力使胎头受压时,可能使胎儿出现心动过缓,如果胎心在 6 分钟内不能恢复至正常范围,应该以可行的方式助产。有时胎儿心动过缓的原因不清楚,且胎心不能恢复至正常,除了采用常规的治疗措施外,要立即终止妊娠。心动过缓持续的时间越长,胎儿发生酸中毒的几率越高。在心动过缓出现之前,合并一些高危因素如羊水粪染、羊水过少、IUGR、宫内感染以及胎儿电子监护可疑阳性或阳性的胎儿 pH 可能会迅速下降。如果经过临床处理,以上情况在 6~7 分钟内没有得到缓解,则必须尽快以可行的方式终止妊娠。

胎盘对于子宫中的胎儿所起的作用如同肺脏一样。CO_2 清除与氧气供应均是通过胎盘进行。有利的气体交换必须在胎儿 - 胎盘单位灌注良好的前提下进行。当胎心率维持在 140bpm 时,10 分钟内可有 1400 个循环通过胎盘,以清除胎儿血液循环中的 CO_2,并为胎儿提供充足的氧气。当胎心率降至 80bpm 时,10 分钟内仅有 800 个循环通过胎盘,胎儿将减少 600 个循环。CO_2 排出减少,胎儿体内积蓄增加,从而导致碳酸形成增加伴随 pH 下降,造成呼吸性酸中毒。随着心动过缓持续时间的延长,通过胎盘转运至胎儿的氧气减少,迫使体内进行无氧代谢,代谢物积蓄,进而引起代谢性酸中毒,这也进一步加重本已存在的呼吸性酸中毒。酸中毒引起细胞内代谢功能异常,如损伤维持细胞壁完整性的钠钾离子泵,导致细胞水肿、细胞功能障碍,如未及时纠正,最终导致细胞死亡。

如果胎心率在短时间内迅速恢复至正常水平,则通过胎盘的循环次数不会减少,通过胎盘将 CO_2 转运至母体循环内,呼吸性酸中毒将会被纠正。这是一个快速过程,但纠正代谢性酸中毒花费的时间将会比较多。如果保守治疗失败,胎心率在 6~9 分钟内不能恢复至正常范围,则应迅速娩出胎儿,建立新生儿呼吸通道,快速纠正呼吸性酸中毒,同时,纠正代谢性酸中毒。

亚急性缺氧

胎心率减速至胎心率基线以下超过一定的时间(正常基线率时间)会导致亚急性缺氧,这也是缺氧和酸中毒发展的结果。但与急性缺氧和持续心动过缓相比,亚急性缺氧导致胎心率下降的速度比较慢。若这种减速次数增加,下降幅度加大,则很快进展为缺氧和酸中毒。但确定胎心率下降多少和持续多少时间会引起缺氧和酸中毒是很困难的,这取决于每个胎儿的"生理性储备量"。有观点认为如果低于正常基线水平的胎心率持续时间超过正常胎心率的 1/3,则发生缺氧和酸中毒的几率可能增大。最初,胎心率减慢使 CO_2 清除下降,从而引起呼吸性酸中毒,但随着时间延长,关键是随着氧气转运的逐渐减少,代谢性酸中毒随后发生。

图 7-1~7-5 描绘了亚急性缺氧胎儿胎心率变化曲线的特征,包括不典型变异减速,最终导致胎儿出现代谢性酸中毒。曲线的最后一段提示胎儿心动过缓持续了 10 分钟,随即医师用产钳助产将胎儿迅速娩出(图 7-5)。

逐渐加剧的缺氧

随着缺氧逐步加剧,首先胎心率减速出现,紧接着加速消失,基线上升,基线变异减少。和往常一样,医师应该综合患者的各种情况进行处理,包括生育史、宫口扩张情况、产程进展速度和高危因素考虑进一步的干预措施,并迅速采取保守措施(例如停止使用

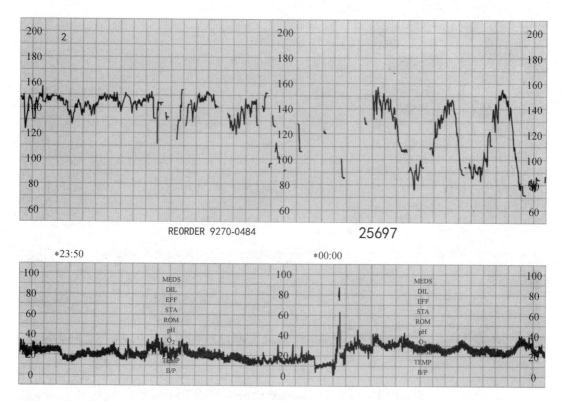

图 7-1 胎心率减速幅度由浅至深,持续时间逐渐延长至 2 分钟,恢复至正常基线水平 140bpm 的胎心率仅持续 30 秒

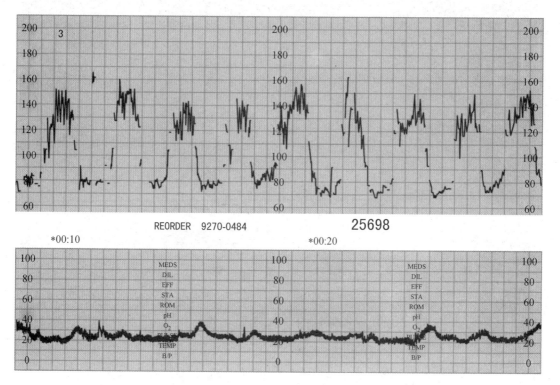

图 7-2 胎心率基线呈跳跃式伴随延长减速,仅有短时间能恢复至正常胎心率

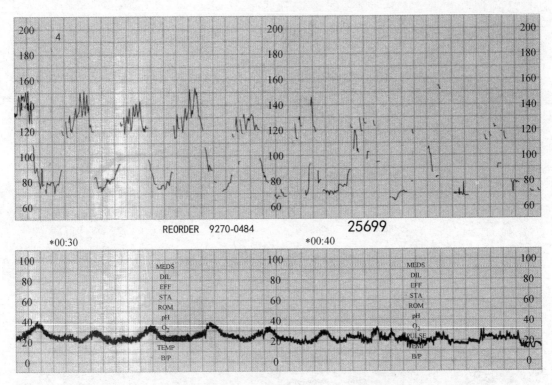

图 7-3 胎心率自 150bpm 降至 120bpm,并伴随延长减速

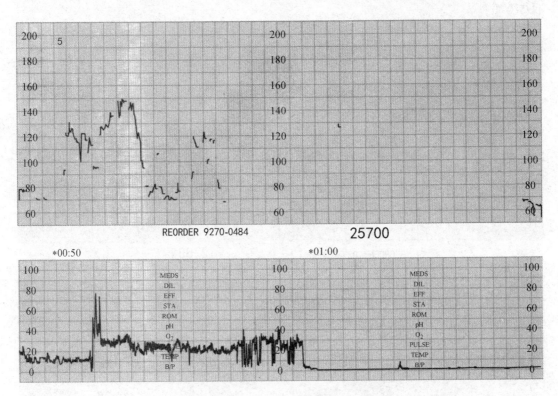

图 7-4 继发于胎心减速后的延长心动过缓

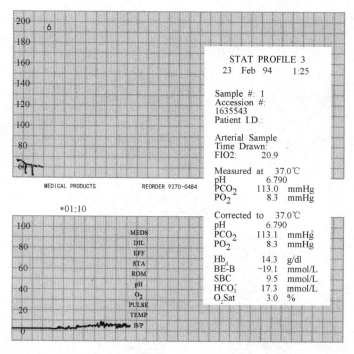

STAT PROFILE 3
23 Feb 94 1:25

Sample #: 1
Accession #:
1635543
Patient I.D.:

Arterial Sample
Time Drawn:
FIO2: 20.9

Measured at 37.0℃
pH 6.790
PCO$_2$ 113.0 mmHg
PO$_2$ 8.3 mmHg

Corrected to 37.0℃
pH 6.790
PCO$_2$ 113.1 mmHg
PO$_2$ 8.3 mmHg

Hb$_d$ 14.3 g/dl
BE-B -19.1 mmol/L
SBC 9.5 mmol/L
HCO$_3^-$ 17.3 mmol/L
O$_2$Sat 3.0 %

图 7-5 分娩时间和相应的胎儿血 pH 降低，碱剩余（负值）升高

缩宫素、补液、改变产妇体位），测定胎儿头皮血，并决定是否要立即娩出胎儿。

图 7-6~ 图 7-8 描绘了逐步加剧的缺氧：胎心率减速幅度显著增加，加速消失，胎心率基线增加，最终导致基线变异减少。可变减速常提示脐带受压。

长时间缺氧

长期缺氧的病例胎心率常常没有加速，基线变异显著减少，减速幅度 <15bpm 的晚期减速时常出现。以上这些特征也可见于胎心率基线正常的胎儿。加速和"周期性"的消失表明胎儿可能已经存在窒息、缺氧，或存在一些致病因素如感染。图 7-9 描绘了长期缺氧胎儿的胎心率曲线。这并不意味着胎儿已经遭受神经系统损伤，尽管具体数据不明确，许多胎儿生于较差的环境下但却没有或极少有神经系统损伤。因此，在发现这些图形变化时，尽早分娩对于这些孩子来说很有必要。许多病例尚有另外的一些临床特征可提示胎儿缺氧风险，如胎动消失、产前发热提示宫腔感染、胎粪污染或宫内出血。子

宫收缩过频可能导致胎情恶化，除了最终导致胎心过缓以外，胎儿电子监护表现可无明显变化。

血管缺血性损伤

脑血管损伤包括脑出血或脑血栓，均可引起神经系统缺陷。与胎头受压有关的脑血管畸形可导致脑血管缺血性损伤。有时凝血功能障碍可致血栓形成。大部分病例的病因并不清楚。根据胎心率基线突然上升，同时加速消失，变异减少，医师可以推断血管缺血性损伤的发生[14]。即使胎儿血 pH 正常，或出生后新生儿血含氧量正常，这类患儿也可能出现偏瘫型脑瘫[14,15]。

伴随延长减速的病例如果胎心率恢复至正常基线水平，同时加速及周期性恢复，曲线有反应性，那么新生儿未必发生神经系统缺血性损伤。相反地，如果分娩时胎心率没有恢复正常，或仅仅是胎心率基线恢复正常，但基线变异减少，没有反应性或周期性，这就提示局部血管有损伤或脑基底神经节出现缺血性损伤[4]。

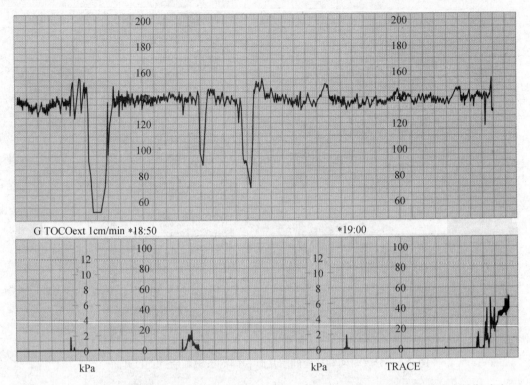

图 7-6　胎心率基线正常（140bpm），基线变异正常，有加速，单纯的可变减速被误认为早期减速

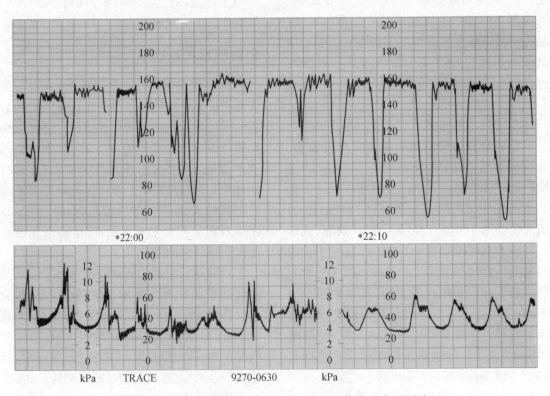

图 7-7　胎心率基线上升至 150bpm，基线变异减少，加速消失

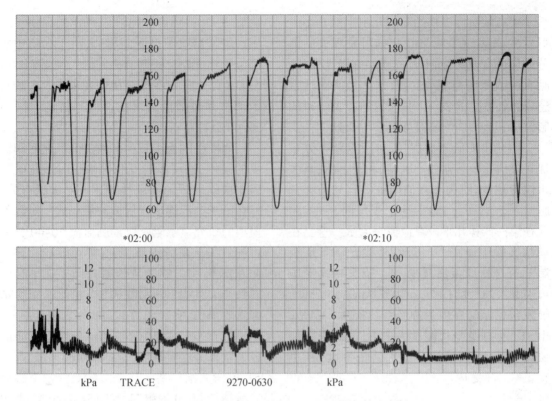

图 7-8 胎心率基线上升至 170bpm，基线变异消失

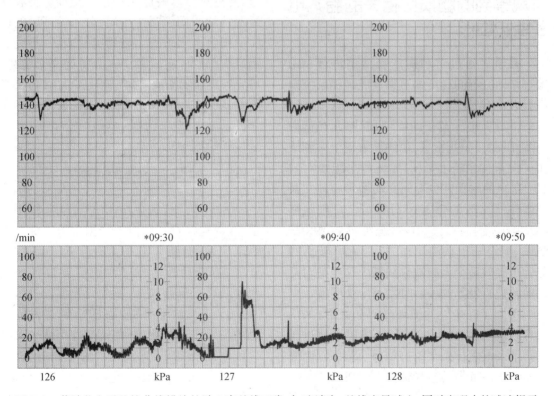

图 7-9 若胎儿电子监护曲线描绘的胎心率基线正常，加速消失，基线变异减少，同时出现小的减速提示缺氧即将发生

伴有缺血性损伤的新生儿出生后几小时可发生惊厥。CT 或 MRI 扫描可发现大脑部分或局部有梗死,而不是皮质层弥漫性梗死,脑水肿或基底神经节受损,这些是间歇性窒息或急性窒息的表现。关于这些类型脑瘫的影像学和流行病学研究参见参考文献[16,17]。

胎儿出现低氧血症时,血液重新再分布优先供应重要脏器如心脏、脑和肾上腺,其次再供应皮肤、肌肉和其他内脏器官如肠和肾脏[18,19]。然而,当胎头严重受压时,一些胎儿在第二产程几乎没有血流至大脑。这已在动物实验中证实[20]。近红外线光谱学证实胎儿氧合血红蛋白减少[21]。胎头持续受压可引起窒息性脑损伤,新生儿 Apgar 评分低,继发包括脑瘫在内的神经系统疾病。但是,由于不存在全身代谢性酸中毒,因此受损部位局限于大脑,新生儿出生后脐带血 pH 也在正常范围之内。

与观察到的脑损伤相关的胎儿电子监护图形

有学者通过对动物实验模型进行 MRI 检查来研究不同程度的窒息造成神经系统损伤婴儿的预后[4]。重度心动过缓(急性缺氧病例的胎儿电子监护曲线)引起胎儿严重血液灌注不良,胎儿窒息,最终导致整个大脑缺血。由于代谢需求不同,胎儿各个组织对缺氧-窒息的耐受性也不同。动物实验证实血液灌注严重不足持续 10 分钟可造成细胞壁和细胞核受损;持续 20~30 分钟可导致大脑脑回、海马和距状沟受损;持续时间超过 30 分钟可导致整个大脑缺血缺氧。这也是对动物胎儿进行复苏的最后时限[22]。

不同于完全性的循环障碍和缺血,如果仅存在部分性缺血和缺氧,机体可以通过自身调节及血管扩张来维持脑部血流。然而处于血流供应远端的边缘带可出现血液弥散减少,如果不能维持其代谢最基本需求,则可能导致该部位损伤。据估计该区域的神经元如

缺氧 30 分钟则可能出现不可逆的损伤。尽管边缘带脑组织已受到影响,由于大脑重要部位受到优先自我调节机制的保护仍暂时不会发生缺血。自我调节机制在未影响大脑其他部位并且最后衰竭前所能维持的时限为 30~60 分钟左右。

间歇性的血流减少会增加低氧血症和缺氧的发生,这可能与亚急性缺氧时胎儿电子监护曲线表现的间歇性减速程度加深有关,并在第三产程逐步发展成缺氧模式。对绵羊模型的研究显示阻断颈动脉血流 30~40 分钟可导致矢状窦旁皮质、基底神经节和丘脑缺血和坏死[23]。髂动脉闭塞持续 1~2 小时可导致与新生儿"分水岭损伤"相似的矢状窦旁皮质损伤。实验证明不同动物之间有差异,但一般至少持续 30 分钟的部分窒息才能造成矢状窦旁皮质损伤,若持续时间超过 60 分钟,损伤加剧。基底神经节病灶常常由心动过缓持续 30 分钟引起。当持续时间超过 30 分钟,可见分水岭区域的白质受损。当心动过缓持续时间超过 1 小时,分水岭区域的白质受损会大大增加。动物实验表明,不完全窒息 50 分钟,再延续 3~4 分钟的完全窒息,可导致皮质和基底神经节损伤。MRI 可将产前期、围生期和产后期窒息引起的脑损伤完全显示出来[23]。

胎儿窒息及其医学意义

为了确认疏忽存在,必须证明有因果关系,以及医疗责任。以下证据支持事件是有因果关系的:胎儿电子监护异常、Apgar 评分低、脐带动脉血 pH 降低、需要进行新生儿辅助通气治疗,进入新生儿重症监护病房(NICU)、缺血缺氧性脑病(HIE)和继发的神经系统损伤。然而,一些代谢性疾病也可能导致神经系统疾病和胎儿电子监护异常,当然,一些不恰当的治疗也会引起这些异常。下面列出的是判断新生儿窒息的主要和附加标准,可以帮助判断其是否属因果关系[24]:

主要标准：

- 有证据显示脐动脉（umbilical artery，UA）血酸中毒、对刚出生的新生儿（NN）立即采样：血 pH<7.0，碱剩余 >12mmol/L
- >34 周新生儿早发性重度或中度缺血缺氧性脑病
- 脑瘫、痉挛性瘫痪或运动障碍

附加标准：

- 即将临产前或产程中有缺氧的证据
- 突然出现并快速恶化的胎心率曲线
- Apgar 评分 <7 分持续时间 5 分钟以上
- 多器官受累的早期证据
- 急性脑损伤的早期影像学证据

> "人们必须意识到，异常的出生过程可能本身就是围产儿疾病的结果，而不是疾病的原因。"
>
> Sigmund freud
> Die infantile cerebrallähmung. Vienna, 1897

以上标准强调了儿科神经科专家报道的神经系统预后需要相应的 MRI 影像、胎儿电子监护曲线以及分娩前、分娩后不久的临床病史支持。将这些标准与某个病例完全对应起来可能有一定难度，因此需要明确病例为什么符合这些标准，而不符合另一些标准的原因。

因果关系

新生儿 Apgar 评分低（≤3 分）和脐动脉和（或）脐静脉血 pH 正常相矛盾，这对判断医疗行为是否直接导致医疗事件的发生带来困难。提示神经系统预后不良的新生儿监测指标还有脐动脉血 pH 和血气分析，其中碱缺失更加准确地提示酸中毒属呼吸性还是代谢性，代谢性酸中毒的新生儿预后更加不好。以下是新生儿 Apgar 评分低的原因：先天畸形、早产、感染以及母亲用药治疗后。其他的提示神经系统不良预后的监测指标还包括有复苏史、辅助通气史、出生后几天内有神经系统症状者、缺血缺氧性脑病 1~3 级者或影像学检查（CT 或 MRI）有缺血或缺氧性损害证据者。

一个病例常常仅有 2 项或 3 项指标异常，而不是所有的监测指标均异常。有时，虽然胎儿出生后脐带动静脉血碱剩余和 pH 正常，而新生儿的 Apgar 评分却很低，并且需要新生儿复苏和辅助通气，在接下来的几天内新生儿出现异常神经系统症状。这可能归咎于脐带急性受压超过一定的时间后，血循环才被阻断。靠近胎盘侧的脐带受压并不导致脐带血 pH 下降，相反地，越是靠近胎儿侧的脐带受压越会导致脐带血 pH 下降，这是胎儿持续代谢的结果。根据脐带受压时间的长短，胎儿出生后可能表现出异常的神经系统症状，也可能有远期后遗症。

医疗责任

在一个病例中，如果确定异常的胎儿电子监护曲线与不良预后之间存在因果关系，那么接下来就应该进一步明确责任的归属了。如果医务人员采取了及时、恰当的处理措施，那么他是没有责任的。如果医学专家认为医务人员对合并异常胎儿电子监护曲线患者的处理不符合要求，那么涉及人员的责任大小应根据 Bolam 原则来判断：

> "原则或指南的设定应该考虑的是具有平均水平的医务人员，而不是按照最高水平的人来设定……"

最近，Bolithos 法开始被应用：

> "如果经证实一名医生的观点经受不住逻辑分析，法官则有权判决这名医生的观点是不合理或者不可靠的。"

因此，争论的焦点取决于"恰当、及时的处理"必须是正确而合理的。这涉及胎儿受累的类型和是否得到及时处理。前文已经讨论过胎儿电子监护模式与胎儿窒息的持续时间有关，而这需要医务人员的及时而正确的处理。

需要根据"受损时机"追究责任，但仅仅

依赖胎儿电子监护也并不一定可以鉴别。对于胎儿电子监护曲线出现异常后，患者在医护人员干预前可以等待多久，并且推迟干预是否会在胎儿电子监护曲线没有进一步变化的情况下使得病情恶化，都是需要经医学专家评估的。不同类型的胎儿电子监护曲线代表胎儿不同程度的缺氧，包括急性、亚急性、逐渐加剧的缺氧或持续存在的缺氧，这可能有助于解答这些问题。如果胎儿电子监护曲线异常的时间能够与神经放射学专家通过MRI 发现的新生儿受损情况相符，并且和儿科神经学家描述的儿童受损情况相吻合，则可以推出最终结论。确定胎儿可能的受损机制和时机后，专家必须对医护人员是否做出及时而正确的处理做出判断。如果是因为没有发现胎儿电子监护曲线异常而没有及时进行干预的话，或者虽然发现曲线异常，但没有及时采取干预措施，均被认定负有责任。

减少不良结局

大量的研究及报告显示，不良结局的发生经常被归因于以下方面：不能识别胎心率曲线，没有采取正确或及时的干预措施，由于专业技能不够而出现判断错误，沟通不良。此外，胎心率曲线图纸的保存也至关重要，但是保存工作常常很糟糕。这些风险能够通过教育、培训、监督、事故报告、事故审查和风险管理来降低。相关的部分将总结如下。

关于无法解释胎儿电子监护曲线的问题

那些刚刚进入产科相对中等年资的医生可能尚缺乏相关经验，不具备解释胎儿电子监护曲线的知识。原因可能是培训不够以及在进入产房工作前没有仔细评估其是否具备解读胎儿电子监护图形的基本知识。在家中再教育、进修课程和培训材料是必不可少的。作者所在机构中，每一个助产士与医生均要参加关于胎儿电子监护的考核。考核包括三项内容，每项内容八个问题：(a) 图形识别；(b) 病理生理学；(c) 病例分析（临床病例及胎儿电子监护图形）。那些成绩不合格者将接受一对一的指导，促使他们能够理解基本概念，让他们在工作环境中游刃有余。为了协助 NHS（英国国家卫生服务）的官员促成此事，RCOG（英国皇家妇产科学院）和RCM（英国皇家助产士学会）建成了英国健康事业的网络教育，制作了电子学习、评估的软件包，官员可利用该软件包对学员进行教导、评估，指出正确或错误的答案并给与解释，学员可通过这个过程可进行成人再教育[25]。

已有一些商业产品能够指出胎儿电子监护图形上出现的异常特征，计算机辅助系统也正在进一步的研究中，它可以体现患者的临床状况，也可以对医生如何采取措施给予提示，并且可将临床情况显示在显示屏上。英国胎儿智力评估系统（INFANT）就是基于此计算机系统。希望在这些提示下，临床医生能够分析胎儿电子监护图形，结合临床情况，采取合适的临床处理。在出现胎儿生长受限、早产、超过预产期、宫内感染、羊水胎粪污染时需要更早地采取措施。当胎儿电子监护曲线异常时，缩宫素、硬膜外麻醉的不当使用以及困难的手术分娩可引起胎儿进一步受累。必须对没有出现缺氧的正常胎儿生物行为模式包括反应性（加速）、周期性（静态和动态睡眠周期）给予关注。胎儿监护无反应，胎心率基线变异 <5bpm，小减速（<15 次）持续时间 >90 分钟，预示胎儿存在缺氧。临床上医生遇到这样的曲线应该选择立即终止妊娠。

不恰当干预

一旦确诊胎盘早剥、脐带脱垂或瘢痕子宫破裂时，必须采取手术分娩。如果出现持续的心动过缓 <80bpm，pH 每隔 2~3 分钟可能会降低 0.01，最好在 15 分钟之内或者尽快地终止妊娠。每个科室都应该做好应急准备，以保证这些病例以第一类剖宫产术分

娩(30 分钟内完成分娩,在某些情况下甚至需要更早[26])。紧急时应启动"急诊剖宫产预案",调集在场人员及麻醉师立即实施剖宫产术。

虽然胎心率可以短暂的回升至正常基线水平(<30 秒),但若胎心率减速持续时间超过 90 秒,也必须保证在 30~60 分钟内尽早终止妊娠。这种情况下,进行胎儿头皮血采样是不恰当的,可能会延迟干预时机,造成胎儿进一步受累,危及胎儿。宫缩强直,尤其是前列腺素引起的宫缩强直导致胎儿电子监护曲线异常,或阴道分娩中伴随胎心率曲线异常时,但当时又没有急诊手术条件,此时应使用大剂量的宫缩抑制剂,如特布他林(terbutaline)0.25mg 稀释于 5ml 的生理盐水中缓慢静脉注射[27]或皮下注射,可能会抑制宫缩,即使延迟处理也可以改善胎儿状况(见第 28 章)。

未能识别的技术性错误

胎儿电子监护曲线记录胎心率模式。当监护仪器安装完成后,确保胎心跳动被超声波传感器捕捉,并通过电极转换成 ECG 信号非常重要。在超声模式下,监护仪能够通过捕捉母亲不同血管的搏动而记录到相同或者两倍于母亲的心率。产程中超声传感器滑动,

由监测胎心率变成监测母亲脉搏的情况比较罕见[28]。在第二产程中这种情况更常见些。第二产程中可以通过把脉或者指脉氧检测探头将母亲心率加快与胎心率下降小心区分[29]。当胎儿死亡后胎儿 ECG 电极偶尔会记录母亲的心率,此时它提供的心率和产妇心率是相同的。整个胎儿电子监护曲线都要不时地进行分析总结以便于发现其中的突然变化。当双胞胎的第一个胎儿娩出后,应着重监测第二个胎儿因为容易监测到母亲心率错当第二个胎心。为了克服这种错误,一些公司生产了一种成为"智能脉搏"的浅表指脉氧探头,放置在宫缩探头里,它可以在应用宫缩探头时在胎监纸上记录下母亲的心率(图 7-10)。

当曲线在技术上不能令人满意时,听诊和在纸上或胎儿电子监护图纸上记录一些发现是非常重要的。如果可能的话,连接一个头皮电极可获得更可靠的曲线。当胎儿心率异常时,必须对宫缩模式的监测给予高度重视。

保存记录

胎儿电子监护曲线是记录在热敏记录纸上的,这种纸一般在 3~4 年后褪色。即便经过精心保护,胎儿电子监护记录也会渐渐消

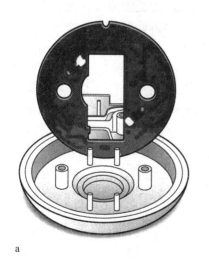
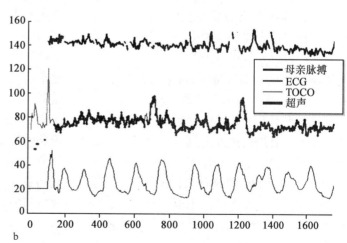

图 7-10 (a)智能型脉搏宫缩传感器,可以记录宫缩和母体的脉搏;(b)在传感器中加入浅表指脉氧探头

失,尤其合并胎儿预后不良时。一份有关产科医疗事故的调查报告表明,64 例可能被起诉的病例中,18 例丢失了胎心率曲线记录[30]。另外 6 份病例的胎儿电子监护曲线无法被解读。法律上这些记录需要保存 25 年。胎儿监护仪生产公司制造了能够自动把正在记录的胎儿电子监护曲线和档案保存到磁盘或者硬盘中的仪器。也出产了可以直接从服务器下载胎监记录的系统。从服务器获得的信息对于研究非常有意义,该系统和回顾服务器设置在一个中心。该设备可以让大家不打扰产妇的情况下,在监护室外进行病例的研究与讨论。另外它还可以充当一个"周围观测"的角色,处于中心站的医生和助产士可以把床旁监护者漏掉的异常监护挑选出来,这有利于讨论及采取适当的处理措施。

教育和培训

教育和培训是非常重要的,并且由 CESDI 报告和随后的 CNST 重点推荐。20 年前仅仅是在开始实践之前听取一个小时关于胎儿电子监护的讲座,而今已经变成了至少一整天的职业培训。也可以通过阅读一些书籍、看 CD 和浏览网站掌握这门技能。除了正规培训,科室内通过总结自己的病例是巩固知识的最好途径。

产科病区总会有新的医生和助产士轮转。一些是刚刚取得资格的,另外一些可能之前在产科以外的科室工作。一旦发现胎儿电子监护曲线看似异常时,应立即对其加以关注和评估,必要时采取干预措施。因此,必须安排一名对胎儿电子监护曲线熟练掌握的高级技术人员进行排疑解惑,教育和培训,指导进行正确的干预,并避免不必要的手术分娩。有些国家的产科病区 24 小时都有专家提供咨询。而英联邦国家中至少在一些大的医疗机构,也已经打算在产科 24 小时安排这样的专家。

事故报告和评审

报告并审查医疗事故及其不良预后是非常有必要的,事故的不良预后包括新生儿 Apgar 评分低,脐动脉血 pH 降低,需要辅助通气并进入重症监护病房以及新生儿发生 HIE。确认是否存在系统漏洞是非常重要的。系统漏洞可能出现于教育和培训、团队的建立、监督和医务人员的业务水平不足这几个方面。风险管理小组应彻底审查每一个有可能发生诉讼的病例,详细评估并给出建议以防事故的再次发生。

结论

胎儿窒息所导致的胎儿或新生儿死亡或损失,尤其是足月者,对于产妇、家属以及全体医护人员来说都是很大的悲剧。医护人员并不是故意出错,但是由于缺乏知识经验或缺乏高年资医生指导,悲剧还是发生了。当发生死胎、新生儿神经系统受损时,诉讼难以避免。当悲剧发生时,患者很想知道发生了什么,为什么会发生,如果改进可不可以预防悲剧发生,以及如何预防悲剧再次发生。所涉及的医务人员对他们的医疗行为如何作出解释? 治愈这种疾病所需的成本和患儿可能遭受的痛苦? 实际遭受的损失和将来的护理费用有多少? 产科诉讼对所涉及的每个人来讲都是一种折磨。每一个有生理缺陷孩子的父母都宁愿拥有一个正常的孩子,也不愿养育一个需要大笔护理费用的残疾儿。看着孩子受苦,父母时刻感到压抑和忧愁。我们必须尽我们所能尽量避免或减少此类事件的发生。提高医疗质量,尽量减少医疗事故发生和减少产科方面的诉讼之间并不存在冲突,这三者之间是互补的,并可以通过研究、质量控制、教育、培训以及风险管理来实现。风险管理也是临床管理的组成之一,可以提高医疗质量。

(刘铭 译)

参考文献

1. Ten Years of Maternity Claims: An Analysis of NHS Litigation Authority Data. Published by NHS Litigation Authority; 2nd Floor 151 Buckingham Palace Road, London, SW1W 9SZ. © NHS Litigation Authority, 2012.
2. Confidential Enquiry into Stillbirths and Deaths in Infancy. 4th Annual Report. London: Maternal and Child Health Research Consortium; 1997.
3. Pasternak JF. Hypoxic-ischemic brain damage in term infant – lessons from the laboratory. Pediatr Clin North Am 1993;40:1061–72.
4. Myers RE. Four patterns of perinatal brain damage and their conditions of occurrence in primates. Adv Neurol 1975;10:223–32.
5. Hagberg B, Hagberg G, Beckung E, Uvebrant P. Changing panorama of cerebral palsy in Sweden. VII. Prevalence and origin in the birth year period 1991–1994. Acta Paediatrica 2001;90:272–7.
6. Blair E, Stanley FJ. Intrapartum asphyxia: a rare cause of cerebral palsy. J Pediatr 1988;12:515–9.
7. Beard RW, Filshie GM, Knight CA, Roberts GM. The significance of the changes in the continuous fetal heart rate in the first stage of labour. J Obstet Gynaecol Br Commw 1971;78:865–81.
8. Fleischer A, Schulman H, Jagani N, Mitchell J, Randolph G. The development of fetal acidosis in the presence of an abnormal fetal heart rate tracing. I. The average for gestational age fetus. Am J Obstet Gynecol 1982;144:55–60.
9. Phelan JP, Kim JO. Fetal heart rate observations in the brain-damaged infant. Semin Perinatol 2000;24:221–9.
10. Lin CC, Mouward AH, Rosenow PJ, River P. Acid-base characteristics of fetuses with intrauterine growth retardation during labor and delivery. Am J Obstet Gynecol 1980;137:553–9.
11. Steer PJ. Fetal distress. In: Crawford J, editor. Risks of labour. Chichester: John Wiley; 1985. p. 11–31.
12. Ingemarsson I, Arulkumaran S, Ratnam SS. Single injection of terbutaline in term labor. Effect on fetal pH in cases with prolonged bradycardia. Am J Obstet Gynecol 1985;153:859–64.
13. National Institute of Clinical Excellence. Intrapartum care: Care of healthy women and their babies during childbirth. This guideline is an update of 'Electronic fetal monitoring: the use and interpretation of cardiotocography in intrapartum fetal surveillance' (Guideline C) issued in May 2001. Clinical guideline 55 – 2007: http://publications.nice.org.uk/intrapartum-care-cg55
14. Schifrin BS. The CTG and the timing and mechanism of fetal neurological injuries. Best Pract Res Clin Obstet Gynaecol 2004;18:467–78.
15. Micahelis R, Rooschuz B, Dopfer R. Prenatal origin of congenital spastic hemiparesis. Early Hum Dev 1980;4:243–55.
16. Rosenbloom L. Dyskinetic cerebral palsy and birth asphyxia. Dev Med Child Neurol 1994;36:285–9.
17. Stanley FJ, Blair E, Hockey A, Patterson B, Watson L. Spastic quadriplegia in Western Australia: a genetic epidemiological study. I. Case population and perinatal risk factors. Dev Med Child Neurol 1993;35:191–201.
18. Berger R, Garnier Y, Lobbert T, Pfeiffer D, Jensen A. Circulatory responses to acute asphyxia are not affected by the glutamate antagonist lubeluzole in fetal sheep near term. J Soc Gynecol Invest 2001;8:143–8.
19. Richardson BS, Carmichael L, Homan J, Johnston L, Gagnon R. Fetal cerebral, circulatory, and metabolic responses during heart rate decelerations with umbilical cord compression. Am J Obstet Gynecol 1996;175:929–36.
20. O'Brien WF, David SE, Grissom MP, Eng RR, Golden SM. Effect of cephalic pressure on fetal cerebral blood flow. Am J Perinatol 1984;1:223–6.
21. Aldrich CJ, D'Antona D, Spencer JA, Wyatt JS, Peebles DM, Delpy DT, et al. The effect of maternal pushing on fetal cerebral oxygenation and blood volume during the second stage of labour. Br J Obstet Gynaecol 1995;102:448–53.
22. Williams CE, Gunn AJ, Synek B, Gluckman PD. Delayed seizures occurring with hypoxic-ischemic encephalopathy in the fetal sheep. Pediat Res 1990;27:561–8.
23. Sie LT, van der Knapp MS, Oosting J, de Vries LS, Lafebar HN, Valk JMR. Patterns of hypoxic-ischaemic brain damage after prenatal, perinatal and postnatal asphyxia. Neuropaediatrics 2000;31:128–36.
24. McLennan A. A template for defining a causal relation between acute intrapartum events and cerebral palsy: international consensus statement. BMJ 1999;40:13–21.
25. Electronic fetal monitoring. http://www.e-lfh.org.uk/projects/electronic-fetal-monitoring/
26. National Collaborating Centre for Women's and Children's Health – Commissioned by the National Institute for Health and Clinical Excellence. Caesarean section. November 2011. Available at http://www.nice.org.uk/nicemedia/live/13620/57162/57162.pdf
27. Ingemarsson I, Arulkumaran S, Ratnam SS. Single injection of terbutaline in term labor. 2. Effect on uterine activity. Am J Obstet Gynecol. 1985;153:865–9.
28. Gibb DMF, Arulkumaran S. Fetal monitoring in practice. 2nd ed. Oxford: Butterworth Heinemann; 1997. p. 10–9.
29. Nurani R, Chandraharan E, Lowe V, Ugwumadu A, Arulkumaran S. Misidentification of maternal heart rate as fetal on cardiotocography during the second stage of labor: the role of the fetal electrocardiograph. Acta Obstet Gynecol Scand 2012;91:1428–32.
30. Ennis S, Vincent CA. Obstetric accidents: a review of 64 cases. BMJ 1990;300:1365–7.

第 8 章

引　产

SJ Stock·AA Calder

"分娩的自然发动是一种健全和有效的机制,在它发生之前胎儿的几个系统业已成熟。应该尽可能地让这个过程顺其自然。只有在我们确信能做得更好时才进行引产。"

Alec Turnbull,1976

历史背景

引产首选的可靠方法在产科实践中已广泛被应用,这就是破膜术—人工破坏羊膜。尽管这种方法可能很早已经被应用,但一直到 1756 年,伦敦 Middlesex 医院的 Thomas Denman 医生(1733-1815)在文献中描述它的优点,人工破膜术才第一次进入医学文献。因此,它在欧洲作为"英国方法"被熟知。

另一种人工方法由英国的 Robert Barnes(1817-1907)在 1861 年推荐,即通过宫颈放置盛满水的液压囊来引产[1]。接着巴黎的 Camille Champetier de Ribes(1848-1935)[2]和纽约的 James Voorhees(1869-1929)[3]也提出了类似的方法。现在才认识到它的机理是引起局部前列腺素的释放。

直到缩宫素被发现和应用于临床,引产的可靠性才得到保证。Henry Dale(1875-1968)第一次观察到垂体后叶提取物可以引起宫缩[4]。他为产科医生 William Blair Bell(1871-1936)提供垂体后叶提取物用于引产[5]。然而,由于垂体后叶提取物的制作工艺粗糙,提取纯度不够,另外最初采取的给药方式是肌内注射,这种给药方式的可调控性差,因此,不难理解许多病例出现致命性的强直宫缩。直到 20 世纪后期,当缩宫素的化学结构八肽和其合成工艺被了解后,它才被真正应用[6~8]。接下来的一段时间,Geoffrey Theobald 提倡缩宫素稀释后可作为"生理液体滴注",例如稀释后静脉输注,这引起了许多争议[9]。其目的是加大缩宫素的安全性,但是其缺点是降低了其有效性和可靠性。直到 20 世纪 60 年代末,Alec Turnbull 及 Anne Anderson 认为,从药理学上看,缩宫素"滴注法"更加合理。因此,临床上开始将缩宫素滴速稳定增加直到子宫开始有效收缩,并保持此有效滴速[10]。前列腺素的临床应用是一个有重大意义的、新的引产方法。前列腺素于 20 世纪 30 年代第一次被发现可以用于引产,但直到 30 年后才被应用于临床,这主要归功于斯德哥尔摩的 Sune Bergstrom 及他在 Karolinska 研究所的同事[11]。在 1975 年,人们才清楚的认识到前列腺素也可用于引产,它不仅可以诱发宫缩,而且对促宫颈成熟起积极作用[12~13]。像缩宫素一样,人们探索前列腺素的各种用药途径,最终发现通过生殖道局部使用所需剂量较小,并可大大减少其副作用。阴道放置 PGE_2 已成为常规的使用方法[14]。

自 Barnes、Champetier de Ribes 及 Voorhees 提出人工的引产方式之后,经历了一个世纪,又有越来越多的证据重新表明使用 Foley 氏导尿管或者宫颈液压球是有效的引产方式,与前列腺素相比,强直宫缩的发生率更低[15]。

引产指征

引产是产科中最常见的干预措施,发达国家超过 20% 的母亲进行过引产[16]。当认为终止妊娠比继续妊娠对母亲或胎儿更有利,或对两者皆更有利的时候,临床医生就会实施引产。其实也就是必须把握继续妊娠和终止妊娠谁的风险更大。必须评估每一次妊娠的"产科平衡"(图 8-1)。有经验的临床医生会马上认识到仅凭以下两点即可判断这种观点并不恰当:第一,引产过程的风险必须得考虑。如果没有根据的引产,目的是为了规避风险,但可能带来比风险更大的危险。第二,引产可能对母儿的一方有利,对另一方有害。例如,对重度子痫前期的患者引产可极大程度地减少她所面临的风险,但同时也增加了新生儿早产的风险。

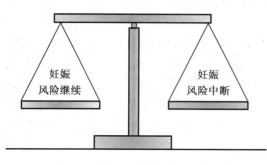

图 8-1 产科平衡

实施引产时,必须权衡每一次妊娠的特点,考虑一些特定并发症给母儿带来的利弊。即考虑引产本身带来的风险。重要的是,必须考虑母亲的倾向和对风险的看法。下面列举了常见引产指征。图 8-2 为当临床医生面临需要终止妊娠时应进行的评估流程图。

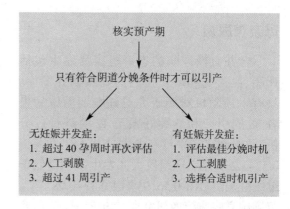

图 8-2 当面临终止妊娠的选择时应进行的流程图

延期妊娠

大约高达 10% 的妊娠会超过 294 天(42 周)。足月后母儿风险增加,当妊娠超过 41 周后新生儿或者婴儿死亡风险明显增加[17]。

一项 Cochrane 系统综述和 Meta 分析认为,与继续妊娠相比,达到或超过 37 周的足月引产可能降低围产儿死亡风险(RR 0.31,95%CI 0.12~0.88),且新生儿胎粪吸入综合征发生率低(RR 0.50,95%CI 0.34~0.73)[18]。

通常认为引产提高了包括剖宫产在内的手术分娩。实际上,与继续妊娠比较,引产后的剖宫产更低(RR 0.89,95%CI 0.81~0.97)[19]。

子痫前期和妊娠期高血压

妊娠期高血压疾病与母儿并发症增加有关。对重度子痫前期,终止妊娠是治疗的首选。对轻度子痫前期,引产的利弊不是如此泾渭分明。一项随机对照实验对孕龄达到或者超过 36 周轻度妊娠期高血压或轻度子痫前期病例分为引产组(n=377)和继续妊娠组(n=379)。研究结果表明,引产组病例发生不良妊娠结局者更少(RR 0.71,95%CI 0.59~0.86,P<0.0001)[20]。引产组新生儿出生体重低于对照组,但两组新生儿发病率没有差别。小于 36 周的轻度子痫前期或者妊娠期高血压孕妇,引产相关的医源性早产造成的潜在风险更高,必须权衡医源性早产与继续妊娠两者的利弊。

母亲糖尿病

合并有糖尿病的患者更容易发生包括死胎、巨大儿和产伤在内的妊娠期并发症。只有一项随机对照研究对妊娠期糖尿病患者 38 周引产和继续妊娠至 42 周进行过分析，两组剖宫产率没有差别（RR 0.81，95%CI 0.52~1.26），但引产组巨大儿发生率明显低于继续妊娠组（RR 0.56，95%CI 0.32~0.98）[20]。英国国立临床疗效研究所（NICE）建议，需要使用胰岛素的妊娠合并糖尿病患者在妊娠 38 周时引产（如果没有剖宫产指征）[NICE 妊娠期糖尿病指南（CG63）]。

双胎和多胎

流行病学调查提示双胎"足月"的孕龄比单胎提前，双胎妊娠在 36~38 周期间分娩发病率和死亡率最低。现行的 NICE 指南建议双绒毛膜双胎在 37 周左右计划分娩，单绒毛膜双胎在 36 周左右计划分娩。尽管目前没有明确的随机对照试验提供证据，证实双胎引产可以改善结局，但是最近的一项随机对照研究通过比较 37 周左右计划分娩和继续妊娠的母儿结局，发现引产确实能通过降低出生体重低于第 3 百分位数的新生儿数量，来降低新生儿的病率[21]。因此，这一结果也支持现行的规范推荐，无其他并发症的双胎妊娠于 37 周左右终止妊娠新生儿结局最好。

早产胎膜早破

当胎膜早破发生时，必须权衡继续妊娠发生宫内感染继而引发新生儿和（或）母体败血症的风险，以及立即终止妊娠所造成的早产风险。如果孕周小，距离预产期远，则必须考虑早产风险。除非有迹象表明胎儿或母体已经受累，否则继续期待治疗，监测胎儿及母体的健康状况更加适宜。PPROMEXIL 的研究结果显示[22]，即使胎膜早破在接近足月时发生，立即引产也不能带来任何益处。同时该研究对相似研究进行 meta 分析，发现胎膜早破患者总体新生儿感染率很低，引产并没有降低新生儿败血症率（RR 1.06，95% CI 0.64~1.76），也没有降低剖宫产率（RR 1.27，95%CI 0.98~1.65）。因此，该研究建议"边看边等"的治疗策略，除非有明确证据证实感染存在或者合并有其他威胁母儿健康的因素。

胎儿生长受限

当母体输送的血氧和营养不足时，胎儿的一系列参数会发生进行性变化，包括生长、代谢、心血管及行为参数，代表着胎儿缺氧和酸中毒状态加剧。如果怀疑胎儿受累发生，立即终止妊娠会降低由此造成的胎儿缺氧风险。但是，同时也增加了早产风险。胎儿生长受限干预研究（the Growth Restriction Intervention，GRIT）[23] 目的是评估立即终止或延期终止妊娠对 24~36 周可疑胎儿生长受限的影响。总体来讲，两种干预方式对包括神经系统损害、死亡、两年后婴儿功能障碍方面的预后没有不同影响。但是，立即终止妊娠组更多新生儿接受超过 24 小时的通气治疗（RR1.54，95%CI 1.20~1.97），同时剖宫产终止妊娠几率更高（RR 1.15，95%CI 1.07~1.24）。一篇来自 Cochrane 的系统综述对有关胎儿生长受限时机的文献进行回顾分析，虽然认为立即终止还是延迟终止时机尚需要进一步研究证实，但是在目前分娩时机还不能确定的情况之下，延迟直至监护结果出现异常再终止妊娠或许能够改善母婴的妊娠结局[24]。

同时，也没有明确的证据支持对胎儿生长受限足月引产有更多的益处。一项随机对照研究（DIGITAT 试验）表明，对胎儿生长受限 36 周后引产或继续期待妊娠，妊娠不良结局并没有太大差异。因此，作者认为，对非常坚持继续期待妊娠不愿意干预的孕妇，加强母儿监测是安全的。然而，作者还建议，为避免新生儿发病和死胎死产，可能引产更为合理[25]。

选择性引产

选择性引产,即缺乏医疗指征要求的引产,不管是孕妇要求,还是医生选择,或者鉴于社会、地理环境因素考虑(例如由于丈夫因素或者家距离远),均可以进行。一项基于人群的队列研究发现,与继续妊娠相比,预产期前后选择性引产可以降低围产儿死亡率和母体并发症发生率,并增加阴道分娩率[26]。但是,引产增加新生儿入住病房率。其他研究也发现引产可以降低剖宫产分娩[27]。尽管这些结论源自观察性研究,但是依旧有利于咨询患者选择分娩时机和分娩方式。

引产方法

大家都知道,引产有时很容易而有时极度困难。最主要的影响因素可能是患者是否最接近自然临产状态。因为从妊娠维持状态到自然临产的转变是一个渐进过程(见第1章)。对一个第二天即将临产的孕妇来讲,提前一天引产最简单不过。相反地,如果自然临产还是一个很遥远的事情,那么,即使接近或超过预产期,引产不可避免的将面临许

多困难。引产最有效的预测因子是宫颈成熟度。事实上,最初有关宫颈 Bishop 评分系统的研究是为了根据宫颈评分判断自然临产时机[28]。宫颈评分高预示距临产的时间短,评分低则预示临产还需要较长的一段时间。前者利于引产而后者不利于引产。

临床实践中,宫颈 Bishop 评分的应用不仅可以可靠预测引产是否易于成功,而且可以帮助判断哪一种引产方法最合适(图 8-3)。如果宫颈评分高(表 8-1),可能很快临产,常常只需要人工破膜即可成功引产,人工破膜后视情况看是否需要静滴缩宫素诱发宫缩。如果宫颈不成熟,则在人工破膜前采取措施

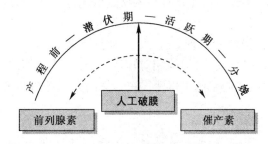

图 8-3　引产方案。前列腺素常用于临产前和产程潜伏期,人工破膜前应用最为恰当。缩宫素在人工破膜后使用最有效。人工破膜的最佳时机是在产程潜伏期

表 8-1　宫颈评分系统

宫颈特征	骨盆评分			
	0	1	2	3
Bishop 评分[28]				
宫口扩张(cm)	0	1~2	3~4	5~6
宫颈管容受(%)	0~30	40~60	60~70	80+
先露位置 *(cm)	−3	−2	−1/0	+1/+2
宫颈质地	硬	中	软	—
宫颈位置	后位	中位	前位	—
修正后 Bishop 评分[44]				
宫口扩张(cm)	<1	1~2	2~4	>4
宫颈长度(cm)	>4	2~4	1~2	<1
先露位置 *(cm)	−3	−2	−1/0	+1/+2
宫颈质地	硬	中	软	—
宫颈位置	后位	中位;前位	—	—

促宫颈成熟措施。在过去的 50 年,曾有许多引产方法一度盛行。有些方法现在看来似乎非常原始和不可思议,但那些方法均可以在某种程度上促使缩宫素和前列腺素产生,它们在临产发动中发挥作用。因此,乳房刺激(促使缩宫素释放)、蓖麻油、灌肠、Foley 导尿管、探条、人工剥膜,甚至性交都曾用于引产。后面的几种方法都可以通过刺激诱发前列腺素释放,从而用于引产。

人工剥膜

只有当宫颈足够成熟、一个手指能够进入宫颈管时,才可能实施人工剥膜术,它的效用不仅取决于这种手术诱发的内源性前列腺素释放,还取决于其他相关组织内源性前列腺素释放情况[29]。人工剥膜的主要优点在于操作简单,风险相对较低,并可保持胎膜的完整性,临产可以遵循更自然的方式进行。

前列腺素类

经阴道放置前列腺素制剂是最常见的引产方式[11],可以有效促宫颈成熟及加速分娩。常用制剂为凝胶或者缓释阴道栓剂。缺点是它同时促进宫颈成熟和引起子宫收缩,而生理情况下二者一般不会同时进行,宫缩出现前一般宫颈已经成熟。宫颈成熟前的子宫收缩对产程进展没有帮助,并增加子宫强直性收缩的风险,同时伴随胎心率改变。然而,无论对初产妇还是有阴道分娩史的经产妇,并没有证据表明前列腺素引起的子宫强直收缩会造成不良母儿预后,因为前列腺素既不增加剖宫产率又不增加新生儿住院风险。

一氧化氮供体

理想的引产方式是促宫颈成熟同时而不引起子宫收缩,这样在促宫颈成熟期间可以减少对胎儿的监护(可以门诊使用),并降低子宫破裂风险。一氧化氮能促进宫颈成熟但不引起子宫收缩,但实验结果令人失望,一氧化氮供体不能诱发产程发动,也不能减少其他引产药物的使用[30]。

经宫颈放置 Foley 导管

最近一项随机对照试验(PROBAAT 试验)的结果表明,经宫颈放置 Foley 导管[31]可促宫颈成熟而又不引起子宫收缩,引产效果与前列腺素制剂一样有效,包括引产失败率和剖宫产率两组没有差异。一项 Meta 分析中,使用 Foley 导管引产后的剖宫产率和使用前列腺素制剂相似,但能显著降低子宫强直收缩率(OR 0.44,95% CI 0.21~0.91)和产后出血率(OR 0.60,0.37~0.95)。虽然没有非常正式地评估产妇对 Foley 导管的看法,但 74% 的符合条件的妇女同意参与该试验。Foley 导管引产组仅不到 0.5% 的妇女拒绝使用,预示该处理有很高的接受度。没有证据表明使用 Foley 导管会增加母儿感染率。低成本的 Foley 导管尤其适用于医疗资源有限的贫困地区。

引产并发症

引产并不是轻轻松松的干预措施。事实上,引产并发症可能会超过需要实施引产的并发症所带来的风险。主要并发症如下:

胎儿不成熟

实施引产前最基本的前提是核对孕龄。早孕期 B 超检查可以推算孕龄。虽然 34 周以后出生的新生儿结局一般良好,但我们必须认识到,"晚期早产"[34 周 ~(36+6)周]占所有早产的 70%,与足月儿相比,远期神经系统问题更多,并有更高的婴儿死亡率[32]。作者同时也认为,"早期足月"[(37+0)周 ~(38+6)周]与 39 周后出生的婴儿相比,并发症明显增加。对晚期早产儿和早期足月儿实施引产可能引起严重的副作用。由于判断不当而提前引产造成的晚期早产儿和早期足月儿预后可能受影响,包括对他们的家庭以及胎儿远期健康可能造成不良影响。

子宫过度刺激

虽然自然临产也可能会引起子宫强直收缩,但在引产过程中出现是不应该的。如果按照缩宫素的使用规范引产,一般很少会发生子宫过度刺激。但即使按照规范也可能会发生子宫过度刺激,一旦发生,可能会建议使用子宫收缩抑制剂(见第 28 章)。产次超过 4 次的经产妇尤其危险,她们需要被密切监测。

人工破膜

羊水过多时,人工破膜可能引起脐带脱垂或者胎盘早剥。因此人工破膜时必须缓慢释放羊水,否则脐带可能被冲落下来,或者宫腔体积突然变小而引起胎盘早剥。对于羊水明显过多者,人工破膜前进行羊膜穿刺术减少羊水量可能是正确的做法。即使没有羊水过多,如果胎头太高未衔接,脐带脱垂的风险也很高。如果羊水量正常且胎头入盆,与自然破膜相比,人工破膜并不增加脐带脱垂风险。

缩宫素的特有并发症

长时间大量使用含有稀释后的缩宫素引产有引起水中毒的风险,极少情况下可能造成孕产妇死亡。如果按照规范使用,就不会有这种风险。虽然已证实缩宫素会使新生儿黄疸率增加,但这个没有非常重要的临床意义[33]。

引产失败

引产失败的定义是指干预没有引起有效的产程进展[34]。有些孕妇无论对前列腺素促宫颈成熟或者引产,以及缩宫素引产均不敏感,其中的原因不明。可能是这些妇女存在生理缺陷,如缺乏胎盘硫酸酯酶,造成子宫对缩宫素不敏感[35],也可能是由于缺乏一些必要的细胞因子或其他因素所致(见第 1 章)。

过期妊娠患者发生引产失败、难产、宫缩乏力性产后出血等一系列问题的概率增加,原因可能是先天性子宫肌层功能障碍,它可能导致不能自然临产,对引产不敏感,以及容易出现产后继发子宫收缩乏力。

产科医生必须认识到,不是所有的病例均可以经阴道分娩的,对有些病例需适时剖宫产才能避免并发症的发生。引产失败的母体高危因素包括初产妇、高龄产妇、身高偏矮、超重或 BMI 超过正常范围。胎儿高危因素包括巨大儿和小于孕龄儿[36]。不幸的是,目前没有一项指标可独立成功预测引产成功性,目前最重要的指标是引产前宫颈成熟度 Bishop 评分。其他预测指标包括经阴道超声和生化标记物(包括 fFN)并没有显示比宫颈指检的预测性更好[36]。

引产方案及步骤

下面列举推荐的引产步骤及方案:

第 1 步

下列这些问题应该得到解决:

- 根据最可靠的证据,准确的孕龄是多少?
- 母亲的健康状况如何? 她面临哪些风险?
- 胎儿的健康状况如何,有无证据表明其面临危险或潜在危险?
- 母亲有无特殊病史? 哪些情况需要考虑? 这包括剖宫产手术史、急产史、难产史、产伤或死产史。
- 子宫及其附属物的状况如何?
- 胎膜破裂或完整?
- 胎儿状况:估测的胎儿体重、胎先露及胎先露位置。
- 子宫肌层的敏感性如何?(在临床上,只有通过缩宫素的使用,才能真正地判断其敏感性)。
- 宫颈的成熟度如何(见表 8-1)?

第2步

一旦将以上资料收集完毕,产科医生应该与孕妇共同探讨分娩方式的选择问题。需要将孕妇的意愿及需求考虑在内,医生应该将病情和可选择的治疗方案告知孕妇,让她们有知情选择的权利,共同参与到整个孕期监护的过程中。对妊娠期间所面临的风险因素以及需要注意的关键问题是妇女保健的重点领域,提示着与孕妇的充分沟通对生产的重要性,从而使妊娠的最终质量有所上升[37]。

在与孕妇充分沟通后有三种可能出现:

1. 在适当监测下继续妊娠。
2. 剖宫产终止妊娠。
3. 引产。

第3步

一旦做出引产决定后,应按照以下方案进行:

根据宫颈成熟度,在引产之前先行促宫颈成熟可能更为恰当。促宫颈成熟的重要优势在于不会让孕妇和临床医生对即将临产抱有很大期望,从而减少了双方由于产程进展慢而感到泄气和灰心的可能。花费时间进行宫颈准备是值得做的事情,这样可以使引产诱发的宫缩在活跃期更有效。

产科医生可使用以下3种方法进行成功引产和分娩:前列腺素制剂、人工破膜和缩宫素。如上所述,也可以考虑经宫颈放置球囊如Foley导管。这3种方法的使用顺序是根据下列因素进行排列的,因为前列腺素可以促宫颈成熟,促使宫颈管容受和扩张宫口,宫口扩张到一定程度时,进行人工破膜是比较合适的。而缩宫素在人工破膜前几乎无法起效。因此,这三种方法的使用顺序为前列腺素/球囊→人工破膜→缩宫素(见图8-3)。

必须强调这种顺序的重要性,对宫颈长、质地硬、宫口未开的患者费九牛二虎之力才使破膜成功,这对引产是毫无作用的,届时反而会使产妇的产程延长,引产失败[38](见表8-2)。我们认为无论人工还是自然破膜最佳时机为临产后,宫颈完全容受,宫口扩张≥3cm。按照这3种方法的顺序,静脉滴注缩宫素不一定必要,但超过70%人工破膜后尚未临产或无进展的患者,使用缩宫素还是必要的。

特殊情况

前次剖宫产

有些临床医生认为前次剖宫产史是引产的相对禁忌证,我们并不这样认为,因为每一个病例均有其特殊性。如果阴道分娩成功的前景渺茫,且发生产程进展慢,产程延长的几率增加,安全起见,这样的病例应采取再次剖宫产。也就是说,对大部分前次剖宫产的病例,只要选择恰当,引产是安全、可行的,成功率可达70%。详见第14章。

表8-2 根据宫颈成熟度[38](修正后Bishop评分[42]),125名足月初产孕妇接受序贯人工破膜和静脉缩宫素滴注引产后的结局

修正后Bishop评分	样本数	引产-分娩间隔(平均)	剖宫产率	Apgar评分下降率
0~3:未成熟	31	14.9h	32%	23%
4~7:中等成熟	69	8.9h	4%	6%
8~11:成熟	25	6.4h	0	0
总例数	125	9.9h	10.4%	8.8%

妊娠较晚期胎儿宫内死亡

对胎儿宫内死亡的病例避免行人工破膜，否则增加了宫内组织坏死发生败血症的风险。因此，前列腺素成为首选，在使用前列腺素前可使用抗孕激素制剂如米非司酮（200mg 口服）。使用米非司酮结合米索前列醇对妊娠较晚期胎儿宫内死亡的孕妇进行引产，相较于现有的方案而言，会能将产程缩短至 7 小时（现有的平均引产时间约8 小时）[39]。在阴道内放置米索前列醇的有效性似乎与前列腺素相同，但费用更低。英国 NICE 指南推荐，对妊娠较晚期胎儿宫内死亡患者的用药剂量应根据孕周调整（26周前建议每 6 小时 100μg；27 周及以后建议每 4 小时 25~50μg）。对于胎儿先天遗传及妊娠期并发症等原因终止妊娠，同样推荐上述剂量的米索前列醇。与口服相比，在阴道内使用米索前列醇效果相同但副作用更少[40]。

多次生育史

之前已经提到，有多次妊娠史的孕妇在引产过程中可能有子宫对缩宫素高度敏感的风险。因此我们主张尽可能的仅仅采用人工破膜。如果产程进展不顺，缩宫素也可以使用，但剂量应该有所下降或在有效宫缩出现后就立即停药。对于宫颈不成熟的孕妇，她们子宫高张性的风险就比较低[15]。

胎膜早破

胎膜自然破裂对母儿均有风险，主要是宫内感染引起败血症，这可使产程延长，分娩推迟。除非胎儿不成熟需要继续延长妊娠者，一般均建议引产。由于这些病例往往会在数小时内自然发动，所以宜期待分娩的自然发动。但是，如果 12~24 小时内仍未发动，我们则建议引产[41]。当然，不需要再次人工破膜，而且使用前列腺素和缩宫素一样有效。表 8-3列举了正确使用前列腺素和缩宫素的方案和剂量[42]。

米索前列醇

米索前列醇起先被用于胃黏膜的保护，而在过去 15 年中被广泛用于引产以及流产，这并没有经过生产厂家及监管机构的安全评估。因此各种不同的给药方式和剂量被应用，并没有统一的标准。之所以会发生这种不寻常的问题，无疑是由于这种药品价格便宜所导致的。

但令人惊奇的是该药的使用并未出现严重的并发症，并逐渐被认同为常用处方[43]。

表 8-3　正确使用前列腺素制剂和缩宫素的方案和剂量[42]

胎膜完整者

PGE_2 阴道片剂 3mg，每 6~8 小时一次，最大剂量 6mg；或 PGE_2 凝胶（初产妇 Bishop 评分≤4）2mg
其他孕妇 1mg，每 6 小时一次，最大剂量 4mg

胎膜破裂者

（无论自然破裂或人工破膜）静脉滴注缩宫素 *30IU 稀释于 500ml 的生理盐水中，相当于 60mU/ml
注：1ml/h 代表 1mU/min

时间（min）	0	30	60	90	120	150	180	210	240	270
滴速（mU/min）	1	2	4	8	12	16	20	24	28	32

* 通过注射器或带单向阀的输液泵输注缩宫素

12mU/min 对大多数孕妇已足够，很少需要最大剂量 32mU/min

不建议在使用 PGE_2 6 小时内使用缩宫素

（刘铭　译）

参考文献

1. Barnes R. On the indications and operations for the induction of premature labour and for the acceleration of labour. Trans Obstet Soc Lond 1861;3:132–9.
2. Champetier de Ribes CLA. De l'accouchement provoqué. Dilatation du canal genital (col de l'utérus, vagin et vulve) a l'aide de ballons introduit dans la cavité utérine pendant la grossesse. Ann Gynéc 1888;30:401–38.
3. Voorhees JD. Dilatation of the cervix by means of a modified Champetier de Ribes balloon. Med Rec 1900; 58:361–6.
4. Dale HH. The action of extracts of the pituitary body. Biochem J 1909;4:427–47.
5. Bell WB. The pituitary body and the therapeutic value of infundibular extract in shock, uterine atony and intestinal paresis. BMJ 1909;2:1609–13.
6. Kamm O, Aldrich TB, Grote IW, Rowe LW, Bugbee EP. The active principles of the posterior lobe of the pituitary gland. I. The demonstration of the presence of two active principles. II. The separation of the two principles and their concentration in the form of potent solid preparations. J Am Chem Soc 1928;50:573–91.
7. DuVigneaud V, Ressler C, Swan JM, Roberts CW, Katsoyannis PG, Gordon S. The synthesis of an octapeptide with the hormonal activity of oxytocin. J Am Chem Soc 1953;75:4879–80.
8. Boissonas RA, Guttmann S, Jaquenand PA, Waller TP. A new synthesis of oxytocin. Helvetica Chimica Acta 1955;38:1491–5.
9. Theobald GW, Graham A, Campbell J, Gange PD, O'Driscoll WJ. The use of posterior pituitary extract in physiological amounts in obstetrics. BMJ 1948;2: 123–7.
10. Turnbull AC, Anderson AMB. Induction of labour: results with amniotomy and oxytocin titration. J Obstet Gynaecol Br Commonw 1968;75:32–41.
11. Baskett TF. The development of prostaglandins. Best Pract Res Clin Obstet Gynaecol 2003;17:703–6.
12. Karim SMM, Hillier K, Trussell RR, Patel RC, Tamusange S. Induction of labour with prostaglandin E_2. J Obstet Gynaecol Br Commonw 1970;77:200–4.
13. Calder AA, Embrey MP. Prostaglandins and the unfavourable cervix. Lancet 1973;2:1322–4.
14. MacKenzie IZ, Embrey MP. Cervical ripening with intravaginal PGE_2 gel. BMJ 1977;2:1369–72.
15. Jowziak M, Bloemenkamp KW, Kelly AJ, Mol BW, Irion O, Boulvain M. Mechanical methods for induction of labour. Cochrane Database Syst Rev 2012;3:CD001233.
16. Mealing NM, Roberts CL, Ford JB, Simpson JM, Morris JM. Trends in induction of labour, 1998–2007. Aust NZ J Obstet Gynaecol 2009;49:599–606.
17. Hilder L, Costeloe K, Thilaganathan B. Prolonged pregnancy: evaluating the gestation-specific risks. Br J Obstet Gynaecol 1998;105:169–73.
18. Gulmezoglu AM, Crowther CA, Middleton P, Heatley E. Induction of labour for improving birth outcomes at or beyond term. Cochrane Database Syst Rev 2012;6: CD004945.
19. Hannah ME, Hannah WJ, Hellnann J, Hewson J, Milner R, Willan A. Induction of labour compared with serial antenatal monitoring in post-term pregnancy. N Eng J Med 1992;326:1587–92.
20. Koopmans CM, Bijlenga D, Groen H, Vijgen SM, Aarnoudse JG, Bekedam DJ, et al. Induction of labour versus expectant monitoring for gestational hypertension or mild pre-eclampsia. Lancet 2009;374:979–88.
21. Dodd JM, Crowther CA, Haslam RR, Robinson JS. Elective birth at 37 weeks of gestation for twin pregnancy at term. BJOG 2012;119:964–73.
22. van der Ham DP, Vijgen SM, Nijheus JG, van Beek JJ, Opmeer BC, Mulder ALM, et al. Induction of labor versus expectant management in women with preterm prelabor rupture of membranes. PLoS Med 2012;9(4): e1001208.
23. Thornton JG, Hornbuckle J. Infant wellbeing at two years of age in the Growth Restriction Intervention (GRIT). Lancet 2007;364:513–20.
24. Stock SJ, Bricker L, Norman JE. Immediate versus deferred delivery of the preterm with suspected fetal compromise. Cochrane Database Syst Rev 2012;7: CD008968.
25. Boers KE, Vijgen SM, Beljenga R, Bekedam DJ, Kwee TW, Speuderman J. Induction versus expectant monitoring for intrauterine growth restriction at term (DIGITAT). BMJ 2010;341:c7087.
26. Stock SJ, Ferguson E, Duffy, A, Ford I, Chalmers J, Norman JE. Outcomes of elective induction of labour compared with expectant management. BMJ 2012; 344:e2838.
27. Caughey AB, Sundaram V, Kaimal AJ, Cheng YW, Gienger A, Little SE, et al. Systematic review: Elective induction of labor versus expectant management of pregnancy. Ann Intern Med 2009;151:252–63.
28. Bishop EH. Pelvic scoring for elective induction. Obstet Gynecol 1964;24:266–9.
29. Boulvain M, Stan C, Irion C. Membrane sweeping for induction of labour. Cochrane Database Syst Rev 2001;2:CD000451.
30. Kelly AJ, Munsom C, Minden L. Nitric oxide donors for cervical ripening and induction. Cochrane Database Syst Rev 2011;6:CD006901.
31. Norman JE, Stock S. Intracervical Foley catheter for induction if labour. Lancet 2011;387: 2054–5.
32. Spong CY, Mercer BM. Timing of indicated late-preterm and early-term birth. Obstet Gynecol 2011;118: 323–33.
33. Calder AA, Moar VA, Ounsted MK, Turnbull AC. Increased bilirubin levels in neonates after induction of labour by intravenous prostaglandin E_2 or oxytocin. Lancet 1974;2:1339–40.
34. MacVicar J. Failed induction of labour. J Obstet Gynaecol Br Commonw 1971;78:1007–10.
35. France JT, Sneddon RJ, Liggins CG. A study of a pregnancy with low oestrogen production due to placental sulphatase deficiency. J Clin Endocrinol Metab 1973; 36:1–3.
36. Crane JM. Factors predicting labor induction success. Clin Obstet Gynecol 2006;49:573–84.
37. Cheyne H, McCourt C, Semple K. Mother knows best: Developing a consumer led, evidence informed, research agenda for maternity care. Midwifery 2012 Aug 6 [Epub ahead of print].
38. Embrey MP, Calder AA. Induction of labour. In: Proceedings of the third study group. London: RCOG Press; 1975.
39. Wagaarachchi PT, Ashok PW. Medical management of late intrauterine death using a combination of mifepristone and misoprostol. BJOG 2002;109:443–7.
40. Royal College of Obstetricians and Gynaecologists. Late intrauterine fetal death and stillbirth. Green-top Guideline 55. London: RCOG; 2010.
41. Hannah ME, Ohlsson A, Farine D. Induction of labor compared with expectant management for prelabour rupture of the membranes at term. TERMPROM Study Group. N Engl J Med 1996;334:1005–10.
42. Induction of labour. Evidence based guideline No. 9. Royal College of Obstetricians and Gynaecologists.

Clinical Effectiveness Support Unit. London: RCOG Press; 2001.

43. Calder AA, Loughney AD, Weir CJ, Barber JW. Induction of labour in nulliparous and multiparous women: a UK, multicentre, open-label study of intravaginal misoprostol in comparison with dinoprostone. BJOG 2008; 115:1279–88.

44. Calder AA, Embrey MP, Hillier K. Extra-amniotic prostaglandin E2 for the induction of labour at term. J Obstet Gynaecol Br Commonw 1974;81:39–46.

第 9 章

早 产

JE Norman

> "孕妇怀孕的通常时程为9个月；1
> 周、2周或3周的差别都是很常见的。3
> 个月后的任何时期，胎儿就有可能被活
> 着生下来，但是我们从没有见过7个月
> 前或接近于7个月出生的胎儿有能力活
> 下来或被养大。如果6个月就出生，就
> 更是绝不可能。"
>
> William Hunter c.1760
> Thomas Denman 在《助产士实践》(New York：
> E. Bliss and E. White，1825，p253) 一书的
> 前言中引用

引言

虽然早产仅占所有生产的一小部分，但
是它们所导致的严重并发症，尤其是围产儿
发病率和死亡率却占有极大的比例。据估计，
在 2010 年，全球范围内共有 1490 万的早产
儿出生（约为总分娩的 11.1%）[1]。早产也是
最常引起新生儿死亡的一个原因[2]。足月（传
统意义上认为 37~42 周之间）出生的婴儿较
"早产"婴儿有更好的结局，而随着分娩孕周
的减少，死亡率显著增高。对早产有效的处
理将对围产儿健康产生重要的影响。这些处
理措施包括预防或阻止早产分娩以及那些在
早产分娩中可以提高母儿预后的方法。这一
领域曾在过去几十年停步不前，最近终于有
一些措施在一部分母亲和婴儿上获得了可喜
的结果。尽管如此，在全球范围内为早产儿
不良结局所花费的费用仍在不停地上升，因
为即使在发达国家中，早产仍是新生儿病率
和死亡率的最首要的原因。

定义

早产的定义也不是没有争议的。ICD10
（疾病和有关健康问题的国际统计分类第十
版）对于早产的定义是在 37 周前发动（自然
的）的分娩（http://apps.who.int/classifications/
icd10/browse/2010/en#/O60），因此根据这一定
义，早产是指出生于 37 足周之前。这一系统
中并未定义早产的孕周下限。WHO 建议所
有出生时孩子有生命迹象的分娩都应称其为
活产（因此也应被包含入早产）。对早产孕周
下限缺乏共识，造成了国家之间数据比较时
会出现问题，很多国家（包括苏格兰、美国和
巴西）没有定义早产孕周下限，一些国家（包
括瑞士和丹麦）采用 22 周为界，而还有一些
国家（包括澳大利亚和加拿大）则以 20 周为
界[1]。因此，如果一位妇女在妊娠 21 周时分
娩了一个没有生命迹象的孩子，那么在瑞士
和丹麦可能会被认为发生了一次流产，而在
澳大利亚和加拿大则被认为是死胎。在后两
个国家中，这次分娩被认为是早产，但在前两
国家中却不算是。在一些国家中以低出生体
重代替早产时，数据比较的问题还会更加复
杂，因为不是所有的低出生体重都是早产儿，
而且也不是所有的早产儿都长得小[3]。还有，
由于晚排卵现象，在超声被普遍用于估计孕
周后（这在发达国家已经相当普遍），平均的
孕周时长被发现是小于用末次月经计算孕周
的时代的，这也导致早产的几率增加 20%[4]。

一项全球预防早产和死产联盟的报告中

特别强调,在中孕期和晚孕期妊娠的丢失,具有相似的病因,随着孕周增加,新生儿发生不良结局的风险持续降低,即使是在 37 周之后[5,6]。他们提出了一个新的定义和分类系统,指出早产应是 16 孕周之后到足月(即 39 周)之间的任何分娩(包括死胎和终止妊娠)。在这个孕周范围内的所有的早产分娩包括活产、死胎、多胎妊娠、妊娠终止和具有先天性畸形的新生儿[5]。联盟还建议:"只要有机会,应以早孕期高质量超声证实孕周,并以此作为产科处理中孕周的依据"。

早产分娩与早产

本章的重点是早产分娩,然而这却不是导致早产的唯一途径。比较普遍的分类是将早产分为(自发性)早产、早产胎膜早破和选择性(诱发的)早产,苏格兰的数据(均为单胎)显示这三种早产分别占 62%、15% 和 23%[7](图 9-1)。Villar 提出通过以下几个方面对早产进行定义:分娩的途径(自发的或由医护诱发的)、分娩的发动的迹象(包括早产胎膜早破在内的,有迹象的,或没有发动迹象的)以及是否具有胎儿的、母体的或胎盘的显著病理变化[5]。以这种分类方法,早产和早产胎膜早破都是有分娩发动迹象的,而选择性(诱发的)则没有。自发性早产或胎膜早破早产(以缩宫素增强宫缩也被认为是自发性的类别)都被认为是自发性的途径,而对那些选择性早产的妇女而言,早产的途径是医护诱发的。

早产发生率

虽然苏格兰和美国在过去几年中的早产发生率出现了一定程度的减低,在全球范围内,早产的发生率仍在持续攀高。在美国,早产率的降低归因于广泛应用黄体酮预防早产、降低选择性早产以及母体风险因素病谱的变化中的一项或几项[8]。在苏格兰,2006 年见效的公众区域禁烟令是早产降低的原因[9]。

病因学和机制

早产的原因并未完全被理解[10]。早产分娩通常伴有一项或多项以下的病理改变:宫内感染、宫内炎症、子宫-胎盘缺血、子宫胎盘出血、子宫受牵拉或母体压力。仍不能确定是否是这些事件"导致"了早产。但是有充足的间接证据证实宫内感染和炎症在早产中的作用。首先,这是因为,即使采用相对不敏感的培养技术,大约有 20%~40% 早产的妇女被证实存在宫内感染。随着分娩发动孕周的提前,这个比例更高。其次,宫内感染/炎症会触发炎症反应,分泌前列腺素、促进宫颈成熟和子宫肌层收缩。在动物实验上也证实向宫腔内注射微生物或促炎症因子(例如脂多糖)可以诱发早产。

风险因素

与早产有关的风险因素见表 9-1。

结局

早产孕周和围产儿死亡风险之间存在明显的负相关关系,孕周越早早产儿结局越差,一直到 40 周死亡率才达到最低。例如

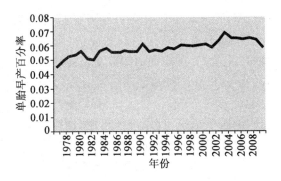

图 9-1　1978—2010 年间,苏格兰单胎早产占所有单胎分娩(活产或死产)的比例[54]

表 9-1　早产的风险因素（修订自参考文献 10）

黑色人种
低社会经济地位群体
单亲状态
母亲年龄过低或过高
母亲 BMI 过低或过高
妊娠间隔短
前次早产史
多胎
因宫颈上皮内瘤变对宫颈进行的破坏性治疗
合并母体全身疾病（例如糖尿病）
压力状态
吸烟
吸毒

英国的统计资料显示，出生于 24 周的孩子在早期新生儿期、晚期新生儿期以及婴儿期的总的死亡率为 580‰，而 28 周、34 周和 40 周出生的孩子的死亡率分别为 98‰、12‰和 1‰[11]。存活的早产儿也有较高的患病率，而且患病率和孕周之间也存在负相关关系。例如 EPICure 研究（一项针对 1995 年在 25 周之前出生、并存活的 300 例早产儿的前瞻性研究）中，在 30 月龄时的评估发现，49%的孩子有运动神经或感觉神经（视觉或听力）的残疾（总数中的 23% 为严重的残疾），按照该研究的标准，其他孩子没有残疾[12]。随后的研究中也证实早产和远期不良健康结局之间的"剂量效应关系"，也是和出生孕周负相关的[13-15]。入学年龄之前的累积死亡率也是随出生孕周而降低的，在 40 周时出生的孩子是最低的[16]，这也说明即使是那些"没有残疾"的早产儿也会有远期不良后果。

预测

虽然早产的临床风险因素已被发现，也提出过一些预测的方法，但是这些策略中没有一项足够有效到值得在临床中大规模应用。前次妊娠自发性早产是被最广泛的应用的临床指标，在 34 周之前或 37 周之前分娩，预测下次妊娠发生早产的似然比分别为 4.62（95% CI 3.28~6.52）和 2.26（95% CI 1.86~2.74）[17]。对于无症状妇女，最广泛和最有效预测早产的手段为检测阴道分泌物中胎儿纤维粘连蛋白（fFN）以及测量宫颈长度[17]。这些方法的预测能力随检查孕周不同，阳性指标的定义不同（例如宫颈的长度或 fFN 的量）以及所要预测的早产孕周不同而有区别。表 9-2 列出一些有代表性的 meta 分析结果。有证据显示 fFN 检测可以降低早产的风险，比值比为 0.54（95% CI 0.34~0.87），但是却未能发现它可以降低早产的不良预后[18]。新的研究层出不穷——宫颈阴道分泌物中催乳素含量、蛋白质组谱，以及羊水中基质金属蛋白酶 -8 都有一定价值，但还需要进一步的研究验证[19]。

表 9-2　单胎无症状妇女早产预测

	阳性似然比	95%CI
34 周前早产：		
宫颈阴道分泌物中 fFN	7.65	3.93~14.68
35 周前早产：		
宫颈长度 <25mm（<20 周时）	4.31	3.08~6.01
37 周前早产：		
宫颈阴道分泌物中 fFN	3.40	2.29~5.05

诊断

早产的诊断只有在分娩开始后才能确诊。很多有提示发生早产的症状（例如子宫收缩）的孕妇，在检查中却被发现宫颈口是闭合的。这些孕妇中确实有一部分在短期内会发动产程并分娩，但是无论对这些妇女还是她们的医生来说，都很难判断她们中谁是、谁不是处于早产的早期阶段。宫颈阴道分泌物纤维连接蛋白和宫颈长度测量是最好的检查手段之一。在这些检查中，阴性似然比（也就是说，一个阴性结果有多大的把握可以排除早产诊断的能力)通常更有效。对于单胎妊娠,预测在 7~10 天内分娩,胎儿纤维连接蛋白的阴性似然比(即阴性结果意味着早产风险降低的水平)为 0.36(95% CI 0.28~0.47)[18],而宫颈长度 <15mm 的阴性似然比为 0.026 (95% CI 0.0038~0.182)[20]。

处理

针对降低早产发生率、发生风险和并发症的治疗措施可以分为以下三类:

- 预防早产的措施,包括对感染的早期识别和治疗、宫颈环扎、预防性应用孕激素以及调整发病风险的方法,例如戒烟、戒毒。
- 抑制宫缩剂,消除或暂缓早产症状。
- 其他针对降低早产并发症的产科处理。

早产预防

降低感染

虽然宫内感染和早产确实存在联系,且阴道的上行感染是最可能的感染途径;然而,令人失望的是,即使在感染发生高流行的人群中,应用抗生素并不能预防早产的发生[21,22]。是否治疗细菌性阴道病也存在争议,一些 meta 分析指出,早期应用克林霉素治疗,可能降低晚期早产的风险,但对早期早产无效[23,24]。虽然牙周炎与早产的关系日益受关注,但治疗牙周疾病并不能降低早产发生风险[25]。

保持宫颈长度的机械性方法

宫颈环扎的操作在本书的其他章节有介绍。对于有早产史、且超声下宫颈缩短(24 周前宫颈长度 <25mm)的单胎妊娠妇女,宫颈环扎可以降低早产以及围产儿的病率和死亡率,其中降低围产儿死亡率的相对风险为 0.64(95% CI 0.45~0.91)[26,27]。对于有早产史的单胎妇女,采用超声筛查宫颈长度,并对

那些宫颈长度缩短者采用宫颈环扎治疗被证实是与仅基于病史而常规环扎治疗同样有效的方法[28]。环扎无助于预防双胎早产,事实上,在这种情况下还是有害的[26]。另一种机械的方法是 Arabin 宫颈托,这是一种可以盖住宫颈口的装置。一项针对 385 例妇女的随机研究发现,采用这种方法可以显著降低宫颈缩短(<25mm)妇女在 34 周前早产的风险[29]。还需要更多的研究确定 Arabin 宫颈托在临床常规实践中的价值。

孕酮

一些大型研究和一项 meta 分析提示孕酮可以降低有早产史[30,31]且超声下宫颈缩短[32-34]的单胎妊娠妇女发生早产的风险。一些研究显示孕酮也可降低新生儿病率[31,33]。对于后代远期益处方面还没有显著性的证据,目前 OPPTIMUM 研究正在英国和欧洲开展,试图阐明这个问题[35]。双胎的反应不同,孕酮并不能降低双胎妊娠早产的发生率[36]。

宫缩抑制剂

有一系列的药物曾被用于缓解或解除早产症状,包括 β 肾上腺素能受体激动剂(利托君)、缩宫素抑制剂(阿托西班)、钙离子通道阻滞剂(尼非地平)、前列腺素合成酶抑制剂(吲哚美辛)和一氧化氮供体(硝酸甘油)。但是没有任何一种药物被证明可以降低早产新生儿病率或死亡率,这使得英国皇家妇产科学会做出结论:因为缺乏抑制宫缩剂可以改善早产结局的确切证据,不应用宫缩抑制剂是明智之举[37]。钙离子通道拮抗剂尼非地平可以降低在用药后 7 天内分娩的风险(RR 0.76,95%CI 0.60~0.97)和 34 周前早产的风险(RR 0.83,95%CI 0.69~0.99)[38]。因此一种宫缩抑制剂联合糖皮质激素促胎肺成熟或联合硫酸镁降低围产儿脑损伤可能比单独使用后者更有效,但是这些策略还没有进

行大样本的随机对照证实。很重要的一点是,抑制宫缩剂对母体的副作用变得日益清楚了,尤其是多种药物同时应用时问题更加严重[39]。任何病例中,是否应用宫缩抑制剂,都应该由孕妇和临床医生仔细考虑后再给出决定。

降低早产并发症

皮质激素

与宫缩抑制剂未被证实改善新生儿结局不同,大量证据表明,产前应用皮质激素可使早产儿获益。产前单疗程皮质激素(地塞米松、倍他米松或氢化可的松)可降低早产儿发生新生儿死亡(RR 0.69,95%CI 0.58~0.81)、脑室出血(RR 0.54,95%CI 0.43~0.69)和坏死性小肠炎(RR 0.46,95%CI 0.29~0.74)[40]的风险。由于对皮质激素益处的高涨热情以及早产诊断的困难性,致使很多孩子在出生前暴露于多疗程的皮质激素治疗下。针对这种治疗措施的研究得出了不同的结论,Cochrane 综述提示多疗程激素应用具有短期益处,可以显著降低呼吸窘迫(RR 0.83,95%CI 0.75~0.91)和严重新生儿病率(RR 0.84,95%CI 0.75~0.94)[41],而一项大样本的研究(>2000 例)发现产前皮质激素应用剂量与出生体重之间呈现负相关[42]。在有明确的长期效果结论前,应将单疗程皮质激素治疗作为可能将要早产孩子的标准治疗。

硫酸镁

硫酸镁被广泛应用于先兆子痫孕妇预防子痫发作,或控制子痫发作。一系列的研究证据提示产前应用可以降低早产儿发生缺血缺氧性脑损伤的可能性。产前应用硫酸镁可以降低早产儿发生脑瘫(RR 0.68,95%CI 0.54~0.87)和大运动障碍(RR 0.61,95%CI 0.44~0.88)的风险。目前的证据集中在 30 周之前出生的孩子。一项正在进行的研究(Magenta-http://www.adelaide.edu.au/arch/research/clinical_trials/)将验证是否产前注射硫酸镁对 30~34 周之间出生的孩子也有保护作用。最佳的应用方案也没有确定,一个专家小组推荐了一个简单的治疗方案,对 30 周之前,可能在 24 小时内分娩的孕妇,静脉给予 4g 硫酸镁的负荷剂量(20~30 分钟缓慢注射)后,以每小时 1g 的速度予以维持[43]。

常规抗生素

抗生素对于预防早产的有效性在上文中已经提及。一种替代的方案是对早产妇女给予抗生素治疗,以期延迟分娩并改善新生儿结局。对于胎膜完整的孕妇,这种治疗完全没有作用,无论是阿莫西林克拉维酸还是红霉素,都未显示对新生儿有近期益处[44]。不仅如此,一项随访研究中还发现,常规应用抗生素治疗对早产妇女实际上是有害的,宫内暴露于抗生素的后代发生脑瘫的几率增加,而且呈现出剂量相关的效应[45]。因此,没有合理的证据对胎膜完整的早产妇女实施常规抗生素治疗。也不建议常规对早产孕妇采用针对 B 族链球菌感染的抗生素预防治疗,这种治疗仅应限制应用于确实存在 B 族链球菌感染者[46]。

早产胎膜早破

诊断

早产胎膜早破(pPROM)的诊断应结合病史,以及消毒窥器检查发现阴道内羊水。硝嗪试纸检测(检测 pH 变化)和玻片上呈现羊齿状结晶两种方法的假阳性率都较高,因此不建议在临床实践中常规采用[47]。超声下发现羊水量减少也有助于诊断。

预后和处理

早产胎膜早破的孕妇发生自发性早产的风险增加,平均潜伏期小于 3 天[48]。因为早产风险,绝大多数专家认为这些妇女均应接受皮质激素治疗[47]。早产胎膜早破的妇女发生上行性感染,导致绒毛膜羊膜炎的风险也增加。根据英国国家常规,通常的做法是当孕周达到 34 周时,对 pPROM 孕妇进行引产[47]。然而近期的研究和最新的 meta 分析却显示,加快分娩的益处很小,引产相较于期待处理而言,并不降低新生儿败血症(RR 1.06,95%CI 0.64~1.76)或剖宫产的风险(RR 1.27,95%CI 0.98~1.65)[49]。在 van den Ham 的研究中,早分娩可以降低绒毛膜羊膜炎,最新的 meta 分析显示早分娩者呼吸窘迫副作用发生也降低,当孕妇和产科医生都倾向于这种选择时,这两项结果都可以作为继续实施早分娩(自 34 周起)的证据[49]。

如果计划采用期待治疗,一些专家建议采用红霉素预防感染治疗[47],因为它可以改善新生儿一系列的近期结局[50],却没有远期不良影响证据[51]。鉴于已知的抗生素对胎膜完整的早产孕妇[45]的远期不良作用,当胎膜是否破裂还不确定时,暂不应用抗生素,不建议应用抑制宫缩药物。

早产儿的分娩方式

什么是早产儿最佳的分娩方式还不确定。早产儿较脆弱使一些临床医生和孕妇想要避免阴道分娩。关于这一问题的随机对照研究证据非常少,仅有四项研究中共 116 例病例满足一项系统分析中的入组条件[52]。不难理解,由于样本量太小,这项研究中并未得出阴道分娩和剖宫产在避免产伤、围产儿死亡和 NICU 之间的差异。最近,一项包含 4000 例孩子的观察性研究发现,24~32 周头位胎儿,阴道分娩安全且易获得成功[53]。而臀位胎儿,孕周 24~32 周阴道试产发生死亡的风险增大,24~27 周间死亡和窒息的风险增大。在 24~32 周间被允许进行阴道试产的臀位早产中,仅有不到 30% 真正进行了阴道试产。虽然进行了多因素分析,混淆风险还

是存在的。尽管这样,这些数据支持胎位为头位的早产妇女进行阴道试产。对于臀位的早产儿,如同在足月还是臀位的胎儿一样,进行计划性剖宫产术可能是有益的[53]。

结论

无论是在资源丰富还是匮乏的环境中,早产始终是对不良新生儿结局的影响最大的因素。包括产前皮质激素和硫酸镁预防应用等一系列的干预措施被证实可以改善新生儿结局。预防早产仍是目标,但是任何用药都应不仅仅改变分娩的孕周,而应能改善远期的结局。有包括美国的 Gate Foundation 和 March of Dime,英国的 Tommy's the Baby Charity 和 Action Medical Research 等组织的努力,结合政府部门的支持,相信在未来几十年中,还将发现新的预防早产的干预措施。

(李婷 译)

参考文献

1. Blencowe H, Cousens S, Oestergaard MZ, Chou D, Moller AB, Narwal R, et al. National, regional, and worldwide estimates of preterm birth rates in the year 2010 with time trends since 1990 for selected countries: a systematic analysis and implications. Lancet 2012; 379:2162–72.
2. Lawn JE, Cousens S, Zupan J. 4 million neonatal deaths: when? Where? Why? Lancet 2005;365:891–900.
3. Lawn JE, Gravett MG, Nunes TM, Rubens CE, Stanton C. Global report on preterm birth and stillbirth (1 of 7): definitions, description of the burden and opportunities to improve data. BMC Pregnancy Childbirth 2010; 10(Suppl. 1):S1.
4. Yang H, Kramer MS, Platt RW, Blondel B, Breart G, Morin I, et al. How does early ultrasound scan estimation of gestational age lead to higher rates of preterm birth? Am J Obst Gynecol 2002;186:433–7.
5. Villar J, Papageorghiou AT, Knight HE, Gravett MG, Iams J, Waller SA, et al. The preterm birth syndrome: a prototype phenotypic classification. Am J Obstet Gynecol 2012;206:119–23.
6. Goldenberg RL, Gravett MG, Iams J, Papageorghiou AT, Waller SA, Kramer M, et al. The preterm birth syndrome: issues to consider in creating a classification system. Am J Obstet Gynecol 2012;206:113–18.
7. Norman JE, Morris C, Chalmers J. The effect of changing patterns of obstetric care in Scotland (1980–2004) on rates of preterm birth and its neonatal consequences: perinatal database study. PLoS Med 2009;e1000153.
8. Norwitz ER, Caughey AB. Progesterone supplementation and the prevention of preterm birth. Rev Obstet Gynecol 2011;4:60–72.
9. Mackay DF, Nelson SM, Haw SJ, Pell JP. Impact of

Scotland's smoke-free legislation on pregnancy complications: retrospective cohort study. PLoS Med 2012;9: e1001175.

10. Goldenberg RL, Culhane JF, Iams JD, Romero R. Epidemiology and causes of preterm birth. Lancet 2008; 371:75–84.

11. Moser K, Macfarlane A, Chow YH, Hilder L, Dattani N. Introducing new data on gestation-specific infant mortality among babies born in 2005 in England and Wales. Health Stat Q 2007;35:14–27.

12. Wood NS, Marlow N, Costeloe K, Gibson AT, Wilkinson AR. Neurologic and developmental disability after extremely preterm birth. EPICure Study Group. New Eng J Med 2000;343: 378–84.

13. Boyle EM, Poulsen G, Field DJ, Kurinczuk JJ, Wolke D, Alfirevic Z, et al. Effects of gestational age at birth on health outcomes at 3 and 5 years of age: population based cohort study. BMJ 2012;344:e896.

14. Shapiro-Mendoza CK, Tomashek KM, Kotelchuck M, Barfield W, Nannini A, Weiss J, et al. Effect of late-preterm birth and maternal medical conditions on newborn morbidity risk. Pediatrics 2008;121:e223–32.

15. Mwaniki MK, Atieno M, Lawn JE, Newton CR. Long-term neurodevelopmental outcomes after intrauterine and neonatal insults: a systematic review. Lancet 2012; 379:445–52.

16. MacKay DF, Smith GC, Dobbie R, Pell JP. Gestational age at delivery and special educational need: retrospective cohort study of 407,503 schoolchildren. PLoS Med 2010;7:e1000289.

17. Honest H, Forbes CA, Duree KH, Norman G, Duffy SB, Tsourapas A, et al. Screening to prevent spontaneous preterm birth: systematic reviews of accuracy and effectiveness literature with economic modelling. Health Technol Assess 2009;13:1–627.

18. Berghella V, Hayes E, Visintine J, Baxter JK. Fetal fibronectin testing for reducing the risk of preterm birth. Cochrane Database Syst Rev 2008;4:CD006843.

19. Conde-Agudelo A, Papageorghiou AT, Kennedy SH, Villar J. Novel biomarkers for the prediction of the spontaneous preterm birth phenotype: a systematic review and meta-analysis. BJOG 2011;118:1042–54.

20. Tsoi E, Fuchs IB, Rane S, Geerts L, Nicolaides KH. Sonographic measurement of cervical length in threatened preterm labor in singleton pregnancies with intact membranes. Ultrasound Obstet Gynecol 2005;25: 353–6.

21. Simcox R, Sin WT, Seed PT, Briley A, Shennan AH. Prophylactic antibiotics for the prevention of preterm birth in women at risk: a meta-analysis. Austral N Z J Obstet Gynaecol 2007;47:368–77.

22. van den Broek NR, White SA, Goodall M, Ntonya C, Kayira E, Kafulafula G, et al. The APPLe study: a randomized, community-based, placebo-controlled trial of azithromycin for the prevention of preterm birth, with meta-analysis. PLoS Med 2009;6:e1000191.

23. McDonald H, Brocklehurst P, Parsons J. Antibiotics for treating bacterial vaginosis in pregnancy. Cochrane Database Syst Rev 2005;1:CD000262.

24. Lamont RF, Nhan-Chang CL, Sobel JD, Workowski K, Conde-Agudelo A, Romero R. Treatment of abnormal vaginal flora in early pregnancy with clindamycin for the prevention of spontaneous preterm birth: a systematic review and metaanalysis. Am J Obstet Gynecol 2011; 205:177–90.

25. Chambrone L, Pannuti CM, Guglielmetti MR, Chambrone LA. Evidence grade associating periodontitis with preterm birth and/or low birth weight: II: a systematic review of randomized trials evaluating the effects of periodontal treatment. J Clin Periodontol 2011;38:

902–14.

26. Berghella V, Odibo AO, To MS, Rust OA, Althuisius SM. Cerclage for short cervix on ultrasonography: meta-analysis of trials using individual patient-level data. Obstet Gynecol 2005;106:181–9.

27. Berghella V, Rafael TJ, Szychowski JM, Rust OA, Owen J. Cerclage for short cervix on ultrasonography in women with singleton gestations and previous preterm birth: a meta-analysis. Obstet Gynecol 2011;117: 663–71.

28. Berghella V, Mackeen AD. Cervical length screening with ultrasound-indicated cerclage compared with history-indicated cerclage for prevention of preterm birth: a meta-analysis. Obstet Gynecol 2011;118: 148–55.

29. Goya M, Pratcorona L, Merced C, Rodo C, Valle L, Romero A, et al. Cervical pessary in pregnant women with a short cervix (PECEP): an open-label randomised controlled trial. Lancet 2012;379:1800–6.

30. da Fonseca EB, Bittar RE, Carvalho MH, Zugaib M. Prophylactic administration of progesterone by vaginal suppository to reduce the incidence of spontaneous preterm birth in women at increased risk: a randomized placebo-controlled double-blind study. Am J Obstet Gynecol 2003;188:419–24.

31. Meis PJ, Klebanoff M, Thom E, Dombrowski MP, Sibai B, Moawad AH, et al. Prevention of recurrent preterm delivery by 17 alpha-hydroxyprogesterone caproate. New Eng J Med 2003;348:2379–85.

32. Fonseca EB, Celik E, Parra M, Singh M, Nicolaides KH, Thornton S, et al. Progesterone and the risk of preterm birth among women with a short cervix. New Eng J Med 2007;357:462–9.

33. Romero R, Nicolaides K, Conde-Agudelo A, Tabor A, O'Brien JM, Cetingoz E, et al. Vaginal progesterone in women with an asymptomatic sonographic short cervix in the midtrimester decreases preterm delivery and neonatal morbidity: a systematic review and metaanalysis of individual patient data. Am J Obstet Gynecol 2012; 206:124 e1–19.

34. Dodd JM, Flenady VJ, Cincotta R, Crowther CA. Progesterone for the prevention of preterm birth: a systematic review. Obstet Gynecol 2008;112:127–34.

35. Norman JE, Shennan A, Bennett P, Thornton S, Robson S, Marlow N, et al. Trial protocol OPPTIMUM – Does progesterone prophylaxis for the prevention of preterm labour improve outcome? BMC Pregnancy Childbirth 2012;12:79.

36. Norman JE, Mackenzie F, Owen P, Mactier H, Hanretty K, Cooper S, et al. Progesterone for the prevention of preterm birth in twin pregnancy (STOPPIT): a randomised, double-blind, placebo-controlled study and meta-analysis. Lancet 2009;373: 2034–40.

37. Royal College of Obstetricians and Gynaecologists. Tocolysis for women in preterm labour. RCOG 2011.

38. King JF, Flenady V, Papatsonis D, Dekker G, Carbonne B. Calcium channel blockers for inhibiting preterm labour; a systematic review of the evidence and a protocol for administration of nifedipine. Austral NZ J Obstet Gynaecol 2003;43:192–8.

39. de Heus R, Mol BW, Erwich JJ, van Geijn HP, Gyselaers WJ, Hanssens M, et al. Adverse drug reactions to tocolytic treatment for preterm labour: prospective cohort study. BMJ 2009;338:b744.

40. Roberts D, Dalziel S. Antenatal corticosteroids for accelerating fetal lung maturation for women at risk of preterm birth. Cochrane Database Syst Rev 2006;3: CD004454.

41. McKinlay CJ, Crowther CA, Middleton P, Harding JE. Repeat antenatal glucocorticoids for women at risk of

preterm birth: a Cochrane Systematic Review. Am J Obstet Gynecol 2012;206:187–94.

42. Murphy KE, Willan AR, Hannah ME, Ohlsson A, Kelly EN, Matthews SG, et al. Effect of antenatal corticosteroids on fetal growth and gestational age at birth. Obstet Gynecol 2012;119:917–23.

43. Antenatal Magnesium Sulfate for Neuroprotection Guideline Development Panel. Antenatal magnesium sulfate prior to preterm birth for neuroprotection of fetus, infant and child. Adelaide, Australia: Australian Research Centre for Health of Women and Babies; 2010.

44. Kenyon SL, Taylor DJ, Tarnow-Mordi W. Broad-spectrum antibiotics for spontaneous preterm labour: the ORACLE II randomised trial. ORACLE Collaborative Group. Lancet 2001;357:989–94.

45. Kenyon S, Pike K, Jones DR, Brocklehurst P, Marlow N, Salt A, et al. Childhood outcomes after prescription of antibiotics to pregnant women with spontaneous preterm labour: 7-year follow-up of the ORACLE II trial. Lancet 2008;372:1319–27.

46. Royal College of Obstetricians and Gynaecologists. The prevention of early-onset neonatal group B streptococcal disease. Green-top Guideline no 36. London: RCOG; 2012.

47. Royal College of Obstetricians and Gynaecologists. Preterm prelabour rupture of membranes. London: RCOG; 2010.

48. Simhan HN, Canavan TP. Preterm premature rupture of membranes: diagnosis, evaluation and management strategies. BJOG 2005;12(Suppl. 1):32–7.

49. van der Ham DP, Vijgen SM, Nijhuis JG, van Beek JJ, Opmeer BC, Mulder AL, et al. Induction of labor versus expectant management in women with preterm prelabor rupture of membranes between 34 and 37 weeks: a randomized controlled trial. PLoS Med 2012;9:e1001208.

50. Kenyon SL, Taylor DJ, Tarnow-Mordi W. Broad-spectrum antibiotics for preterm, prelabour rupture of fetal membranes: the ORACLE I randomised trial. ORACLE Collaborative Group. Lancet 2001;357: 979–88.

51. Kenyon S, Pike K, Jones DR, Brocklehurst P, Marlow N, Salt A, et al. Childhood outcomes after prescription of antibiotics to pregnant women with preterm rupture of the membranes: 7-year follow-up of the ORACLE I trial. Lancet 2008;372:1310–18.

52. Alfirevic Z, Milan SJ, Livio S. Caesarean section versus vaginal birth for preterm birth in singletons. Cochrane Database Syst Rev 2012;6:CD000078.

53. Reddy UM, Zhang J, Sun L, Chen Z, Raju TN, Laughon SK. Neonatal mortality by attempted route of delivery in early preterm birth. Am J Obstet Gynecol 2012;207:117 e1–8.

54. Information Services Division, NHS National Services Scotland. Births in Scottish hospitals (year ending 31 March 2010). 2011.

第 10 章

阴道助产技术

TF Baskett

在产科发展史上可以说没有什么比产钳的发明和改进更加令人振奋的了。事实上，绝大多数外科器械在历经了 3 个多世纪的发展以后，除了一些经过改进的器械仍被使用，几乎都被淘汰。相反，真空负压吸引器作为一种辅助性的阴道分娩器械，已经拥有 150 多年的悠久历史，直到最近的半个世纪，才真正得到技术上的改进。阴道助产技术一直就是产科临床上必不可少的技术，因此在这里我们将详细讲述近 4 个世纪以来它的演变发展历史。事实上，在很大程度上是由于"男性助产士"开始运用产钳才使得临床医生能够进入到产房，而以前这几乎完全是女性助产士管辖的范畴。

历史背景

标志着产钳发展的四个重要事件：①发明；②盆腔弯度的引入；③轴牵引工具的引入；④针对低位、横位胎头重新使用改良后的"直"产钳。

产钳的发明

在 1569 年 7 月 3 日有一个胡格诺教派（Huguenot）的逃难者家族在 Southampton 定居，其家族名称为 Chamberlen（Chamberlayne、Chamberaine、Chamberlin 及其他称呼）。其中一户家庭由男主人 Williams（至今我们不确定他是否从事过与医学有关或就是医生）、女主人和三个孩子组成。当他们定居在英格兰之后第一年和第三年，他们的另外两个儿子出生了。最大的男孩和最小的男孩都叫做 Peter，后被研究产科发展史的学者称为"大 Peter"和"小 Peter"。更令人混淆的是还存在第三个 Peter，即小 Peter 的儿子，因为他在 Padua（1619 年）、Oxford（1620 年）和 Cambridge（1621 年）都工作过，并成为医生学会的成员（1628 年），所以习惯被人们称为"Peter Chamberlen 博士"；当时他的父亲和叔叔是 Barber 外科医师团体的成员（入职时间大约是 1596—1598 年）。为了更清楚地区别这几个 Peter，一些历史学家分别称呼他们为 Peter I、Peter II 和 Peter III。

很多年以来，人们认为是 Peter III（Peter Chamberlen 博士）发明了产钳（出生于 1601 年，1683 年去逝）。直到他自己的一段文字记录几乎将这个观点彻底反驳[1]："当父亲将如何进行分娩和治愈妇女的知识传授给我后，我的名望给自己招惹了很多嫉妒，同时身边猛然增多了很多潜在的敌人。"根据这点我们可以有充分的理由证实产钳的发明应该归功于 Peter I 或 Peter II，或他们两人。

Peter I（1560？—1631）成名带有戏剧性的色彩，并且十分迅速。他曾为 James 一世之妻丹麦皇后 Anne 和其他上流社会女士接生。在成为外科医师团体的成员之前，他曾于 1612 年受到 Barber 医生学会的指控并被关入了 Newgate 监狱。由于皇后和 Canterbury 主教的帮助，医生学会主席及监察员最后投票决定释放他。

Peter Ⅱ(1572—1626)是 Peter Ⅰ的弟弟，比 Peter Ⅰ年轻 10~12 岁，对助产技术十分感兴趣，他首次提出设立助产士职位。而人们更多的将这个创举归功于他的儿子(Peter Ⅲ)。

我们可以推测可能是 Peter Ⅰ完成了这个伟大的发明，时间约在 1600 年前后。当然还有可能追溯到更早的时期，比如有些历史学家猜测如果老 William 父亲也从事临床医学，那么他才是真正的产钳创始人[2]。

这个秘密在这个家庭保守了约 100 年左右。但是好几次这个秘密差点被泄露。也许是 Hugh Chamberlen Senior(Peter Ⅲ的儿子)在巴黎和阿姆斯特丹市场上交易这个工具使得这个秘密开始泄露。Hugh 继承了他父亲的斗志和经营生意的本能，并在宫廷和上流社会占据一席之地。1670 年他在巴黎奇迹般的遇到了伟大的产科学家 Francois Mauriceau(1637—1709)，在试用他的产钳后，Mauriceau 让他为一个佝偻病侏儒症的孕妇(她已进入产程好几天了)接生。当然 Chamberlan 失败了并遭到 Mauriceau 的嘲笑。然而，如同所有的商贩一样，他并没有因为挫折而放弃并在 6 个月后又出现在巴黎，这次他将他这个发明卖给了法国的政府[3,4]。

直到 18 世纪中期产钳的秘密才逐渐得到公开。Essex 和 London 的产科学家 Edmund Chapman(1680？—1756)，首次在公开场合介绍了 Chamberlens 发明的产钳[5]。

但是有关这个赫赫有名的家族和他们发明的文字记载受到了中断。也没有记录描述他们所赞助的医学、政治和商业行为。幸运的是在 Aveling 历史书卷 1 中我们得到了完整的关于这些记录的详细资料，1818 年，在 Essex 的 Woodham Mortimer 会堂人们发现了由 Peter Ⅲ在 1630 年购买并一直由这个家族保存到 1715 年的一系列 Chamberlen 产钳(图 10-1)，这成为了产钳史上最举足轻重的事件。

当 Hugh(小) 在 1728 年过世时，Hugh(大) 的儿子及 Peter Ⅲ的孙子，即 Chamberlen 家族的男性后裔开始声名显赫。他是一个出名的产科医生和内科医生，在伦敦的上层社会取得公认的成就。如果可以评价他的话，他摒弃了他的祖先高傲矫情、商业敏捷和偶尔假装伪善的特征。他性格温善，很受同事们的喜爱并且三次被评选为医生协会的督察员。毫无疑问在 Buckingham 郡公爵夫人(在公爵死后他们关系一直很亲密)的建议下，他的事迹被公爵的儿子铭刻在 Westminster 修道院唱诗

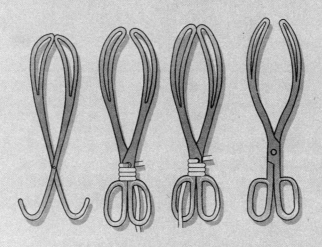

图 10-1　Chamberlen 产钳

班北走廊的纪念碑上。这样关于这个家族的故事完美的画上了句号！

Chamberlen 产钳—我们承认在这里呈现出的是早期的模式，在设计上仍是十分简单，仅在头部有个弧度，它们以这种形式存在了 100 多年（1600？—1747）。

盆腔弯度概念的引入

这项成就应该归功于 André Levret（1703—1780），是他在 1747 年将这个概念带到巴黎科学院并引起大家重视。和其他很多发明一样，同时期其他学者也提出类似的概念。Benjamin Pugh（1715—1798），一个在 Chelmsford Essex 的产科医生在他 1754 年出版的助产术的前言上写道"14 年前我就发明了这个有弧度的产钳"[6]。可能在同一时期，William Smellie（1697—1763）独立的完成了这一改进的构想，但在产钳的设计方面，他对我们的贡献主要是对锁（"英国锁扣"）的简单改造，Chapman 发明的产钳扣锁仅仅是每个叶上的狭槽，远没有 Smellie 锁那样安全。

在这里我们要附带提一下，Smellie 是第一个建议将产钳用在后出胎头的臀位牵引术中，主要因为他发现直产钳不适合于此种情况，于是他发明了一个长的双弯产钳[7]。

当这种工具被赋予骨盆弯度后，很明显，它可以更加适合于用来牵引在骨盆高位被阻滞的胎头，但它仍有长直产钳的主要弊端之一，即当胎头位置较高时，大多数的牵引力（1/3~1/2）被耗费在对抗耻骨弓的阻力上去。

轴牵引工具的引入

Etienne Stéphane Tarnier（1828—1897）作为轴牵引产钳的发明者将被永远铭记[8]。但早在 1877 年 Tarnier 介绍他的工具之前，人们已经完全意识到：即使使用长柄双弯的产钳也不可能完全沿骨盆轴上的牵引，操作者的大量力气都消耗在胎头与骨盆前壁的对抗作用上去。为了避免这个问题，Levret、Smellie 和 Baudelocque 提出牵引的方向，即尽量往后方牵引。巴黎的 CharlesPajot（1816—1896）推广了向后牵引助产的方法（图 10-2）。尽管目前都公认该方法为 Pajot 法，但是它是丹麦的产科医生 Mathias Saxtorph（1740—1800）首先报道的[9]。

为了使得牵引能够沿着骨盆轴的方向，过去在普通的双弯产钳上采用了许多改良的方法。最早的一种改进为 Saxtorph，它运用带子穿过钳叶上的窗。一个世纪后 Poullet 重新采纳了这个建议，在叶窗下的洞中穿个索带。后来，Haig Ferguson 再次推荐了这种原始的装置[10]。

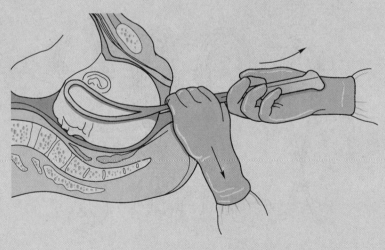

图 10-2　Pajot 法

我们能肯定的是,使用特殊的牵引手柄的建议首先是由 Hermann(Berne)在 1844 年提出的[11]。但是 Hermann 产钳的操纵杆与 Saxtorph 和 Pajot 的产品的设计原理一样。Hermann 的发明似乎已被大家遗忘,事实上,它也从没有得到大家的认可。

这种工具演变史上一个重要的技术突破就是 1860 年诞生的 Hubert 牵引杆,使用它可以保证牵引沿着骨盆轴的方向。之后,牵引杆的尾端被向后弯曲形成一个会阴弯度。随着技术演变,又有人在可拆分的产钳的上缘或者下缘设置成会阴弧度—现在仍被使用的一些产钳(Neville-Barnes,Haig Ferguson)采用下缘弯曲的设计。众所周知,在使用普通产钳对骨盆边缘的胎头进行牵引时,大多数力都被分散到对抗骨盆前壁,Tarnier 估计大概一半的牵引力被浪费。使用轴牵引产钳很大程度上避免了这种牵引力的浪费。Tanier[8] 和 Milne Murray[12] 仔细研究了轴牵引产钳的原理。至于对这些现在看来已成为历史产品感兴趣的人而言,我们建议他们去阅读这两个权威人士的著作。

用直产钳旋转胎头

挪威的产科医生 Christian Kielland(1871—1941)发明了没有骨盆弯度的直产钳用于中骨盆平面上胎头旋转不佳(枕横位或枕后位)的产钳助产[13]。实际上,William Smellie 在两个世纪前就使用同样的原理来进行胎头旋转[14]。Kielland 制定了详细的使用说明,这种产钳相比带有盆弯的产钳更适合于中骨盆及以上平面胎头处于不完全旋转的病例[15]。1928 年,纽约州一个乡村医生 Lyman Barton(1866—1944)发明了一种前叶具有铰链的直产钳以用于胎头处于骨盆边缘的横位分娩[16]。Arvind Moolgaoker 之后对 Kielland 产钳进行改造,在手柄之间加入一定距离的楔形物来维持钳叶在胎头周围的平行位置[17]。

Kielland 产钳在 20 世纪中期得到广泛使用,并且至今仍被一些医院运用在中低骨盆平面上的枕后位或枕横位分娩受阻的处理。

真空负压吸引器

真空负压吸引器的历史较短,但使用频率却越来越高,现在很多医生在阴道助产时采用这种技术,代替了产钳助产。负压吸引技术的起源可能来自使用杯状玻璃器皿来治疗成人或婴儿颅骨凹陷性骨折的原理[18]。这种方法由英国 Plymouth 海军医院的外科医生 James Yonge 在 1705 年首先用于产科。他尝试通过一个空气泵将杯状玻璃器皿吸附在胎儿头皮上来助产但遭遇失败[19]。一位在阿柏丁和伦敦获得学位并在伦敦执业的苏格兰医生 Neil Arnott(1788—1874)描述了空气吸引器的原理[20]。没有文字记载 Arnott 为了医学而发明他的吸引器,但他的确将它运用于产科:"现在看来它特别适用于产科手术学,也就是它可以作为钢质产钳的替代器械,也适用于给那些由于缺乏经验或天生笨拙、手脚配合不佳的医生使用"[20]。

20 年后,爱丁堡的 James Young Simpson(1811—1870)掌握了 Arnott 的技术后,发明了一个可供临床使用的吸引器(图 10-3)[21]。在他最初的论文中 Simpson 没有多加描述这个发明,同年他发明了以他名字命名的产钳并在之后的 150 年仍被广泛使用。

接下来的一个世纪有很多将胎吸技术运用到阴道助产的尝试,但是临床应用结果不理想[18]。瑞典人 Tage Malmstrom(1911—1995)是现代胎吸器之父。他独特的贡献是发明了有内曲圆边的金属杯。这样,有效地减小金属杯边缘与胎儿头皮的接触直径,并产生一个人为的"发髻",有效地增加了作用总面积并降低了吸引时杯口脱离的可能。Malmstrom 在 1953 年介绍该发明的雏形,在 1957 年推出了最终的

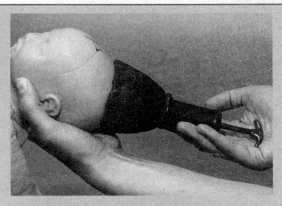

图 10-3 Simpson 空气吸引器。这种早期的尝试由于当时不具备制造足够负压的能力而受到限制。活塞是金属制成,杯为木制,边缘用皮镶嵌,当潮湿时可以使杯口与胎头先露部形成密封负压状态

改良版[22,23]。Malmstrom 在杯子的中间孔附有吸引和牵引装置。曾在肯尼亚,澳大利亚和新几内亚工作的英国的产科医生 Geoffrey Bird(1922—2001)对这个真空负压吸引器的改进做了重要的贡献。他将吸引和牵引部分分开并强调使用时一定要将杯口准确放置在胎头俯屈部位以使先露部以最小直径娩出[24]。为了方便将杯口放置在仰伸的枕横位和枕后位的俯屈点上,Bird 还进一步作了改进将吸引孔放到了侧面。

这就是所谓的有助于定位仰伸胎头的俯屈点"后杯(posterior cup)"[25]。

在 1970 年,在一个为了减少金属杯导致的头皮损伤的尝试中,真空吸引杯的材料首次采用软材料。这些软杯子的确减少了头皮损伤几率,但是却将助产失败率由金属杯的小于 5% 提高到了 25%[18]。到 20 世纪末,由于其高失败率,吸引杯的材料被改为硬塑料,直到现在仍广为使用[26]。

总论

头先露的阴道助产技术包括产钳或胎吸术。这些辅助性的器具都要求使用者可以沿着骨盆弯度运用牵引力。胎吸术是通过吸附和牵引胎儿头皮起作用的,而产钳是通过夹住胎头顶骨和面颊骨,除了对胎儿头部施加牵引外,同时因作用力反作用力的关系,对母体两侧软产道造成一定的压力。第二产程是妇女人生中最戏剧性的时刻之一,此时判断是否采用干预措施或使用器械助产是非常关键的决定。产科医生的观点认为在危急关头运用助产技术是产科艺术的体现。由于诉讼意识的提高以及患者及家属期望值的提高,

在产科学中有越来越多的领域有了可适用的循证医学证据。但对于阴道助产技术这方面的资料却很有限,它的转归主要依赖于产科医生的判断能力、培训经历和经验。

阴道助产率在每个国家各不相同,即使在同一国家的不同医院间也各不相同。大体上的阴道助产的使用率在 5%~25% 之间不等,在所有的分娩中使用率为 10%~12%[27]。与此类似,由于世界各国产科实践存在差别,所以阴道助产中产钳和胎吸术的选择也有差异。这些差异与操作者自身选择、临床指征、当地操作常规有关,偶尔也涉及孕妇自己选择。然而,在过去 10~15 年中胎吸术的使用普遍增加而产钳助产的使用在减少[28]。但没有证据显示其中的任一种方法的安全性较

高。一篇 Cochrane 系统综述[29]显示真空胎吸术与产钳比较后,真空胎吸术的特点:

- 阴道分娩失败率更高。
- 更容易发生颅内出血和视网膜出血。
- 相对而言,引起严重母体会阴和阴道外伤的几率较小。
- 与产后 5 分钟 Apgar 评分较低或需要接受光疗的相关性小。

由于胎吸术相比产钳引起的母体盆底组织损伤较小,因此在临床上得到更多的运用。然而这仅是短期的结果,一项 5 年跟踪随机对照研究提示这两种器械对母体盆底功能的长期影响并没有明显的差异[30]。相对产钳助产来说,使用真空胎吸术的一个潜在的缺点是阴道分娩失败率较高。这就提出了这样一个尴尬的局面:在胎吸术失败后再使用产钳助产会潜在增加对母体和胎儿的风险。在此我们不想再讨论有关这两种器械的各种优缺点,因为对于一个合格的产科医生而言,应该熟练掌握这两种技术并能根据每个患者的具体情况选择适合的操作方法。

子宫 - 胎儿 - 骨盆的关系

由于具体内容已在第 5 章内叙述,这里仅作概要介绍。子宫收缩、胎头下降和骨盆构造的相互关系不仅是数学测量更是动力学的体现。应对以下因素进行评估:子宫收缩,母体状态,胎头,包括胎先露、方位、姿势(俯屈 / 仰伸)、头盆倾势、胎先露高低、胎头颅肿和重塑能力和骨质骨盆情况。

子宫收缩

医生在决定阴道手术助产前,一定要确定是否有足够的子宫收缩力来推进胎头下降。特别是在初产妇和分娩镇痛(硬膜外麻醉)状态下的孕妇,这一点格外重要。在自然分娩的第二产程中,孕妇体内内源性催产素的分泌增加。这样可以明显加强宫缩并辅助胎先露下降[31]。硬膜外麻醉抑制了 Ferguson 反射,从而抑制了第二产程中正常的催产素峰值的出现[32]。这在初产妇中表现得尤为明显,在第二产程给予初产妇额外的催产素在一定程度上抵消硬膜外麻醉后阴道手术助产几率的增加[33]。在经产妇中并不经常需要额外增加催产素,但偶尔在排除头盆不称因素后,也必须对使用硬膜外麻醉后的经产妇适当增加催产素的运用。

产妇屏气

产妇屏气应该得到合理的指导,这点也非常重要。在第二产程中,胎头在下降的同时完成俯屈和内旋转动作。这是在宫缩力和母体屏气后产生的腹压的共同作用下完成的。在第二产程中产妇屏气可以分两个时期。第一期为被动期,宫缩力引起胎头下降,压迫盆底组织。反射性引起肛门排便动作,产妇屏气向下用力,从而进入第二时期称为主动期。在经产妇中,当宫颈完全扩张后胎头通常很快下降至盆底,被动期时间很短。而在初产妇中,随着有效的宫缩力,宫口开全时胎头通常仅处于坐骨棘水平,此时需要鼓励产妇屏气进一步使胎头下降至骨盆底,即进入了第二产程的主动期。

与第一产程一样,第二产程中的自然进展也有一个重要的时间限制。第二产程阻滞的定义为经产妇超过 30 分钟胎先露无下降,初产妇则为 60 分钟。产程延长的定义为经产妇胎先露下降 <2cm/h,初产妇 <1cm/h。第二产程延长情况初产妇要比经产妇多见。在初产妇,宫颈开全后 1 小时内不鼓励初产妇屏气是合理的。一半的初产妇,在此时胎头的下降会非常迅速并很快到达盆底,此时可以鼓励产妇屏气。另外一半产妇由于产程延长,在使用了 1 小时的催产素后胎先露才降至盆底。维持催产素,指导鼓励产妇屏气。这种方式的优点是它在胎头下降通过中骨盆平面时可以减少产妇体力的消耗,而该过程更应该由子宫收缩力完成。尽管不同产妇的耐力相差很大,产妇集中于 1 小时的努力屏

气仍是最有效的。这样,通过以上 3 小时的第二产程,医生可以判断阴道分娩在母亲不懈的努力作用下是否能顺利完成或者是否需要进行辅助阴道分娩。如果胎头始终阻滞在中骨盆平面以上,那么剖宫产也许成为更为合适的选择(图 10-4)。

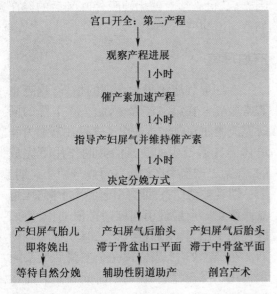

图 10-4 初产妇第二产程阻滞 / 延长的处理原则

胎头

有很多种指标可用来评价胎头和骨质骨盆和盆底的适应情况。

胎方位

胎方位可以为枕前位、枕横位或枕后位。通常胎头到达中骨盆时为枕横位。正常的步骤是胎头下降到骨盆底时旋转到枕前位。盆底空间和盆底肌肉群的张力有助于旋转动作完成,区域性麻醉使得盆底松弛,从而丧失这种优势。如果盆底肌肉张力缺乏,自然骨盆向中前的倾斜度丧失则会导致俯屈仰伸不良和胎头旋转错误。胎头向后旋转所致枕后位时,胎头直径相对骨盆较大不利于分娩。

胎姿势

胎头姿势可以分为俯屈(直径较小)或仰伸(直径较大)。

头盆倾势

头盆倾势是胎头平面与骨盆的平行关系。它是通过触及胎头矢状缝以及它与骨盆腔横截面的关系来评价的。前不均倾位多为正常情况,检查时前顶骨容易扪及且矢状缝在骨盆横面的后方。后不均倾为头盆不称的表现,后顶骨占据了骨盆横面的大部分空间,矢状缝靠近前方(图 10-5)。

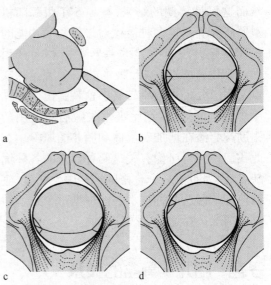

图 10-5 均倾和不均倾。(a)不均倾的检查,估计矢状缝离耻骨联合处距离;(b)LOT 正常均倾,前后顶骨呈现均等;(c)LOT 前不均倾,前顶骨先入盆;(d)LOT 后不均倾,后顶骨先入盆

胎头位置

胎头位置是胎头最低的骨质部分与坐骨棘之间的关系。当该部位位于坐骨棘水平时为 0 位,相对而言,胎头位于坐骨棘上方为 -1~-5cm,位于坐骨棘下方为 +1~+5cm。

颅肿

颅肿是分娩时胎头颅骨先露部位头皮肿胀所致的。它是发生在腱膜上的浆液性渗出。颅肿的描述非常主观但可以用无、+、++ 或 +++ 来代表。+ 或 ++ 是正常自然分娩中较为常见的情况。+++ 可能出现在正常分娩或简单的阴道助产后,但颅肿越大则越能代表胎头和骨盆之间接触过紧的指示。

胎头塑形

胎头塑形是指胎头为了通过骨盆通道而发生形状上的变化。这和胎头颅骨的挤压有关,塑性的分类由这些骨头边缘的相互关系决定。通过检查者手指触及,我们可以通过矢状缝处两个顶骨的关系或枕骨和顶骨在后囟处的关系进行判断。此时顶骨通常覆盖在枕骨上。这种方法可以用来鉴别后囟。胎头塑形的分类如下:"无" = 各颅骨正常分离;"+" = 颅骨相互接触;"++" = 颅骨重叠但手指压力可以轻易分离;"+++" = 颅骨重叠手指压力不能将之分离(图 10-6)。+ 和 ++ 级塑

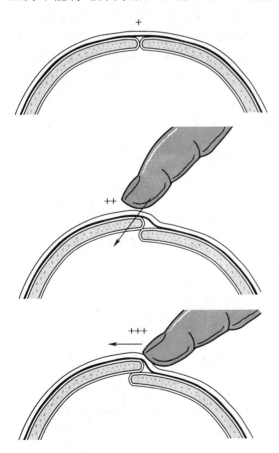

图 10-6　胎头塑形分级:"+" = 颅骨相互接触但不重叠;"++" = 颅骨重叠但手指压力可以轻易分离;"+++" = 颅骨重叠手指压力不能将之分离

形适合正常阴道分娩。但 +++ 更有可能提示相对性头盆不称,特别是在矢状缝和后囟同时发生的情况下。

> **骨盆对角径的描述**
>
> "通过指尖我很难触及最后一节腰椎骨的前凸部分和骶骨的上缘;从该点我就可以判断这个骨盆相比正常骨盆该部位的狭窄不会超过 1/2 或 3/4 英寸。"
>
> William Smellie

骨质骨盆

骨盆的 X 线片在现代分娩中的价值是有限的。超声检查可以用来帮助记录胎方位和胎头的位置及颅骨的重叠程度[35]。但超声在盆底组织方面并没有得到广泛使用。

临床骨盆测量有很多缺陷,但仍被广泛应用。如果在每个患者身上都进行这项操作,实践者可以积累到很实用的临床经验。通过你自己的手指和拳头进行测量,你能够达到以下几点:

- 对角径——至少 12cm(图 10-7)。
- 骶骨的弧度——应该是有弧度的,下端不应该向前凸。
- 骨盆侧壁——应该平行而不内聚。
- 坐骨棘——较钝且不凸。

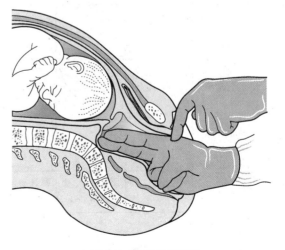

图 10-7　对角径的测量

- 骶棘韧带——应该可以容纳两指（>4cm）。
- 耻骨弓——不应狭窄,应该可以容纳两指。
- 坐骨结节间径——应该容纳一个握紧的拳头(至少 10cm)。

阴道助产的评估

为了评估是否可以通过阴道助产技术分娩,结合腹部和阴道检查的结果来准确判断胎头下降的水平十分重要。在阴道检查时,胎头下降位置的真实水平可能会受胎头颅肿和塑形而受到干扰(图 10-8)。可以根据 Crichton 制定的原则结合仔细地腹部触诊帮助我们对胎头所在位置做出判断[36]。仔细触摸胎儿枕骨和前顶骨与骨盆边缘的关系(图 10-9),将胎头下降位置假设分为五级。一般来说,腹部触诊如果只触及胎儿顶骨部分,那么对应只有 1/5 胎头在骨盆边缘上,胎

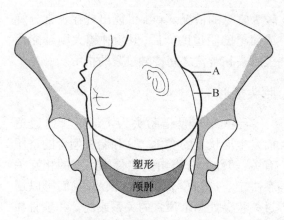

图 10-8　颅肿和塑形可以对胎头下降位置的评估带来假象。(a)胎头在下降前,没有塑形和颅肿;(b)胎头下降时有颅肿和塑形

头骨质部分的最低点可达坐骨棘水平。但如果此时只通过阴道检查,检查者可以发现由于中度或重度塑形的胎头导致胎先露位置更低。如果在骨盆缘上不能触及胎头,那么胎头至少应该下降到棘下 +1~+2cm 水平。现代产科学的观点认为如果胎头的位置高于这

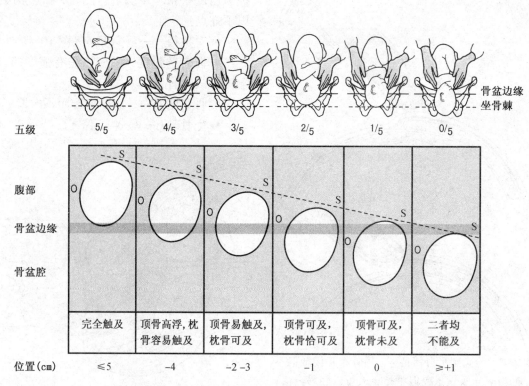

五级	5/5	4/5	3/5	2/5	1/5	0/5
完全触及	顶骨高浮,枕骨容易触及	顶骨易触及,枕骨可及	顶骨可及,枕骨恰可及	顶骨可及,枕骨未及	二者均不能及
位置(cm)	≤5	-4	-2 -3	-1	0	≥+1

图 10-9　胎头在骨盆缘上 5 级分类的临床评估以及其与胎头下降位置的关系

个水平,并不是阴道助产的指征。这样看来,腹部触诊很大程度上可以被认为是腹部和阴道综合评估的至关重要的组成部分。正如 Chassar Moir(1964)在本书的前一版中描述道:

"如果胎头的顶骨在腹部仍可扪及时千万不要尝试使用产钳,这是个重要的工作原则。尤其面对一个进入产程时间很长的患者,更需牢记这个原则,因为此时胎头的塑形和严重的颅肿会对阴道检查胎头下降程度的结果起到误判的作用。"

除了准确地判断胎头下降的水平,胎头的胎方位和姿势检查也十分重要。这可以通过扪及胎头的矢状缝和前后囟来判断。通常情况下,胎儿枕骨和额骨通过塑形常处于顶骨的下方。通过判断胎头的后囟,我们可以清楚地辨别出胎方位(OA,OT,OP)。如果可以清楚地扪及后囟,此时胎头必定处于充分俯屈并以最小径适应骨盆平面。

如果后囟不能扪及,可以顺着矢状缝相反方向试着触摸前囟。通常当胎头充分俯屈时前囟由于远离顶骨并处于骨盆较深位置很难扪及。当前囟轻易可扪及时通常胎头处于仰伸状态并以较大径线通过骨盆。如果由于颅肿存在矢状缝难以扪清,可以试着去触及胎儿耳廓前缘。如果耳朵折叠难以判断胎儿的正确方位,则应触及耳朵的耳廓和耳道为主。耳朵正好位于双顶径的下方,它可以作为确定胎头位置时的有效标志。当孕妇分娩用力屏气时,如果可以轻易扪及耳朵,此时严重头盆不称的可能性不大[37]。这些临床技能的获得需遵循一句谚语"长期在产床边上学习实践"。

进行阴道助产操作的指征

大多数阴道助产的指征相互联系并可总结为如下:产妇、胎儿因素和产程无进展 / 难产[38,39]。

产妇因素

产妇的体质状况可以限制产妇自身努力的能力和效果,比如心血管疾病、重度子痫前期 / 子痫或心脏病。产妇的疲劳和精力耗尽可以导致不协调宫缩,产程无进展以及信心受挫。这些都成为需进行阴道助产产妇方面的因素。

胎儿

胎儿因素比如胎心率的变化可能是导致阴道助产的一个重要指征。但这些指征也经常是相对的并需要结合胎心率异常的解释、胎粪的有无以及胎儿头皮血采样的结果进行综合判断的(第 6 章)。在第二产程遭遇此种情况时,阴道助产要比实施剖宫产迅速。尽管由于缺氧和损伤的联合作用可能对胎儿大脑产生潜在损伤,但我们仍应该认识到产钳或胎吸术的价值是显而易见的。

产程无进展 / 难产

在产程延长无进展时,阴道助产的指征可能需结合母亲和胎儿因素。产妇可能因体力耗尽并且信心受挫,此时所有屏气都无效。第二产程时间延长可能会损伤孕妇盆底组织[40]。胎儿因素包括胎儿过大或者胎头位置异常,此时胎头以一个较大径线通过骨盆。多见于胎方位为枕横位或枕后位且俯屈不良时发生,即通常所说的头盆不称。通过熟练的操作,阴道助产技术可以纠正胎头的不利姿势并使胎头俯屈以适应顺利阴道分娩。第二产程延长无进展可以导致胎儿大脑受到外伤和缺氧的潜在严重威胁,另一个可能对胎儿造成损伤的潜在因素为感染,通常表现为绒毛膜羊膜炎。以下的处理原则提示了第二产程的时限和应该考虑阴道助产的时间点[41]:

- 初产妇:没有区域阻滞麻醉时 2 小时,有区域阻滞麻醉时 3 小时。
- 经产妇:没有区域阻滞麻醉时 1 小时,有区域麻醉阻滞时 2 小时。

然而这些是理论上的原则,应该强调的是并没有强制的时间限制。如果第二产程时限超过 3 小时,母体及围产儿发病率增加[42,43]。自由开放式的方式也使第二产程变得没有时限是不合适的。与之相关的是产妇努力屏气的时限,因为这最有可能对胎头和产妇盆底组织带来不良影响。干预的合适时机是综合考虑以上提到胎儿和母体因素,对胎儿-骨盆关系的仔细评估以及产妇的愿望。

阴道助产的分类

美国妇产科医师学会(the American College of Obstetricians and Gynecologists)是长期以来致力于制定阴道分娩手术类型的一个组织[41]。其他一些专业组织也采纳了这些分类[38,39](表 10-1)。

表 10-1 操作性阴道分娩技术的分类[41]

中位	胎头在腹部可扪及≤1/5
	胎头最低点在 +2cm 以上(0→+1cm)但不高于坐骨棘
	两种亚类:
	(a)旋转≤45°
	(b)旋转 >45°
低位	胎头最低点(不是颅肿)在 +2cm 以下但未及骨盆底
	两种亚类:
	(a)旋转≤45°
	(b)旋转 >45°
出口	不分开会阴处可见胎头
	胎头颅骨已到达骨盆底
	矢状缝在前后径,或右、左枕前或枕后位上(旋转≤45°)
	胎头达或到会阴处

进行阴道助产的先决条件

指征和评估

阴道助产指征应该清楚地确立并记录下来。应该充分了解胎头-骨盆关系的重要因素,这些包括:宫口开全,胎膜已破,头先露,胎方位和姿势应该确定,胎头在腹部可扪及≤1/5,骨盆应被认为足够大小。正如前文提及,阴道分娩手术在胎头骨盆缘上仍扪及 1/5 时应尽量不要采用。膀胱应该用直导尿管排空,如果留置有内芯的导尿管时,应在阴道手术前排空气囊拔出尿管以减少尿道和膀胱的损伤。

知情同意

在第二产程紧张关头通常很难做到诚恳的知情告知。然而,分娩方式的选择通常包括:等待,辅助阴道分娩或剖宫产,这些需要产妇和她的伴侣商量。某些情况下,采取措施的原因十分明确,比如胎头已达骨盆底时发生的急性胎心过缓,此时仅需要简单的产钳或胎吸术。而另一种情况是当胎头还处于中-低骨盆平面时,此时应该制定一个更详细的处理原则来很好的回答产妇的问题并让她作出选择。

止痛剂

如果在低位或出口骨盆平面上需要进行阴道助产,那么需在会阴部进行局部浸润阻滞麻醉。相比而言,阴部神经阻滞对绝大多数低位阴道助产术是有效的方法。一般说来,产钳助产术比胎吸术需要更好的麻醉止痛效果。如果胎头在中-低骨盆平面,特别是需要进行胎头旋转时,此时硬膜外麻醉或椎管麻醉是首选。

培训

由缺乏经验者进行阴道助产操作可能会给母体及胎儿带来潜在的巨大创伤。进行培训的产科医生应该有足够的自然分娩接生的经验和低位骨盆出口平面辅助胎吸术或产钳助产的经验。中低位骨盆平面阴道助产技术特别是胎头旋转技能是较难掌握的,高年资的产科医生应该言传身教来指导低年资医生掌握这些技巧[44,45]。由于可能出现不良结局以及病人投诉使得在产科实践中充满风险。两者息息相关,因此临床上应避免让没有进行充分培训的产科医生在缺乏上级医生指导时进行这些操作。

阴道助产的试产

经验丰富的产科医生通常都知道如果胎头处于低位骨盆或出口平面时,阴道助产可以在产房轻易地完成。然而,当胎头位置较高在低中骨盆时,特别是在棘下 +1→+2cm 时,助产难度可能就增大了,所以此时使用产钳或胎吸术需要非常谨慎,该原则沿用至今[15,46-48]。

规定将孕妇运转到手术室,进行阴道助产或者剖宫产术。事先将这个流程告知孕妇及其家属、麻醉师和护士,如果产钳和胎吸术进展顺利的话,那么阴道分娩变得更安全。但如果阴道试产遭遇困难,产科医生将放弃试产而迅速转为剖宫产。这样的话所有产科医生面临的阴道试产时的风险和压力被化解了。在大多数情况下阴道分娩可以简单安全的进行,但有些时候经常会遭遇困难,迅速实施剖宫产可以最大程度地降低母亲和胎儿的危险。在本书前一版中 Chassar Moir(1964)做出一个很好的总结:

"尽管看起来简单,但进行产钳试产是一个非常重要的进步,是现代剖宫产手术安全性增高的逻辑上的结果……我很多次有意地采用这个方法,并通过这种方法最大利益地保护了母亲和胎儿的安全,在一些病人中避免了不必要的剖宫产术,也避免了其他一些阴道分娩的严重并发症。"

Ian Donald 则强调了产钳助产失败后在没有准备的情况下行剖宫产与阴道产钳试产失败之间的区别:

"产钳试产,是一个成熟慎重的操作,然而进入了一个完全不同的级别。这里,医生应提前意识到所有的困难并做好准备……做出放弃产钳而改为剖宫产的决定不应被认为

是'产钳失败',而应被视为我们对危险认识的能力有了很大的提高,特别是持续性阴道分娩中对胎儿的风险。"

Practical Obstetric Problem 5th ed
London:Lloyd Luke,1979,p654

产钳助产

医学专家们对产钳的两种迥然不同的态度可以通过 18 世纪两个伟大的产科学家 Edmund Chapman 和 William Hunter 的观点来说明:

> "我可以以我的经验来证实它是一个最优秀的工具,尽管有一定损伤性,但频频挽救了母婴的生命……我所能对这个工具进行赞扬的所有溢美之词,简短地归结在我们对它的需求上。"
>
> Edmund Chapman.A Treatise on the Improvement of Midwifery.Chiefly with Regard to the Operation.2nd ed.London:Brindley Clarke and Corbett,1735.

> "对一个可怜的精疲力尽的产妇来说,产钳可能被首先考虑到,但是我希望上帝并没有发明这个器械……我证实产钳已经使三个人丧失生命,我可以说十个人中它只可以挽救一个生命,因此我们除非有绝对使用指征,否则尽量不要使用它。"
>
> William Hunter,c.1760

尽管并不如以上两个观点这样截然对立,近 3 个世纪后医学上对产钳在现代产科实践中的作用仍有分歧。然而,如果我们抛弃了阴道助产技术,那么大约 5%~20% 的孕妇可能只有两种分娩方式的选择:进行剖宫产或者倒退到发明产钳前的方法,第二产程可能需要经历数小时甚至数天,对产妇和胎

儿的造成灾难性的结果。

图 10-10 为产钳的结构解剖图。在 3 个多世纪里，人们发明了超过 700 种产钳，至今仍有新产钳诞生。在临床实践中经常使用的产钳包括 Simpson 产钳和类似的产钳如 Neville-Barnes、Haig Ferguson 和 Tucker-Maclean 产钳(有坚固的叶)。左右两臂由叶、胫和柄组成。头弯与胎头相适应,而盆弯与母体骨盆相适应。两叶通常在柄和胫的连接处扣锁。用于进行胎头旋转的产钳(通常指 Kielland 产钳)有正常头弯,但产钳叶的盆弯幅度最小。这有助于产钳在骨盆中旋转时产钳叶脚的弧度达到最小以避免母体软组织的损伤。在使用旋转产钳时经常会碰到不均倾位,所以这些产钳有一个滑动的锁扣可以进行纠正。不同产科医生通常会根据自己的培训经历和熟悉程度选择不同的产钳。临床医生应该熟悉几种常见的产钳如 Simpson 产钳,以及旋转产钳如 Kielland 产钳。对各种

产钳的详细构造及功能有兴趣的人可以参考本章节后的文献书目。

经典产钳

一旦产钳使用的适应证得到确立且前文所述的各种先决条件符合后,让产妇选取截石位,双腿固定。产钳的钳叶的特殊设计使得它们能被横置在骨盆腔内(图 10-11),并且可以沿着水平面向两侧在 45° 安全范围内进行移动:这范围限在髂耻隆起和后方的骶髂关节之间(图 10-12)。钳叶应该置于眼眶和耳朵之间的空隙(图 10-13)。钳叶之间为双顶骨和双颊部之间的径线。只有这样压力才能均匀地分配到最脆弱的部位。如果头部两侧钳叶不对称,比如钳叶作用在眉 - 乳突间,此时的压力和牵引力将不对称的作用于大脑镰和幕,有导致颅内出血的可能。

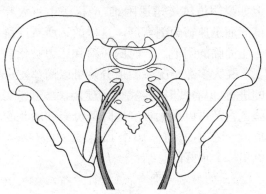

图 10-11　产钳钳叶和母体骨盆的理想位置

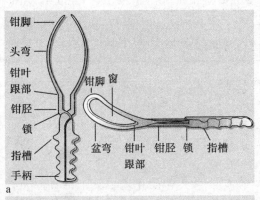

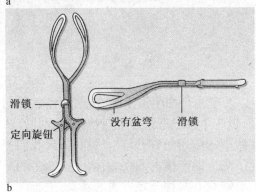

图 10-10　产钳的构造。(a)Simpson 经典产钳;
(b)Kielland 旋转产钳

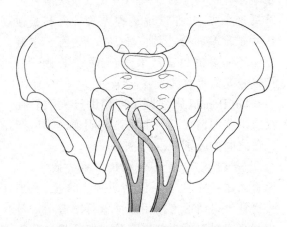

图 10-12　产钳钳叶在骨盆腔内的安全活动范围

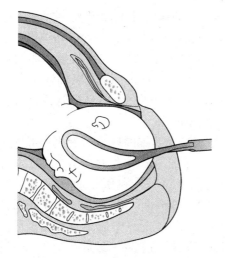

图 10-13 双顶双颊法钳叶和胎头的理想位置

> "左叶在左手上,先放置左叶;所有都是粗笨的,除了产科医生的技巧外……"
> Charles Pajot

一旦确定胎头的准确位置,无论是正枕前位(OA)还是左或右枕前位(LOA 或 ROA),产钳就像灵魅般的工具一样被置于会阴前,方向和它们作用于胎头的方向一致。左手控制左叶并将之插入骨盆的左侧方,胎儿的左耳前方。与此同时,需将右手手指放在阴道内,右大拇指抵住钳叶的根部。左手持住手柄弧形下降而右手手指和拇指引导钳叶沿着正确方向运动(图 10-14a)。换一个手使用同样方法放置右侧钳叶(图 10-14b)。大多数产钳使用了"英式锁扣",即右手柄嵌入左侧柄槽内。两侧钳叶自然锁住,避免了两个手柄交叉重叠。以上的介绍主要是针对正枕前位。对左枕前或右枕前位来说操作流程是一致的,谨慎地置入钳叶并调整方向适应胎头的倾斜方向。在使用产钳或锁住钳叶的时候都不需要用力。如果出现在产钳使用和锁定过程不顺利的话,操作者应该停止操作并重新检查胎头的方向。一种常见的引起产钳使用困难的原因是易忽略的枕后位。

一旦钳柄顺利的锁扣住后,操作者应该

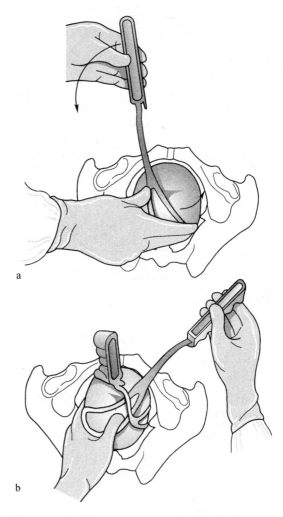

图 10-14 (a)插入左叶。右手手指和拇指引导钳叶进入正确位置,同时左手以向下的弧度旋转手柄。(b)用相反的手按同样的流程置入产钳右叶

按以下所述检查产钳的放置是否正确:

● 后囟应该在两钳叶中间,"人"字缝与两钳叶的距离相等。

● 后囟应该在产钳胫水平上方一指宽度。如果此距离超过一指,牵引力会使胎头仰伸而以一个较大的直径通过骨盆。

● 矢状缝全长应该与钳胫的平面正垂直。如果胫与矢状缝有斜角会导致牵拉力非对称性传导,即沿着眉乳突方向。

● 两钳叶两侧可扪及的空窗部分应该均等。实际上,这个空窗的空间应该很小,仅能容纳一个手指伸入(图 10-15)。

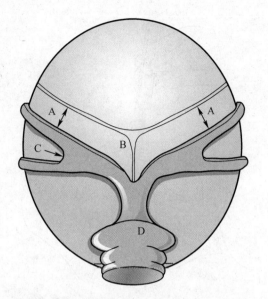

图 10-15　检查产钳与胎头的位置是否正确。(A)钳叶到"人"字缝的距离相等;(B)后囟在钳胫上 1 指宽度;(C)在钳窗和胎头之间最多只有一指宽的间隙;(D)胫与矢状缝垂直

除非以上所有条件都满足了,否则仍应调整产钳位置或者重新置放。

产钳产生的挤压力是最不愿意看到的。如果操作者握住锁扣下方的指槽来进行牵拉时,所产生的压力最小,而紧握钳柄尾端时压力最大。最佳的操作是将食指和中指置于指槽中向下握紧,而另一只手放置在钳胫上帮助向前下方牵引(Pajot 法)以确保牵引方向沿着骨盆弧度方向,而不是被耻骨弓对抗分解掉(图 10-16)。

牵引应在宫缩时联合产妇用力屏气时进行,并应仔细沿着骨盆曲线方向即 Carus 曲线进行。牵拉时产科医生应该坐着或者站着,前臂肘部弯曲。很难传授应该使用多大力气牵引较为合适——显然最好是以最小的力量达到最好的效果。最近一个实验采用等长等力度的测力装置可以使低年资产科医生进行模仿训练,并保证其牵引力不超过理想值(13.62~20.43kg)[49]。作为产科医生,无论性别,在操作产钳时可能会过度用力。指导的原则是操作者在宫缩期施加轻微适中的力量,只要看见胎头下降产程有进展即可。通常第一次牵引时操作者都能明显感觉到胎头是否有下降。如果始终有胎头下降阻滞的感觉即提示应该放弃产钳。为了阴道助产的安全性,不应该使用粗暴的牵引力。

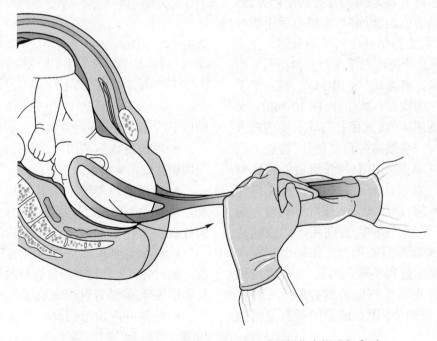

图 10-16　沿着骨盆弯度的方向合理正确的握住产钳进行牵引

当胎头下降到会阴部,枕部降到耻骨联合下,牵引的方向应逐渐将改成向前和向上,最后应与水平线成 45°。当胎头在会阴处伸展时,钳柄应提高到水平线上 75°,此时应将一手从产钳上移走用来保护会阴,必要时可进行会阴侧切术。一旦胎头即将娩出时,按照放置产钳的逆向步骤取出钳叶。通常先移出右侧钳叶,如果需要太大的力量来移去钳叶,那么胎头也会随着产钳被轻轻地拉出。

当胎头为 LOA 或者 ROA 时,在钳叶已经合理放置好并经过检查后,在未牵引的情况下,将胎头向中线轻轻旋转 45°。操作时应轻轻抬高钳柄并沿着弧度慢慢旋转胎头,使得母体组织和胎头能够适应位置的改变。一旦旋转结束,应再次检查钳叶的位置以保证它们在旋转时没有滑脱。

枕后位分娩

如果胎头以正枕后位下降并在低位受阻(坐骨棘 +3cm),或者在正枕后位的左右方有一定偏移,此时最好的方法也许为"脸向耻骨"而不是尝试旋转。这种情况大多数出现在类人猿型骨盆中,骨盆的前后径大于左右横径,胎头以正枕后位更适应骨盆,这些病例中胎头下降缓慢,如果骨盆宽大而胎儿体积小,多可以以"脸向耻骨"的位置自然分娩。另一种情况时胎头被阻滞在低位骨盆,此时有必要使用产钳助产,尽管相比 OA 位而言,会阴损伤的风险要增大。

产钳的放置和使用方法和 OA 相同,但要注意钳叶的盆弯与胎头的关系与 OA 时相反。叶尖应该弯向胎儿嘴,而不是像 OA 位时朝向耳朵(图 10-17)。放置完毕后,要检查产钳与胎儿颅骨缝之间的位置关系,钳胫应该和矢状缝平行而后囟应该在钳胫的下方一指宽,而不同于 OA 位时在钳胫的上方。起初时应该以向下向后方向牵引胎头,使得枕部充分地扩张会阴,在 OP 中枕部对会阴的扩张幅度远比 OA 中顶骨对会阴的扩张大得

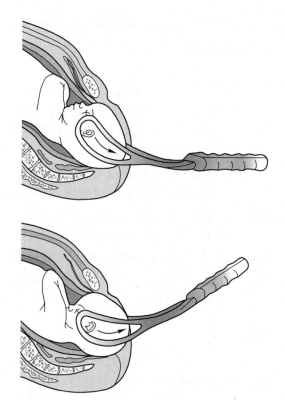

图 10-17　枕后位时钳叶和胎头的关系

多。通常还需要进行会阴侧切术。当枕部扩张会阴时,牵拉方向逐渐向上以使得枕部在会阴处俯屈。起初过度向下牵引可能会使得胎头仰伸而增加胎头通过会阴的径线长度。

胎头旋转术

阴道助产技术中,有关枕后位和枕横位的胎头旋转术需要临床医生有最好的临床判断能力。因为此时对母亲的伤害,特别是对胎儿的损伤几率是最大的。作者已经在本章的开始部分"阴道助产技术先决条件"中重申过这点。对于进行任何有关胎头旋转阴道助产,都不妨设计这样一个问题询问自己,"为什么我不进行剖宫产?"正如刚才所说,在很多情形下,胎头旋转不当可能导致仰伸而使胎头以较大的直径通过骨盆。如果旋转和胎头俯屈能够安全顺利地完成使得胎头通过骨盆的径线可以缩小的话,那么此时轻轻地牵拉就足以达到有效的阴道分娩。与此相

反，如果胎头在枕前位受阻，因为已经处于最小径，此时可能反而需要较大的牵引力来才能达到有效的阴道分娩。

除了颅内损伤的风险，旋转操作还可能带来罕见致命性的颈部脊髓损伤并导致四肢瘫痪的严重后果[50]。该风险可能由许多因素综合引起。通常产程延长，羊水过少，子宫壁"紧贴"胎体。在这些情况下，如果旋转胎头时胎肩被子宫束缚不能同时旋转，而导致颈髓极易受伤。此外缺氧会导致胎儿肌张力减退，松软的颈部和肩部肌肉不能保护颈椎脊髓柱，因此在胎儿缺氧的状态下应避免进行胎头旋转。理论上讲，胎头旋转时应该同时伴随胎肩部的旋转。

手指旋转

对于一些左枕横位或右枕横位情况，我们可以仅用手指将胎头转为枕前位。此方位有利于进一步选用经典的枕前位产钳来协助分娩。对于左枕横（LOT），右手的食指和中指指尖放置在前顶骨上端的边缘（沿着并靠近人字缝与后囟相交处）（图 10-18）。不管产妇是否屏气，在宫缩时顺着逆时针方向向下的力进行旋转胎头，此时胎头多能被旋转至LOA 或正 OA 位。这样就避免了使用旋转产钳。一旦胎头被旋转后，右手的手指需持续

抵住胎头左顶骨以抵消枕骨返回左枕横的趋势。当胎头保持在 OA 位时可以置入产钳的右叶。当右叶稳固好胎头于 OA 位时可以抽出手指并放置产钳左叶。对于 ROT 位，此时通常使用左手旋转，操作方法按照上述相反方向进行。

徒手旋转

如果手指旋转不成功，可以使用手掌旋转。然而，如果胎头被深嵌在骨盆里，进行手掌旋转就会显得有困难。通常 ROP 时使用左手，LOP 时使用右手，首先是掌心向上完全伸入阴道内，手掌伸展开来并紧握住一侧胎头，拇指握住另外一侧；胎头枕部应完整地控制在手掌中。胎头被稍抬高以利于俯屈和旋转，此后胎头顶部转到之前被枕骨占据的地方（图 10-19）。但此时胎头仍可能被过度旋转。旋转同时，另一手放置在产妇腹部胎肩后使它向中线拉拢。在一些情况下，如果阴道内的一只手能够扣及胎儿后肩，此时可以将后肩从一侧骶骨岬移至另一侧，同时另一

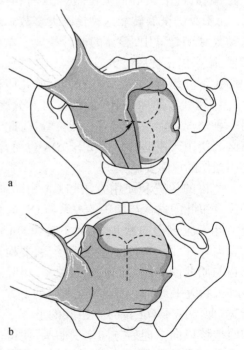

图 10-19　徒手旋转。(a) LOT 时使用右手;(b)LOT 旋转至 OA

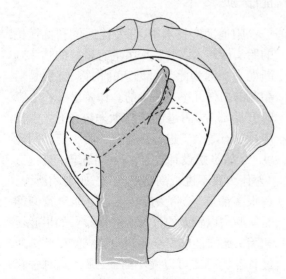

图 10-18　手指旋转

只手在产妇腹部上从胎儿前肩施加旋转力。这就是我们通常所谓的 Pomeroy 旋转方法（图 10-20）[51]。

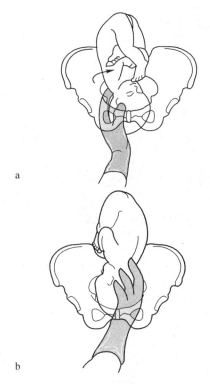

a

b

图 10-20　徒手胎头和胎肩旋转：Pomeroy 手法。(a) ROP 左手抓胎头手指置于胎儿前肩后方；(b) 胎头和胎肩由 ROP 转到 LOA

有时，如果胎头在旋转后仍保持枕前位，加用催产素可以促使胎头下降至自然分娩。但大多数情况下，徒手旋转后至 OA 位后仍需要产钳助产。

区域麻醉和充分松弛的子宫是徒手旋转胎头的必需条件。硬膜外麻醉和椎管内麻醉虽然可以提供良好的镇痛效果，但是如果子宫强烈收缩压迫胎儿，则必须静脉使用硝酸甘油缓解宫缩。大多数徒手旋转胎头成功的研究通常是在采用全身麻醉并使用大量的宫缩抑制剂年代进行的。

产钳旋转

如果手指和手掌旋转胎头不可行，可以考虑使用产钳进行胎头旋转。尽管很多产钳的使用目的就是如此，但是临床实践中最为出色的是 Kielland 在 1915 年发明的产钳。因为在旋转枕横位的胎头时，带有盆弯的产钳易导致母体组织损伤，他设计的产钳没有盆弯，所以该产钳并发症相对较小。很多医院已经放弃了使用产钳进行胎头旋转，但仍有少量医院在使用该工具和技术[52,53]。其指征主要是仰伸的胎头被阻滞在横位或后位。在现代产科学中，这多见于硬膜外麻醉下，尽管胎头已低于坐骨棘下 2cm，但由于胎头仰伸和旋转错误而呈现出较大的径线。如果胎头可以旋转正确和适度俯屈减小该直径，那么轻轻地牵拉就可以达到安全有效的分娩结局。

> "如果胎头在骨盆腔，可以用产钳完成旋转……在开始将胎头从骨盆狭窄处向外牵拉前，首先要将胎头从横位旋转 90° 至正前后位，不能同时进行。产钳需紧紧锁住，沿着钳柄的轴线转动。"
>
> Christian Kielland

为了正确使用 Kielland 产钳，产妇的会阴部应该稍微突出于产床的边缘。在开始操作前先将 Kielland 产钳按照其预作用于胎头的方向放置在产妇的骨盆外面（图 10-21a）。钳胫上的指示性隆突应该指向胎头枕部。然后产科医生拿起前叶，接下来有三种使用方法：经典法，移动法和直接法。

经典法或者可以称为倒置法，是最先由 Kielland 发明的，主要用在胎头处于骨盆的较高位置，目前临床上已不主张使用产钳助产。在这里提及，完全出于对历史的兴趣，该产钳可能会导致子宫下段的穿孔或者与胎手，前臂和脐带形成缠绕。一手的食指和中指插入耻骨联合处并且手心向上。另一手握住产钳前叶并且保持钳高于水平面 45°，头弯面向上（图 10-21b）。钳脚沿着指尖的方向前进，向下压钳柄直到它处于胎儿前肩和胎头侧面之间并占据了子宫下段的空间。此时

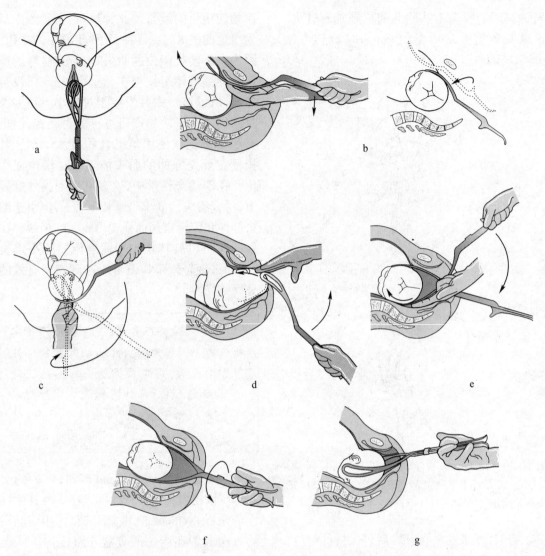

图 10-21 Kielland 产钳:左枕横位。(a)产钳方向的对准,指示性隆突指向枕骨;(b)前叶使用的经典方法(倒置法);(c)前叶使用的移动方法;(d)前叶使用的直接方法;(e)后叶的置入;(f)轻轻从 LOT 旋转至 OA;(g)使用 Kielland 产钳牵拉

钳胫处于前顶骨上。然后旋转前叶 180°,使之恰好向下贴紧前顶骨(图 10-21b)。整个过程严禁使用暴力。如果感觉有任何阻力,应停止操作。

移动法对母体产生损伤的可能性比经典法要小。然而,操作需要非常仔细,否则钳脚可以导致阴道穹窿处的损伤。前叶由阴道后方插入,手指在顶骨和胎儿脸部周围引导钳叶,同时另一手以向下的弧度旋转钳叶。同样强调的是该步骤一定要轻柔,不需要用力

(图 10-21c)。如果胎头过分仰伸,胎儿脸部可能会阻碍该操作,这种情况下最好使用相反方向。在枕骨上的移动技术。

如果胎头较低,特别是前不均倾位时,可以采用直接法。一指的中指和食指掌心向下伸入阴道,置于前顶骨和耻骨联合之间。另一手引导钳叶直接越过顶骨置于合适的头部位置(图 10-21d)。

然后将后叶置入骶骨的空隙中。一手尽可能在后方较高的地方进行保护,钳叶要置

于后顶骨和该手之间。指尖应该指引钳脚作用在胎头周围并且远离骶骨和骶骨岬上的阴道软组织。另一手上的钳柄下压协助此过程（图 10-21e）。大多数低年资的产科医生可能会感到迷茫，究竟需要对钳柄进行多大的压力才能使得钳脚绕至胎头周围。当双叶都放置好后，操作者通常发现前叶胫部有一部分较后叶突出。这可能是操作错误，但通常也可能是由于前不均倾位引起。这样，如果产科医生觉得钳叶在顶骨两侧放置安全时，便可以扣锁。滑动的锁部分可能会帮助医生纠正不均倾位。然而，大多数不均倾位需要等到旋转后才能被纠正。应检查矢状缝及后囟与钳叶的关系。在旋转前，尝试着俯屈胎头非常有用。为了达到这个目的，可以在确定产钳放置正确后，将钳柄向着顶骨方向移动。

旋转应该轻柔并且简单。如果感觉不是如此，操作者应该进一步仔细检查产钳是否放置正确并考虑产钳助产是否可行。手心向上，中指、食指和拇指紧握指槽并将钳柄向后压。旋转应该随着手心向下缓慢轻柔地进行（图 10-21f）。同时另一只手或者助手应在腹部协助前肩沿着枕部的方向移动。如果有助手帮助医生在腹部旋转胎肩时，产科医生可以使用另一手重返阴道壁以便于直接观察胎头旋转过程。这样可以保证产钳得到合理的使用，而不是仅仅在胎头的表面进行旋转。一旦胎头旋转成功，也就再次验证了产钳的使用方法是正确的。

Kielland 产钳应该归功于取消了盆弯。这样，产科医生正确的操作姿势是单膝跪地，一手的食指和中指置于指槽下方而另一手腕部向下牵拉钳胫部（Pajot 法）。胎头向下向后方牵引，当枕部露出耻骨联合时，钳柄应该慢慢升到水平位（图 10-21g）。一些产科医生习惯于使用 Kielland 产钳进行胎头旋转，然后使用具有盆弯的常规产钳进行胎头的最后娩出。毫无疑问，Kielland 产钳的安全使用需要大量的训练和指导。但很多培训项目并不安排这个内容。

俯屈和胎头吸引助产

"在很多辅助牵引操作中，如果需要花费很大的牵引力，很可能是方向不正确。胎头可能没有得到很好的俯屈，牵拉力的作用使得枕骨沿着耻骨联合的下方而不是耻骨弓的下方向外运动。"

Peter McCahey

胎吸术助产

在最近几年来，产科医生倾向于在阴道助产技术中使用胎吸术替代产钳术。他们很多认为相比产钳，胎吸术的方法容易掌握，而产钳术更需要经验和培训。这个假设某些方面似乎是有道理的，但可能也是一个潜在危害的设想。"suck it and see"胎吸术培训学校倡导将真空胎吸装置放置在胎头上并认为该牵引方法是解决难产简单安全的选择。然而事实胜于雄辩，胎吸术导致的胎儿损伤的可能性和产钳相似。本章开始提及关于产前分娩方式评估和先决条件应如产钳助产一样，严格把握胎吸术助产的指征。

真空胎吸术相对产钳而言引起产妇阴道和会阴损伤的几率较低。此外，它可以在较简单的麻醉方式下进行操作，如局部浸润性麻醉或阴部神经阻滞，而不一定需要硬膜外或椎管麻醉。

有种类繁多的真空吸引杯和装置。但是最终归结为两种——硬杯和软杯。最初的硬杯为金属制成，称 Malmstrom 杯或鸟形的 Malmstrom 杯。最近，还出现了硬塑料制成的杯子[26]。在 20 世纪 70 年代，有学者将杯子用软材料制造来减少硬杯子引起的头颅外伤。最先出现的是 Kobayashi Silastic 杯[54]，自那以后又有好多种软杯问世。总体上来讲，软杯的确降低了表浅的头皮外伤但却较硬杯有较高的牵引失败率[55,56]。使用所有这些吸引杯的原则是一样的，将在以下详细综述。

最初和最重要的问题是关于俯屈点的判断[25]。它大概位于后囟前方 3cm 左右。如果直接在该点进行牵引,胎头将以最狭窄的枕下前囟径(9.5cm)俯曲。大多数负压杯直径为 5~6cm。如果使用这种杯子,杯后缘将到达后囟,并超过了俯屈点。另一种评估方法是精确设置杯前缘至前囟关系。前囟和俯屈点的距离估计为 6cm。这样,当杯子被正确放置时在前缘和前囟之间应该有 3cm(2 指宽)的空间(图 10-22)。除了纠正胎头的俯屈,操作者还要避免不均倾位,因为不均倾也会使得胎头通过骨盆的直径增大。如果双顶径宽 9.5cm,一般提示没有发生不均倾位。如果吸引杯不是放置在矢状缝的中间,这种旁正中牵拉将引起不均倾而增加胎头通过骨盆的径线。因此,真空吸引杯有四种可能放置的方式(图 10-23)。

• 俯屈中点——此时以最狭窄且最合适的枕下前囟径和双顶径娩出。

• 仰伸中点——以枕额径娩出。

• 俯屈旁正中点——以较宽旁正中径

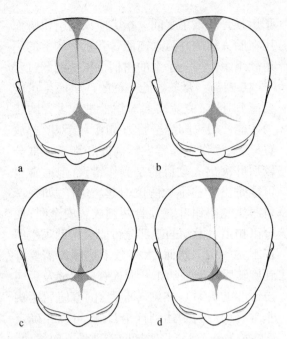

图 10-23 真空杯可能放置的 4 种位置。(a) 俯屈中点;(b) 俯屈旁正中点;(c) 仰伸中点;(d) 仰伸旁正中点

线娩出。

• 仰伸旁正中点——此种情况最糟糕,胎儿以较宽的枕额径和旁正中径线娩出。

已经证实,将吸引器放置在正确的俯屈正中点头皮损伤的几率最小[57]。

上述原理指出真空吸引杯的正确放置位置是俯屈点的正中位置。在吸引杯放置好后,在开始抽吸真空之前,先用手指检查真空杯的边缘一周,确定没有母体组织受压,起初负压在 0.2kg/cm^2 左右,随后可增加到 0.8kg/cm^2(600mmHg)。没有必要增加真空负压,除非操作者用了额外 1~2 分钟检查位置及排除是否有母体组织受压,否则没有必要花数分钟等待"假髻"的形成。

金属和硬塑料的吸引杯都有内嵌的边缘。因此,与头皮接触圆弧形的边缘直径比上方的杯口直径小,这样便形成了"假髻"。除了产生对抗负压的气压外,这(假髻)还有降低杯脱落的风险并且有效地增加了接触面,5cm 的杯径实际发挥了 6cm 的效果。

使吸引杯脱落所需要的吸引力取决于吸

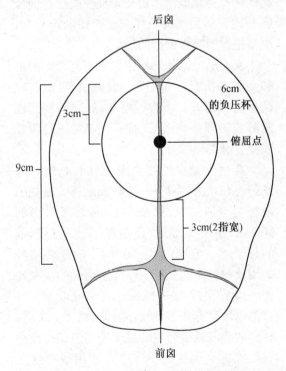

图 10-22 真空杯与俯屈点的位置关系

引杯的直径和形成真空的负压大小。在垂直方向牵拉真空杯使杯脱落需要的最小牵引力数据见表 10-2。

表 10-2　使得负压杯脱落所需的牵引力

杯径(mmHg)	负压 kg/cm²		牵引力(磅)
5cm	500	0.65	29
	600	0.80	35
	700	0.96	41
	760	空气	45
6cm	500	0.65	42
	600	0.80	51
	700	0.95	59
	760	空气	64

　　理论上的最大牵引力是结合吸引杯表面的接触面积以及牵引角度共同计算出来的。当然将头皮组织嵌入杯内也需要额外力。操作者可以使用最高为 760mmHg 负压极限,这几乎为海平面水平能达到的纯负压。牵引力的多少是指以一次垂直杯面的牵引力量(忽略摩擦力)。偏离垂直方向的牵引力须按照矢量角度进行调整。

　　临床上进行牵引时需要结合宫缩和产妇的屏气。如果牵拉与垂直方向有一偏角,那么作用在杯缘的力也相对降低(图 10-24)。所以牵引中非常重要的一点是牵引轴的方向与杯子垂直,最好牵引轴幅度不宜超过杯子

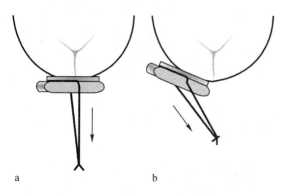

图 10-24　吸引杯放置和牵拉。(a)正确的沿垂直方向牵拉并保持牵引方向在杯径范围内;(b)斜向牵拉/或旁正中点牵拉易导致杯滑脱

的周边。牵引应该用食指和中指放在牵引棒上,另一手的拇指放在杯的表面,食指用力对抗头皮和下面的颅骨。这样操作者可以感觉到是否如 Bird 所说的"无效牵引",此时头皮被吸出而头颅骨并不下降[25]。

　　反复的无效牵引可能会导致颅内压的波动而增加头皮血肿和颅内出血的机会。因此,一手的拇指用来对抗牵拉以减少杯子的脱落,食指评估头皮是否撕开,胎头是否下降。这样,两手联合使用,左手的食指和拇指使得杯子吸附在头皮表面,食指评价胎头下降,而右手保证牵引沿着杯的垂直平面(图 10-25)。这种两手和手指之间的联合操作方法应在人造模型上进行实践。

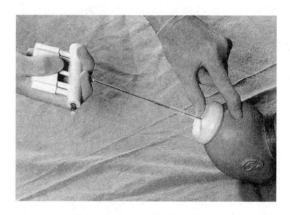

图 10-25　真空负压吸引技术

　　有些真空负压吸引装置,比如通常用的 Omni 杯,有牵引力指示器[58]。临床上使用的大多数的负压装置能达到 9kg 的牵引力,尽管有时需要达到 14kg 的牵引力[26,57]。

　　硬杯的优点,除了它们脱落的几率较小外,其负压孔被设计成平行或凹形,在仰伸的枕横位或枕后位时有利于杯子放置在俯屈点上。软杯的问题可能是由于其中间杆使得在胎头仰伸的情况下很难放置。软杯的另一个缺点是不能像硬杯那样可以用手指和拇指轻易操作。但是我们可以使用同样的原理将手指和拇指分散放置在软杯的周围。

　　不要尝试对杯使用剪切力来旋转胎头。如果杯放置位置正确的话,牵拉时胎头会在

骨盆的合适平面进行自动旋转。但在某些特殊情况下,枕后位并不进行旋转而以 OP 娩出。

如果胎头被牵引到会阴但之后进程受阻,应检查胎头和骶骨之间的空隙。Vacca 曾报道胎儿手夹在胎头和骶骨之间而阻碍胎头在会阴部最后的分娩[59],称之为"骶骨手嵌入"。因此,如果在下降过程中有阻碍,检查胎头后方,如果的确存在这种情况,用手指勾住胎儿手腕部娩出后臂。

如果负压杯在牵拉过程中脱落,应该仔细评估头盆条件及具体情况。如果实际情况仍符合真空胎吸术的要求,可以再次放置负压杯并进行牵拉。如果出现第二次脱落,则需进一步进行临床评价来决定阴道分娩是否安全,或者是否需要对患者进行剖宫产——通常在胎头下降和旋转不充分情况下需要进行剖宫产。如果胎头下降和旋转到会阴,是否可以使用产钳助产。这时更需要仔细地评估,因为此时胎儿将面临很高的受伤风险。有时"假髻"可能会妨碍负压杯再次准确的放置。

我们将真空胎吸术助产分为两个时限。下降期是从杯使用到胎头降至骨盆出口,此时操作者可以看到负压杯的杯口。出口期是指杯子完全暴露在外面直到胎头娩出[59]。

在一次子宫收缩间期里的牵拉称为一次"牵引"。在三次牵引后应该结束分娩或者胎头达到会阴(可以看到完整的杯子),此时阴道分娩安全可行。有时需要增加 2~4 次轻轻地牵引来辅助胎头在会阴上的分娩。这样在三次收缩期的牵引应该使胎头达到足够的下降和旋转,这样才预示着接下来胎儿安全的娩出。真空负压吸引助产在起初使用负压杯到胎头娩出最大时限为 20 分钟。与产钳分娩一样,如果在真空胎吸术助产中遭遇困难,产科医生应该选择剖宫产结束分娩。

一旦分娩完成,应去除负压并移去杯子。应与新生儿父母解释杯子吸附处的"假髻"的原因,通常这种水肿在数小时内会逐渐消退并在 48 小时后完全消失。尽管帽状腱膜下血肿很罕见,所有的胎吸术娩出的婴儿中都应该考虑发生该并发症的可能性,并在新生儿病房中给予相应的护理和观察。

在产后,应告知产妇其所接受的阴道助产方式包括产钳或者胎吸术以及它的原因。产妇应该明确再次妊娠分娩中,绝大多数(大于 80%)仍能进行自然分娩[60,61]。

再次器械助产

最常见的再次器械助产主要形式是胎吸术失败再求助于产钳助产。国家指南中指出这种尝试风险较大,需进行充分评估[38,39,41],一些大的人群研究结果显示出现较差的新生儿结局[62,63]。然而,一些小的临床研究和来自医院的详细病例记载并没有提示胎吸术失败后再使用产钳会增加新生儿发病率[57,64-67]。

据报道胎吸术失败的概率为 2%~35%[68,69],大多数文献报道为 10%~20%,其中初产妇失败的概率高于经产妇[57]。这提示产科医生会在 5 个或 10 个选择胎吸助产的产妇中遇到这种窘境。在大多情况下,由于进行胎吸术的病例胎头都较低(低于棘下 3cm),此时再进行剖宫产术手术难度风险较大,如子宫切口撕裂、出血、感染甚至败血症;暴力托头时导致的胎儿损伤等(见第 13 章)。此时如果胎头在胎吸后仍处于棘下 2cm 以上最好实施剖宫产术,如在棘下 3cm 则考虑产钳术[37,67,70,71]。由于产钳助产失败率较低(仅为小于 5%),我们要对在器械助产时是否需要选择胎吸术重新进行评估。

阴道助产的并发症

母体方面

器械辅助阴道分娩技术对母体带来损伤的几率要较阴道自然分娩高。这些包括:会阴体、阴道、阴唇、尿道周围和宫颈撕裂。与这些撕伤相关的出血通常为隐匿性的。使用助产技术时如果胎头沿着向后的方向牵拉，以会阴和肛门周围括约肌受损为主，如果向前牵拉则可能导致阴唇和尿道周围的撕裂。

　　一般来说，胎吸术引起阴道和会阴的损伤的发生较产钳要少。下生殖道损伤的处理在第 23 章讲述。

胎儿

　　阴道助产时胎儿并发症发生概率增加，尽管大多数情况并不是阴道助产技术本身导致，而是由于产程面临难产的因素所致[72-74]。

头皮和脸部皮肤损伤

　　在真空负压杯吸附胎头头皮处可能会出现表浅的皮肤擦伤、水泡甚至轻微的撕裂。这些都是皮外伤不会引起长期的并发症。同样，在产钳助产中新生儿脸颊部可能出现皮肤擦伤，这也是轻微的。分娩后在同产妇及其家属交待分娩后注意事项时应同时解释这些损伤的发生及预后。

颅肿

　　颅肿由头皮下骨膜外没有明显边界的浆液性渗出引起。它可以超过颅缝扩散，这不同于头皮血肿（图 10-26a）。颅肿在阴道自然分娩中非常常见，与先露部被扩张的宫颈和骨盆的挤压相关。因为需要进行阴道助产的情况多为难产，所以颅肿发生更多。负压杯引起的颅肿有一个专有的称呼"假髻"。不管是"假髻"还是生理的颅肿通常在 24~48 小时内能消退并不会产生长期的影响。

头皮血肿

　　头皮血肿是由于头颅骨和骨膜间的小血管的破裂引起的骨膜下继发性浆液性渗出形成的液体积聚。通常肿胀不会超过颅缝，这点可以与颅肿和帽状腱膜下出血鉴别（图 10-26b）。胎吸术头皮血肿发生率要高于产钳助产。大多数头皮血肿结局良好，在几周

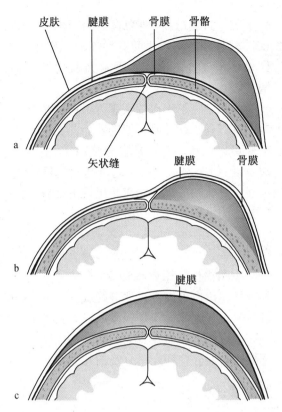

图 10-26　胎儿头皮外伤。(a)颅肿；(b)头皮血肿；(c)帽状腱膜下出血

内可以消失，这不同于颅骨变形，后者应该向新生儿父母仔细交待病情。偶尔会出现血肿机(钙)化而导致患处硬肿，需数月才能消退。

帽状腱膜下出血

　　帽状腱膜下出血是阴道分娩时新生儿最严重的一种并发症，并可能引起生命危险。因为出血沿着骨膜和帽状腱膜之间空隙蔓延，有时它也被称为腱膜下血肿（图 10-26c）。帽状腱膜是由眼眶缘前部、颞筋膜侧缘和颈脊后方延伸出来的片状纤维组织。在疏松的腱膜下方有连接双侧窦静脉和头皮静脉的交通支。在足月新生儿腱膜下空隙可以容纳 250ml 液体，因此可以导致新生儿严重的低血容量休克而致生命危险。

　　最近有篇综述报道帽状腱膜下出血的发生率在自然分娩为 1/2000~1/3000，在胎吸术中则为 1/150~1/200[75]。其在产钳中发生率

高于阴道自然分娩,但为真空胎吸术助产的1/3。软杯和硬杯发生此并发症的几率相当,如果杯子放置错误或胎吸术失败则发生率增高。

帽状腱膜下出血的表现为可通过颅缝弥散、坚韧但波动的肿块,但随着胎儿头位置的改变可以移动。它通常在分娩后 12 小时内被发现,但在 48~72 小时内可能会有隐匿性进展。贫血和失血性休克是出现的症状。治疗方法为早期发现并在必要时输血。

眼部损伤

小的损伤如眼眶周边水肿、结膜下出血和视网膜出血可以在自然分娩或辅助阴道分娩后发生。这些通常是轻微的没有长期的影响。视网膜下出血在真空胎吸术中发生的概率要比自然分娩和产钳分娩的几率要大。

脸部麻痹

面神经在离开茎乳突或穿过下颌骨分支时易受压受损。神经可能被产钳或者骨质骨盆及骶骨岬压迫受损。在自然分娩中的发生率为 1/2000,胎吸术中为 1/1000,产钳中为 1/200。损伤通常是神经暂时失用,可以完全恢复。

臂丛神经损伤

臂丛神经损伤在阴道助产中发生率增加,其原因可能是助产的指征多为难产和巨大儿有关。在大多数综述中提及,胎吸术引起肩难产的几率要比产钳略高,尽管这种联系并不总是一致[76]。

头颅骨折

头颅骨折可能会在自然分娩或阴道助产中出现。大多数骨折为线性骨折,没有临床意义也不需要治疗。压缩性骨折十分少见,如果范围超过 2cm 且伴随神经系统症状,则需要神经外科手术修复。骨折可能与产钳或负压吸引或者与胎头与母体骨盆挤压相关。

颅内出血

有症状的颅内出血的发生率约为 1/2000。阴道助产发生颅内出血的危险要比自然分娩高出 2 倍。胎吸术(无论是硬杯或软杯)和产钳助产发生颅内出血的几率相似。由于胎吸术失败继而用产钳助产发生该并发症风险最高。

脊髓损伤

颈髓损伤十分罕见,发生率约为 1/80 000分娩数。它的发生最可能与分娩时的胎头旋转有关,特别是使用产钳进行旋转。可能的发生机制及保护措施在本章前面关于产钳旋转的章节中提到。

也许 Anthony Carlisle 爵士于 1834 年在英国国会的医学教育委员会演讲的一段话很好地描述了阴道助产技术的发展历史[77]:

"我认为让一位绅士承担护理工作对他是一种贬损:"分娩时需要一个男医生在场"是一种欺诈行为。这里涉及欺诈、有害的干预和猥亵的行为。这不仅有辱我们尊严,而且还超出我们的能力。我不认为女性的分娩是属于外科操作:它是一个自然的过程。男助产士依靠外科手术使得他们的存在成为必要,并使人们相信分娩是一个外科行为,事实却并非如此。我认为所有的干预都是有损伤的,特别是不成熟的干预,或者是对这个自然过程的胡乱干扰。"

(邹刚 译)

参考文献

1. Aveling JH. The Chamberlens and the midwifery forceps. London: J & A Churchill; 1882.
2. Spencer HR. The history of British midwifery from 1650 to 1800. London: John Bale, Sons and Danielsson; 1927.
3. Radcliffe W. A secret instrument. London: William Heinemann; 1947.
4. Radcliffe W. Milestones in midwifery. Bristol: John Wright & Sons; 1967.
5. Chapman E. A treatise on the improvement of midwifery; chiefly with regard to the operation. 3rd ed. London: L. Davis and C. Reymers; 1759.
6. Pugh B. A treatise of midwifery, chiefly with regards to

the operation. London: J. Buckland; 1754.

7. Smellie W. A treatise on the theory and practice of mid-wifery. London: E. Wilson; 1752.

8. Tarnier ES. Descriptions des deux nouveaux forceps. Paris: Martinet; 1877.

9. Saxtorph M. Theoria de diverso partu. Copenhagen: A. H. Godiche; 1772.

10. Ferguson JH. A simple and improved modification of the midwifery forceps. Trans Edinb Obstet Soc 1925-26; 46:78-92.

11. Das K. Obstetric forceps: its history and evolution. Calcutta: The Art Press; 1929.

12. Murray RM. The axis-traction forceps: their mechanical principles, construction and scope. Trans Edinb Obstet Soc 1891;16:58-89.

13. Kielland C. Eine neue form und einfuhrungsweise der geburtszange, stets biparietal an den kindlichen schadel gelegt. Munchen Med Wscher 1915;62:923.

14. Baskett TF. On the shoulders of giants: eponyms and names in obstetrics and gynaecology. 2nd ed. London: RCOG Press; 2008. p. 188-9, 222-3.

15. Jones EP. Kielland's forceps. London: Butterworth and Co.; 1952.

16. Barton LG, Caldwell WE, Studdiford WE. A new obstetric forceps. Am J Obstet Gynecol 1928;1516-26.

17. Moolgaoker A. A new design of obstetric forceps. J Obstet Gynaecol Br Commonw 1962;69:450-7.

18. Baskett TF. The history of vacuum extraction. In: Vacca A. Handbook of vacuum delivery in obstetric practice. 2nd ed. Brisbane: Vacca Research; 2003. p. 11-23.

19. Yonge J. An account of balls of hair taken from the uterus and ovaria of several women. Phil Trans R Soc Lond 1706;725-6:2387-92.

20. Arnott N. Elements of physics or natural philosophy. vol. 1. 4th ed. London: T&G Underwood; 1829. p. 650-2.

21. Simpson JY. On a suction-tractor; or new mechanical power as a substitute for the forceps in tedious labours. Monthly J Med 1849;9:556-9.

22. Malmström T. The vacuum extractor: an obstetrical instrument and the parturiometer: a tokographic device. Acta Obstet Gynecol Scand 1957;36(Suppl. 3): 7-50.

23. Chalmers JA. The ventouse. The obstetric vacuum extractor. Chicago: Yearbook Medical Publisher; 1971.

24. Bird GC. Modification of Malmström's vacuum extractor. BMJ 1969;2:52-6.

25. Bird GC. The importance of flexion in vacuum delivery. Br J Obstet Gynaecol 1976;83:194-200.

26. Vacca A. Operative vaginal delivery: clinical appraisal of a new vacuum extraction device. Aust NZ J Obstet Gynaecol 2001;41:156-60.

27. Drife JO. Choice and instrumental delivery. Br J Obstet Gynaecol 1996;103:608-11.

28. O'Grady JP, Pope CS, Hoffman DE. Forceps delivery. Best Pract Res Clin Obstet Gynaecol 2002;16:1-16.

29. Johanson RB, Mennon V. Vacuum extraction versus forceps for assisted vaginal delivery. Cochrane Database Syst Rev 2004;(2).

30. Johanson RB, Heycook E, Carteer J, Sultan AH, Walklate K, Jones PW. Maternal and child health after assisted vaginal delivery: five-year follow-up of a randomised controlled study comparing forceps and ventouse. Br J Obstet Gynaecol 1999;106:544-9.

31. Baskett TF. Non-progressive labour: dystocia. In: Essential management of obstetric emergencies. 4th ed. Bristol: Clinical Press Ltd; 2004. p. 119-33.

32. Goodfellow CF, Howell MGR, Swaab DF. Oxytocin deficiency at delivery with epidural analgesia. Br J Obstet Gynaecol 1983;90:214-19.

33. Saunders NJ, Spiby H, Gilbert L. Oxytocin infusion during second stage of labour in primiparous women using epidural analgesia: a randomised double-blind placebo-controlled trial. BMJ 1989; 299:1423-6.

34. Tuuli MG, Frey HA, Odibo AO, Macones GA, Cahill AG. Immediate compared with delayed pushing in the second stage of labor: a systematic review and metaanalysis. Obstet Gynecol 2012;120:660-8.

35. Sherer DM, Onyje CI, Bernstein PS. Utilization of real-time ultrasound on labor and delivery in an active academic teaching hospital. Am J Perinatol 1989;16: 303-7.

36. Crichton D. A reliable method of establishing the level of the fetal head in obstetrics. South Afr Med J 1974;48: 784-7.

37. Baskett TF, Arulkumaran S. Assisted vaginal delivery. In: Intrapartum care. 2nd ed. London: RCOG Press; 2011. p. 99-115.

38. Royal College of Obstetricians and Gynaecologists. Operative vaginal delivery. Guideline No. 26. London: RCOG; 2011.

39. Society of Obstetricians and Gynaecologists of Canada. Guidelines for operative vaginal birth. Clinical practice guideline No. 148. J Obstet Gynaecol Can 2004;26: 747-53.

40. Cheung YW, Hopkins LM, Caughey AB. How long is too long? Does a prolonged second stage of labor in nulliparous women affect maternal and neonatal morbidity? Am J Obstet Gynecol 2004;191:933-8.

41. American College of Obstetricians and Gynecologists. Practice Bulletin No. 17. Operative vaginal delivery. Washington, DC: ACOG; 2009.

42. Allen VM, Baskett TF, O'Connell CM, McKeen D, Allen AC. Maternal and perinatal outcomes with increasing duration of the second stage of labour. Obstet Gynecol 2009;113:1248-58.

43. Bleich AT, Alexander JM, McIntire DD, Leveno KJ. An analysis of second-stage labor beyond 3 hours in nulliparous women. Am J Perinatol 2012;29:717-22.

44. Cheong YC, Abdullahi H, Lashen H, Fairlie FM. Can formal education and training improve the outcome of instrumental delivery? Eur J Obstet Gynecol Reprod Biol 2004;113:139-44.

45. Dupuis O, Decullier E, Clerc J, Moreau R, Pham MT, Bin SD, et al. Does forceps training on a birth simulator allow obstetricians to improve forceps blade placement? Eur J Obstet Reprod Biol 2011;159: 305-9.

46. Douglass LH, Kaltreider DF. Trial forceps. Am J Obstet Gynecol 1953;65:889-96.

47. Jeffcoate TNA. The place of forceps in present-day obstetrics. BMJ 1953;2:951-7.

48. Langeran A, Mercier G, Chauleur C, Varlet MN, Patural H, Lima S, et al. Failed forceps extraction: risk factors and maternal and neonatal morbidity. J Gynecol Obstet Reprod Biol (Paris) 2012;41:333-8.

49. Leslie KK, Lehnerz PD, Smith M. Obstetric forceps training using visual feedback and the isometric strength testing unit. Obstet Gynecol 2005;105:377-82.

50. Menticoglu SM, Perlman M, Manning FA. High cervical spinal cord injury in neonates delivered with forceps: report of 15 cases. Obstet Gynecol 1995;86: 589-94.

51. Pomeroy RH. The treatment of occipito-posterior positions. Am J Obstet Dis Wom 1914;69:354-6.

52. Royal Australian New Zealand College of Obstetricians and Gynaecologists. Rotational forceps. College Statement C-Obs13. RANZCOG: Melbourne; 2012.

53. Burke N, Field K, Mujahid F, Morrison JJ. Use and safety of Kielland's forceps in current obstetric practice.

Obstet Gynecol 2012;120:766–70.

54. Maryniak GM, Frank JB. Clinical assessment of the Kobayashi vacuum extractor. Obstet Gynecol 1984;64: 431–5.

55. O'Mahoney F, Hofmeyr GJ, Menon V. Choice of instruments for assisted vaginal delivery. Cochrane Database Syst Rev 2010;11:CD005455.

56. Royal Australian New Zealand College of Obstetricians and Gynaecologists. Instrumental vaginal delivery. College Statement C-Obs16. RANZCOG: Melbourne; 2012.

57. Baskett TF, Fanning CA, Young DC. A prospective observational study of 1000 vacuum-assisted deliveries with the OmniCup device. J Obstet Gynaecol Can 2008; 30:573–80.

58. Whitlow BJ, Tamizian O, Ashworth J, Kerry S, Penna LK, Arulkumaran S. Validation of traction force indicator in ventouse devices. Int J Gynecol Obstet 2005;90: 35–8.

59. Vacca A. The 'sacral hand wedge': a cause of arrest of descent of the fetal head during vacuum assisted delivery. Br J Obstet Gynaecol 2002;109:1063–5.

60. Mawdsley SD, Baskett TF. Outcome of the next labour in women who had a vaginal delivery in their first pregnancy. Br J Obstet Gynaecol 2000;107:932–4.

61. Bahl R, Strachan BK. Mode of delivery in the next pregnancy in women who had a vaginal delivery in their first pregnancy. J Obstet Gynaecol 2004;24:272–3.

62. Towner D, Castro MA, Eby-Wilkins E, Gilbert WM. Effect of mode of delivery in nulliparous women on neonatal intracranial injury. N Engl J Med 1999;341: 1709–14.

63. Gardella C, Taylor M, Benedetti T, Hitti J, Critchlow C. The effect of sequential use of vacuum and forceps for assisted vaginal delivery on neonatal and maternal outcomes. Am J Obstet Gynecol 2001;185:896–902.

64. Edozien LC, Williams JL, Chatterjee IC, Hirsch PJ. Failed instrumental delivery: how safe is the use of a second instrument? J Obstet Gynaecol 1999;19:460–2.

65. Ezenagu LC, Kakaria R, Bofill JA. Sequential use of instruments at operative vaginal delivery: is it safe? Am J Obstet Gynecol 1999;180:1446–9.

66. Melamed N, Yogev Y, Stainmetz S, Ben-Haroush A. What happens when vacuum extraction fails? Arch Gynecol Obstet 2009;280:243–8.

67. Edgar DC, Baskett TF, Young DC, O'Connell CM, Fanning CA. Neonatal outcome following failed Kiwi Omnicup vacuum extraction. J Obstet Gynaecol Can 2012;34:620–5.

68. Mola GD, Kuk JM. A randomised controlled trial of two instruments for vacuum assisted delivery (Vacca reusable Omnicup and the Bird anterior and posterior cups) to compare failure rates, safety and use effectiveness. Aust NZ J Obstet Gynaecol 2010;50:246–52.

69. Attilakas G, Sibanda T, Winter C, Johnson N, Draycott T. A randomised controlled trial of a new handheld vacuum extraction device. BJOG 2005;112:1510–15.

70. Edozien LC, Williams JL, Chatterjee IC, Hirsch PJ. Failed instrumental delivery: how safe is the use of a second instrument? J Obstet Gynaecol 1999;19:460–2.

71. Vacca A. Trials and tribulations of operative vaginal delivery. BJOG 2007;114:519–21.

72. Baskett TF, Allen VM, O'Connell CM, Allen AC. Fetal trauma in term pregnancy. Am J Obstet Gynecol 2007;197:499–503.

73. Contag SA, Clifton RG, Bloom SL, Song CY, Varner MW, Rouse DJ, et al. Neonatal outcomes and operative vaginal delivery versus caesarean delivery. Am J Perinatal 2010;27:493–6.

74. Werner EF, Janevic TM, Illuzzi J, Fumai EF, Savitz DA, Lipkind HS. Mode of delivery in nulliparous women and neonatal intracranial injury. Obstet Gynecol 2011;118: 1239–46.

75. Uchil D, Arulkumaran S. Neonatal subgaleal hemorrhage and its relationship to delivery by vacuum extraction. Obstet Gynecol Surv 2003;58:687–93.

76. Caughey AB, Sandberg PL, Zlatnik MG, Thiet MP, Parer JT, Laros RK. Forceps compared with vacuum: rates of neonatal and maternal morbidity. Obstet Gynecol 2005;106:908–12.

77. Arulkumaran S, Gibb DMF, Tamby Raja RL, Heng SH, Ratnam SS. Rising caesarean section rates in Singapore. Singapore J Obstet Gynaecol 1985;16:5–14.

参考书目

Chalmers JA. The ventouse – the obstetric vacuum extractor. London: Lloyd-Luke; 1971.

Dennen PC. Dennen's forceps deliveries. 4th ed. Washington, DC: American College of Obstetricians and Gynecologists; 2001.

Dill LV. The obstetrical forceps. Springfield, Illinois: Charles C. Thomas; 1953.

Laufe LE, Berkus MD. Assisted vaginal delivery: obstetric forceps and vacuum extraction techniques. New York: McGraw-Hill; 1992.

O'Grady JP. Modern instrumental delivery. Baltimore: Williams and Wilkins; 1988.

O'Grady JP, Gimovsky ML, McIlhargie CJ. Vacuum extraction in modern obstetric practice. New York: Parthenon Publishing Group; 1995.

O'Mahony F, Settatree R, Platt C, Johanson R. Review of singleton fetal and neonatal deaths associated with cranial trauma and cephalic delivery during a national intrapartum-related confidential enquiry. Br J Obstet Gynaecol 2005; 112:619–26.

Patel RP, Murphy DJ. Forceps review in modern obstetric practice. BMJ 2004;328:1302–5.

Vacca A. Handbook of vacuum delivery in obstetric practice. 3rd ed. Brisbane: Vacca Research; 2009.

Vacca A. Vacuum assisted delivery. Best Pract Res Clin Obstet Gynecol 2002;16:17–30.

Vacca A, Grant A, Wyatt G, Chalmers I. Portsmouth operative delivery trial. A comparison of vacuum extraction and forceps delivery. Br J Obstet Gynaecol 1983;90: 1107–12.

Whitby EH, Griffiths PD, Rutter S, et al. Frequency and natural history of subdural haemorrhages in babies and relation to obstetric factors. Lancet 2004;363:846–51.

第 11 章

胎先露异常

TF Baskett · AA Calder

胎先露异常指的是除了胎儿顶骨以外的胎儿部分作为先露部分的最低点。这也包括了其他章节的两个部分:臀先露(第 16 章)和脐带先露(第 18 章)。在本章节中所述的胎先露包括:面先露,额先露,横位中的肩先露或肢体先露,复合先露。在现代产科学中,特别是发达国家中,胎先露异常的发生几率有所下降,这可能因其发生与多胎有关,而现代女性比以往生育更少的孩子。

根据位置不同,足月胎儿的头部前后径有所不同(图 11-1):正常俯屈胎头的前后径为 9.5cm,未俯屈的枕后位中为 11~12cm。而在异常先露中:面先露中为颏下前囟径(9.5cm),额先露中为枕额径(13.5cm)。见图 11-2。

面先露

常由胎头极度仰伸所致。胎先露以颏下前囟径衔接入盆,足月胎儿中大小约 9.5cm。此大小与枕下前囟径相同,但是面部骨骼的塑性度却不如顶先露时颅骨的可塑性。面先露的发生几率为 1/500。

原因

● 面先露中有 15% 合并胎儿畸形。最常见的是中枢神经系统疾病,如无脑儿和脊髓脊膜突出。颈部肿瘤也可以引起胎头过度仰伸和面先露。

● 早产。

● 轻度的头盆不称可以引起面先露。在一些未俯屈的枕后位中,由于相对头盆不称

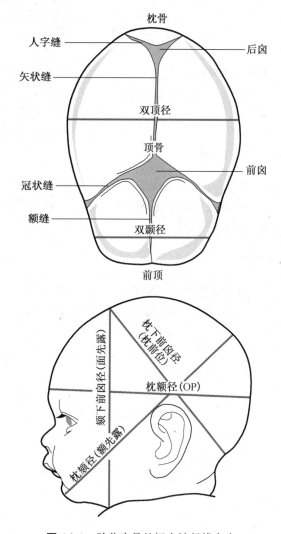

图 11-1 胎儿头骨的标志性径线大小

而转为面先露。

● 伸肌张力过大容易造成面先露。这项理论被用于解释在临产前发生的原发性面先露病例,而在产程中转变为面先露的成为继发性面先露。

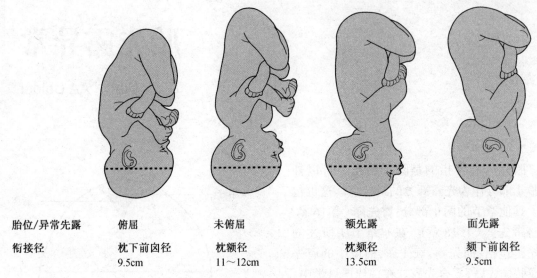

胎位/异常先露	俯屈	未俯屈	额先露	面先露
衔接径	枕下前囟径 9.5cm	枕额径 11~12cm	枕颏径 13.5cm	颏下前囟径 9.5cm

图 11-2 胎头的衔接位置

- 孕产次越多则发生几率越高。
- 除了孕产次以外,绝大多数的面先露没有明显的原因。

诊断

面先露的衔接部分位于颏与眼眶之间。通常情况下在产程中,通过阴道检查可以触及其眼部、鼻子、嘴和颏等指示点。但有时也可以因水肿而触诊不清。这些特征看似很明显,但是有的时候也容易搞错,比如胎儿嘴和肛门两个部位。如果难以确定,可以将手指探入腔内,嘴部内可以触及齿龈。

面先露通常很难在产前做出诊断,但是在产程中,腹部触诊时可及明显胎头,胎背部向外侧,可以考虑是否为面先露。因为在正常胎头俯屈入盆后,在腹部触诊时,于枕部和胎背之间,相当于胎颈的部分可及轻度的凹陷。而在面先露中,由于胎头过度仰伸,在胎背和枕部之间可及明显的凹陷。如果临床上怀疑,可以通过超声检查确诊。

下颏是面先露中的指示点,根据下颏的部位不同可分为颏前位,颏后位或颏横位,颏左位或颏右位。临床上以颏前位居多。

处理

产前一般很难诊断出面先露,但是通过超声检查可以排除胎儿结构畸形。在产程中或足月后加强观察,绝大多数的面先露可以自然而然地转为俯屈位的枕先露。但是如果的确是面先露且胎儿正常,应该以选择性剖宫产结束妊娠。

当在产程中诊断明确,应该首先排除胎儿是否存在大体畸形以及骨盆条件有否异常。

然后评估面先露的方位。根据估计胎儿体重、方位、胎头高低、骨盆大小以及产程进展做出以下处理:

如果胎儿存在危及生命的畸形以阴道试产为主。

如果处于颏前位,由于其径线与枕前位相同,同时胎儿大小正常或偏小,且骨盆条件好,那可以进行阴道试产。绝大多颏横位可以转为颏前位。

50年前,由于剖宫产技术不成熟,术后并发症高,面先露还是以阴道试产为主且尽量转为枕先露。一般要在宫口开全、深度全身麻醉,子宫处于放松的状态下徒手转胎头。Chassar Moir 在本书 1964 年的版本中这样写道：

"在产程早期发现的颏后位的病例中，我在连续 5 个病例中通过采用简单的宫内调整，即用手指将枕骨往前勾，同时将颏和额部向下压，使其顺利生产。"

目前，我们一般不提倡采取这样的方法，除非胎儿偏小，骨盆条件非常好，阴道试产成功几率较大的孕妇可以尝试采用。只有证明其简单且无创的情况下，才能在临床上推广。

> "当额部位于耻骨以下时，孕妇应该平卧，用产钳助产……当下颏部娩出耻骨后，必须将胎头向上提起，也就是说将胎头从会阴前娩出。"
>
> William Smellie
>
> A Treatise on the Theory and Practice of Midwifery.
>
> London：D. Wilson，1752，p281

在颏前位中，如果产程进展顺利，特别是第二产程顺利，那么才有可能完成自然分娩。

如果在颏前位中，产程进展不太顺利，可以适当使用产钳助产。但由于其风险高，所以必须谨慎小心。临床经验告诉我们在面先露中"胎头的位置往往总比我们想象的要高"，所以只有在触诊骨盆边缘未及胎头，阴道检查提示胎头颅骨充满了整个软产道，甚至在外阴处可见胎儿面部，才可以使用产钳。在面先露中，可以使用传统的或 Kielland 两种产钳，以颏部代替枕骨作为指示点。如果用 Kielland 产钳，则柄上的方位指示点应正对颏部。两种产钳的使用方法如同第 10 章所述的枕前位中传统产钳方法。沿着枕颏径方向旋转胎头。在传统产钳中，胎儿颏部位于产钳柄中间，面部位于柄的下方，顺着产钳和骨盆的弧度（如图 11-3）。在 Kielland 产钳中，产钳柄位于胎儿眼眶处（图 11-4）。

一旦产钳上锁固定后，轻微使胎头充分仰伸，以最小径线通过软产道。无论两种产

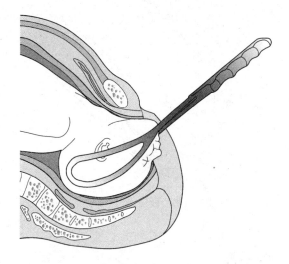

图 11-3　面先露，颏前位。用传统产钳助产

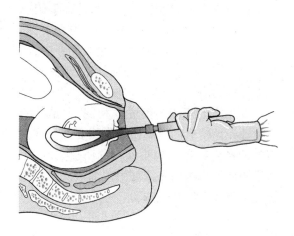

图 11-4　面先露，颏前位。用 Kielland 产钳助产

钳中的哪一种，在宫缩时，伴随着宫缩力量和孕妇屏气时腹肌，膈肌力量，产钳稍加牵引，直至胎儿颏部位于耻骨联合下方。在传统的产钳中，产钳柄最后要向上抬高 45°，帮助枕骨俯屈出会阴部。在 Kielland 产钳中，由于缺乏弧度改变，所以手柄应与水平面保持一致，直至完成俯屈和娩出动作。

在绝大多数的颏后位中，如果在产程中无法转为颏前位，则不可能经阴道分娩（图 11-5）。过去我们有时候可以用 Kielland 产钳将颏后位和颏横位旋转为颏前位。但是，由于其风险大，所以在现代产科中一般不提倡使用。为此一旦遇到这样的情况，应以剖宫产手术终止妊娠。

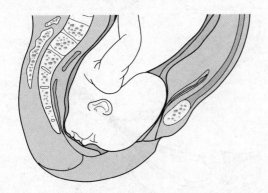

图 11-5 面先露,颏后位

额先露

在额先露中,胎儿头部姿态是介于俯屈枕部和面先露之间的。在所有头先露中,额先露是最糟糕的一种,因为在足月胎儿中,额先露以长约 13cm 的枕颏径衔接。额先露的发生几率约为 1∶1000~1∶2000。

额先露的病因与面先露相同,但是其胎儿为致死性畸形的概率比面先露要低。绝大多数的额先露是因为头盆不称所造成的,因胎头俯屈不当因而先露部由顶部依次发展为枕后位和额先露。

诊断

一般很难在产前做出额先露的诊断。在额先露中的指示点为鼻根、眼眶和前囟。但有时因产道挤压,指示点很难鉴别。通常鼻根和眼眶较明显。

处理

一小部分的额先露发生于胎儿体积小而骨盆条件好的情况下。在这样的情况下,往往可以完成自然分娩。在正常的足月胎儿中,因为胎儿衔接径比较大,所以除非骨盆很宽大,否则不能经阴道自然分娩。即使试图用手指去拨胎头转为顶骨先露,往往也是徒劳无功的。另一种尝试的方法就是尽量使其转为面先露。但在现代妇产科学中,这两种方法都是不利且不可行的。所以,对绝大多数

的额先露而言,以剖宫产终止妊娠为宜。

> "胎儿处于一种很不自然的姿势……以上肢和肩部先露。作为一名男性助产士,这是一种很糟糕的情况,我本能地竭尽全力要将胎儿手臂和肩部回纳进宫腔,但是却没有用……我将一只手尽可能伸进宫腔,最后我终于摸到胎儿的一只小脚,慢慢地将其往外拉,使得原先在阴道里的肩部和手臂回纳进宫腔,另一只小脚也顺势下降,我紧握两只小脚,使其顺利分娩,是一个女婴,并且活着……"
>
> Paul Portal
>
> The Compleat Practice of Men and Women Midwives.
> London:J. Johnson, 1763, p178-179

横位

横位是一种不利的胎位。在足月妊娠中,其发生几率为 1∶500。胎儿可以是肩胛前位或肩胛后位。在绝大多数的横位中,多表现为胎头或胎臀占据在一侧髂窝内,胎儿斜躺在宫腔内。横位或斜位中最多见的先露是肩部,有时也可是脱垂在宫颈外口的胎儿上肢(图 11-6)。

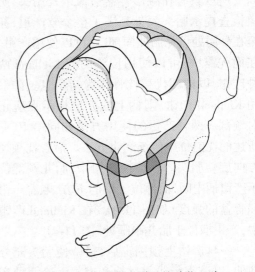

图 11-6 肩先露中脱垂的胎儿上肢

病因

- 前置胎盘,这是首要考虑的因素。
- 子宫畸形——完全纵隔或不全纵隔子宫。胎儿体位通常被相对固定在子宫腔内,不易改变。
- 羊水过多。
- 胎儿畸形——异常胎儿也会有异常的举动,包括子宫腔内异常的体位。死胎也可以表现为横位。
- 位于子宫下段的肌瘤。卵巢肿瘤有时候也可以阻止胎先露进入子宫下段。
- 早产中比较多见。
- 多次分娩史。子宫肌层和腹部肌肉过于松弛,使得胎儿转为横位或斜位。
- 膀胱过度充盈使得胎先露无法进入子宫下段。

诊断

横位或斜位中,触诊可以发现子宫的横径增宽,垂直径变窄。子宫下段有明显的空虚感,胎儿头部和臀部各在腹部的两侧,中间连接胎儿背部。只有在一些比较肥胖的孕妇中,才需要通过超声来进一步的确诊。同时,超声检查通常也是排除前置胎盘或胎儿畸形的有效方法。

在产程中,通过阴道检查可以进一步确诊胎先露。以肩先露多见。阴道检查可触及圆形的肢体,其骨性标志为锁骨和肋骨。在破膜以后的横位或斜位中,一个或多个肢体脱出宫颈外口。以一侧上肢脱垂多见,一侧上肢合并一侧下肢比较少见。由于水肿,胎儿手部脱垂与胎儿足部脱垂一般以足跟部加以鉴别(第 16 章)。

产程中的转归

在横位 / 斜位临产后可能有以下四种转归:

- 在第一产程早期,胎膜未破的情况下,胎儿可能转为纵产式。这多见于经产妇,

系由于其子宫肌层松弛的缘故。

- 以肩先露的方式进入骨盆腔可能导致产程受阻和子宫收缩乏力或者子宫破裂。
- 胎儿以折叠的姿势自然分娩。这种胎位只有在胎儿体积异常小或浸润胎儿的情况下发生。胎儿的头部和胸部或盆腔被挤压在一起,一同娩出。
- 在自然旋出的分娩中,胎儿肩部紧贴在耻骨联合后方,躯干,臀部和肢体紧随在胎儿肩部和头部后面(图 11-7),这种情况非常少见,只有发生在骨盆条件很好、胎儿体积很小的早产儿或浸润胎中。

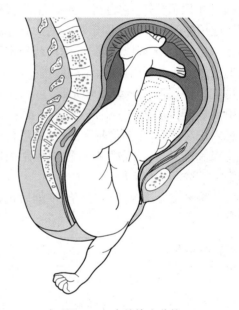

图 11-7　自然旋出分娩

处理

在横位或肩先露时,要考虑以下三种不同的情况:尚未临产的孕末期,临产后胎儿存活和临产后胎儿未存活。

尚未临产的孕末期

在孕 36 周以后诊断为横位或斜位的胎产式时,首先应该寻找常见的原因。超声可以帮助排除前置胎盘,胎儿畸形和多胎妊娠。同时也要进一步核实孕周是否正确。排除以上一些原因后可以通过外倒转术固定胎产式

（第 28 章）。如果此方法可行，胎儿以头先露固定后，此后的产前检查可以是正常的。但仍然会面临一些问题，因为这种情况多见于经产妇，其胎位可以每天，甚至每小时都有不同，在横位、斜位、头位或臀位之间转换，在这样的病例中，在接近足月后，产程发动或胎膜早破时，处于横位或斜位胎儿发生脐带脱垂或产程阻滞的风险大。如果遇到此类孕妇，最好尽早入院待产，在有产程发动的早期迹象时，尽早做外倒转术，或在诸如自发性胎膜早破、脐带脱垂及手臂脱出等情况下，行急诊剖宫产术。

在这样的病例中，往往在临产前都有不规则宫缩预示临产，它也可以帮助胎儿自行倒转或用外倒转成功地固定在合适的胎先露部分。超过孕 38 周以后，则考虑进行稳定胎位的引产。在进行引产时，孕妇应进入产房，尽可能地将胎产式转为顶骨先露，遵循正常的引产规范给予催产素引产（见第 8 章）。一旦进入正规宫缩，在排除脐带脱垂后，进行盆腔检查和破膜术，用外力在产程中控制固定胎头直至进入子宫下段。

如果横位无法改变，则在孕 39 周后选择剖宫产手术终止妊娠。

自然旋出分娩

"在 1772 年，在牛津大街上，我被告知一个可怜的孕妇正在经历分娩阵痛的折磨，当我到那里时，发现孕妇会阴处可见一肿胀的胎儿手臂，胎儿肩部接近会阴，我能感到胎儿的肩部随着宫缩逐渐下降，孕妇保持平卧位直至胎儿娩出，我十分惊奇地发现胎儿肩部娩出后，紧接着是胎儿的臀部和下肢娩出，这就如同从一开始就是一个足先露一样。"

Thomas Denman

产程中胎儿存活

在分娩早期，可以在宫缩间隔时期内给予外倒转术。首先排空膀胱。在经产妇横位中，外倒转的成功几率较大。除非外倒转术进行得十分容易或产程已大有进展，否则应立刻剖宫产手术终止妊娠。

在横位或斜位剖宫产手术中，进入盆腔后应仔细认真地处理子宫下段。除非子宫下段形成很好，胎膜未破，否则应考虑行子宫下段垂直切口。这样切口还可以向上延伸，使得胎儿娩出更方便。除非胎头已经很低了，一般以胎儿足部先娩出比较可行。

产程中胎儿已死亡

特别是在发达国家中，这种情况非常少见，但是在发展中国家中，由于医疗资源的不足，仍有可能发生。如果技术条件允许，可以采取 Blond-Heidler 毁胎术，在第 28 章中涉及这方面的内容。但在许多地区由于经验不足或母亲难以接受这种处理方式，仍然采取剖宫产手术终止妊娠。

复合先露

胎头或胎臀伴有上肢或下肢作为先露部分同时进入骨盆入口称为复合先露。以胎头与一手或一前臂的复合先露多见。

任何可以干扰胎头衔接的因素都可以导致一个胎肢或多个胎肢与胎头一起进入骨盆，这包括狭窄骨盆、盆腔肿瘤和羊水过多。此外，早产和浸润胎也会出现复合先露。一般胎头与一足的复合先露很少出现，通常也只出现在早产和浸润胎中。

通常情况下，复合先露与胎儿较小以及骨盆宽大有关，多以胎头与一手和上肢复合先露居多。一旦发现复合先露，在排除其他严重的病因后，简单的方法就是将手和前臂回纳回宫腔内，维持胎头先露。使得回纳的上肢保持在宫腔内，随着一阵阵宫缩，胎头下降，胎儿上肢自然固定在胎头上方。如果胎儿上肢落在胎头前方，阻碍产程且无法回纳，则需以剖宫产手术终止妊娠。

（卞政 译）

参考书目

Breen JL, Weismeier E. Compound presentation: a survey of 131 patients. Obstet Gynecol 1968;32:419–22.

Cruikshank DP, Cruikshank JE. Face and brow presentation: a review. Clin Obstet Gynecol 1981;24:333–50.

Edwards RL, Nicholson HO. The management of the unstable lie in late pregnancy. J Obstet Gynaecol Br Commonw 1969;76:713–15.

Kawatheker P, Kasturilal MS, Srinivis P, Sudda G. Etiology and trends in the management of transverse lie. Am J Obstet Gynecol 1973;117:39–44.

Kovacs SG. Brow presentation. Med J 1972;280–4.

Laufe LE, Berkus MD. Assisted vaginal delivery: obstetric forceps and vacuum extraction techniques. New York: McGraw-Hill; 1992.

Moore EJT, Dennen EH. Management of persistent brow presentation. Obstet Gynecol 1955;6:186–9.

O'Grady JP. Modern instrumental delivery. Baltimore: Williams and Wilkins; 1988. p. 150–2.

Posner AC, Friedman S, Posner LB. Modern trends in the management of the face and brow presentations. Surg Gynecol Obstet 1957;104:485–90.

Posner LB, Ruben EJ, Posner AC. Face and brow presentations: a continuing study. Obstet Gynecol 1963;21:745–9.

Vacca A. The 'sacral hand wedge', a cause of arrest of descent of the fetal head during vacuum assisted delivery. Br J Obstet Gynaecol 2002;109:1063–5.

Weissberg SM, O'Leary JA. Compound presentation of the fetus. Obstet Gynecol 1973;41:60–2.

第 12 章

肩 难 产

JF Crofts

定义

肩难产的发生是指在胎头娩出后,胎肩无法自然娩出或不能正常的牵引下降,这是因为一侧胎肩嵌顿于骨盆边缘[1]。肩难产发生大多数是前肩嵌顿于产妇的耻骨联合,极少数是后肩嵌顿于产妇的骶骨岬。

病理生理学

骨盆入口的三条径线中前后径是最短的,斜径长些,横径是最长的。胎儿肩部在斜径上进入母体骨盆。如果胎儿双肩径过大,而且试图以前后径后进入骨盆,胎儿前肩挤压在母体耻骨联合之上,就造成了肩难产(图12-1)。双肩同时嵌顿于骨盆边缘之上极其罕见,称之为双肩难产。这种情况需要尽量牵拉胎颈,通常还需要借助器械助产。

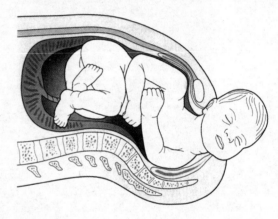

图 12-1 肩难产:前肩与后肩和骨盆边缘的关系

发生率

肩难产的发生率占阴道分娩 0.58%~0.7%[2]。

肩难产的高危因素

有一些因素会增加肩难产的风险,其中最主要的是巨大儿:

巨大儿

胎儿出生体重越重,发生肩难产的风险越高[2]。一项针对 175 886 名阴道分娩、出生于非糖尿病母亲的新生儿,发生肩难产的调查显示[3]:

- 体重 4001~4250g 时发生率为 5.2%
- 体重 4251~4500g 时发生率为 9.1%
- 体重 4501~4750g 时发生率为 14.3%
- 体重 4751~5000g 时发生率为 29.0%

体重超过 4000g 的新生儿发生肩难产的风险看上去高于体重低于 4000g 的(分别是 11.1% 和 0.6%)[4]。然而巨大儿并不能预警肩难产。大多数体重超过 4500g 的新生儿并未发生肩难产,超过 50% 的肩难产的新生儿体重都低于 4000g。

糖尿病

母亲糖尿病增加肩难产的风险[2]。出生于糖尿病母亲的婴儿较同样体重出生于非糖尿病母亲的婴儿比较,可增加三至四倍发生肩难产的风险。肩部周围是由对高血糖和高胰岛素敏感的组织构成的,因此这些婴儿的肩围 / 头围比例更大。

器械助产

与自然分娩相比,器械助产发生肩难产的概率要高两倍[3]。

母亲肥胖

肩难产与肥胖有关。然而肥胖的女性胎儿也偏大,所以肥胖女性发生肩难产与巨大儿有关,而不是和母亲肥胖相关[5]。

前次肩难产

前次肩难产是再次肩难产的高危因素。有报道显示前次肩难产的孕妇在随后阴道分娩中再次发生肩难产的概率为 1.1%~16.7%[1]。平均复发率为 10%,几乎是总体人群的发生率的 10 倍之多。但是由于选择对象的偏移,再次发生肩难产的几率可能被低估了;因为有一些前次肩难产的孕妇,此次直接选择剖宫产终止妊娠了。

一位有前次肩难产的妇女在以后的孕期内应该安排相关产前检查的咨询者,共同讨论产前保健和分娩方式。

产时风险

在任何产程中,一旦出现产程进展缓慢(第一产程延长、第二产程延长、运用催产素加速产程,器械助产)都提示肩难产的风险增加[1]。

肩难产的预测

产前鉴别巨大儿比较困难。临床上估计胎儿体重是不可靠的;孕末期超声评估胎儿体重至少有 10% 的误差,对于巨大儿体重(>4.5kg)估测,超声敏感性只有 60%[1]。

一项回顾性研究对 267228 名阴道分娩病例调查发现最强有力预测肩难产的预测因子的敏感度只有 12%,而阳性预测价值低于 5%[6]。大多数肩难产发生在没有高危因素的产妇。所以肩难产是不能预测和预防的事件。妇产科医务工作者必须时刻警惕阴道分娩中肩难产的发生[1]。

预防

引产

妊娠期糖尿病的孕妇提前入院引产能够降低肩难产的发生率[7]。英国国家卫生与临床优化研究所(NICE)制定妊娠期糖尿病指南认为妊娠期糖尿病的孕妇应在 38 周之后入院引产,或一旦有手术指征者择期行剖宫产手术[8]。这个建议是基于糖尿病孕妇孕晚期死产的风险增加,但是,在这项研究中发现干预可以同时降低肩难产的风险。

然而在对于非糖尿病且怀疑巨大儿的妊娠,引产却不能预防肩难产的发生,因此对于非糖尿病的孕妇不应采取引产的方式来降低肩难产的发生率[1]。

剖宫产

在新生儿相同出生体重的情况下,患有糖尿病的孕妇发生肩难产的风险是正常产妇的 2 到 4 倍[3,9]。一项决策分析模型显示妊娠期糖尿病孕妇若胎儿估测体重超过 4.5kg,有 443 例选择剖宫产可以避免一例臂丛神经的永久性损伤(BPI)[10]。因此,英国[1]和美国[11]国家指南中建议对于孕前有糖尿病或此次妊娠期糖尿病孕妇,如果胎儿估测(EFW)超过 4.5kg,可以考虑进行选择性剖宫产终止妊娠。

已经证明在非糖尿病孕妇中,3695 例剖宫产才能避免一例永久性臂丛神经损伤。因此,国家指南建议只有在胎儿体重超过 5.0kg,或之前有过严重的肩难产病史,尤其是对新生儿造成损伤的肩难产史者可以选择剖宫产终止妊娠[1]。

管理

肩难产是无法预测的,因此所有妇产科医护人员应该有处理急诊的能力。有很多的技术操作可以帮助解除肩难产。英国皇家妇产科学会(RCOG)制定了一个系统的应急处理肩难产的预案(图 12-2)[1]。没有一种手法是最好的。这个预案由浅入深,由简单有效的处理开始,逐渐提升到更多侵入性的肩难产手法。

认识肩难产

肩难产既可以发生在自然分娩,也可以发生在头位助产过程中。胎儿的脸部和下巴可能会很艰难的娩出,当头部娩出后紧贴会阴,即"海龟"征。由于胎头紧贴会阴处无法旋转,当助产士按骨盆中轴方向常规牵引胎头时,前肩娩出失败。

呼叫援助

当怀疑或者诊断为肩难产时必须第一时

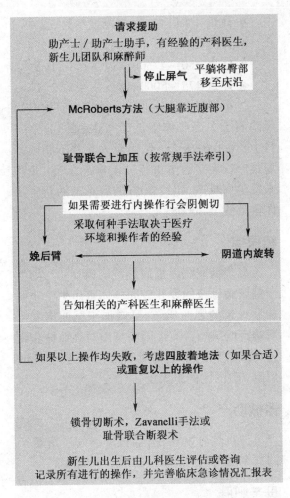

图 12-2 肩难产管理法则

间呼叫援助。应该包括高年资助产人员,有经验的产科医生以及新生儿医生,如果肩难产不能很快的解除,麻醉师也是必须呼叫的。

解释病情阻止孕妇用力

一旦发生肩难产,应向产妇及其丈夫告知目前胎儿肩部娩出困难,需要额外的帮助,并且向产妇解释发生了什么,需要做些什么。当援助到达后,清楚阐明目前状况使救援人员立即明白问题所在。阻止产妇用力屏气,因为这不但不能解决肩难产问题,还会增加肩部损伤的风险。

McRobert 法

McRobert 体位是最广泛推荐的首选方

法[12]。孕妇极度屈曲双腿,通过拉伸腰部脊柱骶骨的长度,向孕妇头侧旋转骨盆,尽可能提高骨盆相对前后径(AP)。据报道此方法的成功率可达 40%~90%[2]。

为完成 McRobert 体位,孕妇应该移除所有枕头取仰卧位。两侧的助手应该帮助孕妇极度屈曲大腿靠近其腹部(图 12-3)。按常规手法沿中轴方向(胎儿脊柱方向)适当牵引胎头(牵引的力度等同于正常分娩时的力度)。如果按照此方法牵引胎头,胎肩仍然无法娩出,则停止牵引,尝试采取其他方法。

无证据表明在预期的肩难产中使用 McRobert 体位会有帮助,因此不推荐预防性的 McRobert 体位[1]。

耻骨上方加压

耻骨联合上加压有两个目的:①通过内收缩短胎儿双肩径;②通过旋转使胎儿肩部进入更为宽大的骨盆斜径或横径处[13]。

当两个助手帮助孕妇采取 McRobert 体位时,第三个助手应在孕妇耻骨联合上方加

压。压力的方向应该是从胎背处出发向下加压。顺着胎背方向施压的目的是使胎肩内收并旋转至更宽的骨盆横径处(图 12-4)。如果胎背方向不明,耻骨上加压应从最可能是胎背的方向出发,如果加压效果不明显,则从相反方向用力。如果结合 McRobert 体位,耻骨上方加压和常规中轴线牵引仍然无法娩出胎肩的话,则停止牵引胎头,尝试另一种方法。

评估是否需要做会阴切开

会阴切开并不能解除因为骨性条件阻碍造成的肩难产,因此光凭会阴侧切不能解决难产问题[1]。在一些病例中会阴切开可以帮助进入骨盆,以便进行阴道内操作。

阴道内操作

这里介绍两种不同的阴道内操作方法—后臂娩出或内旋转。没有证据显示哪种方法更有优势[1]。所有的内操作方法都始于相同的动作—获取进入盆腔的通路;最佳的通路是阴道后壁骶骨凹处,这里是骨盆最宽敞的

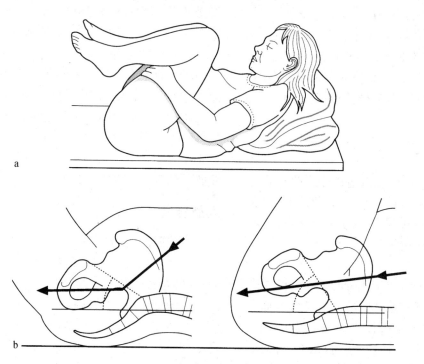

图 12-3　(a)McRobert 法;(b)目的是减小腰骶部角度和骨盆倾斜度

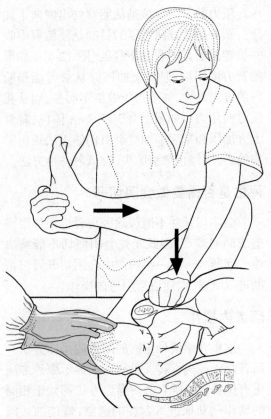

图 12-4　助手运用耻骨联合上方直接加压配合 McRoberts 法

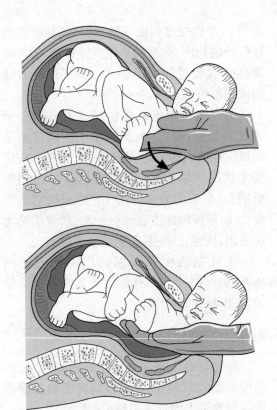

图 12-5　后臂娩出

部位。整个手掌插入阴道后壁(骶骨凹处),如果胎儿后臂屈曲跨于胎儿胸前,那么首先应该试图娩出后臂。如果胎儿后臂伸展于胎背后侧,内旋转则是最佳选择,而不是娩后臂。

娩后臂

1945 年 Barnum 指出通过分娩胎儿后臂可以促进胎儿肩部娩出[14]。从理论上讲,通过娩出胎儿后臂使得胎儿双肩径缩短,提供足够的空间解决肩难产。

如果胎儿手臂屈曲,则胎儿靠后侧的小手以及前臂蜷曲着位于骶骨凹陷处。助产士用手指和拇指抓住胎儿的腕部沿骨盆纵轴直线方向轻轻向外牵引使得后肩娩出(图 12-5)。一旦后肩娩出,轻轻牵引胎儿头部;如果肩难产解除,胎儿应该会顺利娩出。但是,如

果即使后肩娩出肩难产仍无法解除的话,可以沿胎儿的胸廓轻轻旋转 180°。后肩则转成新的耻骨联合下的前肩,从而解除肩难产。

如果后臂是处于伸展状态的话,后臂娩出相对更为困难。只有将伸展的后臂处于屈曲状才可以使它娩出态。可以在肘前窝施加压力使胎儿后臂弯曲。一旦后臂屈曲胎儿手腕可以触及则可以解除部分肩难产。尽量避免直接牵引胎儿上臂,因为这样可能导致胎儿肱骨骨折。

内旋转法

内旋转的目的:

1. 使胎肩由原先骨盆最狭窄的径线(前后径)转至较宽敞的径线(斜径或横径)

2. 通过胎肩内收减少胎儿双肩径

3. 利用骨盆的解剖结构:由于骨盆的骨性结构特点,旋转胎肩可以帮助胎儿下降通过盆腔。

通过在胎儿后肩的前方或后方加压，绝大多数情况下都可以完成内旋转[13,15]（图12-6）。另外，在胎儿后肩后方加压还可以帮助内收胎儿双肩径[13]。将胎儿双肩旋转至骨盆斜径上应该可以解除肩难产。并通过常规分娩手法娩出胎肩。如果仍然无法娩出胎肩，则持续耻骨联合上加压，并旋转胎肩180°后完成分娩。

在1943年和1964年Woods[15]和Rubin[13]提出了内旋转的方法。但是Woods和Rubin的方法中都包含有宫底部加压的描述。目前对宫底部加压不再推荐，因为这可能会引起子宫破裂和臂丛神经损伤[1]。因此，我们不把内旋转称为Woods旋转或Rubin法。简单的描述就足够了，比如说："旋转并通过在胎儿后肩的后方加压沿逆时针方向直至胎肩娩出"。

四肢着地法

四肢着地法可以使得前肩移位松动以便于有空间完成内旋转[16]。让产妇双手和双膝撑地，如果胎肩已经松动的话，轻轻牵引胎头则胎肩可以娩出（图12-7）。

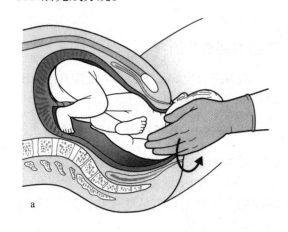
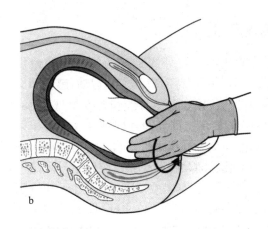

图12-6　内旋转:(a)在后肩的前方加压和(b)在后肩的后方加压

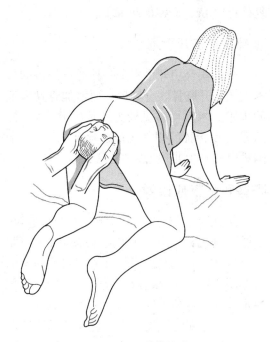

图12-7　四肢着地法

如果朝一个方向加压旋转无效的话，可以试图在胎儿后肩的相反方向加压旋转胎肩。

在内旋转的过程中，助手可以在耻骨联合上加压帮助内旋转。但是应确保耻骨联合上加压的方向和内旋转的方向是一致的，否则将适得其反。

助产士会根据个人不同的情况来决定何时采取"四肢着地"法。对于一位体重较轻行动自如且没有硬膜外麻醉的孕妇，在一名医院助产士的帮助下，早点采取"四肢着地法"更为合适。对于一位已经采取局部麻醉的孕妇更适宜在原地先采取其他的手法解除肩难产。

其他手法

外科手术比如胎头复位后的剖宫产和耻骨联合切开手术在临床上都极少用,并且有潜在严重的孕产妇发病率。如果胎心仍然存在并且其他方法都无效的情况下,这些方法被视为"最后的救命稻草"了[1]。

胎头复位(Zavanelli 法)

Zavanelli 首次使用胎头复位后的紧急剖宫产手术。59 次胎头复位病例中有 6 次失败(10%),两位产妇出现子宫破裂(3%)。特别要注意的是,在胎头娩出后,子宫会强烈收缩,这时候首先考虑运用宫缩抑制剂降低子宫破裂的风险,而不是先转动,俯屈,将胎头复位进宫腔[17](见第 28 章)。

耻骨联合切开手术

耻骨联合切开手术是一种通过外科的手术方式切开耻骨联合韧带从而增加骨盆径线的手术。术后可多见较为严重的并发症,包括尿道和膀胱的损伤、感染、疼痛、长期行走困难以及新生儿预后差(见第 28 章)。

哪些我们不应该做

勿猛力牵拉、勿向下牵拉、勿快速牵拉。当胎头娩出后,本能的反应是宫缩时牵拉胎头,尽快娩出。但是,当强有力的向下的牵引力作用于胎头时,很容易引起新生儿外伤,包括永久性的臂丛神经损伤。牵引不能解除肩难产并且要避免过度牵引。研究显示快速牵引更容易损伤臂丛神经[18];因此,牵引必须是缓慢温和的。向下的牵引力会增加臂丛神经的伸展度;所以沿着胎儿脊柱中轴方向小心温和的牵引可以降低臂丛神经的张力。

宫底部加压法,此方法一般不太提及,因为它的并发症率可以高达 77%,包括子宫破裂[19]和新生儿臂丛神经损伤。因此,我们不再推荐和主张在肩难产中运用宫底部加压手法。

肩难产后的处理

立即进行胎儿评估

发生肩难产之后,胎儿面临死产、缺氧、产伤,包括臂丛神经损伤,肱骨及锁骨骨折。一旦发生肩难产时,必须有儿科医生(或相关医生)在场。

产妇的评估和治疗

肩难产后产妇最主要的并发症有产后出血(11%)和会阴Ⅳ度裂伤(3.8%)。

新生儿应该接受新生儿科医生检查

臂丛神经损伤是肩难产的最主要的并发症之一,在肩难产中的发生率 2.3%~16%[20-22]。其他的肩难产损伤包括肱骨和锁骨骨折,气胸和缺氧性脑病[1,4]。

臂丛神经损伤

臂丛神经在外周神经系统中结构最复杂,它是支配手臂和肩部之间运动、感觉和交感神经的传输。臂丛神经包含 5 组(C5~C8,T1)终止于 5 组重要的外周神经。来自于第一胸椎的交感神经根发出自主神经控制头颈部和上肢、汗腺、瞳孔扩张及眼睑运动。

臂丛神经容易受到损伤是由于其位于两个较高且活动的部位之间,即颈部与手臂之间。在 1998—1999 年期间,英国和爱尔兰共和国研究数据表明臂丛神经损伤发生率为 1/2300[23]。有数据报道永久性的臂丛神经损伤,超过 12 个月未恢复者发生率为 8%~12%。

臂丛神经损伤的分类

Erb 麻痹

Erb 麻痹,或更高位的臂丛神经损伤,

是最常见的臂丛神经损伤,发生率约为 73%~86%[24]。受影响的颈神经根是 C5 和 C6,有时 C7 也受影响。Erb 麻痹最常见的表现为肩部肌肉的麻痹或无力,包括肘部屈肌和前臂旋后肌。受影响的手臂表现为下垂,无法内旋转,无法外展,手掌无法向下或向后转动。如果 C7 受到影响,腕关节和指伸肌也会麻痹。伸展功能的丧失会引起腕关节屈曲以及手指弯曲处于一种"服务生取小费的姿势"。报道称完全恢复功能的概率 65%~90%,如果 C7 受影响预后会稍差[24]。

完全臂丛神经损伤

在臂丛神经损伤中,完全性臂丛神经损伤发生率大约为 20%[24]。整个 C5~T1 神经受到影响,支配整个手臂的感觉和运动缺陷,导致瘫痪的手臂没有感觉。膈神经也可能受损,导致膈膜偏瘫,体现在新生儿呼吸窘迫和喂养困难。霍纳综合征,由于交感神经损伤,导致瞳孔收缩障碍、下睑下垂,也可以表现在完全性 BPI 中,与预后差有关。如果没有外科手术的干预想要完全功能恢复是比较少见的。

任何怀疑由于肩难产造成的胎儿损伤者都要由新生儿科医生评估。在英国,Erb 麻痹小组(Http://www.erbspalsygroup.co.uk)为家庭和健康工作者照顾臂丛神经麻痹的患儿提供很好的支持和信息来源。

记录

英国皇家妇产科学院(RCOG)肩难产指南建议以统一格式形成产时肩难产[1]记录,临床显示是有效的[25]。记录应该包括胎儿头部及身体娩出的时间,前肩的娩出时间,采取的方法,持续时间和结局,医务人员到达的时间,新生儿出生后损伤的评估。

肩难产培训的建议和要求

不恰当的临床管理导致肩难产的不良后果。第五届英国死胎死产管理委员会(CESDI)发现 66% 的肩难产新生儿死亡病例中接受了不足的产前保健[26]。2003 年英国诉讼局公布了 264 起因肩难产的索赔[27]。法医专家认为 46%(72/158)的审查案件涉及不合格的护理。绝大多数是因为没有严格执行肩难产的标准流程而受到指责。

医务工作者可能缺少信心[28]和能力[29]来处理不可预料及不可避免的紧急事件。因此肩难产的培训成为最重要的降低肩难产发生率及死亡率的事件。第五届英国死胎死产管理委员会(CESDI)推荐"所有参与分娩过程的人员都具有高水平的认识和培训",因为作为"专业人员,虽然肩难产发生率相对少,但是一旦出现需要紧急行动"[26]。每年进行技能训练,包括肩难产,已经成为英国皇家助产士学校,英国皇家妇产科学院(RCOG)必修课以及医疗过失信托计划(CNST)孕产妇方面的要求之一。

培训确实能够改善肩难产临床预后,所有的医务工作者必须参加。肩难产的培训可以提高对于肩难产处理的知识[30]、信心和管理[29,31]。

经过肩难产培训的医务工作者可以改善新生儿的预后。英国一家医院一项 8 年的回顾性分析表明医务工作者在参加肩难产培训前和培训后新生儿损伤发生率显著降低(培训前 9.3%,培训后 2.3%)[22]。

（卞政　译）

参考文献

1. Royal College of Obstetricians and Gynaecologists. Shoulder dystocia. Green-top guideline No. 42. London: RCOG; 2012.
2. Gherman RB. Shoulder dystocia: an evidence-based evaluation of the obstetric nightmare. Clin Obstet Gynecol 2002;45:345–62.
3. Nesbitt TS, Gilbert WM, Herrchen B. Shoulder dystocia and associated risk factors with macrosomic infants born in California. Am J Obstet Gynecol 1998;179: 476–80.
4. Nocon JJ, McKenzie DK, Thomas LJ, Hansell RS. Shoulder dystocia: an analysis of risks and obstetric maneuvers. Am J Obstet Gynecol 1993;168:1732–7.
5. Robinson H, Tkatch S, Mayes DC, Bott N, Okun N. Is maternal obesity a predictor of shoulder dystocia?

Obstet Gynecol 2003;101:24-7.

6. Ouzounian JG, Gherman RB. Shoulder dystocia: Are historic risk factors reliable predictors? Am J Obstet Gynecol 2005;192:1933-5.

7. Horvath K, Koch K, Jeitler K, Matyas E, Bender R, Bastian H, et al. Effects of treatment in women with gestational diabetes mellitus: systematic review and meta-analysis. BMJ 2010;340:c1395.

8. National Institute of Health and Clinical Excellence. Diabetes in pregnancy: management of diabetes and its complications from pre-conception to the postnatal period. London: NICE; 2008.

9. Acker DB, Sachs BP, Friedman EA. Risk factors for shoulder dystocia. Obstet Gynecol 1985;66:762-8.

10. Rouse DJ, Owen J, Goldenberg RL, Cliver SP. The effectiveness and costs of elective cesarean delivery for fetal macrosomia diagnosed by ultrasound. JAMA 1996; 276:1480-6.

11. Chauhan SP, Berghella V, Sanderson M, Magann EF, Morrison JC. American College of Obstetricians and Gynecologists practice bulletins: an overview. Am J Obstet Gynecol 2006;194:1564-72.

12. Gonik B, Stringer CA, Held B. An alternate maneuver for management of shoulder dystocia. Am J Obstet Gynecol 1983;145:882-4.

13. Rubin A. Management of shoulder dystocia. JAMA 1964;189:835-7.

14. Barnum CG. Dystocia due to the shoulders. Am J Obstet Gynecol 1945;50:439-42.

15. Woods CE. A principle of physics as applicable to shoulder delivery. Am J Obstet Gynecol 1943;45:796-804.

16. Bruner JP, Drummond SB, Meenan AL, Gaskin IM. All-fours maneuver for reducing shoulder dystocia during labor. J Reprod Med 1998;43:439-43.

17. O'Leary JA. Cephalic replacement for shoulder dystocia: present status and future role of the Zavanelli maneuver. Obstet Gynecol 1993;82:847-50.

18. Allen R, Sorab J, Gonik B. Risk factors for shoulder dystocia: an engineering study of clinician-applied forces. Obstet Gynecol 1991;77:352-5.

19. Gross TL, Sokol RJ, Williams T, Thompson K. Shoulder dystocia: a fetal-physician risk. Am J Obstet Gynecol 1987;156:1408-18.

20. Gherman RB, Ouzounian JG, Goodwin TM. Obstetric maneuvers for shoulder dystocia and associated fetal morbidity. Am J Obstet Gynecol 1998;178:1126-30.

21. Acker DB, Gregory KD, Sachs BP, Friedman EA. Risk factors for Erb-Duchenne palsy. Obstet Gynecol 1988;71:389-92.

22. Draycott TJ, Crofts JF, Ash JP, Wilson LV, Yard E, Sibanda T, et al. Improving neonatal outcome through practical shoulder dystocia training. Obstet Gynecol 2008;112:14-20.

23. Evans-Jones G, Kay SP, Weindling AM, Cranny G, Ward A, Bradshaw A, et al. Congenital brachial palsy: incidence, causes, and outcome in the United Kingdom and Republic of Ireland. Arch Dis Child Fetal Neonatal Ed 2003;88:F185-7.

24. Benjamin K. Distinguishing physical characteristics and management of brachial plexus injuries. Advances in Neonatal Care 2005;5:240-51.

25. Crofts JF, Bartlett C, Ellis D, Fox R, Draycott TJ. Documentation of simulated shoulder dystocia: accurate and complete? BJOG 2008;115:1303-8.

26. Maternal and Child Health Research Consortium. Confidential enquiry into stillbirths and deaths in infancy: 5th Annual Report. London; 1996.

27. NHS Litigation Authority. Summary of substandard care in cases of brachial plexus injury. NHSLA Journal 2003;2:ix-xi.

28. Neill AM, Sriemevan A. Shoulder dystocia: room for improvement? J Obstet Gynaecol 1999;19:132-4.

29. Crofts JF, Bartlett C, Ellis D, Hunt LP, Fox R, Draycott TJ. Training for shoulder dystocia: a trial of simulation using low-fidelity and high-fidelity mannequins. Obstet Gynecol 2006;108:1477-85.

30. Crofts J, Ellis D, Draycott T, Winter C, Hunt L, Akande V. Change in knowledge of midwives and obstetricians following obstetric emergency training: a randomised controlled trial of local hospital, simulation centre and teamwork training. BJOG 2007;114:1534-41.

31. Deering S, Poggi S, Macedonia C, Gherman R, Satin AJ. Improving resident competency in the management of shoulder dystocia with simulation training. Obstet Gynecol 2004;103:1224-8.

第 13 章

剖 宫 产 术

TF Baskett · AA Calder

剖宫产术是产科学中最重要的手术干预措施。它的发展和应用曾挽救了无数母儿的生命。但是，滥用剖宫产术也是引起母体发病率和死亡率上升的一个直接、可以避免的原因。因此，剖宫产术可能是现代产科学中最受争议和关注的话题。剖宫产率正逐年上升，许多母婴服务中心的剖宫产率已超过 30%。在这里我们会分析剖宫产率上升的原因，对于剖宫产最多的争论之一主要集中在人类需要和它的价值上，在仅仅 1520 年的剖宫产发展中，它已经从一个可能导致患者死亡的手术方法演变成为人类分娩的选择方式。

历史背景

几乎可以肯定地说，剖宫产是最古老的外科手术之一，由于历史学家也不愿意承认他们不知道，其起源便消失于古代的神话传说之中了。它很可能起源于几千年前对经历外伤或死亡后的孕妇实施的手术。据古老的神话传说记载，药神 Aesculapius 和酒神 Bacchus 均是借助剖宫产分娩的[1]。因此，至少据传说记载，借助剖宫产分娩者均是有地位的人。

"剖宫产"一词的起源不明确。据不太盛行的传说记载，Julius Caesar 是借助剖宫产分娩的，但是这个传说与他的母亲花费数年才成功将其娩出的记载相矛盾。这个词语更可能来源于罗马早期一位国王 Numa Pompilius 于公元前 715 年颁布的一部皇家法律或地方法规[2]。法律规定晚孕期妇女死后未经剖宫取胎则不得入葬。这一法律在 Caesars 统治期间一直被实施，故被称为 lex caesarea 法规。

创伤性剖宫产术（traumatic caesarean sections）很可能贯穿于整个战争时期，充斥着暴力事件和意外事故的过程。其中，记载比较详细的是牛角曾划开一名妇女的腹部和子宫[3]。一个非常知名的例子由 Zaandam 于 1674 年在荷兰报道，一个农夫和他的妻子受到一头公牛的袭击，这头公牛用牛角撕开了他妻子的腹部和子宫。随后农夫与他的妻子很快死亡，但是他妻子腹中的胎儿竟然存活[4]。一些妇女在独自一人又绝望的情况下，为了解除产程无进展带来的持续疼痛而自行剖宫产术，这可能已有几个世纪的历史了。权威的例子可见于 18 世纪的报道[1,5,6]。由非专业人士实施的剖宫产术也有很长的一段历史了。据报道，最早的例子是 1500 年一位阉猪匠 Jacob Nufer，在他妻子经过几天的试产失败后，帮助其分娩[1]。是否经腹部或剖宫产术帮助其分娩还存有一些疑问。但是母亲和婴儿显然都存活下来[7]。1738 年，一个出生于北爱尔兰的没有受过教育却非常有经验的助产士 Mary Donnally，在不列颠岛上实施了第一例剖宫产术，并且保住了产妇的生命[8]。

在 15~16 世纪剖宫产被实施在母亲死后，首要的是为了履行种族的信仰通过洗礼挽救新生儿的灵魂，第一篇报道在产妇处于紧急关头时实施剖宫产发表在 French physician Francois Rousset(c1530—1603)[9]。Rousset 认为当产妇不能经阴道分娩时,应对活着的产妇实施手术,且应在她全身衰竭至母儿死亡不可避免前实施。他的大胆受到当时医学界的广泛的批评,尖锐的质疑。他的书近来在英国出版,并带有在那个时代对剖宫产的评论[10]。

最早有证据并记录在案的剖宫产是1610年德国威腾伯格的 Jeremias Trautmann 医生实施[1]。但是,16~17世纪的产科学教科书记载了偶尔因骨盆狭窄因素而行的剖宫产。16~18世纪期间,由于剖宫产给产妇带来几乎不可避免的死亡威胁,主要的医学权威都强烈反对实施剖宫产术。著名的都柏林产科学家 Ould(1710—1789)支持这个观点,1742年他在一篇文章中提到:"剖宫产不仅与理论或实践相悖,而且甚至与人性相悖"[11]。

在麻醉剂应用之前,产妇死亡率高主要归因于产妇经过很长时间的阴道试产而出现脱水、筋疲力尽和感染的症状后,剖宫产通常才被实施。另外,将胎儿自母体内取出后,不缝合子宫也相应增加了产后出血的发病率。1769年,Lebas 第一个倡导缝合子宫,但是他的建议在接下来的一个世纪均没有被采纳[2]。除了产后出血,败血症也是产妇死亡最常见的原因。意大利帕维亚的 Eduardo Porro(1842—1902)仔细地研究了这个问题,并且在进行了一系列动物实验后,于1876年在实施剖宫产术后紧接着进行了子宫次全切除术[12]。他把宫颈残端固定于腹部切口下端,以控制出血并放置引流管。通过控制出血和感染,Porro 大幅度降低了产妇死亡率,将死亡率从通常的80%~90%降低了50%左右[13]。

19世纪,产科医生发明了许多技术以便于降低败血症的风险,并尽量保留子宫,包括1821年 Ferdinand Ritgen(1787—1867)发明的侧入式腹膜外剖宫产术[14],Fritz Frank(1856—1923)提出了改良式腹膜后剖宫产术:将子宫下段切口的脏层腹膜边缘与腹壁切口的边缘缝合起来,以控制败血症和便于引流[14]。

来自海德堡的 Ferdinand Kehrer(1837—1914)对现代剖宫产术发展的贡献被低估[4,14]。1881年,他完成了一例子宫下段剖宫产术,事实上,手术方法和现在所采用的方法一样[15]。他强调应该仔细缝合子宫肌层,并分开缝合覆盖于子宫下段的腹膜,这就是所谓的 Doppelnaht 技术或"双层"技术。大约1年后,在莱比锡城工作的 Max Sänger(1853—1903)强调仔细缝合子宫切口的重要性,他实施剖宫产术采用的方法是子宫直切口,即所谓的古典式剖宫产切口[13,16]。Sanger 古典式剖宫产术逐渐占主导地位,而 Kehrer 子宫下段剖宫产术逐渐被遗忘。英国采用的是古典式剖宫产术,最著名的是格拉斯哥的 Murdoch Cameron。Cameron 面对着一个对手术有巨大需求的人群,因为这个城市人口增长迅速,尤其是贫困的移民。这些贫困人群的居住条件使得佝偻病的发病率增加。居住条件差、营养不良、空气污染及缺乏必要的阳光照射意味着维生素 D 缺乏非常普遍。1888年,Cameron 选择性的对佝偻病患者进行了一系列的古典式剖宫产术,疗效显著并取得巨大成功。在最初的2年内,手术的23名妇女除1名外,其余的产妇和婴儿均存活[17](图13-1)。

除了仔细缝合古典式子宫切口外,Cameron 认为他的成功主要归因于以下两方面。一方面,他主张手术应在产妇衰竭、发生梗阻性难产并出现感染前施行。这不仅需要医生在临产前或至少在临产后不久及早做出狭窄骨盆(不适合阴道分娩)的诊断,也需要结合 X 射线及骨盆阴道指诊对骨盆各径线进行临床精确测量,这可帮

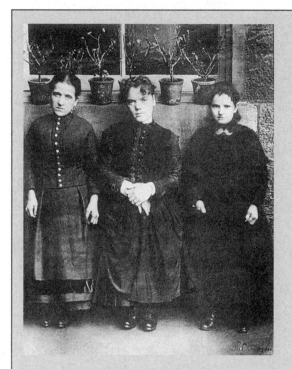

图 13-1 Murdoch Cameron 实施了一系列选择性古典式剖宫产术，其中前 3 个病例是合并严重骨盆畸形的佝偻病妇女。她们的照片拍摄于格拉斯哥皇家妇产科医院外，身后摆放着几盆花的窗台高约 1m

助判断骨盆腔的形态和大小。第一例是一个引起 Cameron 和同事进行了激烈争论的非典型患者，她的骨盆产科结合径仅为 4cm！Cameron 认为他成功的另一重要原因在于当胎儿娩出后，他将硫化橡胶圈作为止血带应用于子宫下段，有效地阻止了缝合子宫时血液流向子宫。这一系列病例的成功响彻欧洲，其影响甚至超出欧洲，是手术史上的一个里程碑。人们对剖宫产的认识彻底转变，由通常意义上的无希望、无效的方法转变为一个临床上可以接受的方法。

在 Murdoch Cameron 进行一系列被称赞的实验时，Munro Kerr 只是一名 20

岁的医学生，那时他毫不犹豫地加入格拉斯哥皇家妇产科医院。Kerr 熟知剖宫产术发生的巨大变革，并且看起来可能深受 Cameron 工作的影响，导致他在 39 年后作为格拉斯哥皇家产科学教授获得成功。的确，剖宫产自古典式转变为子宫下段横切口主要是 Munro Kerr 的功劳。当 Kehrer 宣称子宫下段剖宫产术可以减少和控制败血症的风险时，Kerr 则认为这种手术的优点在于使子宫切口更好地愈合，可以减少再次妊娠致子宫破裂的风险。正如他所述："我并不是追求子宫切口的独特性，我推崇子宫下段横切口的原因只有一个，就是这种切口形成的瘢痕更不易导致子宫破裂，通过的血管区更少……另外，子宫下段的肌层薄，使得切口更容易缝合……第三点，也是非常重要的一点，产褥期早期子宫下段的切口处于休息状态。最后一个优点，直到临产后，子宫下段才很好地、完全被拉伸。因此，横向瘢痕比通常情况下的直向瘢痕更安全[18]。"

1911 年，Munro Kerr 实施了他的第一个子宫下段剖宫产术，并分别于 20 世纪 20 年代和 30 年代进行了报道。得到赞同的过程是漫长的，尽管后来在利物浦他有了一名助手，McIntosh Marshall (1901—1954)，很多年中他还是子宫下段手术唯一的支持者[14]。的确，在被广泛采用后的许多年中，子宫下段剖宫产术在欧洲以"Kerr 剖宫产"而闻名。由于其对子宫下段剖宫产术的成功推广，对 Kerr 迟来已久的认可终于到来，那时，他已经从临床工作退休多年。1949 年，在伦敦举行的第 12 届英国妇产科会议上，他应邀登上演讲台并受到大家的一致称赞。他举起双臂，激动人心地宣称道："哈里路亚！斗争结束了，战斗胜利了！"

剖宫产术从一个多世纪前仅仅由于绝望,在极罕见、极恶劣的情况下才使用的手术,转变成通常情况下即可采用的措施,尤其在富裕社会即使是细微指征,也可采用该手术。在此期间,剖宫产从带有可怕风险、产妇存活希望渺茫,转变成为而今孕妇死亡率极低的手术。特别是在20世纪的后25年,全世界范围内的剖宫术率明显增加。多方面的原因提高了剖宫产的安全性,并促进了手术指征的增加:

- 一个半世纪前,麻醉技术的引入——为缓解临产后的疼痛以及便于手术而进行镇痛的研究结果。
- 随着产科麻醉专家的出现,麻醉技术不断提高,这极大增加了剖宫产分娩的有效性和安全性。
- 输血、抗生素和血栓预防条件的改善增加了围术期的安全性。
- 手术技巧的提高不仅立即减少了本次妊娠围术期的并发症,而且减少了再次妊娠的风险。
- 有些阴道助产手术很难被实施,即使几乎不增加母儿风险,也很难被产妇接受。阴道臀位助产术是最好的例子,但绝不仅仅只有这一种。
- 现在,社会和法医学界的期望很高,希望有一个完美的围产儿预后。毫无疑问,这会对产科的处理措施产生影响。几乎听不到有人因为被实施了剖宫产术而被起诉,反而某些医生由于没有实施手术而被起诉的案例屡见不鲜。
- 母亲高龄、既往不孕及采用辅助生育技术辅助受孕造成了许多所谓的"珍贵"妊娠。这些妇女在孕期和分娩期也易产生更多的并发症。
- 尽管不常见,一些妇女对选择性剖宫产术分娩的需要增加,至于选择手术的原因,很多是临床上一些微不足道的原因或社会因素,如害怕阴道分娩,手术分娩可减少或消除分娩对胎儿带来的罕见风险,以及减少远期

的并发症——盆底组织损伤。

- 由于胎儿方面的原因提前终止妊娠,可极大程度改善新生儿结局,这种做法是正确的。

随着剖宫产术对妇女的不利影响日渐趋微,增加临床和社会方面的手术指征已被证实是可行的。不过,越来越多有剖宫产术史的妇女要求再次、甚至第3次妊娠。因此,强调远期风险即再次剖宫产术的严重后果是非常重要的。但是,患者往往只关注本次妊娠的分娩方式。值得重申的是,本书第10版中,Myerscough(1982,P296)在剖宫产术兴起初期,对其进行了无情抨击:

"我毫不怀疑大多数妇女使用剖宫产术的合理性,因为它显著降低了母儿死亡率。不过,我担心的是,与之前相比,现在把剖宫产术作为处理每一类产科疾患的合法化措施,这种做法更危险。尽管发生率低,但手术分娩导致的产妇死亡是不容忽视的……也不应该忘记,妇女的产科前景会由于有子宫瘢痕而遭受歧视……现在的问题是,应该选择最适合手术分娩的妇女,对其实施剖宫产术。这样做不仅为本次妊娠中的母亲和未出生的孩子考虑,也为这位母亲远期的产科前景做长期打算。"

指征

根据临床判断,如果更有利于母亲、胎儿或对两者均有利,则转而借助剖宫产术以终止妊娠,避免临产或继续阴道分娩的做法是正确的。判断的标准取决于许多方面,包括孕妇、医务人员的临床技能及可用的仪器设备。诸多因素的影响使产科学极富挑战性。当母亲与胎儿的利益相悖时,则需要医生仔细权衡利弊,找出最适宜的方法解决问题。最近的趋势已经产生了根本性变化,从之前需要证明每一例剖宫产的正确性,来反驳产科权威的严厉批评,到如今正统者好像在鼓吹"如有疑问,则行剖宫产术"。然而,如果

想避免这种选择"简单分娩方式"的话,这种态度仍然需要被挑战,因为出于多方面的原因,这种做法已经成为常规。进行培训时,应大力发展产科医生的临床判断能力,以便于能保护自己免受"产科权威"和法律的指责。如果是尽力为患者着想而不是考虑自己的话,在产科实践中采取这种保守性的做法可能是有害的,必须予以抵制。如果我们希望产科的发展趋势不受外部因素影响,而是完全按照临床的理想状态发展的话,是需要一定的勇气的。

不同国家不同医院的剖宫产指征和剖宫产率各不相同。不过,以下 4 个手术指征占所有剖宫产的 60%~90%,包括再次剖宫产(35%~40%)、难产(20%~35%)、臀位(10%~15%)及胎儿窘迫(10%~15%)[19]。每个医院和健康中心都能通过适当的 Robson 10-group 法分析自己的剖宫产指征[20,21]。

许多病例并不仅仅只有一个手术指征,而是有多个相互关联的指征提示需要剖宫产终止妊娠。例如,孕龄超过预产期、产程无进展且胎心监护模式异常的病例,不一定是真正意义上的难产,或明确的胎儿缺氧,但可能与之有一定相关性。

剖宫产的大多数手术指征在本书的一些章节中已分别进行探讨。然而,将它们分为以下 3 大类可能更有用:

明确指征

- 前置胎盘,除外胎盘前置面积非常小。
- 已证实存在胎儿低氧血症或胎儿即将死亡。除外在第二产程,阴道分娩可能更安全、更快。否则,只要有明确的证据证实存在胎儿低氧血症或缺氧不可避免时,应立即行剖宫产术。包括由胎儿脐血血气分析或明确的胎儿心电图证据证实产前或产时存在胎儿窒息、脐带脱垂、前置血管、子宫破裂以及严重的胎盘早剥,而胎儿仍然存活。
- 明确存在头盆不称,软产道梗阻或胎儿先露异常,而这些异常不是由于威胁胎儿

生命的严重畸形引起。

普遍接受的指征

这包含许多情况,取决于其严重程度,使其可能成为剖宫产的绝对和相对手术指征。

- 前次剖宫产史是最常见的手术指征。下一章节将罗列一些其他情况,并探讨前次剖宫产史是不是再次剖宫产的绝对手术指征,还是可以经阴道试产。在这一问题上,绝大多数人认为前次古典式剖宫产史是再次剖宫产的绝对指征。
- 当拥有剖宫产的安全设备时,足月臀位作为手术指征已经被大家广泛认可。第 16 章会探讨有关问题。
- 由于产程无进展而诊断难产,继而实施剖宫产终止妊娠,这在剖宫产妇女中的比例越来越高。有关这方面的诊断将在第 5 章和第 10 章探讨。
- 一旦察觉有胎儿窘迫的迹象便实施剖宫术终止妊娠。事实上,这种做法存在一个很大误区。第 6 章会详细介绍。
- 母亲的适应证并不常见,但许多疾病要视其严重程度而定,有时避免阴道分娩可能不失为一个明智的做法。如重度子痫前期和子痫、心血管疾病和糖尿病。同样是这些病例,一些情况下可能主张阴道分娩,而另一些情况下则必须行剖宫产术。

边缘指征

这类情况比较少见,但有增加的趋势。它包括由于试产失败经历造成的对分娩极度恐惧。另一种情况是,妇女选择剖宫产是为了规避阴道分娩过程中胎儿损伤或窒息的风险,或者为了将盆底组织损伤的风险降低至最低。还有些妇女担心自身的体质,或阴道分娩会影响以后的性生活。每一个妇女都应该与医生进行理性地探讨,充分了解这两种分娩方式的优缺点后再作决定。了解对称信息后妇女的担忧情绪往往可以缓解。反之,应该在完全知情同意下进行选择,尽量满足

她们的愿望[22,23]。

急症手术分级

近几年,许多医疗机构一直试图制定一个指南,规定急诊手术必须在某个时限内完成[24]。这引发了人们对临床处理、医疗机构的权威性质疑和争论,并且医院面临的诉讼不断。最近,一个以合理、有效为基础的指南[25]建议如下[26]:

- 第1级:直接威胁母儿生命者。包括持续性胎儿重度心动过缓、胎儿头皮血pH<7.2、脐带脱垂及子宫破裂。一旦出现这几种情况,应立即实施剖宫产术,手术必须在30分钟内完成。
- 第2级:母儿受累但不会马上危及生命。包括产前出血和产程无进展。虽然母儿健康状况受累,但不属于第1级,这些病例也应该尽可能在30分钟内分娩。但要考虑为了在30分钟内娩出胎儿可能带来的潜在风险。举例说明,使用全身麻醉对母亲造成的风险与略微延长分娩时间而采用局部麻醉相比,风险增加。
- 第3级:不影响母亲或胎儿的健康,但需要及早分娩。包括随母儿健康状况良好但产程无进展,母亲由于胎膜破裂或开始进入产程而住院,但母亲已预约择期行剖宫产术。对于这些病例,建议在75分钟内终止妊娠。其他情况如子痫前期病情恶化、IUGR也应终止妊娠。如果早产或引产失败的可能性大,终止妊娠可能是必要的。
- 第4级:选择性剖宫产由产妇和医生共同商定手术时间。除非有母儿的急诊情况,为了降低新生儿呼吸疾病发病率,选择性剖宫产应在39足周后实施。

麻醉

应尽量选择区域麻醉(硬膜外或脊髓),因为这种麻醉方式给母亲和新生儿带来的风险最低。若需要以极快的速度娩出胎儿时,医生可能选择全身麻醉,如急性胎儿窘迫。另外,如患者要求和区域麻醉失败(失败率一般<5%)也可以实施全身麻醉。

术前准备

- 知情同意——必须承认的是,剖宫产知情同意可以简单的叙述为:由于急性胎儿窘迫需要手术终止妊娠;而对于孕妇由于个人原因而要求手术者,可以长篇大论,做一个非常详尽而漫长的陈述。通常情况下,建议实施剖宫产手术时,应告知操作方法和可能的并发症,并同时罗列其他方法,与患者交待可以选择继续阴道试产或阴道手术助产以及其风险。在相关病例中,也应该对剖宫产手术是否影响将来的妊娠进行总结。
- 除非合并其他并发症,否则术前血液检查只要检查全血细胞计数、血型和抗体筛查就已足够。
- 一旦区域麻醉成功,就要在膀胱内放置Foley导尿管。
- 预防性应用组胺H2受体拮抗剂—制酸剂(雷尼替丁或西咪替丁)。
- 产妇保持左侧卧位15°以预防主动脉下腔静脉压迫。
- 术前不需要剃毛备皮。如果手术切开部位的阴毛浓密,可以进行修剪而不必剃毛。

围术期护理

- 推荐单次使用第一代头孢菌素或者氨苄西林预防感染。无论选择性剖宫产还是急症剖宫产,应该在胎儿出生、脐带剪断后再经静脉使用抗生素。对于产程延长及确诊为绒毛膜羊膜炎者,术后48小时内重复使用同一抗生素。
- 对所有产妇充分补液并促使其尽早活动可以预防静脉血栓的发生。除非存在禁忌证,大多数借助剖宫产分娩的产妇应接受肝素皮下注射预防血栓。这可以在与麻醉医师讨论后使用,并且通常需要移除硬膜外麻醉导管或脊髓麻醉导管之后进行。

- 一旦区域麻醉消退,产妇可以走动,便可以拔除 Foley 导尿管,通常在术后 12 小时左右。

- 术后镇痛最好的方式是椎管内注射二乙酰吗啡和吗啡。也可以使用非类固醇抗炎药,必要时使用栓剂。

- 当产妇感觉饥渴或者饥饿时,必须在确认肠蠕动正常后,才允许摄入水和食物。对有并发症的病例,由于可能需要重返手术室,因此,确定患者情况稳定前必须控制进食。

剖宫产术种类

子宫下段剖宫产术

大约 98% 的病例可以实施子宫下段剖宫产术。此术式的子宫切口局限在子宫下段,该处相对来说不是产后子宫收缩主要部位,因此更容易愈合。而且,相比其他类型的剖宫产术,子宫下段剖宫产术后再次妊娠时子宫切口裂开的风险较小。

子宫下段直切口剖宫产术

这项技术很少被应用。它在某些病例中扮演一定的角色。例如一些病例进入产程后,子宫下段形成良好,但由于孕龄小,子宫下段的总宽度减少。此时,如果尝试取子宫下段横切口,可能会累及两侧主要的子宫血管,又不能给胎儿娩出提供足够大的切口。若选取子宫下段直切口,当切口大小不足以娩出胎儿时,则可以直接延伸切口至子宫上段。此术式的支持者认为在此种情况下,子宫下段切口的优势尽显无疑。然而,大多数产科医生感觉这多半会将切口延长至子宫上段,再次妊娠会产生与古典式剖宫产术相同的弊端。

古典式剖宫产术

当子宫下段存在广泛粘连、子宫肌瘤或在罕见的情况下,有与前置胎盘有关的巨大血管分布,包括植入性或非植入性前置胎盘,以上情况下无法取子宫下段切口时,可施行古典式剖宫产术。偶尔需要快速娩出胎儿时,可能会施行古典式剖宫产术而不是子宫下段剖宫术。对于一名经验丰富的术者来讲,施行古典式剖宫产术比子宫下段剖宫术所节约的时间并不多,因此这种术式已极少采用。但是,在极少数的对死亡后孕妇的剖宫产术中它会有所应用(见后述)。

多数医疗机构的古典式剖宫产术在所有剖宫产手术中所占比例 <2%。然而,这个比例在适度增长,主要因为施行剖宫产术的孕龄逐步降低[27]。尤其多见于孕龄小于 34 周且没有临产的病例。在这些病例中,子宫下段尚没有良好拉伸,无法选取足够大的横切口来协助脆弱的早产儿安全分娩。最好在打开腹腔且子宫下段被仔细评估之后,再决定是否应用该术式。在许多病例中,实施子宫下段剖宫产术且提供足够空间来娩出胎儿是可行的。它对孕妇以后产科方面的好处也是显而易见的。如果在实施子宫下段切口之后,医生发现切口大小不够,则必须在切口上缘中央做垂直切开至子宫上段。形成倒"T"形切口,在再次妊娠时必须按照古典式剖宫产术的瘢痕来对待。但是该方法的好处是多数情况下可以实现子宫下段横切口,而其在不得不加行倒"T"形切口的多数病例中,产妇和胎儿的病率并不比应用古典式剖宫产术高[28]。

> 腹壁切口的选取应遵循两个标准:切口位置必须高且足够长,我的标准是切口长度为 20~25cm;2/3 在脐上方,1/3 在脐下方"。
>
> Munro Kerr
> Operative Midwifery, 1908, p409

手术技巧

对于大多数剖宫产手术，腹壁横切口 Pfannenstiel 或 Joel Cohen 切口均适用。而选取下腹正中直切口的主要原因是需要尽快进腹。以下情况可能是必要的：急性胎儿窘迫、产后大出血、子宫破裂（此时必须要求快速，不仅为了胎儿，也为了给术者提供更多的手术空间）。另外，还可见于非常罕见的情况，即对死亡的孕妇实施剖宫产术[29]。

在分娩过程中，膀胱成为一个腹腔内器官。因此打开腹膜时选取的位置应尽可能的高，然后，在直视下向下延伸切口。打开腹腔后，首先检查子宫是右旋还是左旋，由于乙状结肠为 S 形，前者更常见。这种对子宫位置的评估对选取子宫切口非常重要，否则切口可能会偏离中线，向一侧延伸而累及同侧的子宫血管[19]。然后确定疏松的子宫膀胱腹膜反折。子宫腹膜附着处是子宫下段的上缘。在附着处的中线打开腹膜并向下分离 2~3cm，然后向两侧延伸切口。用食指把子宫下段和膀胱之间疏松的网状组织轻轻分离，然后放置一个 Doyen 或者类似的牵引器把膀胱向下推移，使其与子宫切口分开。

头盆不称引起的长时间分娩，可以使子宫下段拉长并扭曲。确认子宫下段的上缘非常重要，此处被子宫膀胱腹膜反折覆盖。子宫切口通常选取在子宫下段上缘下方 2~3cm。如果不利用这一基准点，医生选取的子宫切口位置可能非常低，在阴道而不在子宫。在切开子宫时，医生应时刻警惕划破胎先露的风险。梗阻性难产时，覆盖于胎儿头部或面部之上的子宫下段肌层过度拉伸，而变得非常薄，此时风险最大。确定中线后，用手指在预计切口部位轻轻触诊，这样有助于了解子宫下段的厚度。然后用手术刀轻轻划出一个 2cm 的水平切口。第一刀划下之后的每一次划刀都要用另一只手的食指掠过切口，以便看清子宫肌层的层次。当切开部分肌层时，用食指压迫然后放松切口的中央，如果余下的肌层非常薄，通常会引起随后被切开的隔膜"水泡"，几乎像是一个水泡，对下面的胎儿没有危险。另一种方法是，医生用食指或者手术刀柄在最后的薄肌层上"挖洞"。不论用哪种方法，强迫医生关注这一点几乎可以完全消除划伤胎儿的风险。

一旦切开子宫进入宫腔，则将食指放置于胎儿和子宫壁之间，用弯剪刀或绷带剪刀从切入点向两侧分别弧形延长切口约 2cm。然后所有的手指都勾住这个切口，向两侧牵拉并最终拉大切口。再一次提醒需注意用力要均衡，以防切口过度延伸而损伤两侧的子宫血管。当孕周较小时，子宫下段窄，子宫切口的两侧角可能会直接向上延伸，从而产生扩大的"活门板"效应。

大多数病例的胎先露是胎头，可以直接用手帮助其娩出。术者一手手掌向下插入胎头和子宫下段之间，手指适度弯曲，上托胎头可能会抬高胎儿头部至子宫切口。同时，助手在子宫底部对胎臀加压，帮助胎头娩出（图 13-2）。在上托胎头时必须确定胎头枕部的位置，保证胎头俯屈，以使胎头以最小径线通过子宫切口。如果用手娩出胎头困难，则可以利用 Simpson 产钳或类似的产钳引导胎头通过子宫切口。确保胎方位恰当，从而使产钳能被安放正确。

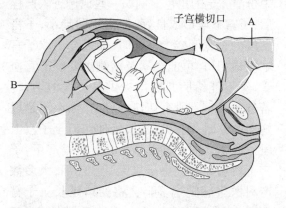

图 13-2 用手娩出胎头。找到胎儿枕部并帮助胎头俯屈（A），同时助手在子宫底部加压帮助胎头通过子宫切口（B）

一旦胎头娩出,应立即清理胎儿鼻咽部的羊水,必要时轻轻吸引。此时,麻醉师应静脉给予 5U 缩宫素,然后就持续静脉滴注。当胎儿完全娩出后,应迅速擦干羊水并双重夹断脐带,保留一份脐带血标本进行 pH 测定。当胎盘有剥离迹象时,应牵拉脐带使其自宫腔内排出。不提倡常规行胎盘徒手剥离,因为它可能增加出血量和术后败血症的发生[29,30],有时甚至会导致子宫外翻[31]。胎盘自宫腔娩出后,应该检查宫腔内是否有胎盘或胎膜残留。

不主张常规从腹腔托出子宫。区域麻醉的妇女可能会出现恶心、呕吐和疼痛。通过助手适当的协助和合理的手术技巧,不托出子宫仍然可以顺利地缝合子宫切口。另一方面,如果子宫切口被撕裂,或者由于大量出血而使手术视野不清,那么医生应该毫不犹豫地把子宫从腹腔托出,以利于止血和修补。

如果子宫切口边缘出血较正常多,可以用 Green Armytage 钳或卵圆钳钳夹切口边缘,压迫止血。即使出血不多无需钳夹止血,也应该用钳子钳夹提起子宫切口下缘,以便于识别子宫下段。子宫切口的下缘经常回缩,且由于积血可能使切口下缘暴露不清。子宫下段后壁可能向前突出,甚至一不小心会将其误认为切口下缘。

传统的做法是将子宫切口分两层缝合,尽管在过去的十年里,越来越多的产科医生开始转向单层缝合。可以采取单纯连续或者连续扣锁缝合。通常情况下,连续缝合可节约 5 分钟左右的手术时间[32]。关于单层及两层缝合子宫切口对下次妊娠分娩时瘢痕的完整性还存在争议,还没有充分的证据证实[4,32]。一项大规模的对照研究表明,单层缝合子宫比两层缝合使再次妊娠时子宫破裂的风险增加 4 倍[33]。在获得确切的证据前,作者们仍然建议两层缝合。第一层只缝合深肌层并除外蜕膜。建议连续缝合,这样可避免组织隆起和高低不平,正如连续扣锁缝合是常见的。并且便于第二层的单纯连续或连续扣锁缝合(图 13-3)。第二层的应在第一层上方形成皱褶并包埋第一层。最常用的缝线为 0 号或 1 号聚乳酸羟基乙酸(Vicrl)或者聚羟基乙酸(Dexon)。

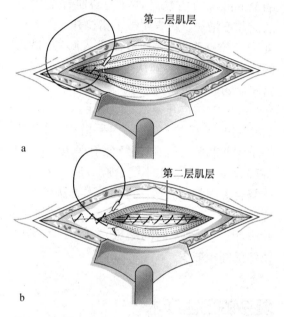

图 13-3　子宫下段切口两层缝合。第一层缝合深肌层,并除外蜕膜。第二层能够在第一层上,可以是连续缝合或扣锁缝合

近年来,手术技巧方面的另一种变化是不再关闭覆盖于子宫表面的脏腹膜和壁腹膜。对几个研究进行综述,总结认为完全没有必要关闭腹膜。不关闭腹膜并能节约一点时间,并减少术后疼痛[24,29,34]。然而,最新的一项研究表明,关闭这两层腹膜可明显减少再次妊娠后的粘连[35]。

关闭腹壁时,有些医生会在靠近腹直肌内缘间断地轻轻地缝合 2~3 针,但许多医生并不这样做。腹直肌鞘的关闭是采用连续缝合。缝合皮下脂肪是没有必要的,它并不促进伤口愈合,只会增加异物,使潜在感染的几率增加。腹壁切口的缝合方式有三种:皮钉、经皮肤缝合及皮内缝合。最近的数据提示皮内缝合法可能降低延迟感染的风险[36]。

Michael Stark, 一位工作于耶路撒冷 Misgav Ladach 医院的医生,对以上技术做

了简单改造,同时以该医院的名字命名该技术。在 Misgav Ladach 方法中,应用了 Joel Cohen 腹壁横切口,大约高于 Pfannenstiel 切口 2~3cm。腹直肌鞘被切开,仍然高于传统的 Pfannenstiel 方法。这样腹直肌在筋膜下的活动度增加。腹直肌被手指拉开。然后用食指牵拉壁腹膜,钝性分离进入腹腔,进入的位置越高越好。确认子宫下段后,分离子宫膀胱腹膜反折,方法同子宫下段剖宫产术。用 Doyen 拉钩拉开膀胱。使用手术刀用常规方法划开子宫进入宫腔,用手指扩大切口。娩出胎儿和胎盘后,单层缝合子宫,既不关闭脏腹膜及壁腹膜,也不缝合腹直肌。采用连续缝合关闭腹直肌鞘。这种手术方法已经被详细描述[37]。用这种方法进行剖宫产的经验表明,它使手术时间缩短,失血减少,术后镇痛的需求减少[38,39]。

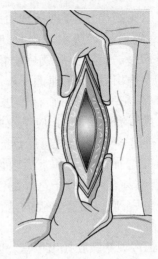

图 13-4 古典式子宫切口。助手压迫切口以减少出血,便于缝合

复杂的剖宫产术

古典式剖宫产术

腹部切口同子宫下段剖宫产术。如果手术视野暴露清晰,古典式剖宫产术也可以采用下腹横切口。用手术刀在子宫下段上端划开 2~3cm,要小心不要划伤下面的胎儿。当切口扩大,则插入一手的两指保护临近的胎儿部分,用手术刀或剪刀向上纵向延长切口至 10~12cm。胎儿胎盘娩出后,将子宫托出腹腔。由于古典式子宫切口血管更丰富,采用下腹部横切口后更难暴露子宫下段上端的切口。这需要助手的协助:拇指和其余四指分开分别置于切口的两侧,向中线压迫帮助其闭合(图 13-4)。助手的协助对减少出血非常关键。而且,持续加压可减少缝线的张力,便于关闭较厚的肌层。至于进行单层还是两层子宫缝合以对合深肌层,取决于切口部位子宫肌层的厚度。这样做的目的是与浅肌层保留 1cm 的间距,最后用扣锁缝合浆肌层(图 13-5)。

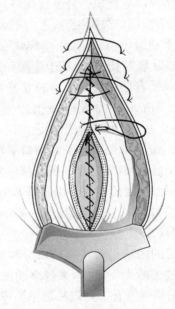

图 13-5 古典式子宫切口的缝合。连续缝合 2~3 层深肌层,最后以宽的间距扣锁缝合浆肌层

子宫下段直切口剖宫产术

实施子宫下段直切口剖宫产术,需仔细将膀胱自子宫下段分离。注意不要分离过度或太靠近子宫两侧,否则血液会随即自膀胱的血管内涌出。此术式切口的位置应选取在子宫下段的中线,先切开 2cm,与子宫下段剖宫产术一样,也要注意伸入手指保护胎儿。

然后,用剪刀向上、下两侧延长切口。切口长度不宜过度向下延伸靠近膀胱,进入阴道的血管区;或者过度向上延伸至子宫体。然而,在许多情况下,向上延伸以使切口足够大对顺利娩出胎儿很有必要。为确定子宫切口的最下缘,应在切口末端留置一根缝线做标记,牵拉这根缝线便于子宫下段切口的止血、缝合。缝合切口的其他原则同子宫下段剖宫产术。

胎头深入盆

对宫颈完全扩张,胎头深入盆且固定者,剖宫产术可能增加母体和围生儿病率[29,40]。胎头的深入盆可能是由于羊水的减少致使子宫肌肉收缩,宫腔容积减小,导致胎头回升以及宫腔操作的空间减少。此时,需努力上托胎头使之上升至子宫切口位置。方法如下[41]:

1. 一手自子宫切口和深入阴道的胎头间进入骨盆腔,用手掌上托胎头。另一手抓住上托胎头的手腕,借助杠杆作用帮助胎头上移,这样不会因用力过猛而致子宫切口过度延伸。

2. 如果这样做还不能成功托出胎头,则让助手自阴道放置一手,手掌呈杯状托住胎头并上顶,帮助术者自子宫切口托出胎头。有时一些产科医生在剖宫产前都会做这一操作(图13-6)。

3. 使用产钳将胎儿自切口处取出。这适用于枕后位产妇。向枕后位朝前轻压胎儿下颌,将产钳自耻骨联合置于胎头两侧,胎头沿骨盆上抬并自子宫切口娩出。

4. 反臀位,术者向上延伸子宫切口,握住胎足向上牵拉胎儿,这样可使胎儿躯干和胎头上移。持续牵引,实质上是进行内倒转术,首先娩出胎足和胎臀[42,43]。

5. 上述步骤中,有时使子宫稍作休息更有助于胎儿的娩出,这取决于术前和麻醉医师的充分协作,静脉使用宫缩抑制剂硝酸甘油(第28章)。

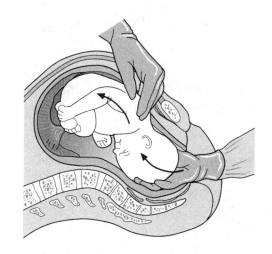

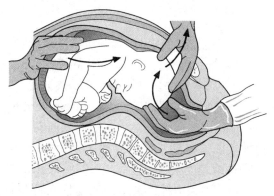

图13-6 自阴道上推深入骨盆的胎头至子宫下段

6. 子宫切口应选用"T"型,这更利于下一次妊娠。

臀位

对臀位胎儿的娩出,所有术者的操作方法均相同。不过,由于早产儿的臀围明显小于头围,故早产儿的臀位助产易出现胎头嵌顿、后出头困难,这是由于胎体娩出后子宫体及子宫切口收缩所致。尤其好发于区域麻醉,其不能使子宫完全放松。因此,需事先告知麻醉师,备好硝酸甘油,必要时静脉使用(第16章)。

横位

胎儿为横位者,母体的子宫下段往往发育不良,主要归因于胎先露没入盆。一旦打开腹腔,应仔细评估子宫下段的形成、拉伸性。有些病例中,可以尝试将胎儿转为纵产式,子宫下段形态将有所改善,可以实施子宫下段横切口剖宫产。对横位的胎儿也可以在硝酸甘油抑制宫缩的情况下进行内倒转术,取子宫下段切口以臀位助产术娩出胎儿。如果子宫下段形成不良,则取直切口,自子宫下段开始往上延伸至子宫上段。

前置胎盘

剖宫产有许多可能的并发症,这里主要指前置胎盘和植入性胎盘。有关内容将在第19章探讨。

肥胖

病态肥胖(BMI>50)常常是剖宫产的指征,在手术过程中有着较高的挑战性[44]。

其中,对腹部切口的选择就是挑战之一,通常在正常的皮肤皱褶上方 3~4cm 处选取 Pfannenstiel 式切口。然而多数产妇的皮坠十分宽大或是病态[存在水肿和(或)溃烂],使切口的选取难度增加。这些产妇的脐部在直立体位时下降到了耻骨联合下方,这样在脐部上方取横切口会导致较薄的腹壁位于主要皮坠的上方[45]。其他需要注意的问题包括适当的促子宫收缩,充分抗炎及抗血栓治疗[46]。

对肥胖人群进行剖宫产术仍有许多需要关注的问题,这将成为一个特殊的临床领域[46]。

资料

每一次剖宫产术后,都应该将详细资料记录在病案中,包括进入产程后患者情况小结、手术指征及手术过程细节。这些信息对前次剖宫产史孕妇再次妊娠有帮助。在患者产后住院期间,应该将围术期准备和手术过程进行总结。

孕妇死亡后或濒死状态下剖宫产

孕妇死亡后被实施剖宫产术已经有很长的历史,极具神话色彩,这在本章历史背景中已经被提及。但胎儿没有一例存活[4]。母亲大脑血流停止供应 6 分钟后,神经系统开始受损[47]。因此,母亲死亡后,理论上应该在 5 分钟内娩出胎儿。如果在 10~15 分钟内不能娩出胎儿,则不必再尝试行剖宫产术,因为胎儿正常存活的机会渺茫。

足月孕妇濒死状态下被实施剖宫产术,可见于孕妇心搏骤停后正被积极复苏中。妇女在仰卧位时,心肺复苏最有效。26 孕周之前,增大的子宫没有压迫主动脉分支,故不会发生主动脉 - 腔静脉压迫。因此,26 孕周之前的心肺复苏可以在孕妇仰卧位时进行。然而,此时行剖宫产术娩出胎儿对母亲没有帮助,26 周的胎儿也不能存活。而当这种情况出现时通常没有新生儿抢救的条件,医生仅需要按常规进行心肺复苏而不必行剖宫产术[48]。需要强调的是,即使出现这种情况时,医疗人员或医疗设备均不应该撤离于母亲。

由于孕晚期子宫压迫主动脉 - 下腔静脉,故 CPR 必须在孕妇头低、左侧卧位进行,然而这是非常困难的。如果在这种体位下不能进行有效的 CPR,则应该立即实施古典式剖宫产术,取子宫直切口,最好在 CPR 5 分钟内开始手术,这样对母儿均有利[47,49]。关于孕妇濒死状态下行剖宫产术的最新综述总结认为,以上处理原则是正确的。半数病例在剖宫产术后子宫被排空后,血流动力学立即得到明显改善[47]。因此,以上做法使母儿双方均受益。

孕妇死亡后剖宫产

"在孕妇刚刚呼吸停止时实施剖宫产术或切开子宫将胎儿取出,确实有可能挽救胎儿生命。但任何仁慈之人都觉得这是有悖原则的残忍的事。"

Edmund Chapman

A Treatise on the Improvement of Midwifery.

London: L. David and C. Reymers, 1759: xiv

(刘铭 译)

参考文献

1. Young JH. Caesarean section. The history and development of the operation from earliest times. London: H. K. Lewis; 1944.
2. Fasbender H. Geschichte der geburtshulfe. Jena: Gustav Fisher; 1906. p. 979–1010.
3. Harris RP. Cattle-horn lacerations of the abdomen and uterus in pregnant women. Am J Obstet Dis Women Child 1887;20:673–85.
4. Trolle D. The history of caesarean section. Copenhagen: C. A. Rietzel; 1982.
5. Cawley T. Case of a self performed caesarean section. London Med J 1785;6:372.
6. Mosley B. Self performed caesarean section. London: 1795.
7. Pickrell KL. An inquiry into the history of cesarean section. Bull Soc Med Hist Chicago 1935;4:414–53.
8. Stewart D. The caesarean operation done with success by a midwife. Edin Med Essays and Observ 1771;5:37.
9. Rousset F. Traitte Nouveau de L'Hysterotomotokie ou Enfantement Caesarien. Paris: Denys du Val; 1581.
10. Cyr RM, Baskett TF. Caesarean birth: the work of Francois Rousset in Renaissance France. London: RCOG Press; 2010.
11. Ould F. A treatise of midwifry. Dublin: O. Nelson; 1742. p. xxiii.
12. Porro E. Della amputazione utero-ovarica come complemeno di talio cesareo. Ann Univ Med Chir (Milan) 1876;237:289–350.
13. Baskett TF. On the shoulders of giants: eponyms and names in obstetrics and gynaecology. 2nd ed. London: RCOG Press; 2008. p. 282–3, 306–7.
14. Marshall CM. Caesarean section lower segment operation. Bristol: John Wright; 1939.
15. Kehrer FA. Ueber ein modificintes verfahren biem kaiserschnitte. Arch Gynakol 1882;19:177–209.
16. Sänger M. Zur rehabilitirung des classischen kaiserschnitte. Arch Gynakol 1882;19:370–99.
17. Dow DA. The Rottenrow, the history of the Glasgow Royal Maternity Hospital 1834–984. Lancaster: Parthenon Press; 1984.
18. Kerr JM. The lower uterine segment incision in conservative caesarean section. J Obstet Gynaecol Br Emp 1932;28:475–87.
19. Baskett TF, Arulkumaran S. Intrapartum care. 2nd ed. London: RCOG Press; 2011. p. 155–68.
20. Robson MS. Classification of caesarean sections. Fetal Mat Med Rev 2001;12:23–39.
21. Allen VM, Baskett TF, O'Connell CM. Contribution of select maternal groups to temporal trends in caesarean delivery rates. J Obstet Gynaecol Can 2010;32:633–41.
22. Royal Australian and New Zealand College of Obstetricians and Gynaecologists. Caesarean delivery on maternal request. College Statement, C-Obs 39. Melbourne: RANZCOG; 2010.
23. Lavender T, Hofmeyr GT, Neilson JP, Kingdom C, Gyte GM. Caesarean section for non-medical reasons at term. Cochrane Database Syst Rev 2012;3: CD004660.
24. National Institute for Clinical Excellence. Clinical guideline: caesarean section. London: RCOG Press; 2004.
25. Royal College of Obstetricians and Gynaecologists and Royal College of Anaesthetists. Classification of urgency of caesarean section – a continuum of risk. Good Practice Guidance No.11. London: RCOG Press; 2010.
26. Lukas DN, Yentis SM, Kinsella SM, Holdcroft A, May AE, Wee M, et al. Urgency of caesarean section: a new classification. J R Soc Med 2000;93:346–50.
27. Bethune M, Pemezel M. The relationship between gestational age and the incidence of classical caesarean section. Aust NZ J Obstet Gynaecol 1997;37:153–5.
28. Patterson LS, O'Connell CM, Baskett TF. Maternal and perinatal morbidity associated with classical and inverted 'T' cesarean sections. Obstet Gynecol 2002;100:633–7.
29. Hema KR, Johanson R. Techniques for performing caesarean section. Best Pract Res Clin Obstet Gynaecol 2001;15:17–47.
30. Baska A, Kalan A, Ozkan A, Baksu B, Tekelicoglu M, Goker N. The effect of placental removal method and site of uterine repair on postcesarean endometritis and operative blood loss. Acta Obstet Gynecol Scand 2005;84:266–9.
31. Baskett TF. Acute uterine inversion: a review of 40 cases. J Obstet Gynaecol Can 2002;24:953–6.
32. Dodd JM, Anderson ER, Gates S. Surgical techniques for uterine incision and uterine closure at the time of caesarean section. Cochrane Database Syst Rev 2008;3: CD004732.
33. Bujold E, Bujold C, Hamilton EF, Harel F, Gauthier RJ. The impact of single-layer or double-layer closure on uterine rupture. Am J Obstet Gynecol 2002;186: 1326–30.
34. CAESAR Study Collaborative Group. Caesarean section surgical techniques; a randomised factorial trial (CAESAR). BJOG 2010;117;1366–76.
35. Lyell DJ, Caughey AB, Hu E, Daniels K. Perinatal closure at primary cesarean delivery and adhesions. Obstet Gynecol 2005;106:275–80.
36. Clay FS, Walsh CA, Walsh SR. Staples Vs subcuticular sutures for skin closure at caesarean delivery: a meta-analysis of randomized controlled trials. Am J Obstet Gynecol 2011;204:378–83.
37. Holmgren G, Sjoholm L, Stark M. The Misgav Ladach method for cesarean section: method description. Acta Obstet Gynecol Scand 1999;78:615–21.
38. Darj E, Nortstrom ML. Misgav Ladach method for cesarean section compared to the Pfannenstiel method. Acta Obstet Gynecol Scand 1999;78:37–41.
39. Hofmeyr GJ, Mathai M, Shah A, Novikova N. Techniques for caesarean section. Cochrane Database Syst Rev 2008;(1):CD004662.
40. Allen VM, O'Connell CM, Baskett TF. Maternal and perinatal morbidity of caesarean section at full cervical dilatation compared with caesarean delivery in the first stage of labour. Br J Obstet Gynaecol 2005;112: 986–90.
41. Royal Australian and New Zealand College of Obstetricians and Gynaecologists. Delivery of the fetus at caesarean section. College Statement: C-Obs 3. Melbourne: 7RANZCOG; 2010.
42. Levy R, Chernomoretz T, Appelman Z, Levin D, Or Y, Haggy ZJ. Head pushing versus reverse breech extraction in cases of impacted fetal head during caesarean section. Eur J Obstet Gynecol Reprod Biol 2005;121: 24–6.
43. Chopra S, Bagga R, Keepanasseril A, Jain V, Suri V. Disengagement of the deeply engaged fetal head during caesarean section in advanced labor: conventional method versus reverse breech extraction. Acta Obstet Gynecol Scand 2009;88:1163–6.
44. Alanis MC, Goodnight WH, Hill EG, Robinson CJ, Villers MS, Johnson DD. Maternal super-obesity (body mass index > or =50) and adverse pregnancy outcomes. Acta Obstet Gynecol Scand 2010;89: 924–30.
45. Tixier H, Thouvenot S, Coulange L, Peyronel C, Fili-

puzzi L, Sagot P et al. Cesarean section in morbid obese women:supra or subumbilical transverse incision? Acta Obstet Gynecol Scand 2009;88:1049–52.

46. Kingdom JC, Baud D, Grabowska K, Thomas J, Windrim RC, Maxwell CV. Delivery by caesarean section in super-obese women: beyond Pfannenstiel. J Obstet Gynaecol Can 2012;34:472–4.

47. Katz V, Balderstan K, DeFreest M. Perimortem cesarean

delivery: were our assumptions correct? Am J Obstet Gynecol 2005;192:1916–21.

48. Baskett TF. Trauma in pregnancy. In: Essential management of obstetric emergencies. 4th ed. Bristol: Clinical Press Ltd; 2004. p. 271–2.

49. Whitten M, Irvine LM. Post-mortem and perimortem caesarean section: what are the indications? J R Soc Med 2000;93:6–9.

第 14 章

剖宫产术后阴道分娩

VM Allen, TF Baskett

一次剖宫产, 永远剖宫产

"我们必须一直牢记一点, 不管子宫切口缝合的如何仔细, 我们都无法肯定子宫上的瘢痕是否能够承受再次妊娠且在分娩中不发生破裂。这就意味着, 我们应该遵循'一次剖宫产, 永远剖宫产'的原则。许多临床的病例已经告诉我们……通常情况下, 无论是剖宫产术还是子宫肌瘤挖除术导致的瘢痕子宫都不是那么令人可信, 因此我坚持除了由于骨盆狭窄和肿瘤引起的难产必须行剖宫产手术之外, 其他原因的剖宫产率应该降低。"

Edwin Craigin
Conservatism in Obstetrics.NY Med J 1916;104:1-3

100 年前, 由 Edward Craigin 提出了产科领域最公认权威的理论之一, 即"一次剖宫产, 永远剖宫产"。Craigin 提出这一观点的主要目的是强调剖宫产手术对于母亲的危险, 指出实行剖宫产手术要有严格的手术指征。在 20 世纪初, 最常见的剖宫产手术指征是头盆不称和骨盆狭窄, 当时采用古典剖宫产手术方法, 导致再次妊娠后较高的子宫破裂风险。因此, 当时 Craigin 提出的这一理论是正确的, 即使是现在, 在同样的情况下也是合适的。Craigin 指出剖宫产术是有风险的手术, 一旦妇女经历了一次剖宫产, 在下次妊娠时她将遭遇再次剖宫产的风险。但是, 他还是认为对前次剖宫产后经阴道分娩是可行的, 并且报道了他所遇到的病例之一, 在一次剖宫产术后经历了 3 次阴道分娩。

20 世纪 30 年代至 20 世纪 40 年代期间, 子宫下段横切口剖宫产手术越来越普遍, 剖宫产术的指征也扩大了, 出现了一些新的手术指征, 在许多国家, 对有剖宫产史而再次妊娠的妇女, 其分娩方式选择发生了改变。子宫下段横切口剖宫产手术后再次妊娠发生子宫破裂的风险减小了, 这也使许多妇女有勇气去尝试阴道分娩。到 20 世纪 70 年代后期至 20 世纪 80 年代, 许多大型病例研究报道证实在合理的监护下子宫下段横切口剖宫产术后自然分娩或阴道分娩是安全和合理地选择。对这种分娩方式逐渐达成共识和认可后, 人们开始接受并鼓励剖宫产后再次妊娠选择阴道分娩。

然而, 正如产科中我们经常会遇到的现象, 支持阴道试产这个观点的钟锤摆幅越来越大, 从而导致其适应证进一步扩大, 包括多次剖宫产史、引产和严重的产程阻滞。自然而然的是, 由此关于子宫破裂的报道越来越多, 一些甚至于导致了胎儿死亡, 严重的神经系统损害, 对孕、产妇造成全子宫切除等无法挽回的后果。在试产过程中, 完全子宫破裂的可能性是 3/1000~7/1000[1,2]; 然而一旦破裂, 围产期的死亡率和严重病率比再次剖宫产分娩的风险高 4.5/1000[1]。这些悲剧虽然很少但刻骨铭心, 它很快又将钟锤摇摆到限制阴道试产这个方向去。修改后的国内诊疗指南建议剖宫产术后阴道试产必须在设备和人员有严格保障的情况下实施[2-5]。一些医院由于害怕担负责任, 禁止剖宫产术后阴道分娩。而最明智、实用且安全的临床操作就是保持中立态度。

把这些情况称为"试产"（trial of labour）是不正确的。试产是一个已经公认的产科原则，即已经临产且怀疑有头盆不称可能的情况，而瘢痕子宫是试产的禁忌证。"尝试瘢痕子宫阴道分娩"（trial of scar）的说法也应该被禁止。正确的术语应该是"尝试阴道分娩"（trial for vaginal delivery）。

本章节将总结一些因素来帮助剖宫产术后的女性决定是否可以选择阴道试产。

剖宫产术后阴道分娩（VBAC）的选择标准

查看前次剖宫产的记录，回顾前次分娩的细节，针对剖宫产的指征，手术的细节，手术后的恢复情况作出评价。可以从以下几个方面评估医学和医疗法律上的风险从而获得合适的知情同意。

子宫切口的类型

● **古典剖宫产手术切口**在分娩过程中发生破裂的风险是子宫下段剖宫产术的 10 倍，有些甚至在分娩前发生破裂。前次古典剖宫产手术再次妊娠后子宫破裂风险大概是 3%~5%。而且这种类型的瘢痕发生破裂对胎儿和母亲可能更加致命，因为它可能会在分娩前或产程早期突然发生全层破裂。此时孕妇通常可能还没有在医院。而相比较下，子宫下段的剖宫产瘢痕破裂往往发生在临产后数小时，这时候孕妇已经在医院待产，所以可以及时地采取医疗措施。

● **子宫下段纵切口**很少采用。这种切口通常适用于孕周较小时，子宫下段形成虽达到一定程度但是其宽度不足以做正常的横切口。在这种情况下，以子宫下段纵切口替代古典剖宫产的手术切口。然而，有时子宫下段形成不充分，即使是纵向切口也不够，就不得不延伸到上方的子宫体。因此，这样的

切口瘢痕，虽然破裂的风险比古典剖宫产的切口破裂风险小，但是最好还是一样对待。

● **撕裂的子宫下段剖宫产横切口**应该根据手术记录进行精确的评估。如果记录有一个角或两个角的裂伤，或者有向上 T 形的撕伤，这样的瘢痕不建议阴道分娩。

● 在中孕期终止妊娠的**剖宫取胎手术**在现代产科学中已不常见。然而，如果碰到这种病例，我们应该像对待古典剖宫产术一样再次择期行剖宫产术。

● **子宫肌瘤切除术的切口**应具体综合考虑。如果肌瘤剥除较多且瘤窝较深的，特别是进宫腔的，应不建议阴道分娩。同样，如果行腹腔镜下肌瘤切除术者，如果贯穿子宫全层的最好是实施择期剖宫产术。而如果腹腔镜下肌瘤切除术没有贯穿子宫肌层或位置较浅时，可允许阴道分娩。

● **前次妊娠发生任何类型的子宫瘢痕破裂**的孕妇显然是阴道分娩的禁忌证。

有些情况下，我们无法获得前次剖宫产的手术记录。但从病史中，我们可以对前次手术的切口大概作出判断。例如，如果前次剖宫产是发生足月时，特别是因难产而手术的，我们可以合理推测医生做了子宫下段横切口。相反，如果前次剖宫产是在孕 32 周之前手术或是没有经历产程，那很有可能是采用了古典剖宫产术。瘢痕子宫孕妇阴道试产中催产素使用的增加亦提高了子宫破裂和子宫切口裂开的风险[6]。

前次剖宫产术后的再次分娩

如果前次剖宫产手术是没有经历分娩的择期性手术，或是在产程中的潜伏期更改为手术的，那么再次妊娠分娩时，子宫状态就如同初产妇，宫颈管也像初产妇的一样需要更长时间和更强的宫缩才能容受并扩张[7]。相反，如果是在产程活跃期进行手术那么再次妊娠分娩时，就会像经产妇一样，产程快并且子宫的瘢痕也只需承受更小的张力。

阴道分娩史

如果妇女在剖宫产前或剖宫产后有阴道分娩史,她的剖宫产后阴道分娩 VBAC 的成功率及安全性将得到提高。这是阴道分娩最好的适应证之一[8,9]。

子宫切口缝合

一项大样本的回顾性研究显示,子宫切口单层缝合再次妊娠时破裂的风险比双层缝合明显增加[10]。然而,其他一些医院并没有得出同样的结论,甚至许多医院还发现改为单层缝合后子宫瘢痕的破裂率没有增加[11,12]。

手术后的感染

产后子宫内膜炎可以干扰子宫切口的愈合,增加再次妊娠分娩过程中子宫破裂的风险[13]。临床经验提示很多情况下产后发热并不是子宫内膜炎引起的。因此,将所有在前次剖宫产术后有发热的妇女纳入阴道分娩的禁忌证是不合理的。但是,如果病例明确记录宫内感染,那么再次妊娠禁止阴道分娩应该是明智的做法。

再次剖宫产的指征

第一次剖宫产手术最常见的指征是难产或者是头盆不称,虽然真正的头盆不称是很少见的。这些"再发指征"不一定是再次妊娠进行剖宫产的指征,许多孕妇可以成功地阴道分娩。但总的来说,她们相比另一些因"非再发指征"行剖宫产的孕妇再次阴道分娩成功率要稍低一些。

两次妊娠间隔

前次剖宫产术后 12 个月内妊娠和分娩会增加子宫破裂的风险[14]。

双胞胎

一个大样本对列研究提示双胎妊娠尝试剖宫产术后再次经阴道分娩发生子宫破裂的风险和单胎妊娠相似[15]。然而在某种程度上,剖宫产术后再次受孕的双胎妊娠经阴道分娩发生子宫破裂的风险比单胎妊娠增加一倍。此外,多胎妊娠的子宫过度膨胀以及在第二胎分娩时可能需要进行的宫腔内操作也增加了子宫破裂的风险。在这种情况下,在选择分娩方式时,应参考其他的一些选择标准结合病例具体情况做仔细地评估,并且应以安全谨慎作为指导准则。

外倒转术

在瘢痕子宫上进行外倒转术操作对子宫破裂的影响不清。子宫破裂只是理论上认为的风险,并没有得到很好的研究证实。剖宫产史的孕妇和无剖宫产史的孕妇行外倒转术的成功率相似[16]。

一次以上的剖宫产

有一些关于二次剖宫产术后成功阴道分娩的系列报道。然而子宫破裂的风险也是成倍增加的,在分娩前应该告知孕妇风险程度[14,17]。

子宫下段厚度的测量

有小样本研究利用超声在晚孕期测量子宫下段的厚度,提示子宫下段切口非常薄的妇女发生瘢痕破裂的风险增加[18,19]。这项工作刚开始实施,但是很有希望设定出一个具体的子宫下段厚度的临界值,如果低于这个数值,阴道试产是非常危险的。

阴道试产的不良结局预测

产前预测工具证实:母体年龄增大与过期妊娠均增加了有前次剖宫产史、本次妊娠行阴道试产患者产程中发生子宫破裂及急诊剖宫产的风险[20]。

医院的设备和人员

阴道试产必须在能做出快速应急措施的

医院进行。这些医院必须配备随时可以进行抢救的助产士、护士、麻醉师和产科医生,并具有符合条件的手术室、实验室和血库。这些标准已经被纳入国家指南中[2-5]。

分娩方式的选择

通过电脑收集患者的健康资料进行的随机对照试验所获得的数据,为那些有剖宫产手术史的女性提供专业的分娩方式选择,可以降低分娩方式选择的冲突性,增加了阴道分娩的成功率[21]。这些信息具有标准化和可靠性的特点,同时也增强了使用者的信心[22,23]。

花费

进入产程后行剖宫产分娩的花费要比顺产和未进入产程的剖宫产术的花费高[24]。经济 - 效益比研究模型表明 VBAC 阴道试产失败的预期平均花费高于顺产及择期再次剖宫产术[25]。如果剖宫产术后阴道分娩的成功率至少高于 74%,从经济效益比出发考虑可以考虑尝试阴道试产[25]。

有许多"软因素"(soft factors)可能影响决定,包括:母亲的年龄,肥胖,继发不孕史,计划多次妊娠以及前次妊娠孕妇患病情况等。

孕妇和其丈夫必须理解和接受阴道试产的原则。通过以上对选择标准的回顾,我们可以知道哪些风险可能会增加阴道分娩的危险,并及时与孕妇进行沟通,同时也要告知阴道试产的益处。在分娩方式的选择中如果医生强行采用自己决定,即使不会对产妇带来不良后果,也是不合适的。

阴道试产的处理

产前护理

常规应仔细地回顾前次分娩记录的细节和以上提到的选择要素。

引产

VBAC 是否能进行引产目前仍备受争议。显然自然分娩是最理想的,引产应该具备很强的引产指征。如果宫颈条件成熟,可选择人工破膜的方法,且不增加自然分娩的风险。如果人工破膜引产失败,需谨慎使用催产素引产,因为催产素引产可能使子宫破裂的风险略微增加[26]。如果宫颈条件不成熟,可选择使用前列腺素,但会增加子宫破裂的风险[27]。尤其是米索前列醇,其次是前列腺素 E2 栓剂[28]。促宫颈成熟栓剂的应用,应该在有麻醉师、产科医生及急诊手术条件的医院进行。即使这样大家还怀疑是否能接受这么高的子宫破裂的风险,当然一些罕见情况如胎儿死亡例外。应该告知孕妇引产时子宫破裂的风险虽小,但相对于未进行引产的孕妇其子宫破裂的风险仍明显增加[29,30]。有关应用米索前列醇引产相关风险的小样本研究提示该药物引产时存在不能接受的较高的子宫破裂风险,建议临床上不应使用这种药物[31]。机械性促进宫颈成熟的方法,比如宫颈内放置球囊[26],可以用于促进既往有剖宫产史本次想尝试阴道分娩的足月孕妇的宫颈成熟。

产程

对于那些剖宫产术后准备阴道试产的妇女,建议在临产前入院待产。入院时应做好备血准备。在产程初期,允许孕妇下床适当活动是合理的。一旦进入产程,应建立静脉通道并行胎心监护。其中胎心监护是明智的选择,因为胎心异常是子宫破裂最早出现的征象[32]。如果有必要,持续硬膜外麻醉也不是禁忌证,而那些担心麻醉会掩盖子宫破裂症状和体征的想法是没有依据的。

应仔细观察产程进展,如果满意的做到这一点,那么预期的结果将是乐观的。并且也可以捕捉到子宫破裂的先兆症状和体征。具体讨论详见第 15 章。对于产程无进展时,运用催产素的经验目前还在不断积累中,但这的确可以导致子宫破裂的风险增高[27]。催产素的使用和引产的确降低了 VBAC 的成功率[9]。催产素运用时必须在有麻醉师和产科医师的医院进行,孕妇应该清楚了解这其中的风险。如果运用催产素后,接下来的产程应该是顺利的。如果进展不顺利,应该果断地决定实行剖宫产术。

第二产程是对子宫下段压力最大的时期,这段时期应该尽量缩短。如果第二产程延长且胎头位于骨盆较低位置,可以采用辅助性阴道助产的方法,如产钳或胎吸。第三产程的处理没有特殊区别。有些人主张分娩后常规探查子宫切口,事实上,可以简单的通过阴道检查经宫颈探查子宫下段"V"形槽状子宫瘢痕的完整性。然而,大量的病例显示如果在分娩时发生子宫破裂,产妇可以有相关症状并帮助诊断。如果没有瘢痕破裂的症状和体征,也没有必要进行人为探查,以免引起瘢痕穿孔。

随着世界各地剖宫产率的增加,这就意味着在一些国家 10%~12% 产妇有剖宫产手术史,这个已成为妊娠最常见的并发症之一。在一些医院,70% 的孕妇阴道试产成功。然而,即使是在一些建立了完善 VBAC 流程的医院,在前次有剖宫产手术史的孕妇中,只有 30%~40% 人选择阴道分娩并取得成功。治疗不当将会影响前次有剖宫产手术史的孕妇本次计划阴道分娩的概率[33]。

20 世纪 90 年代文献荟萃分析显示,阴道试产导致子宫破裂、新生儿死亡率和发病率风险略微增高,而选择性剖宫产使母体并发症增加[34]。最近的研究数据表明,在前次有剖宫产手术史的孕妇中,估计子宫破裂的发生率是 0.2/1000,而本次选择阴道分娩的和再次选择剖宫产的子宫破裂发生率分别为 2.1/1000 和 0.3/1000[14]。有一些随机对照试验,对计划阴道分娩和选择重复剖宫产的风险进行比较,发现选择重复剖宫产的孕妇发生胎儿及新生儿死亡和严重神经系统疾病的

发生率较低[35]。VBAC 的选择和处理的精髓就在于避免极端。绝大多数有一次子宫下段横切口剖宫产史和自然分娩史经历的妇女可以顺利完成阴道分娩,而且母子平安。但如果有其他的高危因素,比如一次以上剖宫产手术史、引产史和严重的产程阻滞史的,都会增加母亲和胎儿的风险。当阴道分娩的安全性降低而子宫破裂及其后遗症的危险几率增加时,我们应该谨慎地做出判断,找到合适的处理方案,而不适宜冒额外的风险[36]。

从母亲的角度来讲,最安全的结果就是自然分娩。但是自然阴道分娩可能与最严重的并发症(不仅仅指子宫破裂)有关,此时也称为阴道试产失败的剖宫产术。与试产失败后采取剖宫产手术相比,选择性剖宫产术对母亲和胎儿的发病率更低。临床医生应结合孕妇自身的愿望来仔细地评价两种极端方法的可行性,最后提供一个合理的建议,即选择阴道试产还是重复剖宫产。盲目的坚持一种临床观点是不合理的,对于那些想要 2~3 个以上孩子的妇女,重复剖宫产累计的并发症增多而选择阴道试产更为合理。然而,对于那些过度热衷于追求剖宫产术后阴道分娩,且临床实践经验不足者而言,可能会给孕妇和胎儿带来无法想象的威胁。

(邹刚　译)

参考文献

1. Smith GCS, Pell JP, Cameron AD, Dobbie R. Risk of perinatal death associated with labor after previous cesarean delivery in uncomplicated term pregnancies. JAMA 2002;287:2684–90.
2. Royal College of Obstetricians and Gynaecologists. Birth after previous Caesarean birth. Green-top Guideline No. 45. London: RCOG; 2007.
3. American College of Obstetricians and Gynecologists. Vaginal birth after previous cesarean delivery. Practice Bulletin No. 115. Washington, DC: ACOG; 2010. Obstet Gyneocol 2010;116:450–63.
4. Society of Obstetricians and Gynaecologists of Canada. Guidelines for vaginal birth after previous caesarean birth. Clinical Practice Guideline No. 155. Ottawa: SOGC; 2005.
5. Royal Australian and New Zealand College of Obstetricians and Gynaecologists. Planned vaginal birth after Casesarean section (Trial of labour). C-Obs 38. Victoria: RANZCOG; 2010.
6. Grubb DK, Kjos SL, Paul RH. Latent labor with

an unknown uterine scar. Obstet Gynecol 1996;88: 351–5.

7. Arulkumaran S, Gibb DMF, Ingemarson I, Kitchener S, Ratnam SS. Uterine activity during spontaneous labour after previous lower segment caesarean section. Br J Obstet Gynaecol 1989;96:933–8.

8. Zelop CM, Shipp TD, Repke JT, Cohen A, Lieberman E. Effect of previous vaginal delivery on the risk of uterine rupture during a subsequent trial of labour. Obstet Gynecol 2001;183:1184–6.

9. Eden KB, McDonagh M, Denman MA, Marshall N, Emeis C, Fu R, et al. New insights on vaginal birth after cesarean, can it be predicted? Obstet Gynecol 2010;116:967–81.

10. Bujold E, Hamilton EF, Harel R, Gauthier RJ. The impact of single-layer or double-layer closure on uterine rupture. Am J Obstet Gynecol 2002;186:1326–30.

11. Roberge S, Chaillet N, Boutin A, Moore L, Jastrow N, Brassard N, et al. Single- versus double-layer closure of the hysterotomy incision during cesarean delivery and risk of uterine rupture. Int J Gynecol Obstet 2011; 115:5–10.

12. Caesarean section surgical techniques: a randomised factorial trial (CAESAR): CAESAR study collaborative group. Br J Obstet Gynaecol 2012;117:1366–76.

13. Shipp TD, Zelop C, Cohen A, Repke JT, Lieberman E. Post-cesarean delivery fever and uterine rupture in a subsequent trial of labour. Obstet Gynecol 2003; 101:136–9.

14. Fitzpatrick KE, Kurinczuk JJ, Alfirevic Z, Spark P, Brocklehurst P, Knight M. Uterine rupture by intended mode of delivery in the UK: a national case-control study. PLoS Med 2012;9(3):e1001184. doi:10.1371/journal.pmed.1001184.

15. Ford AAD, Bateman BT, Simpson LL. Vaginal birth after cesarean delivery in twin gestations: a large, nationwide sample of deliveries. Am J Obstet Gynecol 2006;195:1138–42.

16. Abenhaim HA, Varin J, Boucher M. External cephalic version among women with a previous cesarean delivery: a report on 36 cases and review of the literature. J Perinat Med 2009;37:156–60.

17. Bretalle F, Cravello L, Shojair R, Roger V, D'Ercole C, Blanc B. Childbirth after two previous caesarean sections. Eur J Obstet Gynecol Reprod Biol 2001;94: 23–6.

18. Rozenberg P, Goffinet F, Phillipe HJ. Thickness of the lower segment: its influence in the management of patients with previous cesarean sections: Eur J Obstet Gynecol Reprod Biol 1999;87:39–45.

19. Martins WP, Barra DA, Gallarreta FMP, Nastri CO, Filho FM. Lower uterine segment thickness measurement in pregnant women with previous Cesarean section: reliability analysis using two- and three-dimentional transabdominal and transvaginal ultrasound. Ultrasound Obstet Gynecol 2009;33:301–6.

20. Smith GCS, White IR, Pell JP, Dobbie R. Predicting cesarean section and uterine rupture among women attempting vaginal birth after prior cesarean section. PLoS Med 2005;2:e252.

21. Montgomery AA, Fahey T, Jones C, Ricketts I, Patel RR, Peters TJ, et al. Two decision aids for mode of delivery among women with previous cesarean section: randomised controlled trial. BMJ 2007;334:1305.

22. Frost J, Shaw A, Montgomery A, Murphy DJ. Women's views on the use of decision aids for decision making about the method of delivery following a previous caesarean section: qualitative interview study. BJOG 2009;116:896–905.

23. Rees KM, Shaw ARG, Bennert K, Emmett CL, Montgomery AA. Healthcare professionals' views on two computer-based decision aids for women choosing mode of delivery after previous caesarean section: a qualitative study. BJOG 2009;116;906–14.

24. Allen VM, O'Connell CM, Baskett TF. Cumulative economic implications of initial method of delivery. Obstet Gynecol 2006;108: 549–55.

25. Macario A, El-Sayed YY, Druzin ML. Cost-effectiveness of a trial of labour after previous cesarean depends on the a priori chance of success. Clin Obstet Gynecol 2004;47:378–85.

26. Bujold E, Blackwell SC, Gauthier RJ. Cervical ripening with transcervical foley catheter and the risk of uterine rupture. Obstet Gynecol 2004;103:18–23.

27. Lydon-Rochelle M, Hoet VL, Easterling TR, Martin BP. Risk of uterine rupture during labor among women with a prior cesarean delivery. N Engl J Med 2001; 345:3–8.

28. Ravasi DJ, Wood SL, Pollard JK. Uterine rupture during induced trial of labor among women with previous cesarean delivery. Am J Obstet Gynecol 2000;183:176–9.

29. McDonagh MS, Osterweil P, Guise JM. The benefits and risk of inducing labour in patients with prior caesarean delivery: a systematic review. Br J Obstet Gynaecol 2005;112:1007–15.

30. Kayani SI, Alfirevic Z. Uterine rupture after induction of labour in women with previous caesarean section. Br J Obstet Gynaecol 2005;112:451–5.

31. Wing DA, Lovett K, Paul RH. Disruption of prior uterine incision following misoprostol for labor induction in women with previous cesarean delivery. Obstet Gynecol 1998;91:828–30.

32. Ridgeway JJ, Weyrich DL, Benedetti TJ. Fetal heart rate changes associated with uterine rupture. Obstet Gynecol 2004;103:506–12.

33. Bonanno C, Clausing M, Berkowitz R. VBAC: a medicolegal perspective. Clin Perinatol 2011;38:217–25.

34. Mozurkewich EL, Hutton EK. Elective repeat cesarean delivery versus trial of labor: a meta analysis of the literature from 1989 to 1999. Am J Obstet Gynecol 2000;83: 1187–97.

35. Crowther CA, Dodd JM, Hiller JE, Haslam RR, Robinson JS. Planned vaginal birth or elective repeat caesarean: patient preference restricted cohort with nested randomised trial. PLoS Med 2012;9(3):e1001192. doi:10.1371/journal.pmed.1001192.

36. Guise JM, Berlin M, McDonagh M, Osterweil P, Chan B, Helfand M. Safety of vaginal birth after cesarean: a systematic review. Obstet Gynecol 2004;103:420–9.

参考书目

Guise JM, McDonagh MS, Osterweil P, Nygren P, Chan BKS, Helfand M. Systematic review of the incidence and consequences of uterine rupture in women with previous caesarean section. BMJ 2004;329:19–23.

Landon MB, Spong CY, Thom E, Hauth JC, Bloom SL, Varner MW, et al. Risk of uterine rupture with a trial of labor in women with multiple and single prior cesarean delivery. Obstet Gynecol 2006;108:12–20.

Turner MJA, Agnew G, Langan H. Uterine rupture and labour after a previous low transverse caesarean section. Br J Obstet Gynaecol 2006;113:729–32.

第 15 章

子 宫 破 裂

MJ Turner

子宫破裂是一种少见但严重的产科并发症,可使产妇和胎儿的患病率和死亡率上升[1,2]。由于世界各地的医疗卫生资源及产程管理存在很大差异,子宫破裂的发生率、病因及不良结局也各不相同。

子宫破裂的类型(见下)、子宫手术史、产程管理差异导致子宫破裂发生率及临床结局存在差异。例如,在都柏林子宫破裂的发生率为1/4889,而在班加西则为1/585[3,4]。在英国最近的一项159例孕妇的病例研究中有2例子宫破裂产妇死亡,围生期死亡率为124/1000[2];而在尼日利亚的一项8年回顾分析中,子宫破裂占产妇死亡原因的17%,围生期死亡率为86%[5]。

分类

- **完全性子宫破裂**:子宫破裂累及子宫壁全层,包括被覆的脏层腹膜,伴或不伴胎儿或胎盘娩出子宫外。这种情况若未及时实施开腹手术,常危及产妇及胎儿的生命。

- **不完全性子宫破裂**或子宫裂开:子宫肌层破裂但被覆的脏层腹膜完整,常无症状,于剖宫产时得到诊断,故子宫不完全性破裂距离诊断时间可长可短,且其很少导致不良结局。由于其常未被记录,病例数并不可靠。建议使用术语"子宫裂开",因子宫裂开对临床情况影响较小,在对子宫破裂进行病例研究时应将此类病例除外。

病因

完全性子宫破裂可发生于瘢痕或无瘢痕子宫。在高收入人群的孕期保健中,完全性子宫破裂常发生于瘢痕子宫,而在低收入人群的孕期保健中,完全性子宫破裂常发生于产程未处理发生难产的无瘢痕子宫上。

- 尽管频繁使用催产素对初产妇进行引产或加速产程,子宫破裂发生率极低,无先天子宫畸形或无子宫创伤时,子宫破裂发生率更低[6-8]。若初产妇无子宫创伤,却发生了子宫破裂,应考虑是否存在子宫手术史或子宫穿孔。

- 外伤性的子宫破裂并不常见。产前子宫创伤多由于交通事故或暴力事件,在这种情况下,子宫创伤对孕妇生命威胁较大,因可存在身体其他部位未处理的损伤。围生期外伤性子宫破裂可发生在未进行合理管理的产程延长孕妇上,或发生在产科决策、阴道助产出现严重错误时。这在资源贫乏的国家更常见,也更易发生严重不良结局。

- 瘢痕子宫破裂常和剖宫产史有关,这与剖宫产术式有关[2,9]。低位横切口剖宫产术后子宫破裂发生率为0.2%~1.5%[10-13]。更多最近的美国综述引用了0.5%~1.0%的发生率,较欧洲研究中引用的0.2%更高些[2,3]。尽管专家们评估了相似的科学证据,剖宫产后进行阴道试产对子宫破裂风险值的引用在各国家指南中差异较大[13,14]。

- 经典或T形切口剖宫产术后子宫破裂发生率约为4%~9%[1,10]。剖宫产时行局限于子宫下段的纵切口时,子宫破裂的风险是未知的[1]。

- 罕见地,既往子宫肌瘤剔除史(或潜在子宫穿孔)的产妇在产程中发生子宫破裂也可能发生在子宫手术如子宫成形术或异位妊娠宫角切除术后[15]。过去认为只有当手术涉及子宫壁全层时子宫破裂风险增加,但尚缺乏证据支持。

在临床实践中,若首次产检时对孕妇进行详细的妇产科病史采集,子宫破裂的预防和早期诊断就更容易。子宫低位横切口的瘢痕破裂可发生于产时或产后,因此在发展中国家子宫破裂最常发生在阴道助产或产程管理时。涉及宫体的瘢痕子宫破裂可发生在产前、产时或产后。的确,纵行瘢痕的产后子宫破裂可发生于院外。因此,子宫体的纵行瘢痕破裂更易导致不良临床结局。

病理性缩复环(Bandl's ring)

"子宫的上部质地均匀变硬,下半部分变软,距脐下一英寸的可触及的浅横沟是子宫体与子宫颈(子宫下段)的交界……经腹壁可触及胎头和胎肩仅被覆一薄层组织。子宫颈部均匀薄如纸,并且极大地伸展,所以当子宫体和底部如帽子般扣住胎儿时,子宫颈部必含着半个胎儿……这种情况最容易发生子宫裂开,可能只需要再多 1~2 次宫缩,医师的手或其他设备施加一些压力……"

Ludwig Bandl

Über Ruptur der Gebärmutter und ihre Mechanik.

Vienna: Czermak.1875

临床表现

● 低位横切口剖宫产后子宫破裂常出现产时胎心异常[16]。因此,推荐既往子宫手术史的孕妇在分娩过程中持续进行电子胎心监测[12]。若存在胎心率异常,应立即考虑诊断子宫破裂,进行加快产程的处理。若考虑胎儿缺氧,采集胎儿头皮血测 pH 需要一定时间,若胎心率异常实际为子宫破裂导致,就可能导致灾难性结局。因此,若存在子宫瘢痕的孕妇在分娩中出现胎儿异常,建议行紧急剖宫产。

● 产时子宫破裂时子宫常停止收缩,因此,任何使用缩宫素加速产程的决策应在有经验的产科医师评估后谨慎进行。

● 可出现持续腹痛。若剖宫产瘢痕处较柔软并无特异性,无法协助诊断。

● 子宫破裂可合并出血,可导致临床休克。腹痛、休克合并不成比例的出血应怀疑隐匿性腹腔内出血。若瘢痕子宫产妇发生原发产后出血,并常规处理如对缩宫素无反应,应怀疑子宫破裂。

● 若破裂累及膀胱,出血可在产前或产后持续存在。

● 增大的子宫于腹部检查时若出现形状改变需进行描述。然而,只有子宫内容物进入腹腔时形状改变才会发生。

● 产前子宫破裂少见,但若瘢痕子宫的孕妇存在腹痛或腹软,尤其合并休克及血红蛋白水平下降时,应考虑子宫破裂。若既往行早产剖宫产,应考虑子宫纵切口的可能。理想的是,在首次产检时,产科大夫即详细阅读既往剖宫产的手术资料。

● 钝伤,除非是程度较重,不易造成子宫破裂,如产前的交通事故或暴力事件[17]。

● 医源性子宫破裂常于产科决策或手术产后较快出现,通常产科医师在场。

管理

成功处理子宫破裂的关键在于早期诊断,及时干预,若产妇休克,复苏过程常需输血。然而在紧急情况下进行全麻下开腹手术,必须待复苏过程完成,并且仍有持续性出血时。

在开腹手术时,诊断得到证实,子宫破裂的范围迅速得到确定,胎儿被迅速取出。若胎儿或胎盘已进入腹腔,新生儿结局常较差。一旦胎儿及胎盘娩出,首要任务是控制出血。子宫和周围其他结构须严密检查,因创伤可继续扩大,超过首次评估的范围。

在许多病例中,子宫破裂处简单的修补即足够,围产期子宫切除术是不必要的。不建议在修补时行输卵管绝育术,除非是早有计划。在产科危重症时决定未来生育需求是不明智的。

子宫破裂后的分娩

尚缺乏既往子宫破裂后再次分娩的资料,部分由于子宫破裂多发生于多产妇,经历过子宫破裂后不再生育。在一项研究中,15个经历了子宫裂伤的孕妇共怀孕18次,其中17个胎儿由选择性剖宫产娩出,1个胎儿经阴道早产娩出,未出现子宫再发破裂[18]。在另两项综述中[19,20],共11个孕妇通过选择性剖宫产分娩15个胎儿,未出现子宫再发破裂。在一项研究中,6个孕妇行子宫修补后,通过选择性剖宫产成功分娩10个胎儿[19]。在另一项研究中,5个孕妇通过剖宫产分娩,未再出现子宫破裂[20]。当然,既往子宫破裂是阴道试产的禁忌。

预防子宫破裂

随着剖宫产对孕妇愈加安全,产科决策的技术挑战及器械阴道助产在高收入国家的当代产科中作用愈发小了。随之损伤性子宫破裂减少了,而交通事故或暴力事件导致子宫破裂的少数病例具有高度不可预测性,几乎无法预防。

既往妇科手术史后瘢痕子宫的女性数量较少,且常有不育史。存在子宫纵行瘢痕的女性数量较少,且常有早产及不良围产结局史。对此两类孕妇行选择性剖宫产的门槛较低,因此子宫破裂较少见。

在英国,87%(139/159)的子宫破裂病例存在既往剖宫产史[2]。对子宫破裂及其威胁生命的并发症的恐惧,使美国产科医师放弃让大部分既往剖宫产的孕妇进行试产,除了少数精挑细选的病例[21,22]。这可能导致了如下局面:在美国,有剖宫产的孕妇在较小的妇产科医院分娩,无助产士或产科医师的管理,也无麻醉师和新生儿医师待命。

"一次剖宫产,永远剖宫产"的政策会预防分娩相关的子宫破裂。但在临床上应记住这不能预防所有的子宫破裂,因为有些孕妇常提前分娩,尽管她们计划行选择性剖宫产。因此若计划再次行剖宫产的孕妇出现腹痛或临产,应尽早行剖宫产术。此类孕妇不应在产前病房试产。若孕妇曾行单一低位横切口剖宫产,可经过谨慎的选择后对孕妇进行阴道试产,避免使用缩宫素,密切注意产程进展[3]。

胎儿结局

子宫破裂可导致新生儿死亡数上升[1,2]。在最近的一项全国性子宫破裂病例对照研究中,排除子宫破裂前的死产后,新生儿死亡率是124/100 000(95% CI 75~189),明显高于全国新生儿死亡率7.5/100 000(风险率16.5,95% CI 10.7~25.4)[2]。此外,9名新生儿被诊为脑病,41%(56/137)新生儿进入新生儿监护室[2]。

除了对既往剖宫产孕妇进行谨慎的筛选是否能够试产外,决定胎儿结局的一项关键因素是诊断-分娩的时间间隔。若子宫破裂发生于有着训练有素的助产士和随时待命的专业医师的医院,有可能缩短诊断-分娩间隔。10年前在 Utah 的9所医院中,既往剖宫产后阴道试产的11 195例孕妇中26例发生了子宫破裂[22],子宫破裂的发生率为0.3%。所有可疑子宫破裂后18分钟以内分娩的新生儿脐带血 pH 正常,5分钟 Apgar 评分 >7分。3例诊断-分娩间隔长于30分钟的新生儿长期结局较差。

孕产妇结局

在英国,159例子宫破裂的孕产妇中2

例死亡,死亡率达 1.3%,9%(n=5)行子宫切除术,6%(n=10)在子宫破裂时存在其他器官损伤或通过手术移除[2]。在 159 例孕产妇中,31%(n=50)进入重症监护室[2]。

一项少见的临床挑战是如何在胎死宫内后,当子宫破裂不良结局只涉及孕产妇时的管理。一项多中心美国研究的二级分析对既往行剖宫产的 20 孕周后发生产前胎死宫内的 209 名孕妇进行了研究[24]。试产率为 75.6%(158/209),阴道分娩率(VBAC)为 86.7%。作者总结认为阴道试产是剖宫产外的另一项选择。然而子宫破裂率是 3.4%(n=4),而这 4 位孕产妇既往未阴道分娩。既往子宫低位横切口的孕产妇未发生子宫破裂。

最近的皇家妇产科协会(RCOG)针对晚期胎死宫内和死产(IUFD)的指南未纳入剖宫产后瘢痕子宫的孕妇 IUFD 后试产的安全性和有效性的研究[25]。因此,应由专家意见决定对 IUFD 合并瘢痕子宫的孕产妇的管理[25]。然而,在这种情况下,引产较期待观察发生子宫破裂的风险更大[24,25]。

子宫破裂风险

判断子宫破裂的风险是很困难的。举例来说,风险取决于所使用的定义,研究的人群,保健环境及产科技术[26,27]。在少数病例中,无法对突发事件进行预测,必须在发生时发生地迅速处理。在大多数病例中,是可能对子宫破裂进行预防的。在谨慎挑选的病例中,既往剖宫产孕妇可行阴道试产,子宫破裂可能发生,但风险较报道低[2,3]。当破裂发生时,对孕产妇及胎儿的威胁在发达国家是低的,特别是行紧急开腹术后[3,23]。然而子宫破裂的风险可能被低估,但也不能因为对剖宫产后阴道分娩并发生的过分恐惧进行无必要的预防。

(冯烨 译)

参考文献

1. Turner MJ. Uterine rupture. Best Pract Res Clin Obstet Gynaecol 2002;16:69–79.
2. Fitzpatrick KE, Kurinczuk JJ, Alfirevic Z, Spark P, Brocklehurst P, Knight M. Uterine rupture by intended mode of delivery in the UK: a national case-control study. PLoS Med 2012;9:e1001184.
3. Turner MJ, Agnew G, Langan H. Uterine rupture and labour after a previous low transverse caesarean section. BJOG 2006;113:1–4
4. Rahman J, Al-Sibai MH, Rahman MS. Rupture of the uterus in labor. A review of 96 cases. Acta Obstet Gynecol Scand 1985;64:311–15.
5. Ola ER, Olamijulo JA. Rupture of the uterus at the Lagos University Teaching Hospital, Lagos, Nigeria. West Afr J Med 1998;17:188–93.
6. Sweeten KM, Graves WK, Athanassiou A. Spontaneous rupture of the unscarred uterus. Am J Obstet Gynecol 1995;172:1851–5.
7. Landon MB. Uterine rupture in primigravid women. Obstet Gynecol 2006;108:709–10.
8. Ravasia DJ, Brain PH, Pollard JK. Incidence of uterine rupture among women with Müllerian duct anomalies who attempt vaginal birth after cesarean delivery. Am J Obstet Gynecol 1999;181:877–81.
9. Gardeil F, Daly S, Turner MJ. Uterine rupture in pregnancy reviewed. Eur J Obstet Gynecol Reprod Biol 1994;56:107–10.
10. Vaginal birth after previous cesarean delivery. ACOG Practice Bulletin No. 115. American College of Obstetricians and Gynecologists. Obstet Gynecol 2010;116:450–63.
11. Scott JR. Vaginal birth after cesarean delivery: a common-sense approach. Obstet Gynecol 2011;118:342–50.
12. Foureur M, Ryan CL, Nicholl M, Homer C. Inconsistent evidence: analysis of six national guidelines for vaginal birth after cesarean section. Birth 2010;37:3–10.
13. Turner MJ. Vaginal birth after cesarean delivery: a common sense approach. Obstet Gynecol 2011;118:1176–7.
14. Dubuisson JB, Fauconnier A, Deffarges JV, Norgaard C, Kreiker G, Chapron C. Pregnancy outcome and deliveries following laparoscopic myomectomy. Hum Reprod 2000;15:869–73.
15. Ridgeway JJ, Weyrich DL, Benedetti TJ. Fetal heart changes associated with uterine rupture. Obstet Gynecol 2004;103:506–12.
16. Ripley DL. Uterine emergencies. Atony, inversion, and rupture. Obstet Gynecol Clin North Am 1999;26:419–34.
17. O'Connor RA, Gaughan B. Pregnancy following simple repair of the ruptured gravid uterus. BJOG 1989;96:942–4.
18. Al Sakka M, Dauleh W, Al Hassani S. Case series of uterine rupture and subsequent pregnancy outcome. Int J Fertil Womens Med 1999;44:297–300.
19. Lim AC, Kwee A, Bruinse HW. Pregnancy after uterine rupture: a report of 5 cases and a review of the literature. Obstet Gynecol Surv 2005;60:613–17.
20. Guise JM, Berlin M, McDonagh M, Osterweil P, Chan B, Helfand M. Safety of vaginal birth after cesarean: a systematic review. Obstet Gynecol 2004;103:420–9.
21. Gregory KD, Fridman M, Korst L. Trends and patterns of vaginal birth after cesarean availability in the United

States. Semin Perinatol 2010;34:237–43.

22. Holmgren C, Scott JR, Porter TF, Esplin MS, Bardsley T. Uterine rupture with attempted vaginal birth after cesarean delivery: decision-to-delivery time and neonatal outcome. Obstet Gynecol 2012;119: 725–31.

23. Ramirez MM, Gilbert S, Landon MB, Rouse DJ, Spong CY, Varner MW, et al. Mode of delivery in women with antepartum fetal death and prior cesarean delivery. Am J Perinatol 2010;27:825–30.

24. Green-top guideline no. 55. Late fetal death and still-birth. Royal College of Obstetricians and Gynaecologists, October 2010.

25. Kieser KE, Baskett TF. A 10-year population-based study of uterine rupture. Obstet Gynecol 2002;100: 749–53.

26. Spong CY. To VBAC or not to VBAC. PLoS Med 2012;9:e1001191.

27. Turner MJ. Delivery after one previous cesarean section. Am J Obstet Gynecol 1997;176:741–4.

第 16 章

臀位分娩

TF Baskett

> 若胎足最先娩出,需立即仔细进行洗礼……
>
> Paul Portal
> The Compleat Practice of Men and Women
> Midwives.London: J.Johnson, 1763, p23

臀位分娩胎儿更易出现早产、先天性畸形、生后窒息和产伤,故围生期发病率和死亡率上升。孕 28 周时臀位的发生率约为 1/5。臀位是最常见的胎位异常,占足月胎儿的 3%~4%。

近 30 年来,全世界范围均倾向于对臀位儿进行剖宫产分娩。2000 年的一项对足月单纯性臀位胎儿提前设定经阴道分娩或选择性剖宫产的国际多中心随机对照试验证实:剖宫产组的围产儿死亡率和新生儿严重并发症的发病率明显降低[1]。对足月臀位分娩研究显示:临产前或产程早期行剖宫产的分娩相关的围产期不良结局的风险最低,而经阴道分娩发生不良结局的风险最高[2]。而且在荷兰对臀位胎儿广泛进行选择性剖宫产改善了新生儿结局[3]。所以尽管该研究的结论存在争议[4-7],在设备完善的医院对足月臀位儿行剖宫产被国际性的指南所支持[8]。

后来一项对足月臀位分娩试验的二级分析显示 2 岁儿的发病率和死亡率相似[9]。而且与阴道分娩相比,试产后行剖宫产产妇发病率升高,但不高于未试产行选择性剖宫产的孕妇[10]。随着二级分析的可行化,很多出版物支持臀位选择性阴道分娩,这也得到一些机构数据支持[6,11-13]。所以许多国家性指南逐渐支持通过严格的筛选和管理,对臀位儿进行选择性阴道分娩[14-17]。

然而,在臀位分娩试验结果发布之前,大多数产科大夫已经"用她们的解剖刀投票"了。该试验结果进一步巩固了这项内容。而且,充分了解信息后进行的讨论常增加对产妇行选择性剖宫产的决心。甚至在倡导严格筛选和产程管理下对臀位行阴道试产的法国和比利时,大型多机构研究显示只有 22% 的足月臀位胎儿经阴道分娩[12]。在产科领导者支持足月臀位选择性剖宫产的都柏林[6,11],在足月臀位分娩试验的前八年和后八年,臀位剖宫产率由 77% 上升至 90%[18]。

对于臀位早产(24~32 孕周)最近的证据显示剖宫产分娩较阴道试产可减少围生期发病率和死亡率[19]。因此大多数产科医生对可存活的臀位早产儿行剖宫产。

虽然存在上述情况,但由于下列原因,仍有可能行臀位阴道分娩:

1. 产程进展迅速而没有足够的时间行剖宫产。足月臀位分娩试验中存在 1/10 拟行剖宫产术的孕妇经阴道分娩[1]。

2. 分娩的环境不具备实施剖宫产的条件,或对比于围产期获益剖宫产具有更大危险性时。

3. 由于错误观察或未及时诊断,直到第二产程才诊断臀先露,此时行剖宫产术为时已晚。

4. 孕妇被告知围产期分娩风险增高的情况下仍坚持经阴道分娩。

另外,虽然剖宫产可减低胎儿产伤的风险,但将胎儿安全的经子宫切口娩出,特别是后出胎头时,需要掌握恰当的操作手法。其手法与无创的臀位经阴道分娩相似。因此,助产士仍有必要掌握并熟悉阴道分娩保护胎儿的技术。不幸的是,广泛普及的臀位剖宫产分娩政策的一个副作用是使产科实习生掌握安全臀位阴道分娩技术的机会十分有限[20]。同其他专业一样,模仿和模型训练将协助掌握工作经验[21,22]。这些技术也将通过臀位剖宫产分娩时进行周期性、系统性的训练得到进步[23]。

产时胎儿风险

与头位胎儿相比,臀位胎儿不良结局的主要原因是早产和先天性畸形。潜在的神经系统畸形也可导致胎儿臀位,在这种情况下,无论采取何种方式分娩胎儿的结局都比头位分娩差。在产程和分娩时臀位将面临以下风险:

• 脐带缠绕或脐带脱垂的发病率增高——尤其是在足先露的情况下,易导致胎儿窒息。另外,如胎头下降或娩出延迟,当后出的胎头入盆后脐带受压可导致胎儿窒息。

• 胎儿臀部和躯干的径线小于胎头。这种差别在早产时更为明显。因此,胎臀和躯干可由未完全扩张的宫颈脱出而上肢和(或)胎头嵌顿在宫腔内,从而导致产伤和窒息。

• 可发生四肢骨折或脱位,此时多伴有儿臂上举或手抱颈。

• 助产士在助产过程中握持骨盆以上的腹部时,可导致腹腔脏器,特别是肝和脾的损伤。

• 娩出胎头时过度用力牵拉,特别是当胎头仍在盆腔内时过度提举胎体造成颈部过伸,可导致颈椎棘突脱位或骨折。

• 胎头娩出时牵拉胎肩不当或过度用力可导致臂丛神经损伤。

• 当胎头仍在盆腔内时牵拉胎体易导

致胎儿颅骨底部与顶部分离。

• 当胎头下降并通过盆底和会阴体时胎头受压,如娩头时控制不当,骤然减压可导致小脑幕撕裂和颅内出血。合并胎儿缺氧时其风险更高。

从本质上讲,产科医生的工作就是在分娩过程中保护胎儿的大脑,在臀位分娩时这一职责尤为关键。要点在于操作步骤娴熟,在过度干预导致损伤性分娩与处理延迟增加窒息风险之间寻求平衡。大部分病例仅需要最低限度的干预,但在分娩过程中应积极控制并保护胎头。

麻醉

对部分孕妇而言,联合应用镇静剂、吸入性麻醉和会阴神经阻滞可提供有效的止痛效果,且不影响第一和第二产程的自然进展。硬膜外麻醉缓解疼痛的效果最好,且有助于防止产妇在第一产程晚期屏气用力。初产妇可能需硬膜外麻醉以有效地缓解疼痛,但可能会阻碍产妇在第二产程时屏气用力。这将影响判断胎儿下降停滞的原因——产力异常还是胎儿骨盆不称。在某些经过慎重选择的病例中可增加催产素的用量,但仍须非常谨慎。另一方面,经产妇应用镇静剂、吸入性麻醉和会阴阻滞麻醉多可获得满意的止痛效果,硬膜外麻醉也有益于防止产妇在第一产程晚期过早的反射性屏气用力。目标在于选择性地实施硬膜外麻醉,在保证产力充足的同时达到人性化的止痛效果。理想状况下,所有的臀位分娩均应有麻醉师在场,指导局部麻醉、及时实施全身麻醉或在必要时使子宫弛缓。

第一产程

一般而言,单臀先露和混合性臀先露可充满子宫下段并贴紧宫颈,而足先露的臀位(图 16-1)则不能贴紧以致其脐带脱垂的发生

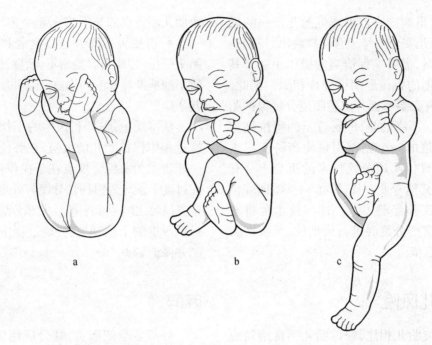

图16-1 臀先露的分类。(a)单臀先露;(b)完全臀先露;(c)足先露

率更高。由于足先露时胎足易从未完全扩张的宫颈脱出,除非没有其他选择,足先露臀位最好避免经阴道分娩。如第一产程进展顺利且胎儿大小适当(2000~3800g),足月的单臀先露和完全臀先露可经阴道安全分娩。

仅在没有条件行剖宫产术的情况下,初产臀位允许增加催产素的用量,其指征与头位分娩相似。在足月臀位分娩试验中,围生期结局在催产素加量的案例中明显较差[2]。如胎臀紧贴宫颈可行人工破膜术。然而通常情况下应尽量保持胎膜完整。没有证据表明X线骨盆测量在臀位分娩的处理中具有价值。

如产程中胎膜自然破裂应及时行阴道检查以除外脐带脱垂。

在指导产妇用力前必须确认宫口开全且无法触及宫颈。因为胎臀通常小于后出的胎头,即使足月时也可能在宫颈未充分扩张时见到胎臀。早期见到的男性外生殖器也可误以为宫口开全。因此基本原则是:必须确认宫口开全方可助产。

分娩机制

胎臀及下肢娩出

子宫收缩及产妇屏气用力使胎臀下降至会阴体时,将产妇置于膀胱截石位,如未行硬膜外麻醉,可行会阴阻滞麻醉和会阴体局部浸润麻醉。此时的指导原则是"切勿手堵胎臀",耐心等待关键的解剖学标志出现(图16-2)。最有帮助的手法包括弯曲、旋转,但非牵引。应观察到如下情况:

• 胎臀下降达会阴体遭到阻力后,产妇继续用力使前臀沿会阴体"上爬",直到于会阴前缘可见肛门——通常可见胎粪。宫缩间期胎臀不再回缩。此时胎儿下降和侧屈达到极限,只有来自会阴体的阻力解除产程方可继续进展。因此,此时应行会阴侧切术,小心操作避免损伤胎儿外生殖器。足先露臀位分娩时会阴侧切的时机为胎臀到达会阴体时。

• 仔细观察上述产程进展的同时用手指探查会阴扩张程度以决定行会阴侧切术的

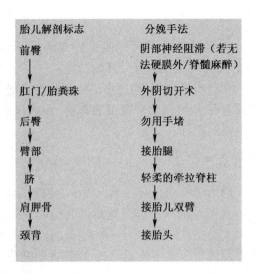

胎儿解剖标志	分娩手法
前臀	阴部神经阻滞（若无法硬膜外/脊髓麻醉）
↓	
肛门/胎粪珠	外阴切开术
↓	
后臀	勿用手堵
↓	
臀部	接胎腿
↓	
脐	轻柔的牵拉脊柱
↓	
肩胛骨	接胎儿双臂
↓	
颈背	接胎头

图 16-2 臀位分娩：胎儿解剖学标志和操作步骤

时机，小心操作避免损伤胎儿软组织。在即将开始宫缩前行侧切术以保证产妇在整个宫缩期间用力娩出胎臀和下肢。如为完全臀先露，仅靠产妇用力通常可娩出胎腿和胎体下部。

● 单臀先露时常需要轻柔地伸髋屈膝以帮助伸直的下肢娩出。通常情况下，一侧髋部位于前外侧，助产士将两到三根手指置于膝以上的腿部，轻柔地伸展和屈曲髋部然后屈膝靠近胎体。用尽量多的手指进行操作以施加更大的力量夹持腿部，从而减少股骨骨折的机会。这一原则适用于包括助娩四肢在内的所有操作。前侧的下肢屈曲娩出后，轻柔地旋转胎臀使另一侧髋部转至前外侧，重复以上步骤娩出对侧（图 16-3）。

● 通常仅靠产妇用力即可娩出其余的腹部和下胸部。此时将脐带轻轻下拉以确保其在接下来的分娩中没有张力。

● 在助娩下肢、腹部和下胸部时尽量不牵拉胎儿，以免造成上肢伸展和胎头仰伸。除屈曲关节帮助伸直的下肢娩出和保持胎背向前时，均应仅靠产妇用力。

胎肩和上肢娩出

此时进入了分娩的关键阶段。随着躯干的下降和娩出，胎头进入盆腔压迫脐带。理论上分娩应在 2~3 分钟内结束以避免胎儿窒

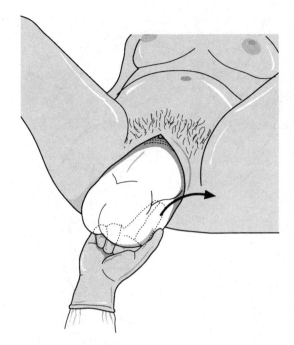

图 16-3 下肢伸直时的助产方法。手指固定股骨，轻轻地外展大腿，然后使臀部和膝盖弯曲

息。另一方面，助产士应避免焦急和过度匆忙导致上肢、臂丛神经、颈椎和脑损伤。虽然时间看似很短，但 2~3 分钟足以细致并有条不紊地完成上述操作以保证安全分娩：

● 仅靠产妇用力即可在耻骨弓下见到前侧肩胛骨的下缘。没有过度牵拉的情况下，胎儿上肢屈曲于胸前。用两只手指由胎肩沿肱骨下滑，夹持上肢使其紧贴前胸外展以娩出肘部和前臂。将胎儿旋转 90° 使对侧肩胛骨转至耻骨弓下并重复上述步骤。

● 无论因何种目的旋转胎儿均应避免握持胎儿腹部。产科医生应将拇指置于骶骨上，食指环绕髂嵴，用手握持胎儿大腿以避免损伤腹腔脏器。使用小块的灭菌治疗巾以帮助持握正确的位置防止滑脱（图 16-4）。

胎头娩出

此时产科医生应积极介入，在分娩过程中保护胎头。关键因素包括以下几点：胎头轻缓下降和俯屈，保护颈椎避免过度牵拉和仰伸，保护胎头避免经会阴娩出时加压和骤

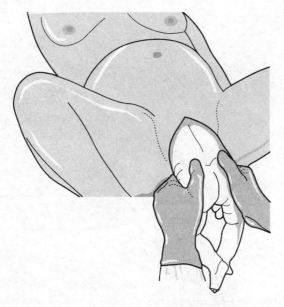

图16-4 握持胎臀进行旋转和牵拉的手法

然减压。骤然减压或"香槟酒塞"样分娩可导致小脑幕撕裂和颅内出血。建议按以下步骤操作：

• 上肢娩出后,助产士用手辅助将胎体置于垂直悬挂位以助胎头下降和俯屈。助手在耻上轻轻加压帮助胎头下降和俯屈(图16-5)。胎儿的自身力量需要助产士的支撑,否则会延展胎儿头部,或导致较小胎儿头部的未控

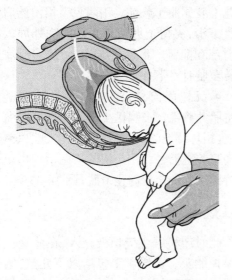

图16-5 胎儿置于垂直悬挂位,助产士用手承担部分体重,助手在耻骨上加压,共同帮助胎头下降和俯屈

制分娩。

• 当耻骨弓下可见胎头后部的发际线(颈背)时,胎头下降充分开始助娩。

在所有病例中,均应小心控制胎头娩出。目前有很多控制胎头娩出的方法,在此仅介绍主要的两种：

后出头产钳术

后出头产钳术可在最大程度上控制胎头保护其避免加压后骤然减压,因此在具备设备和人员条件时可作为一种选择。操作时助手将胎体置于水平位或稍高,操作者取跪位。由于胎儿颈部过度仰伸可导致颈椎脱位、颈髓周围静脉丛出血甚至四肢瘫痪,操作者明确的指导助手切勿过度抬高胎体非常重要。

Piper产钳是专为臀位后出头设计的,但任何钳径足够长的产钳均可使用。操作者需取跪位的原因在于可从躯干下方观察,而且牵引的方向是沿骶曲方向略向上的。一手持钳柄,另一只手指尖置于钳叶末端。用指尖引导钳叶在4~5点间沿胎头插入宫腔。另一叶在7~8点间用同样的手法插入。放置产钳时需特别小心,因为已行会阴侧切术,有将产钳前端放入侧切口顶端下的阴道旁组织内的危险。

产钳术的另一个优点在于,轻柔地牵引促进胎头俯屈,缩短径线以助胎头下降。胎头下降的最初阶段必须保持胎体位于水平位(图16-6a)。当会阴处可见胎儿颈部和口部时,将产钳、胎儿躯干和下肢一并上抬完成分娩(图16-6b)。

> ### 臀位后出头产钳的首次应用
>
> "1755年,根据病历记载……胎体娩出后,胎头卡在盆腔上缘,我数次尝试将胎头牵拉入阴道,……我担心继续重复尝试增强力度将过度牵拉胎颈,我用了一把较长的产钳,分别沿盆壁向上置入两叶,同时助手抬住胎体为我提供更大

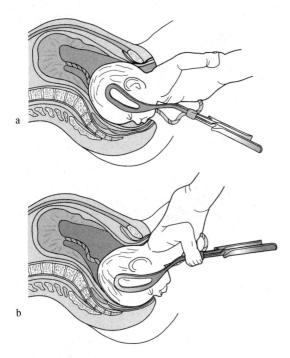

图 16-6　后出头产钳。(a) 在胎头下降的最初阶段和俯屈时将胎儿躯干置于水平位;(b) 当胎儿颏部娩出后将产钳和胎体一并上抬

俯屈时夹持并保护颈椎 (图 16-7) 轻柔地向下向后方牵拉以引导胎头下降至会阴体,并控制胎头娩出避免骤然减压。这项技术用于减慢并控制娩出过程而不是提供牵引力,因而仅需轻柔地牵拉。如有必要牵拉胎头下降,后出头产钳更为安全。

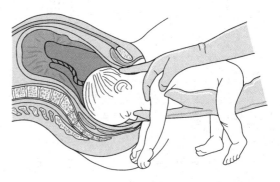

图 16-7　Mauriceau Smellie Veit 助产

> 的操作空间;将产钳固定于头部后,扣合两叶,我用左手两指固定于胎儿鼻部两侧,右手牵拉产钳将胎头安全的娩出。"
>
> William Smellie
>
> The Collection of Preternatural Cases and Observations in Midwifery. Vol 3. London:D.Wilson and T.durham,1764,p193

Mauriceau Smellie Veit 助产法

　　当分娩突然发生,没有助手在场,没有时间使用产钳时这项技术非常有价值。胎儿骑跨于操作者的前臂上。食指和中指压住胎儿鼻两侧的上颌骨,以促胎头俯屈。开始时允许轻柔地屈曲下颌以触及上颌骨。但是,不能过度牵拉胎儿下颌,否则将导致脱位,而且与更安全的压上颌骨手法相比不够有效。用另一手的中指按压胎儿枕部帮助俯屈,其余手指置于胎儿双肩。用这种手法在帮助胎头

对 Mauriceau Smellie Veit 助产法的首次描述

> "于是我把手指伸到胎儿口部,用手腕和手臂支撑胸部,一个手指伸入口部,另两个手指压在脸颊处,向自己的方向牵拉,同时用另一只手置于胎肩上牵拉,最终取出了胎儿。"
>
> William Giffard
>
> Case in Mindwifery. London:Motte,1734

Mauriceau Smellie Veit 助产法

> "接着,我将胎体稍放低,但发现胎头停滞在骨盆的上部,我用手沿胸部向上插入宫腔,并将一根手指伸入口部,轻柔将胎头牵拉至骶骨凹处,我放开手并将两根手指置于鼻两侧;我将胎儿放在前臂上,另一只手的手指滑至颈部两侧,将胎头安全的牵拉出来。"
>
> William Smellie
> The Collection of Preternatural Cases and Observations in Midwifery. Vol 3. London:D.Wilson and T.durham,1764,p72

臀位分娩的并发症

儿臂上举

　　儿臂上举常发生于分娩牵拉不当时,也可见于躯干经未充分扩张的宫颈娩出时。儿臂上举时可采取两种方法处理。

> **Løvset 助产法**
>
> 　　这种方法的理论基础在于:由于骨盆倾斜度和骨盆出口分娩轴的方向,通常胎儿后肩位置更低……将胎体沿胎背转向上的方向旋转180°,如胎体在旋转的最后 90° ~130° 充分下降,则在耻骨下方可见胎肩。仅在后肩自发的或经牵拉下降至骶骨岬以下时,方可开始旋转。
>
> Jørgen Løvset
>
> Shoulder delivery by breech presentation. J Obstet
>
> Gynaec Br Emp 1937; 44:696-701

Løvset 助产法(旋转胎体法)

　　这种方法的理论基础在于:由于骨盆倾斜度的存在,后肩比前肩先入盆。在骨盆的限制下,胎背朝向斜前方,胎体缓缓下降,继而胎体上抬使胎儿向前方和侧方屈曲,以助后肩下降至骶骨岬以下。轻柔地牵拉和旋转180°使后肩转向前方。后肩在转至前方的同时下降至骨盆出口下缘并保持在这个水平,此时易在耻骨弓下触及胎肩使肱骨紧贴前胸向下摆动娩出。保持胎背朝上,然后旋转 180° 使对侧胎肩至易于娩出的前位(图 16-8)。

牵拉后上肢法

　　这是除 Løvset 助产法外的另一种选择,但需要在全身麻醉或充分的局部麻醉下进行。如胎背朝孕妇右侧,操作者用右手抓住胎腿轻柔地向孕妇左上侧牵拉以助后肩下

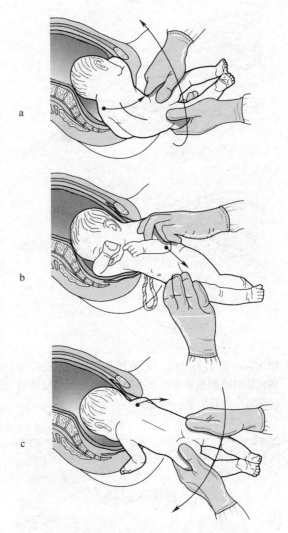

图 16-8　Løvset 助产法。(a)稍上抬胎体以助后肩下降至骶骨岬以下然后旋转 180°;(b)后肩旋转至前位娩出;(c)保持胎背朝上,旋转胎体使对侧上肢娩出

降。操作者用左手伸入宫腔,沿胎儿脊柱直达胎肩并置于肱骨上(图 16-9)。到达胎肩后,用食指和中指沿上臂直达肘弯,下拉上臂沿面部滑出。使肱骨和肘部置于适宜位置以利用全手抓握、夹持和娩出。初学者切忌用一两根手指勾住肱骨用力,易发生骨折。屈肘有助于沿面部下拉上臂。

手抱颈

　　少数情况下,常由于牵拉和旋转不当导致肩部外展肘部屈曲前臂嵌顿于枕后。试图

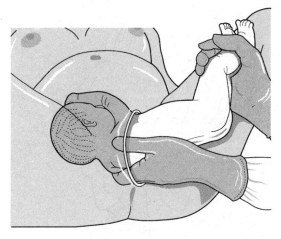

图 16-9　牵拉后侧上举的上肢

勾住并下拉嵌顿的前臂常导致肱骨骨折。正确的处理方法是将胎儿向胎手所指的方向旋转。枕部滑过前臂,旋转的摩擦力使肩肘屈曲易于分娩(图 16-10)。双侧手抱颈极为罕见,此时旋转有助于解除一侧上肢嵌顿却导致对侧上肢情况更加恶化。因此,应轻柔地尝试向不同方向旋转,明确哪侧上肢更易解除嵌顿。然后向反方向旋转以娩出对侧上肢。双侧手抱颈极为罕见且矫正困难。

躯干和头部后旋

在有资质的助产士在场并纠正胎背后

旋倾向的情况下不应发生此并发症。助产士到场前胎体已经娩出或有必要处理胎头枕后位时才会发生此并发症。即使在这个阶段,也可用 Mauriceau Smellie Veit 助产法抬高并旋转胎儿至枕前位。保持头部和躯干同时旋转非常重要。如完成旋转,可用 Mauriceau Smellie Veit 助产法或后出头产钳结束分娩。

如果因胎头过低固定于盆腔而无法旋转时,可用 Mauriceau Smellie Veit 助产法或产钳助娩。另一种选择是使用反向 Prague 助产法:一手向后下方轻柔地牵拉胎肩,另一只手抬高足部使胎儿屈曲以助娩出枕部(图 16-11)。

胎头嵌顿于未充分扩张的宫颈

这是最可怕的并发症之一,如前所述,在胎臀娩出前应采取所有方法确认宫颈已经充分扩张。早产臀位时胎体小易从未充分扩张的宫颈滑出,此并发症更为多见。在胎头下降压迫脐带前,应采取一切方法阻止胎臀下降。在大部分病例中,宫颈扩张迅速,仅需阻止下降数分钟。

然而,如果胎头已经下降,宫颈包绕胎头和颏部以致脐带受压,则必须迅速结束分娩。如果宫颈扩张性好,小心地将产钳经宫颈滑

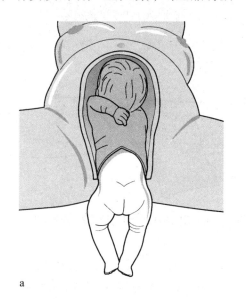
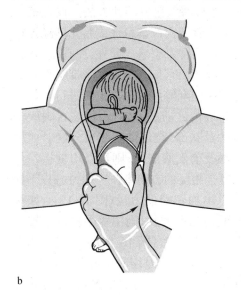

图 16-10　(a)手抱颈;(b)旋转胎体 90° 使前臂脱离枕部

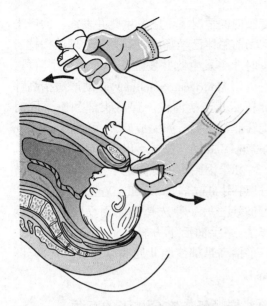

图 16-11　反向 Prague 助产法助娩后出头枕后位

入宫腔置于胎头处,在牵拉胎头通过宫颈时支撑并保护胎头。如果宫颈质硬无法扩张,则需用长剪刀在 4 点和 7 点位切开使宫颈充分扩张,但切口的任何张力均可导致切口上延和子宫血管撕裂。

臀牵引术

　　在现代产科学中,除双胎妊娠第二胎儿娩出时(第 17 章),已废弃此方法。仅在第二产程停滞且有剖宫产禁忌证或胎儿已经死亡时才可以应用臀牵引术。此外,在有些地区,可应用于经产妇宫口开全发生脐带脱垂时。

　　操作应在麻醉后子宫松弛时进行。如果胎臀在盆腔内停滞的位置低,仅需行腹股沟牵引以触及腿部,臀位助产结束分娩。如果仅可以触及前侧腹股沟,则可以用食指勾住大腿向躯干相反的方向牵拉。用另一只手抓住腕部以增加牵引的力量(图 16-12)。如果双侧腹股沟均可触及,则用双手食指牵拉双侧腹股沟更为有效(图 16-13)。行较大的会阴中部切开术,并在宫缩时用力牵引。

　　如果胎臀在盆腔内的位置较高,行腹股沟牵引也无法触及腿部,则需下拉一侧或双

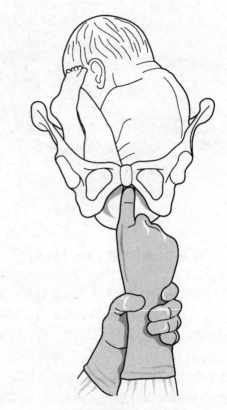

图 16-12　臀牵引:将食指置于前侧腹股沟进行牵引

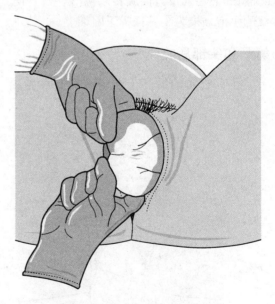

图 16-13　用食指牵拉双侧腹股沟

侧下肢。在麻醉使子宫充分松弛的情况下,用手沿前侧大腿伸入宫腔,越过弯曲的膝关节抓住胫骨下部和足部(图 16-14)。使用

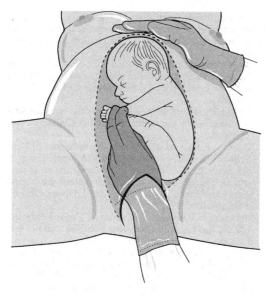

图 16-14 臀牵引：下拉前侧下肢

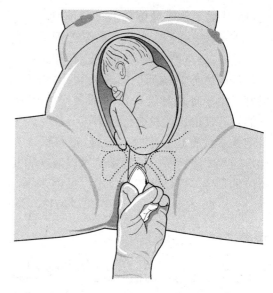

图 16-16 臀牵引：仅下拉后侧下肢，则前臀有可能嵌顿于耻骨联合

Pinard 助产法更易触及足部：向腹部和颈部方向屈膝（图 16-15）。触及踝部时，操作者应将脐带置于手背部，此时脐带位于操作者的手与宫壁之间，从而在下拉可能的情况下应下拉后侧下肢。但是，如后侧下肢无法下拉，仅下拉前侧下肢即可，如果仅可下拉一侧下肢，应下拉前侧。如果仅下拉后侧下肢，则前臀有可能嵌顿于耻骨联合（图 16-16）。

　　一旦牵拉出一侧或双侧胎足，应按图 16-7 所示握住足部（图 16-17）。应根据上部骨盆轴向下方和后方用力牵拉。如果只娩出前侧下肢，则持续牵引直到胎儿骨盆娩出。

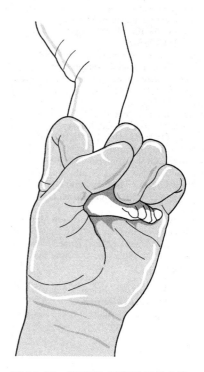

图 16-17 臀牵引：抓握胎足的方法

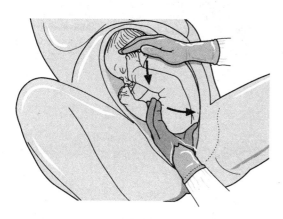

图 16-15 臀牵引：Pinard 助产法使足部更易触及肢体不易缠绕。

旋转胎儿使后侧髋部向前，用手指夹持股骨向腹部屈髋屈膝以娩出下肢。阴道助娩以娩出剩余胎儿部分。然而牵拉容易造成儿臂上举。

　　如果误将后侧下肢拉出，则需在向下牵

引过程中将后侧下肢旋转 180° 至前侧。

　　本章着重强调了现代产科学处理足月臀位的标准：剖宫产分娩，在慎重选择和管理下臀位经阴道分娩减低产妇的风险，围产期结局好。由于环境和设备条件所限，产科医生可能没有其他选择只能行经阴道分娩。因为目前大多数臀位行剖宫产分娩，产科医生在诊疗过程中应行臀位外转胎位术以减少胎儿臀位的发生。臀位外转胎位术详见第28章。

（冯烨　译）

参考文献

1. Hannah ME, Hannah WJ, Hewson SA, Hodnett ED, Saigal S, Willan AR. Planned caesarean section versus planned vaginal birth for breech presentation at term: a randomised multi-centre trial. Term Breech Trial Collaborative Group. Lancet 2000;356:1375–83.
2. Su M, Hannah WJ, Willan A, Ross S, Hannah ME. Planned caesarean section decreases the risk of adverse perinatal outcome due to both labour and delivery complications in the Term Breech Trial. Br J Obstet Gynaecol 2004;111:1065–74.
3. Rietberg CC, Stinkens PME, Visser GHA. The effect of the Term Breech Trial on medical intervention behaviour and neonatal outcome in The Netherlands: an analysis of 35,453 term breech infants. Br J Obstet Gynaecol 2005;112:205–9.
4. Van Roosmalan J, Rosendaal F. There is still room for disagreement about vaginal delivery of breech infants at term. Br J Obstet Gynaecol 2002;109:967–9.
5. Hauth J, Cunningham FG. Vaginal breech delivery is still justified. Obstet Gynecol 2002;99:1115–16.
6. Alarab M, Regan C, O'Connell MP, Keane DP, O'Herlihy C, Foley ME. Singleton vaginal breech delivery at term: still a safe option. Obstet Gynecol 2004;103:407–12.
7. Kotaska A. Inappropriate use of randomized trials to evaluate complex phenomena. BMJ 2004;329:1039–42.
8. Hofmeyer GJ, Hannah ME. Planned caesarean section for term delivery. Cochrane Database Syst Rev 2008;3:CD 000166.
9. Whyte H, Hannah ME, Saigal S, Hannah WJ, Hewson S, Amankwah K, et al. Term Breech Trial Collaborative Group. Outcomes of children at 2 years after planned caesarean birth versus planned vaginal birth for breech presentation at term: The International Randomized Term Breech Trial. Am J Obstet Gynecol 2004;191:864–71.
10. Su M, Mcleod L, Ross S, Willan A, Hannah WJ, Hutton EK, et al. Factors associated with maternal morbidity in the term breech trial. J Obstet Gynaecol Can 2007;29:324–30.
11. Turner MJ. The term breech trial: Are the clinical guidelines justified by the evidence? J Obstet Gynaecol 2006;26:491–4.
12. Goffinet F, Carayol M, Foidart J-M, Alexander S, Uzan S, Subtil D, et al. For the PREMODA Study Group. Is planned vaginal delivery for breech presentation at term still an option? Results of an observational prospective survey in France and Belgium. Am J Obstet Gynecol 2006;194:1002–11.
13. Toivonen E, Palomaki O, Huhtala H, Uotila J. Selective vaginal breech delivery at term –still an option. Acta Obstet Gynaecol Scand 2012;91:1177–83.
14. American College of Obstetricians and Gynecologists. Mode of term singleton breech delivery. Committee Opinion No. 265. Obstet Gynecol 2006;108:235–7.
15. Royal College of Obstetricians and Gynaecologists. The management of breech presentation. Guideline No. 20b. London: RCOG; 2006.
16. Society of Obstetricians and Gynaecologists of Canada. Vaginal delivery of breech presentation. Clinical Practice Guideline No.226. J Obstet Gynaecol Can 2009;31:557–66.
17. Royal Australian and New Zealand College of Obstetricians and Gynaecologists. Management of the term breech presentation. College Statement C-Obs 11. Melbourne: RANZCOG; 2009.
18. Hehir MP, O'Connor HD, Kent EM, Fitzpatrick C, Boylan PC, Coulter-Smith S, et al. Changes in vaginal breech delivery rates in a single large metropolitan area. Am J Obstet Gynecol 2012;206:498.ei–4.
19. Reddy UM, Zhang J, Sun L, Chen Z, Raju TN, Laughton SK. Neonatal mortality by attempted route of delivery in early preterm birth. Am J Obstet Gynecol 2012;207:e1–8.
20. Chinnock M, Robson S. Obstetric trainees' experience in vaginal breech delivery: implications for future practice. Obstet Gynecol 2007;110:900–3.
21. Queenan JT. Teaching infrequently used skills: vaginal breech delivery. Obstet Gynecol 2004; 103:405–6.
22. Deering S, Brown J, Hodor J, Satin AJ. Simulation training and resident performance of singleton vaginal breech delivery. Obstet Gynecol 2006;107:86–9.
23. Baskett TF. Trends in operative obstetrical delivery: implications for specialist training. Ann R Coll Phys Surg Can 1988;1:119–21.

第 17 章

双胎和三胎分娩

JFR Barrett

> "关于双胎:不变的规则是尽量保持耐心,不让已分娩一个孩子的患者知道还有另外一个,直到生完。"
>
> Thomas Denman
> An Introduction to the Practice of Midwifery.
> London:Johnston,1795

近年里,辅助生殖技术的应用导致双胎妊娠发生率成倍上升,三胎妊娠的发生率上升了 10 倍[1]。与单胎妊娠相比,双胎妊娠的围产期死亡率、发病率和远期神经系统发育异常的发生率上升了 5~10 倍。早产、低出生体重、先天性畸形、双胎输血和宫内生长受限是围产期死亡率和发病率上升的主要原因[2]。

第二胎胎先露异常及第一胎分娩后出现胎盘分离使第二胎分娩时风险升高[3]。双胎出生研究是一项多中心的随机对照试验,证实了在经验丰富的接生处理下阴道分娩的安全性[4]。因此,就像 1908 年本书第一次版本中所描述的,接生技术非常重要。

产科因素

胎先露异常

在 60% 的双胎妊娠分娩中,存在一个或两个胎儿非头位,然而,在 75%~80% 的病例中,第一胎是头位。最常见的胎先露组合如下(第一胎儿/第二胎儿):头先露/头先露(40%),头先露/臀先露(35%~40%),臀先露/其他(20%~25%)。决定分娩方式的重要因素

是第一胎的胎位,第二胎的胎位是不相关的,因为 20% 的第二胎胎位在第一胎娩出后发生改变[5,6]。

第二胎儿

产程和分娩过程中有很多原因会增加第二胎儿风险:

• 第一胎儿娩出后,胎盘剥离会减少氧气的运送导致窒息。两胎儿娩出时间间隔越长,第二胎缺氧及行剖宫产的风险越大[7,8]。

• 胎先露异常及分娩时宫腔内操作导致的产伤。一些人试图对臀先露的第二胎行臀位分娩,但第二胎的先露在双胎分娩研究中与不良分娩结局无关。而且,对第二胎行内倒转术及臀位牵引术较外转胎头术造成的剖宫产发生率较低[4]。

个体因素

对于每一个病例,许多因素将影响是否可经阴道分娩:

• 母亲的一般情况,如年龄、产次、是否有不孕症、内科合并症等。

• 潜在的胎儿合并症包括:胎儿生长受限、胎儿监测异常等常导致剖宫产。

• 胎儿体重估计。虽然没有证据支持对低出生体重的双胎行选择性剖宫产术,许多产科医生对孕周 <33 周或估计胎儿体重 <1500g 的双胎行剖宫产术终止妊娠[9]。

• 两胎儿体重不一致。如果两胎儿体重相差明显(>750g),尤其是第二胎儿大于第一胎儿常作为剖宫产指征。然而也与孕妇分

娩史是相关的,如一个既往分娩过较大胎儿的经产妇在双胎分娩时出现并发症的可能性较低,因为即便双胎中第二胎儿大于第一胎儿,体重也是相对较小的。

母体风险

双胎孕妇较单胎孕妇的发病率和死亡率增高[10-12]。原因包括贫血、高血压及子痫前期、妊娠期糖尿病、剖宫产、产后出血和血栓栓塞的发生率升高。另外,由于多胎妊娠的早产发生率高,母体存在需要接受子宫收缩抑制剂治疗的潜在风险(见第 9 章)。

麻醉因素

应选择硬膜外麻醉镇痛,尽管对于无并发症的双胎分娩吸入性麻醉和阴部阻滞麻醉即足够。早产儿应该避免选用麻醉药物镇痛,且除非第二产程中必须行宫腔内操作或剖宫产术,可免除母亲行快速诱导全身麻醉,避免其导致的相关风险。由于早产发生率较高,母亲常暴露于缩宫素抑制剂治疗的潜在风险中(见第 28 章)。

第一产程

目前大多数权威机构推荐于 37~39 孕周引产,由于在这一孕周若未分娩,死胎率将上升[13,14]。分娩的第一阶段处理原则与单胎妊娠相同,应建立好静脉注射通道。若第一胎儿非头先露,推荐选择性剖宫产术。如果第一胎儿为头先露,使用催产素引产和加强宫缩的原则与单胎妊娠相同。能够同时对两个胎儿行电子胎心监护最理想(EFM)。若双胎心率模式不同,应提高注意。笔者多次见到双胎监护不充足导致的潜在胎儿缺氧未发现。理想情况下,应对胎儿 A 尽早使用头皮钳,对胎儿 B 行外监护[15]。

第二产程

组织必备的麻醉、产科和新生儿科设备和人员,在能够立即进行剖宫产术的分娩室处理第二产程会受益,而且是必要的。应该准备好能够对两名婴儿进行复苏和早期支持治疗的新生儿设备以防需要。总体来说,双胎中的第一胎自然分娩或产钳、胎头吸引助产的适应证同单胎分娩相同。一旦分娩,第一胎的脐带应夹闭和"作上标记",因为常有宫缩乏力期,应准备催产素,快速输入主要静脉通道。

> *"一旦证实还有另一胎儿,不必等待阵痛而应当立即破膜,手伸进宫腔找到胎足,牵拉娩出胎儿。"*
>
> Fielding Ould
>
> A Treatise of Midwifry.Dublin:O.Nelson,1742,p52

第二胎儿娩出

第一胎儿一旦娩出后就应该移开和夹闭脐带,确定第二胎儿的胎产式。如果有疑问请产科助手用超声波检查来帮助确定。然而,通过腹部触诊和阴道检查一般都能正确判断胎产式和胎先露。建议以下处理:

• 无论是头先露还是臀先露,都要阴道检查以排除脐带先露。

• 若头先露,应行阴道或超声检查以排除脐带先露。

• 如果确定没有脐带,在骨盆上缘固定先露部,破膜后在先露部放置胎儿头皮电极。催产素可在需要时使用。

• 如果胎心正常,可以等待第二胎儿自然分娩——无论是头位分娩还是臀位助娩(第 16 章)。

- 如果第二胎儿是斜位或横位,经过训练的产科医师,可在有或无内倒转术的基础上行臀位牵引术(见第 16 章、第 28 章)。有经验的产科医生操作,配合麻醉和松弛良好的子宫,将带来良好的结局[5,16,17]。
- 如未经过如上训练,可以尝试外倒转术图 17-1,第 28 章。
- 如果技术不成熟不能安全进行臀位内倒转术和臀牵引术,或操作中遇到困难(通常由子宫松弛不够造成),必须选择剖宫产术娩出第二胎儿。这被有些人看作"产科挫折"。然而,在少数情况下,选择剖宫产术要比冒着胎儿窒息和产伤风险好[18,19]。
- 如果胎心监护异常,产时出血和脐带脱垂发生,应尽快娩出第二个胎儿。如果胎儿是低位头先露,可行产钳或胎头吸引助娩。如果胎头在中骨盆或骨盆入口平面更高的位置,最好行胎头吸引术。把胎吸器放置在胎头俯屈点非常重要,它可使胎头呈最小的径线(第 8 章)。如果胎儿是臀先露,应考虑行臀牵引术。无论是以上的哪种情况,个体因素将促使产科医生选择剖宫产术娩出第二胎儿,虽然通常阴道助娩也是安全可行。图 17-2 列出了产时处理的概要。

在双胎研究中的一项大型国际随机对照

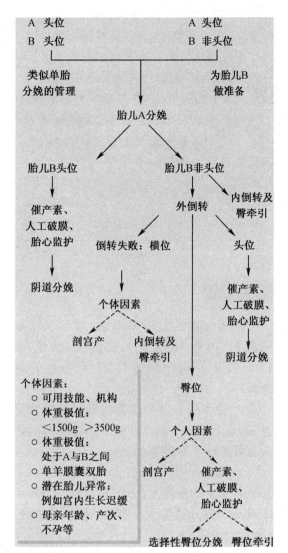

图 17-2　双胎妊娠产时处理

试验中,产科医生在上述指南的指导下进行双胎阴道分娩的技能更加成熟。研究显示对于 32 周以上的双胎,有计划地阴道分娩的围产期发病率及死亡率并不比择期剖宫产更高。分娩结局与产次、绒毛膜性及胎位无关[4]。

第三产程

由于过度膨胀的子宫易发生宫缩乏力。因此,要积极处理第三产程和持续 8 小时静脉滴注催产素。

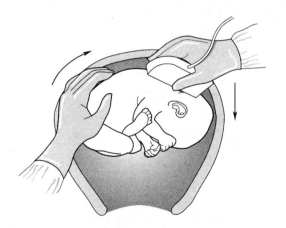

图 17-1　在超声波辅助下对第二胎儿行胎位外倒转术同时连续胎心监护

"在助产学技术中,女产科医生从不冒险采用第一胎儿娩出后立即取出第二胎儿的方法;而是顺其自然,切断脐带,系在母亲的大腿上;然后等待新的分娩;可怜的产妇几乎不能进水,这样的遭遇使产妇变得非常虚弱和疲劳;有时还会发生两胎儿娩出相隔整整一个周,经常是两三天。"

Fielding Ould

A Treatise of Midwifry.Dublin:O.Nelson,1742,p55

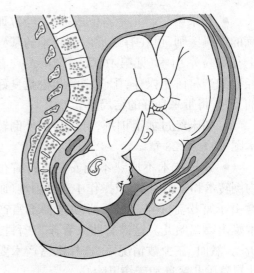

图 17-4　交锁双胎:两头先露的头交锁

胎头交锁

　　胎头交锁的发生率极低,约占双胎妊娠的 1:1000。最常见的是臀位 / 头位(图 17-3)及头位 / 头位(图 17-4),有两种管理方式:

　　1. 在麻醉和保持子宫极度松弛的情况下,通过上推第一胎儿和推开第二胎儿的胎头有可能松开两交锁的胎头[20]。

　　2. 剖宫产术。

　　从历史的角度上来说,可以使用 Blond-Heidler 工具分离胎头交锁,尽管有可能损伤

宫颈下段(见第 28 章)

联体双胎

　　联体双胎特别罕见,如果存活,需剖宫产术分娩[21]。

三胎妊娠和多胎妊娠

　　辅助生殖技术在许多发达国家的应用使三胎妊娠的发生率上升至总分娩数的 1:500~1:1000。母亲的发病率和围产儿发病率、死亡率高于单胎和双胎妊娠[22]。由于以下几个原因,许多医院对所有存活的三胎妊娠予择期剖宫产术终止妊娠:

　　● 大约 1/3 三胎妊娠的第一胎儿不是头先露。

　　● 由于胎先露异常,需要对第二胎儿和第三胎儿进行宫腔内操作的几率高。

　　● 同时对三个胎儿进行胎心监护存在技术上困难。

　　● 大多数三胎妊娠都会发生早产,需要三组新生儿队伍来配合,择期剖宫产分娩比急诊分娩更容易组织相关人员。

　　很难进行经阴道分娩和行剖宫产术分娩

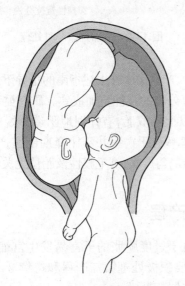

图 17-3　交锁双胎:臀先露 / 头先露

三胎妊娠的结局比较。少数有资历的中心提供了足够的对照组。然而没有证据说明剖宫产分娩能带来更好的围产期结局。每个医院必须根据当地的设备、人员和经验作出自己的决策[23-26]。

（冯烨 译）

参考文献

1. Van Voorhis BJ. Outcomes from assisted reproductive technology. Obstet Gynecol 2006;107:183–200.
2. Blondel B, Kogan MD, Alexander GR, Dattani N, Kramer MS, MacFArlane A, et al. The impact of the increasing number of multiple births on the rates of preterm birth and low birthweight: an international study. Am J Public Health 2002;92:1323–30.
3. Hofmeyr GJ, Barrett JF, Crowther CA. Planned caesarean section for women with a twin pregnancy. Cochrane Database Syst Rev 2011;(12):CD006553.
4. Barrett J, Aztaloz E, Willan A, et al. The Twin Birth Study: A multicentre RCT of planned (cs) and planned (VB) for twin Pregnancies. Am J Obstet Gynecol 2013;208(1):S4.
5. Adam C, Allen AC, Baskett TF. Twin delivery: influence of the presentation and method of delivery on the second twin. Am J Obstet Gynecol 1991;165:23–7.
6. Barrett JFR, Ritchie JWK. Twin delivery. Best Prac Res Clin Obstet Gynecol 2002;16:43–56.
7. Leung TY, Tam WH, Leung TN, Lok IH, Lau TK. Effect of twin-to-twin delivery interval on umbilical cord blood gas in the second twin. Br J Obstet Gynaecol 2002;109:63–7.
8. Leung TY, Lok IH, Tam WH, Leung TN, Lau TK. Deterioration in cord blood status during the second stage of labour is more rapid in the second twin than in the first twin. Br J Obstet Gynaecol 2004;111:546–9.
9. Hutton E, Barrett J, Hannah M. Use of external cephalic version for breech pregnancy and mode of delivery for breech and twin pregnancy: a survey of Canadian practitioners. J Obstet Gynaecol Can 2002;24:804–10.
10. Bouvier-Colle MH, Varnox N, Salanave B. Case-control study of risk factors for obstetric patients admission to intensive care units. Eur J Obstet Gynecol Reprod Biol 1997;74:173–7.
11. Baskett TF, O'Connell CM. Maternal critical care in obstetrics. J Obstet Gynaecol Can 2009;31:218–21.
12. Blickstein I. Maternal mortality in twin gestations. J Reprod Med 1997;42:680–4.
13. Breathnach FM, McAuliffe FM, Geary M, Daly S, Higgins JR, Dornan J, et al for the Perinatal Ireland Research Consortium. Optimum timing for planned delivery of uncomplicated monochorionic and dichorionic twin pregnancies. Obstet Gynecol 2012;119:50–9.
14. Dodd JM, Crowther CA, Haslam RR, Robinson JS. Elective birth at 37 weeks of gestation versus standard care for women with an uncomplicated twin pregnancy at term: the Twins Timing of Birth Randomised Trial. BMC Pregnancy and Childbirth 2010;10:68–74.
15. Barrett J, Bocking A. The Society of Obstetricians and Gynaecologists of Canada. Consensus statement on management of twin pregnancies (part I). J Obstet Gynaecol Can 2000;22:519–29.
16. Boggess KA, Chisholm CA. Delivery of the nonvertex second twin: a review of the literature. Obstet Gynecol Surv 1997;52:728–35.
17. Pschera H, Jonasson A. Is cesarean section justified for delivery of the second twin? Acta Obstet Gynecol Scand 1988;67:381–2.
18. Persad VL, Baskett TF, O'Connell CM, Scott HM. Combined vaginal-cesarean delivery of twin pregnancies. Obstet Gynecol 2001;98:1032–7.
19. Wen SW, Fung KF, Oppenheimer L, Demissie K, Yang Q, Walker M. Occurrence and predictors of cesarean delivery for the second twin after vaginal delivery of the first twin. Obstet Gynecol 2004;103:413–9.
20. Saad FA, Sharara HA. Locked twins: a successful outcome after applying the Zavanelli manoeuvre. J Obstet Gynaecol 1997;17:366–7.
21. Bianchi A, Maresh M, Rimmer S. Conjoined twins. In: Hillard T, Purdie D, editors. The yearbook of obstetrics and gynaecology. London: RCOG Press; 2004;11:37–47.
22. Cassell KA, O'Connell CM, Baskett TF. The origins and outcomes of triplet and quadruplet pregnancies: 1980 to 2001. Am J Perinatol 2004;21:439–45.
23. Wildshut HIJ, Van Roosmalen J, Van Leeuwen E, Keirse MJNC. Planned abdominal compared with planned vaginal birth in triplet pregnancies. Br J Obstet Gynaecol 1995;102:292–6.
24. Dommergues M, Mahieu-Caputo D, Mandelbrot L, Huon C, Moriette C, Dumez Y. Delivery of uncomplicated triplet pregnancies: is the vaginal route safer? A case-control study. Am J Obstet Gynecol 1995;172:513–7.
25. Dommergues M, Mahieu-Caputo D, Dumez Y. Is the route of delivery a meaningful issue in triplets and higher order multiples? Clin Obstet Gyneol 1998;41:25–9.
26. American College of Obstetricians and Gynecologists. Practice Bulletin No. 56. Multiple Gestation: Complicated twin, triplet, and high-order multi-fetal pregnancy. Obstet Gynecol 2004;104:869–83.

第 18 章

脐 带 脱 垂

TF Baskett

> 有时脐带在胎儿娩出之前脱出，将会增加胎儿死亡的风险……一旦发生脐带脱垂，必须立即回纳以防止它冷却，而且还要回纳至胎头后，以免它受损伤……但有时小心地将脐带复位后，它仍可能随每次阵痛脱出；在这种情况下，术者需刻不容缓地抓住胎足娩出胎儿，即使先露为胎头也必须寻找胎足；这是唯一挽救新生儿生命的方法。
>
> Francois Mauriceau
> The Diseases of Women with Child, and in Child-
> Bed. Longdon; Jone Darby, 1663, p255

脐带脱垂是经典产科急症。它一般发生在胎膜早破，脐带位于胎儿先露部下方的时候。在胎膜完整时表现为脐带先露，一般很少诊断。在 20 世纪，脐带脱垂的发生率由 1：150 降到 1：500，其原因可能是越来越多的先露异常胎儿通过剖宫产进行分娩，以及对早产更加积极的处理[1-4]。同样，在过去的 50 年中，在配备完善的医院，围产期死亡率由 50%~60% 降到 2%~15%[2,4]。

脐带脱垂对胎儿的危害主要是脐带血管机械性受压或脐带脱出在阴道外受冷导致血管痉挛，阻断了胎盘与胎儿之间的脐血流进而引起缺氧。

高危因素

以下情况可能会阻碍胎儿先露部紧贴在子宫下段和宫颈，因此容易脐带脱垂[4-8]。

胎儿因素

- 胎先露异常：比如完全性臀位和足先露，横位和斜位。
- 早产：早产儿更容易发生胎先露异常，此外早产儿先露部较小也容易引起脐带脱垂。
- 胎儿畸形：畸形胎儿更有可能伴有胎位异常以及先露部的形态不规则（例如无脑儿）。
- 多胎妊娠的早产和胎先露异常的发生率都比较高。

母体因素

- 多产：多产易引起子宫平滑肌松弛和胎先露的高浮。
- 狭窄骨盆。
- 盆腔肿瘤，比如宫颈平滑肌瘤。

胎盘因素

- 低置胎盘。较低的胎盘边缘在抬高胎先露的同时，也使得脐带的附着处更接近宫颈，从而更容易引起脱垂。

羊水因素

- 羊水过多经常合并胎先露异常和先露部高浮。另外，破膜时大量羊水的流出增加了将脐带冲出的可能性。
- 胎膜早破。
- 通过人工破膜术来加强宫缩或引产通常被认为是脐带脱垂的高危因素，但是如果操作恰当，人工破膜术与自然破膜相比，并不会增加脐带脱垂的风险[9,10]。而且一旦发生脐带脱垂容易被发现和尽可能早处理。

脐带因素

- 脐带过长。

产科操作

- 徒手或产钳旋转胎头术。
- 转胎位术。
- 羊膜腔注射。

以上许多因素都是相互关联的,最主要的是早产、胎先露异常和多胎妊娠。

诊断

在少数情况下,可通过阴道口出现明显外露的一段脐带而发现脐带脱垂,多发生在自然破膜后。诊断脐带脱垂的最常用的方法是通过阴道检查,而对所有具有脐带脱垂高危因素的产妇都应该进行阴道检查。因此,所有臀先露的产妇在自然破膜后都应立即行阴道检查。同样,当发现胎心率异常,尤其表现为脐带受压所致的变异减速或延迟减速时,应该通过阴道检查以除外脐带脱垂。胎心异常时未及时进行阴道检查将会延迟诊断,并常预示不良预后[8]。通过阴道检查可以触到明显的一圈或几圈脐带,但有时,先露部完全隐蔽了在其侧面而几乎不在其下面的一圈脐带(图 18-1)。

随着超声在分娩室的应用,对于存在高危因素的产妇,脐带先露可在胎膜破裂前作出诊断[11]。然而,某项研究表明,有一半产前超声提示脐带先露的孕妇将在临分娩前转为正常先露[12]。有时可通过完整胎膜触到胎先露下面的脐带。

处理

一般来说,围产期结局与检查和分娩间的间隔时间相关,虽然有上述技术应用,但较长的间隔时间将带来良好的结果[8]。

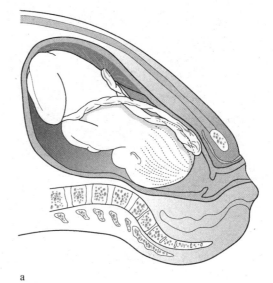

a

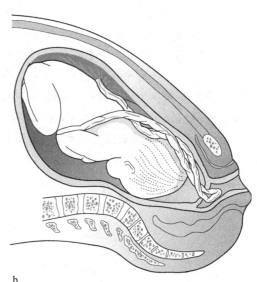

b

图 18-1 (a)隐性脐带脱垂。(b)脐带脱垂

立即解除脐带受压

立即解除脐带受压是解决脐带脱垂的第一步。如果脐带已经脱出于阴道外,应该用手轻轻托起然后回纳。即使脐带只脱出在阴道里,也应该用手轻轻地托住以解除阴道壁对脐带脱垂的压迫。用指尖进一步向上检查宫颈与先露部,以保证脐带不再受宫颈和骨性骨盆的压迫。过多的操作会导致血管的痉挛(图 18-2)。

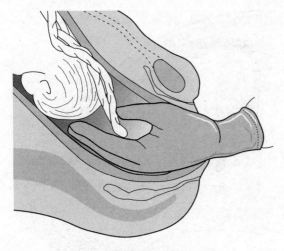

图 18-2　用手解除脐带受压

除了用手回纳和保护脐带以外,应让患者采取胸膝卧位,这样重力也可起到辅助作用(图 18-3)。如果胸膝卧位不够体面或因疲劳不能再坚持可转为 Sims 侧卧位,就是在患者的一侧髋下放一只枕头;在 Trendelenburg 姿势中床或推车起到更大的作用(图 18-4)。如果胎儿可存活,则需立即进行剖宫产,患者需保持这些操作直至送往手术室。

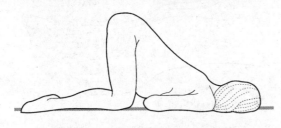

图 18-3　膝胸卧位立即解除脐带受压

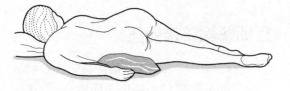

图 18-4　Sims 侧卧位

胎儿评价

一旦解除脐带受压,就必须明确胎儿是否存活。如果胎儿已经死亡,胎龄太小不能存活,或有致死性畸形,就不能因胎儿原因干预分娩,而应该继续阴道分娩。

在大多数情况下,通过摸到脱垂脐带的血管搏动来确定胎儿存活,即感觉手指间的脐带或轻轻触摸贴在阴道壁或先露部的脐带。当脐带受压解除后,注意应在宫缩间歇期触摸。如果可以用头皮电极检测正常的图形,则允许进行更加有序的检查。也可以用超声波检查以确定胎儿是否存活。即使没有摸到脐血管的搏动,胎儿仍然有可能存活,这就需要用超声波检查胎儿心脏来确定[13]。

以多大胎龄的新生儿被认为可以存活主要根据当地新生儿护理水平。

致死性畸形可通过复习产前记录或在检查时发现明显异常时发现(例如无脑儿)。

患者在分娩转运中延迟

如果脐带脱垂发生在医院外或离胎儿娩出有一段时间,可以使用以下方法。最初成功解除脐带受压后,让患者采取 Sims 侧卧位,放置 Foley 尿管,让膀胱充盈 500ml 液体[14]。这可以抬高胎儿先露部和帮助解除脐带受压。可以用放在阴道里的手来检验是否起作用,如果成功,手可以移开。必须做到一旦诊断脐带脱垂,大多数情况下就应该充盈膀胱以防有不可预测的延迟,或者胎心正常且稳定以有时间允许行腰麻,而反对行快速但危险性更高的全身麻醉。

膀胱充盈也有助于抑制宫缩。然而,如果宫缩已经开始或一直存在,应该使用利托君或特布他林等宫缩抑制剂(第 28 章)。

> 以我所见,最好的复位器是一卷厚纱布。将大量的纱卷放入子宫,正好位于先露的前方:脐带将被卷纱所包绕。卷纱必须为厚的纱布,因为薄的纱布起不到作用。我强烈推荐这件很简单的装置。
>
> Munro Kerr
>
> Operativeobstetrics. 4[th]edn. Longdon:Balliere, Tindall and Cox, 1937, p207

已故的 Mackenzie 博士作为所见过的最有才智的理论家和最杰出的实践家,他告诉作者他所尝试的另一种方法。代替尽量回纳脱出脐带的常用方法,尽量多下拉容易脱出的脐带,然后用一个皮革制成的小包包裹整个脱出的脐带,用一条绳子轻轻拉在一起,像皮包的口。所有脱出的脐带都包裹在这个皮包里,然后很容易地放回子宫并保持在胎头之上,直到它们被娩出。容纳脐带的皮包可以避免脐带受压,使新生儿活产。但是他也非常坦白地告诉我,后来用同样的方法试了几次,都没有成功。

Thomas Denman

An Introduction to the Practice of Midwifery. New York:E. Bliss and E. White,1825,p545-546.

脐带回纳

在能安全进行剖宫产术年代之前,为了把脐带回纳到先露部上方而设计了很多精妙的技术,取得了不同的成功。在现代产科学,只有极少数情况下使用这种方法[15]。如果脐带脱垂程度较轻而且是头先露,有时可用手把脐带放回至胎头和胎儿颈项部之上。必须进行胎心监护以保证没有发生任何脐带受压所致的变异减速。这种方法只有在极少数情况下使用,如果简单操作不能成功,就不应该再坚持。

分娩

如果发生脐带脱垂时宫颈口已开全,胎先露的位置和胎方位可以允许安全阴道分娩,可以进行臀牵引术或者胎吸/产钳助娩术。否则,应选择剖宫产术。

很多病例都需要全身麻醉。然而,如果用以上的方法已经成功解除脐带受压,胎心稳定而且可以连续监护,可以采用腰麻以减少母亲的风险。如果是用手经阴道上推先露部,需放置 Foley 导尿管排空膀胱,并在切开子宫时把手移开。如果是用充盈膀胱的方法抬高先露部,就在剖宫产术开始前放开导尿管,排空膀胱。

对产房全体人员进行模拟演练可减少脐带脱垂诊断到分娩的时间间隔[16]。

虽然在典型的产科急诊中做出决策的速度是关键,但冷静和有条理地应用上述方法可以带来良好的围产期结局,使母亲的风险降至最低。

(寿冲　张慧婧　译)

参考文献

1. Panter KR, Hannah ME. Umbilical cord prolapse: so far so good? Lancet 1996;347:74.
2. Murphy DJ, Mackenzie IZ. The mortality and morbidity associated with umbilical cord prolapse. Br J Obstet Gynaecol 1995;102:826–30.
3. Nizard J, Cromi A, Molendijk H, Arabin B. Neonatal outcome following prolonged umbilical cord prolapse in preterm premature rupture of membranes. Br J Obstet Gynaecol 2005;112:833–6.
4. Gannard–Pechin E, Rannah R, Cossa S, Mulin B, Maillet R, Riethmuller D. Umbilical cord prolapse: a case study over 23 years. J Gynecol Obstet Reprod (Paris) 2012;41:574–83.
5. Critchlow CW, Leet TL, Benedetti TJ, Daling JR. Risk factors and infant outcomes associated with umbilical cord prolapse: a population-based case-control study among births in Washington State. Am J Obstet Gynecol 1994;170:613–18.
6. Boyle JJ, Katz VL. Umbilical cord prolapse in current obstetric practice. J Reprod Med 2005;50:303–6.
7. Lin MG. Umbilical cord prolapse. Obstet Gynecol Surv 2006;61:269–77.
8. Royal College of Obstetricians and Gynaecologists. Umbilical Cord Prolapse. Green-top Guideline No. 50. London: RCOG; 2008.
9. Yla-Outinen A, Heinonen PK, Tuimala R. Predisposing and risk factors of umbilical cord prolapse. Acta Obstet Gynecol Scand 1985;64:567–70.
10. Roberts WE, Martin RW, Roach HH, Perry KG, Martin JN, Morrison JC. Are obstetric interventions such as cervical ripening, induction of labor, amnioinfusion or amniotomy associated with umbilical cord prolapse? Am J Obstet Gynecol 1997;176:1181–3.
11. Jones G, Grenier S, Gruslin A. Sonographic diagnosis of funic presentation: implications for delivery. Br J Obstet Gynaecol 2000;107:1055–7.
12. Ezra Y, Strasberg SR, Farine D. Does cord presentation on ultrasound predict cord prolapse? Gynaecol Obstet Invest 2003;56:6–9.
13. Driscoll JA, Sadan O, Van Gelderen CJ, Holloway GA. Cord prolapse – can we save more babies? Br J Obstet Gynaecol 1987;94:594–5.
14. Runnenbaum IB, Katz M. Intrauterine resuscitation by rapid urinary bladder installation in a case of occult prolapse of excessively long umbilical cord. Eur J Obstet Gynecol Reprod Biol 1999;84:101–2.
15. Barrett JM. Funic reduction for the management of umbilical cord prolapse. Am J Obstet Gynecol 1991;165:654–7.
16. Siassakos D, Hasafa Z, Sibanda T, Fox R, Donald F, Winter C, Draycott T. Retrospective cohort study of diagnosis-delivery interval with umbilical cord prolapse: the effect of team training. Br J Obstet Gynaecol 2009;116:1089–93.

第 19 章

产 前 出 血

JCP Kindom

妊娠 20 周以后的阴道出血定义为产前出血。比胎儿具有存活能力的最早孕周界限要早 4~6 周。明确产前出血的原因,有利于区分潜在出血的疾病(表 19-1),高危因素例如前置胎盘或是胎盘早剥。妊娠 20 周以前可因瘢痕妊娠导致严重的阴道出血[1]。此外,表现为少量良性的阴道出血亦不能排除合并可导致严重出血的原因。两大导致严重产前出血的疾病为胎盘早剥和前置胎盘。其中,前置胎盘由于合并子宫手术史、辅助生殖、多胎妊娠及高龄孕妇的发病率增加[2],变得越来越常见。而胎盘早剥的发病则由于母体健康的提高、孕妇吸烟减少及孕期保健的加强而减少。巴黎医生 Paul Portal(1630—1703)第一次报道了前置胎盘病例,并详细描述了胎盘附着于子宫下段的情况[3]。

对前置胎盘的首次描述

"分娩后,将手指放入到宫颈口内,感到除了中间以外所有宫颈部分都被胎盘所附着。"

Paul Portal

1775 年,来自诺威奇的 Edward Rigby(1747—1821)第一次从临床上区分了前置胎盘和胎盘早期剥离,并将它们分别称作不可避免的出血和意外出血。后来这个名称逐渐被前置胎盘和胎盘早期剥离所取代,并被广泛沿用[4,5]。

前置胎盘

20 周以后,部分或全部胎盘附着于子宫下段被称作前置胎盘。其发病率因人种不同而不同,总的来说大概在 1/200[6]。具有吸烟、高龄、多产、体外受精 - 胚胎移植的孕妇前置胎盘的发病率增加两倍。前置胎盘的危险因素见表 19-2。这些因素中特别是多次剖宫产史及前置胎盘史复发几率接近 5%。18~20 周筛查畸形超声可以增加无症状的前置胎盘的诊断[7]。此外,胎盘面积过大也与前置胎盘相关,其常见原因为多胎妊娠。罕见原因中,当胎盘小叶位于子宫下段时,应注意是否合并前置血管,如果漏诊前置血管可能导致胎儿死亡[8]。双胎妊娠胎盘前置发生的几率增加 50%[9]。

表 19-1　产前出血的原因

部位	诊断
子宫	前置胎盘
	胎盘早剥
	胎盘植入
	产前胎死宫内
宫颈	宫颈柱状上皮外翻 / 充血
	宫颈妊娠
	宫颈癌
下生殖道	外阴 - 阴道静脉曲张
	外阴 - 阴道感染
	恶性肿瘤
	创伤
未分类	宫颈缩短

表 19-2 前置胎盘危险因素

分类	危险因素
母体因素	吸烟
	高龄产妇
妊娠史	多产,双胎
	辅助生育技术
	前置胎盘史
子宫	子宫手术史
	剖宫产史
	子宫肌瘤剔除史
	宫腔镜手术史
	子宫纵隔
	宫腔粘连
胎盘	多胎妊娠
	巨大胎盘
	高海拔
	慢性胎儿贫血
	胎盘发育异常
	副胎盘(前置血管)
	双胎盘
	膜样胎盘

分类

依据位置关系,将前置胎盘分为四种类型:具体描述见图 19-1 及下文。

● 第 1 型(低置胎盘):胎盘边缘附着于子宫下段,但未达宫颈内口。

● 第 2 型(边缘性前置胎盘):胎盘边缘延伸到宫颈内口,但未超过内口。

● 第 1、2 型常见于妊娠 18~20 周经腹胎儿畸形超声筛查时发现的无症状前置胎盘。两者间需经阴道超声进行区别,这阶段的诊断不是很重要,导致妊娠晚期严重阴道出血的机会很小。

● 第 3 型(部分性前置胎盘):胎盘边缘非对称地覆盖于子宫下段及宫颈内口,由于覆盖宫颈口的胎盘比例一般比较少,当宫颈伸展、扩张时,一般会有少量的阴道出血,能耐受安全的阴道分娩。

● 第 4 型(完全性 / 中央性前置胎盘):胎盘中心几乎位于宫颈内口。

在医疗资源发达的地区,第 3、4 型的区分相对不那么重要。其对于前置胎盘计划剖宫产终止妊娠和尝试阴道分娩的利弊是一样的。但是对既往阴道分娩过且此次高度渴望阴道分娩,并需要很好被告知的孕妇或当预计剖宫产会较困难的孕妇例如过于肥胖应该进行区分前置胎盘 3、4 型。而在医疗资源相对匮乏,尤其是不能应用阴道超声的地区,就需要经腹部超声区分各类型。当诊断第 3 型前置胎盘,由于覆盖宫颈口的胎盘比例一般小,当宫颈伸展、扩张时,有很小面积的胎盘剥离,可能不会导致严重的阴道出血,可以安全分娩。

目前应用高分辨的经腹或经阴超声,通常

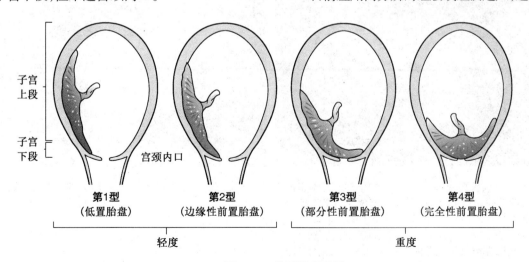

图 19-1 前置胎盘分类

根据是否需要选择性剖宫产将其分为轻度前置胎盘(第1、2型),和重度前置胎盘(第3、4型)。

子宫下段生理学

非孕期的子宫是由子宫体和子宫颈两部分构成。子宫体由肌肉组织构成,宫颈则主要由纤维组织构成,二者的分界为Danforth发现的纤维-肌肉交界[10]。在妊娠中期子宫下段开始形成。当孕囊完全占据宫腔,胎囊下方的母体组织就是宫颈和连接带,即宫颈内口(图19-2a)。随着宫颈内口上下的肌肉组织拉伸、变薄,子宫下段逐渐形成。因而随着孕周增大,宫颈不断变短[11]。如这一过程没有完成好将会因难产而增加剖宫产

率[12]。子宫下段的形成为孕晚期胎儿生长提供了空间。该空间在34周后通常被胎头所占据。超声上,子宫下段上缘是当膀胱半充盈时膀胱的上界及子宫膀胱腹膜反折处(图19-2a)。在分娩时,子宫上段(宫底)主动提供分娩的宫缩力促使胎儿娩出、胎盘剥离及产后止血。而子宫下段在分娩时是被动的组织。在梗阻性难产行剖宫产时,子宫下段明显球囊样膨大,是原发性产后出血的一个原因。当分娩时,子宫下段可延长至6~8cm,该区域可在做阴道检查时触及。

胎盘迁移

子宫下段形成过程有时被描述为胎盘的

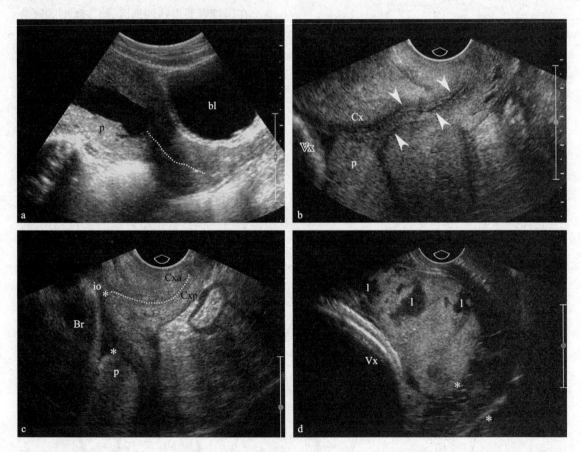

图19-2　前置胎盘。(a)妊娠18周子宫下段超声图像,显示为正常闭合的宫颈(长度46mm)和后壁胎盘(p)(距宫颈内口2.4cm)。母亲的膀胱(b1)是充盈状态。子宫下段(LUS)则为膀胱后方,宫颈内口上方的部分。虽然在这个阶段,胎盘的下缘是位于子宫下段,但随着妊娠的继续,它会迁移向上。(b)经阴道超声显示妊娠22周后壁3型前置胎盘(p)。箭头所示为宫颈管。Vx,先露。(c)妊娠28周阴道超声图。虚线所示为颈管,后壁前置胎盘边缘距颈管内口(io)2.4cm。Cxa,宫颈前唇;Cxp,宫颈后唇;Br,臀先露。(d)植入性胎盘经阴道超声图。图上显示多个血管湖(l)为胎盘内血管延伸至胎盘组织下方肌层内所形成。Vx,先露

迁移。这个现象可以导致在第 1 或 2 型前置胎盘中，子宫下段胎盘边缘出血。然而这个迁移过程会使至少 90% 的胎盘低置在 34 周后变成正常，只有 1/200 在 34 周后仍未临床上典型的前置胎盘。对于在妊娠 19~20 周超声诊断的轻型无症状的前置胎盘，过度关注或是建议剖宫产终止妊娠是极其错误的。而如果其出现产后出血。在第 20 章节中有很多有效的方法可以止血。既往前置胎盘推荐行剖宫产的指征为在妊娠晚期胎盘下缘距宫颈内口小于 2cm[13]。然而随着假性宫缩至使颈管缩短、扩张，子宫下段还在不断地形成，最近有文章建议没有其他高危因素的孕妇，如果胎盘下缘距宫颈内口 >1cm 也是可以安全地阴道分娩的[14]。灵活的系列监测胎盘下缘的位置，可以有助于避免不必要的剖宫产（图 19-2b，c）。

前置胎盘出血的评估

几乎 80% 的重度前置胎盘分娩前都会有至少一次的阴道出血。第一次是警告性的出血，随后的阴道出血可能是严重的。一般重度前置胎盘比轻度前置胎盘出血的时间更早，更频繁，量更多。然而即使完全性前置胎盘也可能在宫缩发动之前完全不出血，仅表现为 34 周后胎儿仍为斜位或横位。前置出血主要是由于子宫胎盘上的小静脉破裂出血，这些母体来源的血可以进入到蜕膜及子宫肌层里，局部产生小的血栓刺激子宫肌层[15]，这就解释了为什么前置胎盘出现阴道出血伴随宫缩。在产前出血过程中母体的子宫松弛作用被抑制[16]。

经阴道超声可以预测前置胎盘早产，在 32~33 周，宫颈长度 <30mm 会使产前出血及早产的发生增加 3 倍[17]。胎盘下缘明显的血窦也可预示由于阴道出血需行剖宫产终止妊娠[18]。经阴道超声对于反复发生的阴道出血及出现警示性阴道出血暂无需终止妊娠的孕妇有评估作用。没有预兆的大量阴道出血可能是因为与血窦相连的静脉破裂出血所致。

但前置胎盘出血伴随血尿症状时应该立刻考虑是否合并胎盘植入（图 19-2d 及图 19-9）。

孕妇及其看护人员一定要注意到"警示性出血"，如果其被忽略，随后就有可能出现致命性的阴道出血。Munro Kerr 在之前的章节曾阐述过[19,20]：

清晨，当我来到办公室时了解到一个前置胎盘的患者刚刚去世，她曾经有过一、两次轻微的阴道出血，她的家庭医生并未重视，当她出现大量出血的时候，才被转诊到医院。在接诊室一名外科医生做了阴道检查，紧接着患者出现了无法控制的大量出血。当上级医师赶到的时候患者已经生命垂危。这个案件中，家庭医师应该负一定责任，他没有在患者第一次出血时立即转诊。此外，接诊医生对患者做了阴道检查，上级医师没能立即赶到。这些环节均存在一定过失。

现在由于超声的普及，由于漏诊的完全性前置胎盘导致的意外的产前出血很少，相反，非预料的产前出血常见于胎盘早剥。区分前置胎盘及胎盘早剥的临床特点详见表 19-3。

表 19-3　鉴别诊断

前置胎盘	胎盘早剥
"警示性出血"病史	极少有可能经历"警示性出血"
无明显诱因	可能合并高血压疾病，创伤等
休克和贫血与显性失血是一致的	休克和贫血与显性失血的比例可能不一致
子宫张力正常	子宫张力增加，弛缓不好
先露异常或先露高浮	先露正常
胎心率和胎心监护正常	更易合并胎心异常或消失，胎儿生长受限

产前出血的处理

1. 无症状的前置胎盘：尽管是产前出血的危险因素，但多数前置胎盘直至终止妊娠前都表现为无症状。产前保健应该确保以下因素：

● 确保血色素 >100g/L，补铁治疗，必要时静脉补铁[21]。

● 签署输血同意书。

• 对于前置胎盘合并剖宫产史的患者仔细评估是否合并胎盘植入。

• 麻醉会诊。

• 在如下因素：异常胎位、反复产前出血、合并其他合并症（例如高血压），胎儿宫内良好，前次早产史，颈管长度等基础上决定剖宫产终止妊娠的时机。

• 当剖宫产时，应决定皮肤是选择正中纵切口，还是经典剖宫产切口，尤其是对于持续横位、合并大肌瘤，前次开腹史及严重肥胖的患者。

• 和孕妇确定是否行输卵管绝育术。

以上建议应该打印出来放置于产房，给院外观察的患者或是在患者进入手术室前扫描到患者的病历中。合并重度前置胎盘在院外观察的无症状患者，应该被告知如下内容：必须有成年人一直陪在身边，携带手机，不建议开车或住在郊外，避免飞机或其他旅行。避免性生活及便秘。在妊娠晚期医嘱休假。

2. 重度产前出血：一旦发生，立刻拨打急救电话，依赖救护车而不是私家车转运。转运至最近配备产科的综合医院。一旦抵达，立刻开放静脉，评估生命体征，氧饱和，腹部情况，胎心监护。妊娠 >26 周合并活动性产前出血的急诊患者应该转运至手术室，于麻醉师共同评估。不要行妇科检查，回顾患者既往病例，行急诊经腹超声。超声可以较快的评估胎儿情况（除了胎盘早剥，其他产前出血一般很少合并胎死宫内及胎心缓慢），明确胎位协助确定皮肤及子宫的切口选择。全麻下立刻行剖宫产终止妊娠。同时在产科医生评估胎儿情况同时，麻醉师在护士及助手的帮助下建立两条静脉通路，获得检验血样，输入晶体 +/- 胶体，为全麻做准备（气道管理，氧和化）。化验检查包括血常规、凝血、电解质、血型、抗体筛查和交叉配血至少两个单位的红细胞[22]。前置胎盘和重度产前出血的剖宫产手术和术后注意事项在之后会详细描述。尽管情况紧急，但保证 Rh-D 阴性血型患者输注 Rh 阴性血很重要[23]。

3. 轻度产前出血：典型表现为孕妇血流动力学稳定，阴道出血停止，胎心监护正常，不伴宫缩。这类孕妇可以收入产前病房。既往没有诊断过前置胎盘，需行高分辨率的经腹超声或是经阴道超声除外。一旦再次出血或是 <32 周合并宫缩，预计 48 小时内分娩高危的孕妇转入至产房。和麻醉师共同评估很重要。一些孕妇需要输血以补充之前丢失。宫缩抑制剂这种情况是有用的[24]。所有 24~32 周合并产前出血的孕妇都应该肌注激素促肺成熟。预计分娩小于 32 周的孕妇应该给予 12 小时静脉输注硫酸镁[25]，以用于新生儿神经保护。这两项干预措施在医疗资源较齐全的地方是有必要的。但在医疗资源仅能维持产妇及足月新生儿的生命时，有一定风险。

4. 重新再次评估：在经助产士或家庭医生初步的处置后，应转诊至产科医生。如诊断为重度前置胎盘，收入至缺乏新生儿监护室或缺乏相应支持仪器等，应该在病情平稳后转至上级医院。

5. 期待治疗：如果患者小于 36 周，没有宫缩，阴道出血 48 小时内停止。胎儿客观指标均健康，且没有合并其他需要终止妊娠的合并症（例如子痫前期），期待治疗可为胎儿的成熟争取时间。重新确定胎盘边缘距离宫颈内口是否 >1cm[17]。如果 34~35 周合并重度前置胎盘，近期有新的或是反复的阴道出血，应该考虑羊膜腔促肺[26]。择期剖宫产终止妊娠，要优于为了延长时间而因为产前出血急诊行剖宫产终止妊娠。BK 试验 >10ml 预示着母胎输血，这在前置胎盘[27]中较罕见，如果 >32 周应终止妊娠。经阴道超声测量颈管长度 <30mm，产前出血及早产的风险增加 3 倍[17]，这可能是由于亚临床的分娩发动诱发出血。医院内期待治疗包括如下：

a）患者应住进带卫生间的病房

b）诊断是否合并贫血，并治疗

c）麻醉会诊

d）交叉配血至少 2 单位

e）确定择期终止妊娠的时间，签署好手术同意书，包括是否要求输卵管绝育。

f）如果患者血型为 Rh（-），应给予免疫球蛋白。

重度前置胎盘的患者应建议住院治疗直至分娩。如果临床症状稳定，没有进一步出血。孕妇应该接受肝素抗凝治疗（尤其是年龄 >40 岁，超重，或是输血治疗后），或者应用弹力袜。轻度前置胎盘不伴出血，颈管长度正常[17]，无转运不便等因素，可以回家并定期产前检查。如果复发出血应仍留院观察，再次入院者，应住至分娩。

6. 轻度前置胎盘的产前检查：前置胎盘安全阴道分娩的界值是胎盘下缘距宫颈内口 >2cm[13]。近期研究显示胎盘下缘距宫颈内口距离在 1~2cm 间有 2/3 可安全经阴道分娩[14]。原因是在妊娠晚期具有正常宫颈长度（>3cm），随着宫颈缩短扩张，胎盘有可能上升至胎盘上方（图 19-2b,c）。这个现象发生在甚至可以发生在 36 周之后。因而每周评估胎盘位置可以避免不必要的剖宫产。

7. 胎儿评估：尽管可能发生胎盘植入，但没有证据表明这与胎盘功能不良有关[28]。因此前置胎盘或产前出血的胎儿初步评估[29]包括：胎儿生物测量、羊水、脐血流、生物物理评分、胎心监护。特殊情况需附加相应血流测量：如果胎儿生长受限测量大脑中动脉血流，如果胎儿生长受限或母亲高血压测量子宫动脉血流，剖宫产史合并前置胎盘需除外胎盘植入测量子宫前壁下段血流。

前置胎盘经阴道分娩

随着超声的普及，很多轻度前置胎盘的孕妇在产前保健时已经和产科医生确定好分娩方式。假如现在有一孕妇就诊，血露异常多并有新鲜阴道出血，分娩方式尚未确定。这时就需要双重方案。具体过程如下：转运至手术室，于麻醉师共同评估。完善全血细胞和凝血检查，交叉配血 2 单位。配备足够的人员。与重度前置胎盘不同的是采用的是硬膜外麻醉。身边备有超声仪器，急诊环境是有用的：①轻度前置胎盘伴胎头衔接者。可行阴道检查，阴道出血有可能是由于宫颈

的快速扩张导致；②重度前置胎盘合并横位，取腹部正中切口，并行经典剖宫产。

双重方案： 一旦硬膜外麻醉起效。经腹检查胎位，胎方位及先露。如果胎位是横位或臀位行剖宫产终止妊娠。如胎位正常，取膀胱截石位，消毒准备。留置导尿。消毒后阴道检查，触及后穹隆，与子宫下段和胎头之间是否触及增厚胎盘组织。如果通过较薄的下段组织很容易触及胎头。那么将 1~2 个手指伸进宫颈进行检查是安全的，探查下段是否有胎盘组织。血块和胎盘组织往往很难区分。如果在手指触及区域没有探及胎盘。那么进行人工破膜和催产素点滴引产是安全的。如果触及胎盘组织并有活动性出血，行剖宫产终止妊娠。如果宫颈较长并外口紧闭，宫颈检查困难，行超声检查很重要。如明确可经阴道分娩，可以转出手术室。

产时监护： 计划阴道分娩的轻度前置胎盘者应有一对一的护士或助产士陪护。并在可以立刻转运至手术室的分娩房间内。签署相关知情同意书，包括需急诊剖宫产的同意书。开放静脉，配 2 个单位红细胞，备有可以联系的麻醉医生和中级产科医生。积极处理为应用人工破膜及催产素点滴。随着颈管扩张，胎盘边缘可能会被带离开宫颈，而胎头下降会压迫子宫下段。如果产程发动早期就出现活动性出血，应该剖宫产终止妊娠。如果在产程中出现出血，可能是由于颈管扩张，是有可能经阴道分娩的。

产后观察： 成功阴道分娩后，产妇原发性产后出血的危险。因为子宫下段不能很好地收缩导致出血风险增加。在第 20 章有介绍预防出血的方法。

重度前置胎盘（第 3 或 4 型）的阴道分娩

现在产科临床工作中，已经很少有明确胎盘覆盖宫颈口后企图经阴道分娩。多数情况是诊断了严重的胎儿畸形或胎儿死亡。多数在 24 周前。如果没有其他合并症（例如剖宫产史），作者经验是在引产前应用明胶海绵

堵塞髂血管上行支,然后应用大剂量米索前列腺素(每4小时600μg阴道上药)引产[30]。28周后不推荐这种方法。因为其出血的风险大大增加。最可能选用剖宫取胎。

轻度前置胎盘合并胎位异常在产程早期手法转胎位

严重畸形或是难以存活的情况下可采用Braxton Hicks内倒转术来辅助阴道分娩,该方法已经有150多年历史[31],也可应用在无法行剖宫产的偏僻地区。

双手倒转术:深入宫腔内操作的手指应该尽量减少,可为1~2根手指,从而使操作时被迫分离的前置胎盘的面积达到最小。应用该方法时,宫口需要部分开大(>2cm)并且胎盘组织不能完全覆盖内口。具体操作为:伸入宫腔内的手指将胎头举起(图19-3),同时

另一只手于体外将胎臀转向骨盆,再用宫腔内的手指抓住胎足(图19-4),将一条腿牵出宫外,向下牵引使胎臀压迫胎盘及子宫下段(图19-5)。不要试图强制将胎臀牵出宫外,只要胎臀刚好压住胎盘及子宫下段即可。可待宫缩及宫口开大后,胎儿自然分娩。可于胎足上负一定的重物,如绑上一袋生理盐水,从而可以提供持续的压力压迫胎盘。如果用手指无法抓住胎足,尤其是当胎儿很幼小时,可用海绵钳夹住。

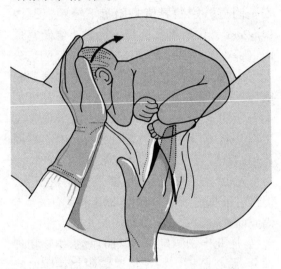

图19-4 双手内外倒转术:胎儿转位后,牵住胎足

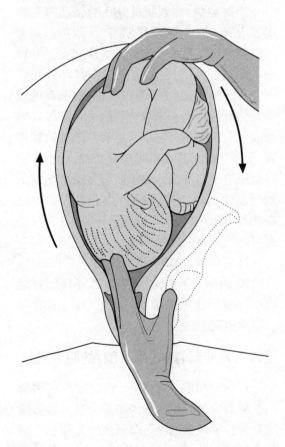

图19-3 双手内外倒转术:用宫腔内的手指托起胎头,同时另一只手于体外将胎臀转向骨盆

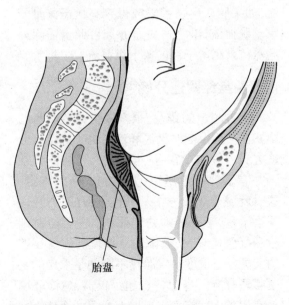

胎盘

图19-5 双手内外倒转术:将胎足牵出宫外,使胎臀压迫胎盘及子宫下段

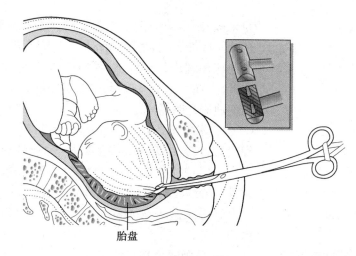

图 19-6　Willett 头皮钳的应用

胎盘

胎头牵引:由 John Willett 发明的适于头先露的分娩方法。是利用一种特殊的 T 型钳夹住胎儿头皮(代用 Allis 钳或是多齿的宫颈把持钳也是可以的),向下牵引,使胎头压迫胎盘及子宫下段[32]。具体操作为:将 T 型钳伸入宫腔内,夹住胎头头皮,在钳子末端悬挂一轻物,用来提供持续柔和的牵引力(图 19-6)。当子宫收缩,宫口开大时,来自胎头的牵引力可使胎头压迫到已经与子宫下段分离开来的胎盘组织,从而达到止血的目的。分娩时也不需要在外面给予很大的牵引力,只要在正常宫缩下即可完成。

如此危险的内倒转术几乎很少会用到。但该方法有惊人的止血作用。在极其危急的情况下,可以用来挽救生命。

Braxton Hicks 内倒转术

"将左手伸入阴道内,尽可能深地触到胎头,甚至可以将胎头向宫内推一点……将 1~2 手指伸入宫腔内(如果只伸入 1 指时,应为中指),触及胎头,将右手放在胎臀底部的左侧……在底部轻轻施加压力,使胎臀转向左髂窝。随着胎头上升胎臀下降……胎儿就转成了横位,膝盖正对着宫颈内口,此时破膜,抓住膝盖,将其牵出宫外。"

Braxton Hicks 内倒转术:在前置胎盘中的应用

用胎儿压迫胎盘止血后,可待有宫缩后辅以柔和的外力帮孕妇完成自然分娩。

John Braxton Hicks

Willett 头皮钳

"该钳应用方便,只要宫口可容一指,就可使用该钳,因此可以在早期应用……在钳的把手上绑上重 1 到 2 磅的重物,将其悬于床旁,不需要进一步措施,只要等到胎头降到阴道时移除钳子,无需外力助产,患者可自行阴道分娩。"

John Willett

前置胎盘行剖宫产术策略

前置胎盘孕妇行剖宫产存在着潜在大出血的危险,因而不应由年资低的医生完成。具体手术原则详见第 13 章。以下介绍一些需要注意的细节。

1. 术前准备:手术室应该有紧急的流程[33],术前开放两个静脉通路,配血 2 单位。给予静脉抗生素,麻醉师[22]准备硬膜外(手术时间长则可应用腰 - 硬联合麻醉)或全身麻醉。如果胎位异常和已知合并子宫肌瘤,进行下一步。

2. 腹部切口:如下选择脐旁正中切口:

a)前次手术瘢痕

b)重度前置胎盘合并横位(胎儿大部分在脐上)

c)多次剖宫产手术史,进腹困难,粘连或前次膀胱损伤

d)危及生命产前出血时,全麻后需要快速进腹

Pfannenstiel 切口适用于大部分前置胎盘手术,尤其是为纵产式。

3. 子宫切口:多数情况前置胎盘已近足月,并是纵产式,子宫下段已发育完全,可选择子宫下段横切口。如果盆腔血管怒张,妊娠晚期子宫下段尚未完全形成,并且胎先露高浮者,可以选择下段偏上切口。如下情况选择行子宫垂直切口的古典式剖宫产切口更明智:

a)异常胎位伴随子宫下段形成不良,术者行触诊判断胎位时即可很容易发现。

b)子宫下段血管怒张

c)子宫畸形或是由于子宫肌瘤而变形。对上述情况花些时间思考一下如何更好地娩出胎儿及大量出血时暴露手术视野是很有必要的,如果很犹豫的时候,选择子宫纵切口娩出胎儿及胎盘相对容易。选择 T 型切口娩出胎儿要比横切口出血少。子宫大出血和形成阔韧带血肿的风险要低。一些学者建议在切开子宫前应该结扎切口表面的大血管。术中术者左手拿纱布用 2~4 个手指,按压横切口上缘,第一助手用同样的方式按压切口下缘。第二助手用吸引器于切口内吸血,这样利于视野暴露。

4. 胎儿娩出:如果胎盘在前壁或是完全性的前置胎盘,在切开子宫肌层时则不可避免地会遇到胎盘组织,此时忌切开胎盘组织,而应用右手将靠近切缘的胎盘向上或向外慢慢分离,术者左手用于保持纵产式。如果胎膜未破,则由第一助手人工破膜。术者左手持续宫底加压,右手协助胎头娩出或臀牵引。术前应用超声仔细评估,可协助诊断胎盘的位置,指导手术切口选择,以便术中可以最大程度地避开胎盘[34]。

5. 术中第 3 产程的处理:当胎儿和胎盘娩出后,注入缩宫素,可以收缩子宫上段,但子宫下段往往收缩不良,此时附着于下段的胎盘可继续渗血甚至会有凶险的出血[35]。

a)应用 Green-Armytage 钳止住切口边缘的出血

b)单独缝合切口两角

c)如果下段出血不多,正常缝合切口

d)如果下段渗血明显,在下段内侧、外侧和下缘压迫止血纱,严格压迫 4 分钟。

e)如果仍持续出血,找到出血点,再用 2/0 线 "8" 字缝合法缝合止血。继续出血,需要下推膀胱,暴露位于子宫外侧缘和膀胱角处的子宫动脉,予 1/0 线 8 字缝合止血。

还可术中结扎盆腔血管止血(详见第 28 章),应用其他宫缩药物治疗(详见第 20 章)。在等着二线药物起效过程中,按摩和压迫子宫是有效果的。同时和麻醉师评估出血量和输血治疗。还有可以选择在宫腔内放入 Bakri 球囊压迫下段(第 28 章)。具备介入手术条件的,可以选择栓塞髂血管进入子宫前壁下段的分支。可以减少剖宫产中全子宫切除的风险[36]。最终,综合因素(失血,患者是否平稳,年龄,孕产史,是否具备介入条件,是否考虑绝育)决定是否需要行子宫全切术(第 28 章)。

Jehovah's Witness Patients

常规在手术同意书后面使用输血同意表格,这是一种很有效的步骤来保证 Jehovah's Witness Patients 可以提前识别出来。没有多余家庭成员在场时讨论手术及血液损失事件,以便获得特定的知情同意,这件事情对于通过伴侣首次得知手术消息的孕妇格外重要。现在的操作推荐包括用可以进行手术后血液自体回输的细胞保存设备安全转运到区

域的中心[37]。

胎盘早期剥离

正常位置的胎盘在胎儿娩出前部分或全部剥离叫胎盘早期剥离。芬兰疾病调查显示妊娠晚期胎盘早剥发生率大概为 1/300[38]。虽然胎盘早剥可以增加母体死亡的风险达7倍[39],但现在发生孕产妇死亡是比较罕见的。孕产妇死亡中 10%~20% 是由于胎盘早剥所致[39]。随着各种易患因素的增加。胎盘早期剥离的发生率也在增加。各种因素包括社会、药物、高危妊娠等多种因素参与其中[38]:

- 高血压,尤其是重度子痫前期及子痫
- 高龄产妇(>30 岁)
- 多产(≥3 次)
- 吸烟(风险翻倍)
- 早产(5%~8% 在 24~32 周分娩)
- 破膜时间过长
- 多胎妊娠(增加 3 倍风险)
- 妊娠为男孩(55% 病例)
- 宫腔压力骤降,例如羊水过多破膜时羊水大量涌出,或双胎妊娠时第一个胎儿娩出后
- 创伤、摔倒、暴力、车祸、羊水穿刺及倒转术等,这些都是少见原因

分类

共分三类:见图 19-7。最常见为显性出血,胎盘边缘剥离,血液从剥离缘溢出,沿胎膜与子宫壁间经宫颈口流出,血液流出过程中所受阻力很小。5%~10% 的胎盘后出血不从宫颈口流出,而是积聚于胎膜和子宫壁间,并在压力作用下渗入到子宫肌层,为隐性出血。这种情况,母亲可能主诉持续性腹痛伴低血容量休克,胎儿可能表现为胎死宫内或胎心监护异常。有时上述两者同时存在,为混合出血。

病理生理学

底蜕膜出血,形成血肿黏附并压迫胎盘母体面,致使胎盘剥离[40]。当产后检查胎盘时如发现上述特点,即可诊断为胎盘早期剥离。至于底蜕膜为什么会出血,确切原因现在还尚未得之。目前认为与血管脆性、血管畸形以及多种因素导致胎盘发育异常相关。

当胎盘下缘剥离时,血液由胎膜及宫壁间流下时所受阻力小,可顺利流出。个别情况时血液也可从破裂的胎膜进入羊水中。而当血液渗入到胎盘后时,此时由于周围阻力较大,妨碍血液下流,血液在压力作用下,渗透到子宫肌层,约 5%~10% 的胎盘早剥无阴

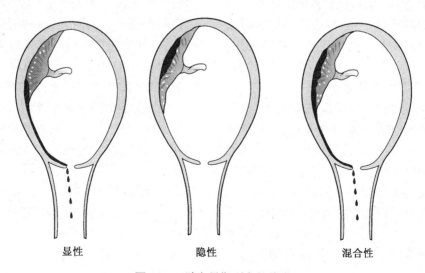

显性　　　　　　　隐性　　　　　　混合性

图 19-7 胎盘早期剥离的分类

道出血表现——为典型的隐性出血。血液渗透到肌层中，可分离破坏肌纤维，并释放前列腺素，导致疼痛及子宫紧张，增加宫缩，甚至启动分娩。此外，渗出的血液还可向母体循环释放凝血激酶，导致 DIC 的发生。在隐性和混合性胎盘早剥[41]中，有时胎盘后积血可侵及肌肉全层达浆膜面。致使子宫表面成瘀斑，变色改变。剖宫产时可发现上述表现，称为 Couvelaire 子宫。是由巴黎医生 Alexandre Couvelaire（1873—1948）首次描述并命名为子宫胎盘卒中，他认为子宫胎盘卒中是子宫收缩力减低及产后出血的原因。而事实上，子宫收缩力减低及产后出血多由 DIC 所致，并反映了病情危重程度。当低血容量休克发生时，可导致全身动脉痉挛，尤其是首先使肾动脉收缩，而长时间肾动脉缺血则会使肾小管和皮质坏死，最终导致肾衰竭。

临床表现和治疗

临床表现可以多种多样，可以轻度显性出血，患者生命体征平稳，也可表现为急性起病的严重隐形胎盘早剥，持续性腹痛伴随低血容量休克。后者子宫往往张力大弛缓不好。并合并胎死宫内或是胎心监护异常。用于前置胎盘救治的原则也适用于胎盘早剥。以下有些需特殊注意：

1. 急性起病，胎儿窘迫和母体休克通常与显性失血的比例不相符，进展飞快。因而可疑胎盘早剥的患者需要医生的特别关注。重度胎盘早剥胎儿存活的，需要剖宫产终止妊娠，新生儿需要立刻复苏。

2. 阴道分娩可能：如果先露是头，合并轻度胎盘早剥，孕妇生命体征平稳，是有成功阴道分娩的可能。尤其是经产妇时。明智的做法是在手术室内监测产程。同时备有麻醉医生也是有必要的。宫口开大 8cm 时，取膀胱截石位。当安全的情况下可应用产钳或胎头吸引器协助娩出。这可以避免剖宫产同时避免胎盘进一步剥离导致胎儿宫内窘迫。

3. 凝血异常及产后出血：母体血进入到子宫肌层及产程过快，这都是产后出血的独立危险因素。处理与前置胎盘性类似。

分娩后确保宫腔没有残留，修补阴道损伤。麻醉医生负责复苏和给予宫缩剂。这时应用子宫临时球囊压迫可以为纠正凝血异常争取时间。也可以选择介入治疗避免子宫切除。中重度胎盘早剥输液很重要，避免患者低血容量，需要立刻开放静脉，输注晶体，输血来维持组织灌注。尤其是肾灌注，可以减少血管内弥漫性凝血功能障碍的发生几率（见第 25 章）。

> **Couvelaire 子宫**
>
> "在胎盘附着处的子宫壁，大量的血液浸润于此，将肌束分离开……卵巢表面布满了点状出血。阔韧带也被血液浸润了。这就是一例真实的子宫胎盘卒中。"
>
> Alexandre Couvelaire

血管前置

1%~2% 的孕妇脐带附着于胎盘边缘（图 19-8a）。极个别情况，胎盘附着于胎膜上，称做帆状血管。血管越过子宫下段和宫颈内口在胎先露前方的时候，这种情况下血管更易受损，称做前置血管。前置血管单胎发生率约为 1/5000[42]。研究发现双胎尤其是单绒毛膜双胎，合并帆状血管的几率增加[43]。漏诊的前置血管可以由于产时自然或人工破膜导致血管破裂，而表现为阴道出血（图 19-8b~d）。阴道出血合并胎儿窘迫，往往表现为急性，严重的，并与阴道出血量不相符。这时应该立即全麻下行剖宫产。并给新生儿输血，有可能使新生儿避免低血容量休克。前置血管多数都会导致胎儿死亡（图 19-8d）。产前诊断出前置血管，择期终止妊娠可以使胎儿存活率从 47% 升至 97%[44]。

脐带先露在行阴道检查时,有时也会和前置血管相混淆。

可利用胎儿血红蛋白的特性行快速床旁检测。具体方法为取一些阴道出血加入 10ml 0.1% 的 NaOH 溶液中,成人血红蛋白 30 秒内变为棕色,而胎儿血红蛋白因其遇碱不易变性,可仍保持粉红色[45]。

前置血管的筛查原则为在 19~20 周超声畸形筛查超声时筛查是否存在前置血管,并择期终止妊娠。经腹超声应仔细寻找脐带根部。经阴道超声对可疑前置血管进一步检查(图 19-8a~c)。目前避免剖宫产的新的治疗方法为在胎儿镜下对前置血管进行电凝[46]。

前置胎盘伴植入

足月胎盘植入是指胎盘过度附着于子宫壁上。其中最严重的类型是前置胎盘植入。这是一个少见但却极为严重的并发症,发生率大约 1/5000,然而随着采取剖宫产分娩的妇女数量增多,此发生率正在逐渐上升[47]。

我们近期对 33 例前置胎盘植入患者危险因素的研究中[48],其高危因素详见表 19-4。其发生的机制是由于子宫内膜损伤造成由子宫内膜转化而来的蜕膜的缺失[49],胎盘滋养细胞种植在缺失的蜕膜上(尤其是子宫下段瘢痕上),从而导致了前置胎盘植入[50]。从组

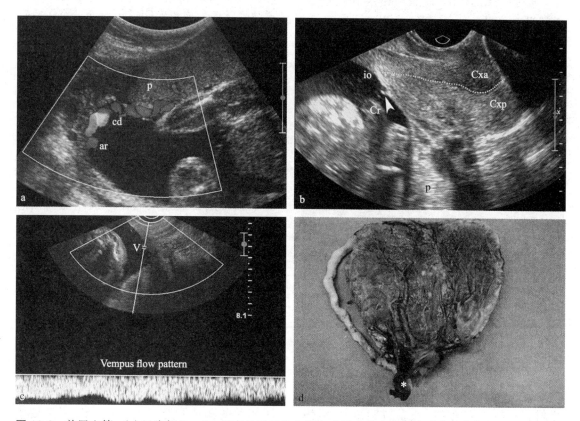

图 19-8 前置血管。(a)经腹部 Doppler 超声显示帆状血管(cd)进入胎盘(p),绒毛膜下动脉(ar)向子宫后壁发出。经阴道超声可以发现或排除前置血管。(b)经阴道超声图所示轻度前置胎盘(p),其距宫颈内口(io)为 2.6cm。虚线为宫颈管。Cxa,为宫颈前唇。Cxp 为宫颈后唇。Cr 为游离脐带。箭头所示为位于羊膜下方的血管,其可疑为前置血管。(c)Doppler 血流图可以显示前置血管内持续静脉血流谱(v)。(d)漏诊前置血管时,如行人工破膜术引产,所出现阴道出血会导致急性胎儿窘迫、急诊剖宫产、及由于低血容量休克所致的早期新生儿死亡。星号所示为帆状胎盘上脐带破裂点

表19-4　前置胎盘危险因素

危险因素	结果（n=33）
剖宫产史	2（0~4）
0	2（6.1%）
1	11（33.3%）
2	13（39.4%）
3 或更多次	7（21.2%）
宫腔手术史	0（0~4）
0	19（57.6%）
1	10（30.3%）
2 或更多	4（12.1%）
Asherman 综合征	2（6.1%）
子宫纵隔手术史	1（3.0%）

织病理学将胎盘植入分为三类：

● 胎盘粘连——蜕膜致密层和疏松层之间没有界限。

● 胎盘植入——绒毛小叶植入子宫肌层。

● 穿透性胎盘——侵入子宫全层达子宫浆膜层，甚至穿出子宫。

不同的病理类型导致了不同的临床表现。临床表现有手取胎盘困难，产后出血（局部植入），阴道分娩胎盘完全不能剥离。甚至胎盘明显植入到子宫下段表面而需要全子宫切除。

> "当我奋力取出胎盘的时候，它与子宫颈黏附的很紧密，如果不是我用手分离开黏附的部分，我花费的就不止一个半小时。"
>
> Edward Gigby

前置胎盘植入的筛查

通过妊娠 19~20 周筛查畸形超声发现胎盘附着于前壁下段或重度前置胎盘时，应该在 22 周复查超声以除外是否合并胎盘植入征象（图 19-9a,b）。胎盘植入会使子宫肌层回声不连续。阴道超声可以显示清晰的图像并可评估是否有侵犯宫颈（见图 19-2d）。当有经验的医生通过超声明确诊断前置胎盘后[51]，

作 MRI 检查没有必要。MRI 的目的是为了评估是否有肌层外侵犯。特别是明确子宫外胎盘组织是否侵犯其他生理结构，如输尿管等（见图 19-2c）。

前置胎盘伴植入手术选择

选择性的不剥离胎盘：我们[52]和其他文章[53,54]评估了在行古典式剖宫产时选择性保留胎盘的这一方法。这是一个有效的方法，因为它手术操作简单，降低了严重大出血的风险。术后胎盘有可能会自然溶解[54]。但是显著出血的风险还是存在的。而且自然溶解的时间会拉长并有不确定性。可持续超过 1 年以上[52]。出血是由于胎盘溶解后形成大的动静脉瘘。我们研究中有 4/10 的产妇由于动静脉瘘形成再次阴道出血而行全子宫切除术。尽管胎盘完全溶解，但还是有两名产妇要求行输卵管绝育术。在此经验基础上，我们更倾向于选择剖宫产术中行全子宫切除术。目前保守治疗的指征有：①术中诊断为前置胎盘植入，行急诊剖宫产术中行全子宫切除准备不充分；②充分向患者告知利弊后，患者要求保守治疗。

择期剖宫产术中行全子宫切除术：在平衡了胎儿是否成熟及由于产前出血而需急诊手术风险后，手术一般安排在妊娠 34~35 周[55]，手术需要有一个专家团队来共同进行[53]。包括：产科医生，妇科医生，泌尿科医生及麻醉医生，血库，病理科及重症监护。在我们 33 例相关研究中，这样配备的团队可以有效降低严重并发症的发生。注意事项如下：

1. 知情同意：需要获得患者关于取正中纵切口，剖宫产术中行子宫切除和（在出血可接受范围内允许胎盘自然剥离）输卵管绝育等相关的知情同意。表 19-5 列出了需要术前讨论的手术常见风险。10% 的前置胎盘植入是不需要全子宫切除的。如果有宫颈细胞学结果，是可以选择子宫次全切。

2. 患者准备：我们常规在髂血管前壁分支内放入球囊导管（图 19-9d）。有人喜欢在

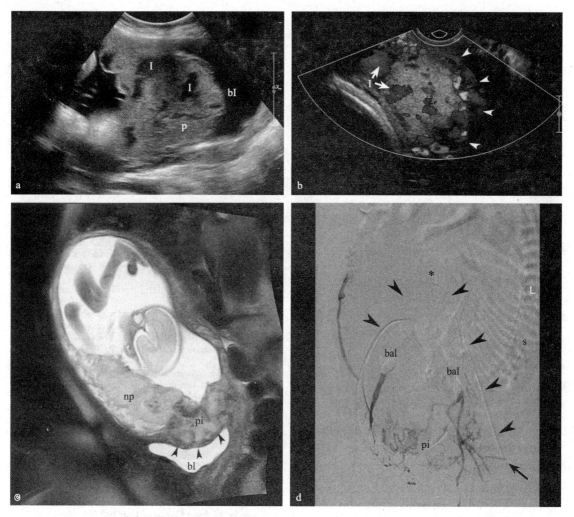

图 19-9　植入性前置胎盘。(a)经腹子宫下段矢状切面,植入性前置胎盘图像为前壁前置胎盘(p)伴随典型的向膀胱(bl)内膨隆,并由于子宫肌层的缺失,形成几条大的隆起的血管湖(l)。(b)经阴道 Doppler 超声示膀胱壁血管供应(箭头所示),血流汇入到血管湖中。(c)MRI 矢状面,与正常前壁胎盘组织(np)相比,植入到膀胱(bl)的胎盘组织(pi)在 MRI 下其内显示深色的胎盘条索样。这与超声上所显示的血管湖是一致的。箭头所示为增加的膀胱供应血管。(d)术前于髂内血管内放置球囊(bal)。胎儿脊柱(s)位于母体的左侧。箭头所指为左股动脉插入导管的穿刺点。箭头方向显示为经动脉分叉处(星号所示)到达右髂动脉的流进过程。血管造影显示了近端拟堵塞的血管和其远端供应植入性前置胎盘(pi)的血管。剖宫产术后病人返回到介入手术室,再次血管造影,栓塞住髂内动脉所有向子宫前壁内的分支血管

术中结扎髂内动脉。在胎儿娩出后,释放球囊可以不同程度上减少出血。术后造影下取出,并予明胶海绵栓塞髂血管前壁分支。术中留置三腔尿管,可于术中行亚甲蓝实验,检查膀胱完整性。也可以考虑留置输尿管导管,尤其是 MRI 高度怀疑胎盘向外侧侵犯时。在分离阔韧带中可以明确显示输尿管走形。

通知重症监护室。围术期应用抗生素治疗。

　　3. 麻醉:我们更喜欢硬膜外麻醉,原因如下:①在髂内血管置管时,该麻醉也可以发挥作用。②丈夫留在手术室陪同产妇可以起到支持作用,夫妻可以共同看到新生儿降临。③我们研究中多数产妇在手术中保持清醒状态,术后可以不必要转入重症监护室(表 19-5)。

表 19-5　手术过程和术后并发症

并发症	结果（n=33）
麻醉类型	
区域性麻醉	23（69.7%）
全麻	4（12.1%）
从区域性麻醉转成全麻	6（18.2%）
评估出血量	2000（600~10 000）
膀胱顶损伤和修补	10（30.3%）
肠或输尿管损伤	0
输血	
术中或术后输血	24（72.7%）
输血量（单位）	3.5（0~20）
输注其他血液制品（FFP、冷冻血浆、血小板）	11（33.3%）
主要手术方式	
经典剖宫产和胎盘剥除	2（6.1%）
剖宫产术中子宫切除	31（93.9%）
次全切除	16（48.5%）
子宫全切	15（45.5%）
腹部切口选择	
Pfannenstiel（横切口）	3（9.1%）
正中纵切口	30（90.9%）
手术时间（分钟）	107（68~334）
转入重症监护室	5（15.2%）
产后住院时间	5（2~13）

4. 手术：配备泌尿科、血管外科专家，及其需要的相应设备。一旦暴露子宫，检查子宫下段外部形态。看到下段凸起血管怒张。制定决策。选取体部纵切口，保留胎盘在原位，不注射缩宫素，立刻开始行子宫切除术。通常宫体切口收缩，一般不会大量出血，我们用 Green-Armytage 钳钳夹出血血窦后开始行切除术。我们不担心合并膀胱损伤。小的损伤我们可以不必咨询泌尿科自己修补。有的时候膀胱缺口还可以用来观察膀胱三角区，并可对术前未放置输尿管导管的患者，于术中通过它来放置。在膀胱分离困难，或是要求保留宫颈时，可以选择子宫次全切。

5. 术后观察：术后造影行双侧髂内血管前壁分支栓塞。如果平稳可转回一对一护士看护的房间。可以持续硬膜外麻醉，比全麻后麻醉镇痛的效果要好。如果修补膀胱或放置输尿管支架，需要和泌尿科共同治疗。

6. 输血：根据我们对失血的经验，我们不需要常规采集血细胞（除非患者为稀有血型），开皮前常规扩容对于减少术中出血是有帮助的。

（陈施　译）

参考文献

1. Sinha P, Mishra M. Caesarean scar preganancy: A precursor of placenta percreta/accreta. J Obstet Gynaecol 2012;32:621–3.
2. Rosenberg T, Pariente G, Sergienko R, Wiznitzer A, Sheiner E. Critical analysis of risk factors and outcome of placenta previa. Arch Gynecol Obstet 2011;284:47–51.
3. Hunter W. Anatomy of the gravid uterus. London: Baskerville Press; 1774.
4. Baskett TF. Of violent floodings in pregnancy: evolution of the management of placenta praevia. In: Sturdee D, Olah K, Keane D, editors. The Yearbook of Obstetrics and Gynaecology. London: RCOG Press; 2001. p. 1–14.
5. Baskett TF. Edward Rigby (1747–1821) of Norwich and his essay on the uterine haemorrhage. J R Soc Med 2002;95:618–22.
6. Norgaard LN, Pinborg A, Lidegaard O, Bergholt T. A Danish national cohort study on neonatal outcome in singleton pregnancies with placenta previa. Acta Obstet Gynecol Scand 2012;91:546–51.
7. Blouin D, Rioux C. Routine third trimester ultrasound examination for low-lying or marginal placentas diagnosed at mid-pregnancy: Is this indicated? J Obstet Gynaecol Can 2012;34:425–8.
8. Gagnon R. Guidelines for the management of vasa previa. J Obstet Gynaecol Can 2009;31:748–53.
9. Weis MA, Harper LM, Roehl KA, Odibo AO, Cahill AG. Natural history of placenta previa in twins. Obstet Gynecol 2012;120:753–8.
10. Danforth DN, Ivy AC. The lower uterine segment: its derivation and physiological behaviour. Am J Obstet Gynecol 1949;57:831–8.
11. Bergelin I, Valentin L. Patterns of normal change in cervical length and width during pregnancy in nulliparous women: a prospective, longitudinal ultrasound study. Ultrasound Obstet Gynecol 2001;18:217–22.
12. Smith GCS, Celik E, To M, Khouri O, Nicolaides KH. Cervical length at mid-pregnancy and the risk of primary cesarean delivery. N Engl J Med 2008;358:1346–53.
13. Oppenheimer L. Society of Obstetrics and Gynaecologists of Canada Clinical. Practice Guideline: Diagnosis and Management of Placenta Previa. J Obstet Gynaecol Can 2007;29:261–6.
14. Vergani P, Ornaghi S, Pozzi I, Beretta P, Russo FM, Follesa I, et al. Placenta previa: distance to internal os and mode of delivery. Am J Obstet Gynecol 2009;201:e1–5.
15. O'Sullivan C, Allen NM, O'Loughlin AJ, Friel AM, Morrison J. Thrombin and PAR1-activating peptide: Effects on human uterine contractility in vitro. Am J Obstet Gynecol 2004;190:1098–105.
16. Towers CV, Pircon RA, Heppard M. Is tocolysis safe in

the management of third-trimester bleeding? Am J Obstet Gynecol 1999;180:1572–8.

17. Stafford IA, Dashe JS, Shiwers SA, Alexander JM, McIntire DD, Leveno KJ. Ultrasonographic cervical length and risk of hemorrhage in pregnancies with placenta previa. Obstet Gynecol 2010;116:595–600.

18. Ohira S, Kikuchi N, Kobara H, Osada R, Ashida T, Kanai M, et al. Predicting the route of delivery in women with low-lying placenta using transvaginal ultrasonography: Significance of placental migration and marginal sinus. Gynecol Obstet Invest 2012;72:217–22.

19. Baskett TF. Surgical management of severe obstetric hemorrhage: experience with an obstetric hemorrhage equipment tray. J Obstet Gynaecol Can 2004;26: 805–8.

20. RCOG Guidelines. Royal College of Obstetricians and Gynaecologists 2012. Accessed 5 Nov 2012. Available at http://www.rcog.org.uk/womens-health/clinical-guidance.

21. Khalafallah A, Dennis A,Bates J, Bates G, Robertson IK, Smith L, et al. A prospective randomized, controlled trial of intravenous versus oral iron for moderate iron deficiency anaemia of pregnancy. J Internal Med 2010;268:286–95.

22. Burtelow M, Riley E, Druzin M, Fontaine M, Viele M, Goodnough LT. How we treat: management of life-threatening primary postpartum hemorrhage with a standardized massive transfusion protocol. Transfusion 2007;47:1564–72.

23. Fung KF, Eason E. Society of Obstetricians and Gynaecologists of Canada. Clinical Practice Guidelines: Prevention of Rh Alloimmunization. J Obstet Gynaecol Can 2003;25:765–73.

24. Roberts D, Dalziel SR. Antenatal corticosteroids for accelerating fetal lung maturation for women at risk of preterm birth. The Cochrane Collaboration 2010: 1–173.

25. Magee L, Sawchuck D, Synnes A, von Dadelszen P. Society of Obstetricians and Gynaecologists of Canada. Clinical Practice Guideline: magnesium sulphate for fetal neuroprotection. J Obstet Gynaecol Can 2011; 33:516–29.

26. Torrance HL, Voorbijb HAM, Wijnberger LD, vanBel F, Visser GHA. Lung maturation in small for gestational age fetuses from pregnancies complicated by placental insufficiency or maternal hypertension. Early Human Development 2008;84:465–9.

27. Wing DA, Paul RH, Millar RK. Usefulness of coagulation studies and blood banking in patients with symptomatic placenta previa. Am J Perinatol 1997;14:601–4.

28. Harper LM, Odibo AO, Macones GA, Crane JP, Cahill AG. Effect of placenta previa on fetal growth. Am J Obstet Gynecol 2010;203:330e1–e5.

29. Lausman A, McCarthy F, Walker M, Kingdom J. Screening, diagnosis, and management of intrauterine growth restriction. J Obstet Gynaecol Can 2012;34:17–28.

30. du Passage A, Le Ray C, Grange G, Cabrol D, Tsatsaris V. Termination of pregnancy and placenta previa, interest in performing feticide before the labour induction? J Gynecol Obstet Biol (Paris) 2011;40:149–55.

31. Hicks JB. On a new method of version in normal labour. Lancet 1860;2:28–30.

32. Willett JA. The treatment of placenta previa by continuous weight traction: a report of seven cases. Proc R Soc Med 1925;18:90–4.

33. Safe Surgery Saves Lives Frequently Asked Questions. World Health Organization, 2012. Accessed 5 Nov 2012. Available at http://www.who.int/patientsafety/safesurgery/faq_introduction/en/.

34. Ward CR. Avoiding an incision through the anterior previa at cesarean delivery. Obstet Gynecol 2003;102: 552–4.

35. Siddiqui M, Goldszmidt E, Fallah S, Kingdom J, Windrim R, Carvalho JCA. Complications of exteriorized compared with in situ uterine repair at cesarean delivery under spinal anesthesia: A randomized controlled trial. Obstet Gynecol 2007;110:570–5.

36. Kirby JM, Katchura JR, Rajan DK, Sniderman KW, Simons ME, Windrim RC, et al. Arterial embolization for primary postpartum hemorrhage. J Vasc Interv Radiol 2009;20:1036–45.

37. Placenta praevia, placenta praevia accreta and vasa praevia: diagnosis and management. Agency for Healthcare Research and Quality, 2011. Accessed 5 Nov 2012. Available at http://www.guideline.gov/content.aspx?id=25668.

38. Tikkanen M, Riihimaki O, Gissler M, Luukkaala T, Metsaranta M, Andersson, et al. Decreasing incidence of placental abruption in Finland during 1980–2005. Acta Obstet Gynecol Scand 2012;91:1046–52.

39. Tikkanen M. Placental abruption: epidemiology, risk factors and consequences. Acta Obstetr Gynecol Scand 2010;90:14014–19.

40. Fitzgerald B, Shannon P, Kingdom J, Keating S. Rounded intraplacental haematomas due to decidual vasculopathy have a distinctive morphology. J Clin Pathol 2011;64:729–32.

41. Walker M, Whittle W, Keating S, Kingdom J. Sonographic diagnosis of chronic abruption. J Obstet Gynaecol Can 2010;32:1056–8.

42. Lee W, Lee VL, Kirk JS, Sloan CT, Smith RS, Comstock CH. Vasa previa: prenatal diagnosis, natural evolution and clinical outcome. Obstet Gynecol 2000;95: 572–6.

43. Cipriano LE, Barth WH Jr, Zaric GS. The cost-effectiveness of targeted or universal screening for vasa previa at 18–20 weeks of gestation in Ontario. BJOG 2010;117:1108–18.

44. Oyelese Y, Catanzarite V, Prefumo F, Lashley S, Schachter M, Tovbin Y, et al. Vasa previa: the impact of prenatal diagnosis on outcomes. Obstet Gynecol 2004;103:937–42.

45. Loendersloot EW. Vasa praevia. Am J Obstet Gynecol 1979;135:702–3.

46. Chmait RH, Chavira E, Kontopoulos EV, Quintero RA. Third trimester fetoscopic laser ablation of type II vasa previa. J Matern Fetal Neonatal Med 2010;23:459–62.

47. Fernandez H, Al-Najjar F, Chauveaud-Lambling A, Frydman R, Gervaise A. Fertility after treatment of Asherman's syndrome stage 3 and 4. Minimally Invasive Gynecol 2006;13:398–402.

48. Walker MG, Allen L, Windrim RC, et al. Multidisciplinary management of invasive placenta previa. J Obstet Gynaecol Can 2013;35(5):417–25.

49. Craven CM, Chedwick LR, Ward K. Placental basal plate formation is associated with fibrin deposition in decidual veins at sites of trophoblast cell invasion. Am J Obstet Gynecol 2002;186:291–6.

50. Monteagudo A, Carreno C, Timor-Tritsch IE. Saline infusion sonohysterography in nonpregnant women with previous cesarean delivery: The 'Niche' in the scar. J Ultrasound Med 2001;20:1105–15.

51. Masselli G, Brunelli R, Casciani E, Polettini E, Piccioni MG, Anceschi M, et al. Magnetic resonance imaging in the evaluation of placental adhesive disorders: correlation with colour Doppler ultrasound. Eur Radiol 2008; 18:1292–9.

52. Amsalem H, Kingdom JCP, Farine D, Allen L, Yinon Y, D'Souza DL, et al. Planned caesarean hyterectomy versus 'conserving' caesarean section in patients with

placenta accreta. J Obstet Gynaecol Can 2011;33: 1005–10.

53. Eller AG, Bennett MA, Sharshiner M, Masheter C, Soisson AP, Dodson M, et al. Maternal morbidity in cases of placenta accreta managed by a multidisciplinary care team compared with standard obstetric care. Obstet Gynecol 2011;117:331–7.

54. Wong VV, Burke G. Planned conservative management of placenta percreta. J Obstet Gynaecol 2012;32: 447–52.

55. Robinson BK, Grobman WA. Effectiveness of timing strategies for delivery of individuals with placenta previa and accreta. Obstet Gynecol 2010;116:835–42.

第 20 章

产后出血

TF Baskett

> 任何阻止分娩后子宫收缩的因素都将引发危险出血的发生,在这些病例中,均需要使用这样的药物来增强子宫收缩力以及阻止子宫及邻近血管血液的流出。
>
> William Smellie
> Treatise on the Theory and Practice of Midwifery.
> London:D. Wilson,1752,p402-404.

每天都有 1600 名孕妇死于分娩,其中大约有 500 名死于出血[1]。其中 99% 发生在发展中国家。死亡原因是由"三延迟"引起的:延迟就医、延迟到达、延迟救援,这些延迟大多发生在发展中国家,在发达国家并不多见。英国孕妇死亡率仍强调产后出血常与治疗不足量不及时或者不合规格的医疗保健有关[1,2]。虽然出血只占发达国家孕妇死亡主要原因的 1/5 或 1/6,但仍是引起严重孕妇或危险病例发病率的主要原因[3,4]。更重要的是,来自澳大利亚和加拿大的报告结果显示产后出血的发生率增加[5,6]。

本章将对产后出血的原因及临床处置进行概述。其他包括手术治疗将在相应章节进行详述:胎盘滞留(第 21 章);子宫内翻(第 22 章);下生殖道外伤(第 23 章);子宫填塞、子宫压迫缝合、盆腔血管结扎栓塞术和子宫切除术(第 28 章)。

原发性产后出血

原发性产后出血是指分娩后 24 小时内生殖道出血超过 500ml。在大多数情况下,这种出血发生在分娩后的前几个小时。由于产后出血的诊断有一定的主观性,所以已报道的发生率从 2%~10% 不一样[7]。血容量研究表明正常孕妇在自然阴道分娩时损失 500ml 的血,阴道助产时将损失更多,剖宫产将损失 1000ml 的血。一般情况下,医务护理人员倾向于低估出血量而患者通常会高估出血量。因此,当护理人员估计出血量为 500ml 的时候,通常实际出血量能到 1L,所以临床诊断是合理的。然而关注血容量与体重的相关程度是非常重要的。因此,对于一个身小体重低的孕妇,再加上她贫血,将很难耐受哪怕是少量的出血(见第 24 章)。

第三产程生理机制

在讨论原发性产后出血的病因及临床处理之前,有必要了解第三产程的生理机制,即从胎儿娩出到胎盘娩出的阶段。尽管它是分娩三个产程中时间最短的,但它潜在的风险却是最高的。

在妊娠过程中,子宫肌纤维被牵拉以适应不断增大的子宫和其内容物。当胎儿娩出后,子宫持续性收缩,导致肌纤维缩短。最终肌纤维的缩短是通过子宫的回缩力,这种力与宫缩力不同,不需要消耗能量。

胎盘剥离是通过子宫收缩和回缩来实现的。胎盘从子宫壁上脱离,就像一个邮票从充气气球上脱落:当气球没气后,邮票就从气球上脱落了。当胎盘完全剥离后,收缩力持续到子宫下段,通过宫颈到达阴道,从而娩出胎盘。

胎盘剥离的征象

胎盘剥离的征象有以下几点:

1. 当胎盘从子宫上脱离后,子宫持续收缩,宫底会从一个宽的盘状转变为增高的狭窄的球形。但这种转变很难在临床上观察到,除非是非常瘦的孕妇。不过,子宫持续的收缩会使其变硬合并宫底升高。

2. 胎盘剥离通常伴有阴道出血。但在胎盘部分剥离时,阴道也会出血,而且就算胎盘完全剥离时,血液有时也会积存在胎膜后,所以这个征象并不完全可靠。

3. 当胎盘剥离后并下降到子宫下段时,脐带通常会自动延长(8~15cm)。这是最可靠的征象。

胎盘剥离面的止血机制是生理学和解剖学上的一个奇迹。子宫肌层呈网状排列,子宫的血管通过这个网状结构来供应子宫。当子宫收缩时,这个网状的肌纤维压迫了血管(图20-1)。这种子宫肌层的结构可以被称为子宫的活性结扎或生理学缝线。

第三产程的处理

当胎儿娩出后,延迟脐带钳夹(2分钟后)可增加胎儿血流灌注。断脐后,必要时留取脐血。轻轻地牵拉脐带,确保游离端没有留在阴道中,然后在阴道口钳夹脐带,确保脐带延长明显。同时一只手放在宫底上感受胎盘剥离时子宫底的变化,及时发现因充满血液而增大松弛的子宫。当胎盘剥离的征象非常明显时,通过牵拉脐带来帮助胎盘的娩出。一只手平稳向下牵拉脐带,另一只手移到耻骨联合上往上方和后方轻推子宫的下段。骶岬和耻骨联合上缘手的距离应像图中所示的那样来预防子宫的内翻(图20-2)。

第三产程的处理有两种方式:一种是期待,另一种是积极处理。

● 期待就是等待胎盘的自然剥离,通常需要10~20分钟,一般那些倾向于不干预第三产程的医生喜爱这种方式。一些医生鼓励胎儿娩出后立即吸吮来促进生理性催产素的释放[8]。但是这种方式不如积极的药物处理那样能更好地减少产后出血[9]。

● 积极的处理就是在胎儿娩出时或娩出后立刻给予催产素来促进子宫的收缩使胎盘剥离及止血。这种方式已经使用了近半个世纪,而且许多随机对照试验证明了它比期待的方式能有效减少50%~70%的失血量、催产素的治疗剂量、产后出血和输血量[10]。临床证据和经验使这种方式成为标准的处理方式[11]。期待治疗只在患者要求的时候使用。

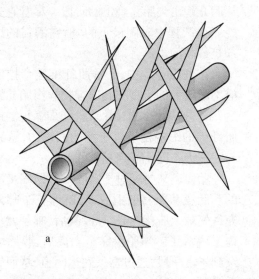
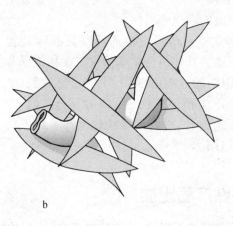

图20-1　胎盘剥离后的止血机制。子宫的生理学缝线。(a)子宫收缩之前;(b)子宫收缩之后

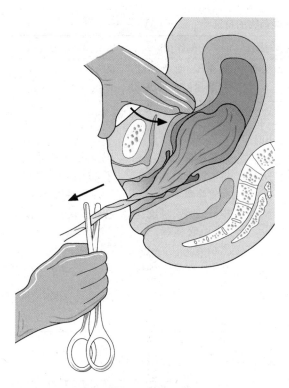

图 20-2　通过牵拉脐带来帮助胎盘的娩出

> "麦角类物质在胎儿娩出前和娩出后的使用,是一种有效的预防子宫出血的方式。"
>
> Oliver Prescott
> A Dissertation on the Natural History and Medical Effects of SecaleCornutum or Ergot. Andover:Flagg & Gould,1813,p14.
>
> "在那些易出血的病人中,胎儿娩出后应立即使用麦角类物质来预防出血。"
>
> John Stearns
> Obserations on the secalecornutum of ergot, with directions for its use in parturition. Med Rec 1822; 5:90

- 在积极治疗过程中选择药物通常有以下几种:催产素,麦角新碱和 Syntometrine(催产素和麦角新碱的混合物)。在这些药物之中,催产素是最便宜的,而且副作用最小,不会导致胎盘滞留,但它是短效的(15~30 分钟)。麦角新碱非常有效,但有很多副作用(见下文),作用时间很长(60~120 分钟),但有相对高导致胎盘滞留的风险。因此,催产素是首选的,在胎儿前肩娩出时或娩出后立刻静脉注射 5U 或肌肉注射 10U 催产素。

产后宫缩乏力所致的出血最常发生在胎儿娩出后的一小时内。不过,在接下来的 2~3 个小时内,产妇仍容易出血。因此,如果使用了催产素,因其作用时间短,必须静脉滴注 2~3 个小时。而麦角新碱和 Syntometrine 因其是长效而不需要使用很长时间。如果产妇合并其他易致子宫收缩乏力的因素(如多胎妊娠),那么需要延长催产素滴注时间或者必须预防性地使用前列腺素或卡贝缩宫素。

无张力性产后出血的风险在产后一小时内的风险最大。然而,产后 2~3 小时仍是无张力性产后出血的易发时期。因此如果已经在积极使用缩宫素的基础上,它短暂起效时间使得在产后 2~3 小时需继续静脉滴注缩宫素。如果已使用麦角新碱,也能起到充分收缩子宫的作用。对于存在延迟子宫收缩的危险因素(如多胎)的产妇,需要使用长效缩宫素类药物静脉滴注,在某些特殊的病例中,前列腺素或卡贝可用于预防产后出血。

缩宫素类药物

了解缩宫素类药物的特征和副作用非常重要,每一种药物都有一定的适应证(表 20-1)。

催产素

催产素是最便宜、最安全的可注射宫缩药物。它可以诱导快速有节律的子宫收缩,通常持续 15~30 分钟。它主要作用于子宫体。催产素还可以导致短暂的血管舒张,减少外周血流阻力,引起轻微血压下降。除了在心血管系统不稳定的病人中,这种血压降低通常可以忽略[12]。其剂量通常是静脉缓慢弹

表 20-1　缩宫素类药物的特征

药品	剂量和途径	持续时间	副作用	禁忌证
催产素	5U 静脉推注 10U 肌肉注射 20U 在 500ml 液体中静滴	15~30 分钟	低血压,面色潮红。大剂量时易水中毒 (>200U)	无
麦角新碱	0.2~0.25mg 静脉推注或肌注	1~2 小时	恶心,呕吐,高血压,血管痉挛	子痫前期 / 高血压,心血管疾病
Syntometrine(5U 催产素 0.5mg 麦角新碱)	1 安瓿肌注	1~2 小时	恶心,呕吐,高血压,血管痉挛	子痫前期 / 高血压,心血管疾病
15- 甲基 PGF$_{2a}$	0.25mg 肌注或子宫内肌注;0.25mg 在 500ml 液体中静脉输注	4~6 小时	呕吐,腹泻,潮红,颤抖,血管痉挛,支气管痉挛	心血管疾病,哮喘
米索前列醇	600μg 口服或舌下含服或者 800~1000μg 直肠应用	1~2 小时	恶心、腹泻、颤抖、发热	无
卡贝缩宫素	100μg 静脉推注或肌注	1~2 小时	潮红	无

丸式输 5U 或肌注 10U 或 20U 配在 500ml 液中输注。

麦角新碱

麦角新碱是第一个可注射的缩宫素类的药物,已经用了近 75 年。它能够诱导子宫体和下段的收缩,持续作用时间在 60~120 分钟。麦角新碱可以引起全身平滑肌的收缩,特别是血管平滑肌。外周血管的收缩在正常孕、产妇中没有太大的影响,但对高血压或子痫前期的妇女可以导致严重的血压升高。故在这种情况下禁用。该药物同样可以导致冠状动脉的痉挛,在正常孕妇中没什么影响,但在一些罕见的例子中被认为是导致心梗的因素。麦角新碱所诱导的血管痉挛可以用硝酸甘油来缓解。

由于麦角新碱作用时间长,可增加胎盘嵌入子宫中的风险[13]。与催产素相比,每 200 例中它可以增加 1 例手取胎盘的风险。20%~25% 的使用麦角新碱的孕妇发生恶心、呕吐。其剂量是 0.2~0.25mg,肌肉注射。由于它的缩血管作用,最好不用静脉注射,不过紧急情况下,可以缓慢静推 0.2mg。大剂量如 0.5mg 最好不要给,因为它并没有改善收缩子宫的作用,但会增加副作用。

> "它在拯救人类的生命中的作用,使它成为医学领域永恒的成就。"
>
> ChassarMoir
> The obstetrician bids, and the uterus contracts. BMJ
> 1964;110:1029.

Syntometrine

Syntometrine 是 5U 催产素和 0.5mg 麦角新碱的混合物。当肌肉注射时,催产素在 2~3 分钟内起作用而麦角新碱需要 4~5 分钟。它们的副作用是结合的,因此催产素的扩血管作用可以缓解麦角新碱的缩血管作用。这种结合可以同时发挥催产素的短效作用和麦角新碱的长效作用。在分娩后的 2 小时内,它可以提供持续的收缩子宫的作用,所以不需要静脉输注[14]。

15- 甲基 PGF$_{2a}$

15- 甲基 PGF$_{2a}$ 或卡前列素(欣母沛)是 PGF$_{2a}$ 的 15- 甲基的衍生物。它是目前最贵的可注射的缩宫素。有很强的收缩子宫的作用,但平滑肌的刺激作用如恶心、呕吐、腹泻、血管痉挛和支气管痉挛却很小。所以被用来促进子宫收缩。它的一些临床上不明显的副作用包括发抖、发热和潮红。它的作用持续6个小时,所以根据性价比,它并不用在常规预防产后出血中,但在促进子宫长期的收缩中非常有用。

剂量通常是0.25mg,可以肌注或子宫肌肉注射,或0.25mg配在500ml液中注射静脉输注[15]。最快起效的方式是0.25mg配在5ml的生理盐水中,然后在宫底的两处直接肌肉注射。15-甲基PGF$_{2a}$可以在高血压和哮喘中使用,尽管这些是它的相对禁忌证。它是很好的二线药物,当催产素和麦角新碱都失败后或者需要长期地收缩子宫时可使用。

米索前列醇

米索前列醇是前列腺素E1的类似物,价格最低,而且可以通过非静脉途径使用。米索前列醇是药品核准标示外使用的缩宫药物,但得到了许多国家妇产科协会的认可,并加入WHO阻止产后出血的基本药物名录,作为二线缩宫药物[16]。它的保质期很长,并在很极端的温度中都很稳定。这与催产素和麦角新碱不同,它们一般需在0~8℃下避光保存,否则就失去了效应。米索前列醇根据临床需要可以口服,舌下含服,经阴道和经直肠给药。它的副作用比较小,主要是发抖、轻微的发热和腹泻。它在预防产后出血的作用方面比安慰剂作用强,但不如其他注射类的缩宫素有效[17]。然而,以上所说的特点使它在发展中国家广泛使用,因为发展中国家设备受限,死亡发生率高[18]。同样它也是缩宫素或麦角新碱失败后才选用的二线药物。通常的剂量是600μg口服或舌下含服,如果在出血时,可以800μg舌下含服或经直肠给1000μg[16]。最近FIGO(国际妇产科联盟)指南对第三产程的管理推荐预防产后出血发

生可予米索前列醇600μg口服,治疗产后出血,可予800μg舌下含服[19],米索前列醇作用时间一般是2小时。

卡贝缩宫素

卡贝缩宫素是催产素的长效类似物。作用时间一般是60~120分钟。通常100μg肌肉或静脉注射。副作用与催产素类似,主要是潮红和轻微的血压降低。其优点是长效作用,这样不用在第三产程积极处理的2小时内静脉输注催产素了[20,21]。它比催产素更贵,但比15-甲基PGF2a便宜。

历史背景

现代缩宫素类药物的发展很有意思。经过四个多世纪助产士和医生的观察发现,麦角碱类物质能促进子宫收缩,Chassar Moir和化学家Harold Dudley发现了缩宫素的有效成分。1935年,经过了3年的研究,在此之间,Moir试验了很多产后促进子宫收缩的物质,他们分离出了麦角新碱——麦角碱类物质的活性成分。同时,在芝加哥、巴尔的摩和瑞士也被发现了。在伦敦Henry Dale的指导下,认识到首个可注射的缩宫素的临床重要性,Moir和Dudley发表了这种物质的组成和如何生产这种物质,因此它是没有商标的。

1952年,Vincent Du Vigneaud在纽约的康奈尔大学合成了纯正的催产素。Sune Bergstrom及其同事在斯德哥尔摩的卡罗林斯卡医学院合成了前列腺素后,15-甲基PGF2a在20世纪70年代被用于治疗产后出血。在20世纪90年代米索前列醇被用于预防产后出血。因此,现代缩宫素类药物的发展始于1935年发现麦角新碱,随后在过去的80年,大约每20年有较大进步[22,23]。

原发性产后出血的原因

子宫收缩乏力

可由任何影响子宫收缩的因素导致。这是原发性产后出血最常见的原因(80%~85%)。尽管发生在低危病例中,影响子宫收缩的因素主要包括以下几种:

- 多次妊娠。
- 产程延长,特别是羊膜绒毛膜炎。受感染的子宫特别容易出现收缩乏力,而且会对缩宫素类的药物不敏感。
- 急产:这是子宫收缩的又一个极端,快速有效的第一、二产程之后可能是宫缩乏力。
- 子宫过度扩张:多胎妊娠,巨大儿和羊水过多。
- 胎盘滞留或胎盘碎片。
- 残留的血块。当胎盘娩出后,应当按摩宫底,如果子宫收缩不好,应当给予缩宫素滴注 2~3 小时。如果不这样做,胎盘剥离面可能会有少量出血,导致血块存留在宫内。当血块逐渐增加时,影响子宫收缩,进一步加重血块和血液的残留,形成一个恶性循环。
- 抑制子宫收缩的药物,如硝酸甘油或特布他林和全麻药,特别是氢氟酸。
- 子宫结构异常,包括子宫畸形和子宫肌瘤。
- 前置胎盘:胎盘种植的部位在子宫的下段,所以影响了子宫的收缩。
- 第三产程的不适当处理,如过早按压宫底和牵拉脐带导致胎盘部分剥离,使出血增多。

生殖道外伤

见第 23 章。这是另一个导致产后出血的原因,占产后出血病因的 10%~15%,包括:

- 会阴、阴道和宫颈的损伤。
- 会阴侧切。
- 子宫破裂。
- 外阴 - 阴道和阔韧带的血肿。

其他原因

其他导致原发性产后出血的原因包括子宫翻转(第 22 章)和凝血功能障碍(第 25 章)。

原发性产后出血的预防

具有产后出血高危因素的孕妇应当在麻醉科和产科条件相对好的医院中分娩,同时能获取血源。在所有的孕、产妇中应当对第三产程的处理有足够的重视:

- 当前肩娩出时或娩出后给予催产素。
- 避免在胎盘剥离前不合适地按摩子宫和过早的牵拉脐带。
- 当胎盘娩出后,检查胎膜是否完全。
- 按压宫底促进子宫内血块的排出。
- 继续给催产素 2 小时来保证子宫的良好收缩,在高危病人中,可以给的时间更长些。
- 严密监测,包括排空膀胱来促使子宫在胎儿娩出后能够更好地收缩 2~3 小时。

原发性产后出血的治疗

下文将讨论子宫收缩乏力的药物治疗。其他原因和外科治疗将在其他章节讨论。产后宫缩乏力的立即处理主要是依靠子宫正常生理的止血机制促进其收缩。一方面使用合理的促进子宫收缩的药物,另一方面按摩子宫。

宫缩药物

催产素的使用会下调催产素受体。因此如果第一产程和第二产程使用了催产素,那么在第三产程,人体可能对催产素的敏感性下降。在正常分娩中,催产素的水平在第三产程并没有太大的改变,但是内源性前列腺素的分泌却是增加的。子宫肌层对各种缩宫

素类的药物有不同的受体,因此当一种药物效用不强时,应及时更换另一种药物。以下是各种药物使用的建议:

● 静脉注射 5U 催产素,在 500ml 晶体液中加入 40U 催产素来促进子宫收缩。

● 如果这种方法失败了,静脉给麦角新碱 0.2mg(如果没有禁忌证)。

● 催产素和麦角新碱的剂量可重复,如果催产素和麦角新碱无效,及时使用前列腺素制剂。

● 肌肉注射或子宫肌层注射 15- 甲基 PGF_{2a} 0.25mg。如果必要时,可以重复 4 次。另一种方式是在 500ml 晶体液中加入 0.25mg 静脉注射。

● 在活动性出血时,阴道给予米索前列腺素不合适——因其会被出血冲走。比较好的方法是舌下含服或口服 800μg[19]。因为价格很便宜,很多医生会先选择这种方式。

● 治疗低血容量。主要是积极静脉输晶体、胶体、全血和血成分(第 24 章)。

如果宫缩乏力对缩宫素类的药物和按摩宫底不敏感,这时需要选择外科治疗方式,包括:子宫压塞,压迫缝合,大血管结扎栓塞,甚至可以考虑子宫全切。详见第 28 章。

当在准备外科手术时,应当采用双手子宫的按压来阻止出血。在阴道的手应当握拳放在阴道前穹隆,而在腹部的手于宫底朝着阴道内手按压,阴道内的手上抬子宫。采用这种方式,可以按压子宫血管来减少出血。此外,手应旋转按摩子宫来刺激子宫收缩(图 20-3)。

在等待外科器械的情况下,可以尝试外部按压主动脉。这需要两只手将宫底移出盆腔;下面的手将子宫下段往上和往后推,而另一只手将宫底往主动脉按压。不过,如果子宫非常乏力,这种方法的价值有限,因为子宫乏力不能坚固按压主动脉。另一种方法是将拳头直接放置在中线,在脐上直接按压主动脉[24]。由于腹部肌肉的牵拉和腹直肌的分离,这种方法是可行的,但只是一种短暂

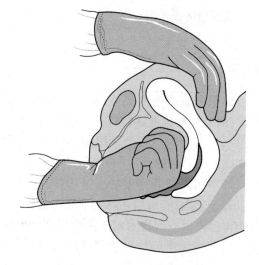

图 20-3 双手按压子宫

的方式。

有准备的产后出血

由生产及分娩机构的有经验的人员进行宣教、模拟训练等方式可以减少产后出血的延迟处理及提高产后出血的不良结局的发生[25-27]。对于严重产后出血的外科处理(见第 28 章),必要的器械可能少见并不易获得。因此对于每个机构明智的做法是提前准备包括子宫阴道填塞、子宫压迫缝合和主要血管结扎[28]的产后出血外科治疗必备的器械。

继发性产后出血

定义是产后 24 小时到 6 周生殖道的异常出血。它的发生率大概占分娩的 1%,远远比原发性产后出血少。大多数的例子发生在分娩后的 3 周内。

原因

● 大约 1/3 的病例是胎盘滞留。

● 滞留的组织通常伴有宫内感染。很多病例都不能获得准确诊断,但病人会有原发性产后出血和手取胎盘的病史。

● 其他一些罕见的原因包括:滋养细胞疾病,慢性子宫内翻和在剖宫产瘢痕处长出

假性动脉瘤或动静脉瘘。

处理

如果出血量很少,子宫无压痛基本恢复原状,而且没有菌血症,只需要观察。如果超声提示子宫腔内没有胎盘组织,可以帮助做出临床处理的选择[29]。

如果病人表现为大量出血、宫内感染的征象和子宫内翻,应当在麻醉下行子宫探查。超声可以提供一些提示但不如临床征象更准确。这些病例需要静脉输注晶体液、配血和使用广谱抗生素来覆盖革兰氏阳性菌、革兰氏阴性菌和厌氧菌。有时这些病人会大量出血,并需要输血。

麻醉后需要仔细检查下生殖道和宫颈,以防出现裂伤和血肿。通常宫颈口是松弛的,手指可以进去探查子宫腔,并将胎盘组织从子宫壁上剥除。当然这也可以用钳子剥除。

剥除的组织应当去做组织病理学检查以排除滋养细胞疾病。在感染的组织中,一部分应当送去做培养和药敏试验[30]。

产后的子宫非常柔软而且很容易穿孔。产科医生应当特别注意有剖宫产手术史的病人,尤其避免刮到手术的瘢痕处。如果对有部分胎盘植入的子宫进行刮宫,可能导致严重的出血,因为刮宫可导致已形成血栓的血管重新开放。这种出血通常对缩宫素类的药物不敏感。在这种情况下,可以考虑外科处理包括子宫填塞、大血管栓塞和子宫全切术(第 28 章)。对于剖宫产术后瘢痕处形成的罕见假性动脉瘤或动静脉瘘,可通过子宫血管造影及栓塞进行诊断及治疗[31]。

(寿冲 张慧婧 译)

参考文献

1. Confidential Enquiry into Maternal and Child Health. Why Mothers Die 2000–2002. London: RCOG Press; 2004.
2. Confidential Enquiry into Maternal and Child Health. Saving Mothers' Lives 2003–2005. London: RCOG Press; 2006.
3. Baskett TF, Sternadel J. Maternal intensive care and near-miss mortality in obstetrics. Br J Obstet Gynaecol 1998;105:981–4.
4. Baskett TF, O'Connell CM. Severe obstetric maternal morbidity: a 15-year population-based study. J Obstet Gynaecol 2005;25:7–9.
5. Joseph KS, Rouleau J, Kramer MS, Young DC, Liston RM, Baskett TF. Investigation of an increase in postpartum haemorrhage in Canada. Br J Obstet Gynaecol 2007;114:751–9.
6. Ford JB, Roberts CL, Simpson JM, Vaughan J, Cameron CA. Increased postpartum haemorrhage rate in Australia. Int J Gynecol Obstet 2007;98:237–43.
7. Dildy GA, Paine AR, George NC, Velasco C. Estimating blood loss: can teaching significantly improve visual estimation? Obstet Gynecol 2004;104:601–6.
8. Chua S, Arulkumaran S, Lim I, Selamat N, Ratnam SS. Influence of breast-feeding and nipple stimulation on postpartum uterine activity. Br J Obstet Gynaecol 1994; 101:804–5.
9. Bullough CHW, Msuku RS, Karonde L. Early suckling and postpartum haemorrhage: controlled trial in deliveries by traditional birth attendants. Lancet 1989;2: 522–5.
10. Baskett TF. A flux of the reds: evolution of active management of the third stage of labour. J R Soc Med 2000;93:489–93.
11. World Health Organization. Recommendations for the prevention of postpartum haemorrhage. Geneva: WHO; 2007.
12. Davies GAL, Tessier JL, Woodman MC, Lipson A, Hahn PM. Maternal hemodynamics after oxytocin bolus compared with infusion in the third stage of labor: a randomized controlled trial. Obstet Gynecol 2005;105: 294–9.
13. Hammar M, Bostrom K, Borgvall B. Comparison between the influence of methylergometrine and oxytocin on the incidence of retained placenta in the third stage of labour. Gynecol Obstet Invest 1990;30:91–4.
14. Choy CMY, Lau WC, Tam WH, Yuen PM. A randomised controlled trial of intramuscular Syntometrine and intravenous oxytocin in the management of the third stage of labour. Br J Obstet Gynaecol 2002;109: 173–7.
15. Granstrom L, Ekinan G, Ulmsten U. Intravenous infusion of 15 methyl prostaglandin F2 alpha in women with heavy postpartum haemorrhage. Acta Obstet Gynecol Scand 1989;68:365–7.
16. Royal College of Obstetricians and Gynaecologists. Prevention and management of postpartum haemorrhage. Green-top Guideline No. 52. London: RCOG; 2009.
17. Gulmezoglu AM, Forna F, Villar J, Hofmeyer GJ. Prostaglandins for prevention of postpartum haemorrhage. Cochrane Database Syst Rev 2007;3:CD000494.
18. Alfirevic Z, Blum J, Walraven G, Weeks A, Winikoff B. Prevention of postpartum haemorrhage with misoprostol. Int J Gynecol Obstet 2007;99 (Suppl 2):s198–201.
19. Starrs A, Winikoff B. Misoprostol for postpartum haemorrhage: moving from evidence to practice. Int J Gynecol Obstet 2012;116:1–3.
20. Boucher M, Harbay GL, Griffin P. Double-blind randomised comparison of the effect of carbetocin and oxytocin on intraoperative blood loss and uterine tone of patients undergoing cesarean section. J Perinatol 1998; 18:202–7.
21. Leung SW, Ng PS, Wong WY, Cheung TH. A randomized trial of carbetocin versus syntometrine in the management of the third stage of labour. Br J Obstet Gynaecol 2006;113:1459–64.

22. Baskett TF. The development of prostaglandins. Best Pract Res Clin Obstet Gynaecol 2003;17:703–6.
23. Baskett TF. The development of oxytocic drugs in the management of postpartum haemorrhage. Ulster Med J 2004;73:2–6.
24. Riley DP, Burgess RW. External abdominal aortic compression: a study of a resuscitation manoeuvre for postpartum haemorrhage. Anaesth Intens Care 1994;22:571–5.
25. Rizvi F, Mackey R, Barrett T, McKenna P, Geary M. Successful reduction of massive postpartum haemorrhage by use of guidelines and staff education. Br J Obstet Gynaecol 2004;111:495–1047.
26. Skupski DW, Lowenwirt IP, Weinbaum FI, Brodsky D, Danek M, Eglington GS. Improving hospital systems for the care of women with major obstetric haemorrhage. Obstet Gynecol 2006;107:977–83.
27. Brace V, Kernaghan D, Penney G. Learning from adverse clinical outcomes: major obstetric haemorrhage in Scotland, 2003–05. Br J Obstet Gynaecol 2007;114:1388–96.
28. Baskett TF. Surgical management of severe obstetric haemorrhage: experience with an obstetric haemorrhage equipment tray. J Obstet Gynaecol Can 2004;26:805–8.
29. Skinner J, Turner MJ. Postpartum exploration of the genital tract under general anaesthesia reviewed. J Obstet Gynaecol 1997;17:273.
30. Hoveyda F, Mackenzie IZ. Secondary postpartum haemorrhage: incidence, morbidity and current management. Br J Obstet Gynaecol 2001;108:927–30.
31. Lausman AY, Ellis CA, Beecroft JR, Simons M, Shapiro JL. A rare etiology of delayed postpartum haemorrhage. J Obstet Gynaecol Can 2008;30:239–43.

第 21 章

胎盘滞留

AD Weeks

> "长久以来,对于胎盘娩出的观点一直存有争议,一些人认为这一过程应尽量放慢,让它自然的发生,而另一些人则认为应立刻分离并娩出胎盘。我认为最好应折中一下,除非必要时,尽量不要辅助。当孕妇能自我娩出胎盘的时候,尽量不要主动协助娩出胎盘。但亦不要推迟太长时间,因为少数胎盘是有可能滞留上几天的。"
>
> William Smellie

胎盘娩出是对于孕妇来说最危险的时刻。在娩出之前,每分钟有大约 500ml 血流经过胎盘床,如果在胎盘分离后子宫不能收缩,血流会继续,母亲会在几分钟内大量失血。因此应十分注意,确保胎盘剥离干净,此后子宫立即收缩。下面描述其常规处理过程,此后是胎盘滞留的处理。

第三产程的处理常规

宫缩剂能阻止过多的失血已被认可。其他的主动包扎方法几乎没有作用[1-4]。

宫缩药物

缩宫素 10U 肌注目前被认为是常规管理的一线宫缩剂,应在胎儿娩出后立即给予[1-3]。缩宫素 / 麦角新碱复合物(syntometrine)更有效一些,但会导致呕吐和高血压。口服米索前列醇是没有催产素时相对效果差一些的替代方法。

脐带钳夹

钳夹脐带的时机已经作为争论的焦点 200 多年了。早期的钳夹脐带对母亲没有益处能组织大约 90ml 血液从胎盘流到胎儿。因此大多数权威人士推荐生后 2~3 分钟再钳夹脐带[1,3]。对于需要立即新生儿护理的婴儿,可以在床旁进行(用小型复苏车),或可以像挤奶一样挤脐带。即在钳夹脐带之前用拇指和食指挤压脐带,同时沿着脐带向婴儿滑动 20cm 两或三次。

> "另一件对孩子很有害的事情是结扎和剪短脐带过早。这应该直到孩子重复呼吸和脐带搏动消失后进行。否则孩子会更虚弱,一部分应该进入胎儿体内的血被留到了胎盘里。"
>
> Erasmus Darwin

控制性的牵拉脐带

在胎儿娩出后第一次宫缩时控制性的牵拉脐带。接生者一只手向上推宫体另一只手持续牵拉脐带娩出胎盘,近期大量的实验显示这一过程引起很少的失血但能稍微缩短第三产程[4]。

按摩子宫

子宫按摩被一些权威人士认为是主动管理的一部分,即使几乎没有证据证明它的好处。在胎盘娩出后按摩宫底 15 分钟确保子宫牢固的收缩和没有血块残留使其扩张。

胎盘滞留

应用传统或是期待疗法处理第三产程，通常在 10~20 分钟内可以娩出胎盘。而应用积极疗法，则多可于 5~10 分钟内娩出。一般来讲，在 15 分钟内 90% 的胎盘可以顺利娩出，30 分钟内 96% 可以娩出，而 1 个小时内娩出率可增加到 98%。由此可见，胎盘滞留的发生率取决于时间的选择，在资源丰富的机构中其发生率较高并且随着时间而增加[5]，尽管原因不清。

一旦超过时间胎盘不能娩出，胎盘自然娩出的几率降低，而出血的风险增加。考虑为胎盘滞留并采取积极措施娩出胎盘的时机，取决于是否有能安全进行麻醉的设施和人员配备及是否合并出血。图 21-1 描述了采取积极治疗的时机。

胎盘滞留的分类

- 胎盘嵌顿：胎盘已从子宫壁上剥离下来，但是滞留在宫腔。临床表现为子宫缩小和收缩，但宫底升高，超声检查见子宫收缩很好，胎盘滞留在扩张的子宫下段。

- 胎盘粘连：胎盘黏附由于胎盘后面的肌层收缩不佳。直到胎盘部分的或者完全的分离，这种情况往往出血不会过多。超声下见胎盘在子宫内与很薄的没有收缩的肌层相连[6]。

- 胎盘植入：通常在剖宫产切口发生，也能在一部分阴道分娩之后发生。前置性胎盘植入的处理在第 19 章讨论。

诱发因素

- 前次妊娠有过胎盘滞留，复发率 25%[7]。
- 宫缩不佳（导致胎盘粘连）：早产（所有的 25 周分娩中有 25% 有胎盘滞留，而足月分娩中仅有 3% 有胎盘滞留）[8]，子宫纤维化，引产或需要催产素加量。
- 子宫肌层胎盘界面中断（导致部分植入）：子痫前期，之前的流产，子宫异常（例如双角子宫）或子宫瘢痕（之前剖宫产切口，子宫肌瘤，宫腔镜手术，刮宫术）。
- 子宫下段过早收缩（导致胎盘嵌顿）：使用静脉的麦角新碱预防产后出血。

> "当胎儿娩出后，胎盘仍持续存在于子宫中，这样不但没有任何益处，而且还会增加对母体的伤害。因此，应该尽可能地确保胎盘未滞留于子宫内。"
>
> ——Francois Mauriceau

治疗

多数胎盘滞留采用手取胎盘的方法移除胎盘。治疗时机取决于安全的麻醉的可行性

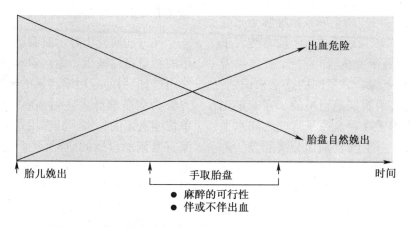

图 21-1　应用手取胎盘治疗胎盘滞留的影响因素和开始时间

及是否伴有出血。如果几乎没有出血则应延迟30分钟再准备手取胎盘,手取胎盘在大约产后1小时实行。在麻醉诱导前一定要行盆腔检查,因为一部分患者在麻醉准备过程中,胎盘可自然的剥离下来。

如果患者分娩时应用局部麻醉,因其已经承担着麻醉可能潜在的风险,就不必等待30分钟。对于无出血者较合理的方法为等待15分钟后予积极治疗。

无论任何情况下,一旦出血,就应立即行手取胎盘。

手取胎盘的操作方法

全麻的优点为速度快并能使子宫松弛。而对于没有出血的患者,选择腰麻可避免全麻的副作用,对于此类患者该方法被认为是更好的选择。但腰麻没有松弛子宫的作用,必要时可静脉给予硝酸甘油协助松弛子宫(见第28章)。

患者采用截石位,消毒后,一只手放于腹部固定宫底,并将子宫向下推。另一只手于润滑后沿着脐带经过阴道、宫颈,进入宫腔。子宫下段触之较薄,并球样膨出。在其上子宫上下段交界处可触及子宫增厚的收缩环(图21-2)。如果术者粗心大意可能会将球状膨出的子宫下段误认为是真正的宫腔,手可能会从薄弱的子宫下段穿出。为了避免造成子宫破裂的发生,位于体外的手应将子宫压向下方,而探查的手成锥形缓慢通过狭窄环。并于必要时可应用全麻或是静脉予硝酸甘油,松弛子宫,以帮助手进入上段宫腔。于宫腔内将手指展平并拢,作为一个整体沿着脐带插入胎盘下缘。靠不同的感觉来识别:胎膜是光滑的,蜕膜层是粗糙的。在确定正确的分层后,用手在胎盘及子宫壁之间水平沿着一端向另一端走行,从而分离胎盘。外部的手固定宫底以协助剥离(图21-3)。一旦胎盘完全分离下来,用手指抓住并协助挽出胎盘。应再次行宫腔探查,以确保胎盘组织无残留及宫壁完整。

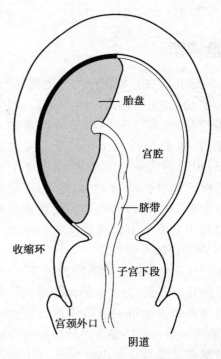

图21-2　子宫收缩环是在胎盘下方,位于子宫上下段交界处形成的。薄球状的子宫下段易在手取胎盘时被宫腔内探查的手损伤而导致穿孔

个别情况下,我们可能遇到小的胎盘植入,它们通常很小,允许医生尽可能地将其移除,并且不会影响到宫缩。

取出胎盘后,仔细检查并缝合宫颈及阴道的裂伤。静注5个单位的缩宫素后,再静点1L溶有40个单位缩宫素的盐水,以建立并维持宫缩。同时给予广谱抗生素预防感染。

脐静脉注射缩宫素

在一些研究中显示脐静脉注射缩宫素能帮助胎盘自然娩出。缩宫素和前列腺素都被使用过,但目前应用缩宫素的经验相对较多。方法为向脐静脉内注射30ml溶有20~50个单位缩宫素的盐水。其作用是运送高浓度的缩宫素到胎盘后的肌层,从而使子宫局部收缩,使胎盘剥离。尽管该方法的简单性很吸引人,两项WHO发起的随机实验没能复制小型实验的结果并且Cochrane的meta分析并不支持[9,10]。

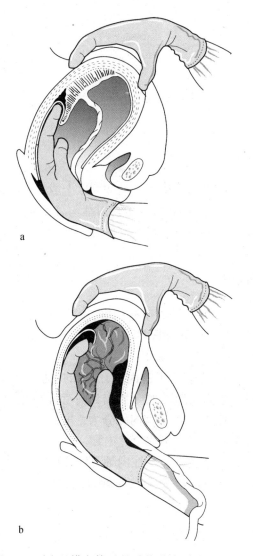

图 21-3 （a）以横向掠过的动作分离胎盘；（b）抓住并移除分离下来的胎盘

宫缩抑制剂

当胎盘滞留是由于子宫收缩环或宫颈过

紧存在的情况下，应用宫缩抑制剂是合理的。最近的随机对照临床实验提示舌下含硝酸甘油片是有益的[11]，并且确切的随机实验正在准备。

（张乃怿 李楝 译）

参考文献

1. National Collaborating Centre for Women's and Children's Health (NCCWCH). Intrapartum Care (NICE Guideline). London: RCOG Press; 2007.
2. Royal College of Obstetricians and Gynaecologists. Prevention and management of postpartum haemorrhage. Green-top Guideline No. 52. London: RCOG Press; 2009.
3. World Health Organization. WHO Recommendations for the prevention and treatment of postpartum haemorrhage. Geneva: World Health Organization; 2012.
4. Gülmezoglu AM, Lumbiganon P, Landoulsi S, Widmer M, Abdel-Aleem H, Festin M, et al. Active management of the third stage of labour with and without controlled cord traction: a randomised, controlled, non-inferiority trial. Lancet 2012;379:1721–7.
5. Cheung WM, Hawkes A, Ibish S, Weeks AD. The retained placenta: historical and geographical rate variations. J Obstet Gynaecol 2011;31(1):37–42.
6. Weeks AD. The retained placenta. Best Pract Res Clin Obstet Gynaecol 2008;22:1103–67.
7. Nikolajsen S, Løkkegaard EC, Bergholt T. Reoccurrence of retained placenta at vaginal delivery: an observational study. Acta Obstet Gynecol Scand 2013;92:421–5.
8. Dombrowski MP, Bottoms SF, Salah AAA, Hurd WW, Romero R. Third stage of labor: an analysis of duration and clinical practice. Am J Obstet Gynecol 1995; 172:1279–84.
9. Nardin JM, Weeks A, Carroli G. Umbilical vein injection for management of retained placenta. Cochrane Database Syst Rev 2011;(5):CD001337.
10. Weeks AD, Alia G, Vernon G, Namayanja A, Gosakan R, Majeed T, et al. Umbilical vein oxytocin for the treatment of retained placenta (Release Study): a double-blind, randomised controlled trial. Lancet 2010; 375:141–7.
11. Bullarbo M, Bokström H, Lilja H, Almström E, Lassenius N, Hansson A, et al. Nitroglycerin for management of retained placenta: a multicenter study. Obstet Gynecol Int 2012;3:321–7.

第 22 章

急性子宫内翻

TF Baskett

> "在我到达的 1 个小时之前,胎儿刚刚娩出,助产士试图取出胎盘时,子宫随之内翻。当我到达后,孕妇已经由于大出血而死亡。经检查,我发现子宫底部黏附着胎盘组织,全部子宫都脱出到阴唇外……这个病例告诫我们在移除胎盘时,切忌不要过于粗暴,以防子宫翻出,而这恰恰是该孕妇死亡的原因。"
>
> William Giffard

急性子宫内翻是一种罕见而又严重威胁到产妇生命的分娩并发症。发生率从 1/2000 到 1/50 000,发病率有如此大的不同取决于第三产程的处理方法正确与否。发生于分娩后 24 小时内称为急性子宫内翻。产后 24 小时到 4 周以内为亚急性子宫内翻,而慢性子宫内翻则为发生在产后 4 周以上或是非妊娠妇女。亚急性和慢性子宫内翻均需手术治疗,本章主要介绍急性子宫内翻。

分类

- 不完全性子宫内翻:子宫底部翻入到宫腔内,形状如同袜子的指尖。但是翻入的部分未降至宫颈口。
- 完全性子宫内翻,内翻的宫底穿过宫颈,位于阴道中,甚至翻出到阴道口外。

也有人将子宫内翻分为三度:
- 1 度 = 不完全性内翻。
- 2 度 = 完全性内翻,宫底位于阴道内。
- 3 度 = 完全性内翻,宫底翻出到阴道口外(图 22-1)。

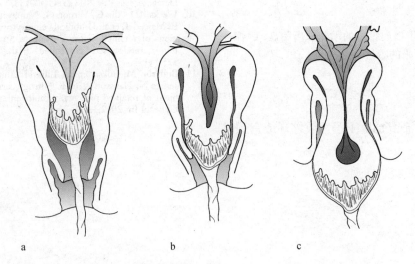

图 22-1 子宫内翻分类:(a)不完全性子宫内翻(1 度);(b)完全性子宫内翻(2 度);(c)完全性子宫内翻(3 度)

> "紧张的子宫是不会发生子宫内翻的,只有当子宫松弛时才有可能发生。"
>
> William Hunter

病因

急性子宫内翻时一定存在子宫松弛,多数时合并胎盘植入宫底。此外参与发病的因素还有[1]:

- 第三产程处理不当。具体包括在胎盘尚未分离下来,且子宫很松弛时,用力给予宫底加压或是牵拉脐带,导致子宫内翻。临床中大多为此种情况。Munro kerr (1908) 在回顾了大量病例后总结了急性子宫内翻的原因:

"大量的病例显示分娩时都曾从上面或是下面给予过压力或是牵拉力……通过回顾,我发现多数子宫内翻时由于牵拉脐带导致的。"

- 脐带过短,或是因脐带绕着胎儿而致功能性过短。理论上,可由于胎儿分娩时,脐带受牵拉而使子宫内翻。这种情况很罕见。有些不能肯定的病例报道过。
- 由于孕妇咳嗽或呕吐导致腹腔内压骤增。当子宫松弛时,骤升的腹内压压迫宫底致使宫底内翻。
- 胎盘植入到宫底部。
- 手取胎盘。当分离滞留胎盘时,部分胎盘仍黏附于子宫上,此时强行分离胎盘导致子宫内翻。这多发生于行剖宫产,在子宫尚未收缩时,常规或错误的手取胎盘。
- 相关结缔组织病。例如马方综合征,也是子宫内翻的发病因素[2]。

临床表现

最为夸张的表现为在阴道口外见到巨大的块状物。伴或不伴有胎盘黏附其上。不过这种情况很少见。其他症状和体征如下[3,4]:

- 第三产程时,出现重度持续性下腹痛。
- 立即出现的与显性出血不符的休克。这是由于盆底漏斗韧带、圆韧带、卵巢及相关神经被牵拉到子宫内翻形成的凹陷,从而兴奋血管 - 迷走神经。孕妇表现为苍白,大汗,心率减慢,重度的低血压,甚至在罕见情况下出现心搏骤停。在大多数情况下,很快出现因大量出血而致的低血容量性休克。
- 完全性子宫内翻时,经腹部摸不到子宫,可在阴道口看见内翻的宫底,或是经阴道检查触及宫底。而当为不完全性子宫内翻时,宫底可完全表现正常,仅对于比较瘦的产妇,可触及因子宫部分内翻所形成的小凹陷。

处理

当急性子宫内翻发生时,子宫及宫颈一定处于松弛状态。如果此时及时做出诊断,松弛的子宫可允许立刻采取手法复位。然而,一旦内翻的子宫夹在宫颈或是子宫下段 1~2 分钟以上,可导致其充血、水肿、收缩。此时不用麻醉的手法复位很困难,坦白地说很难成功。如立刻行手法复位失败后,应进行以下措施:

> "抢救的成功与否取决于医生的快速应对,子宫应尽快复原,一旦有所拖延,再复原就不大可能了。"
>
> Edward W Murphy

- 召集相关人员(麻醉师、护士、产科医生)。
- 尽管初始出现的休克通常为神经性的休克,但是仍应为随后很可能出现的失血甚至低血容量休克做好相应准备。建立两条静脉通道,迅速补入 1~2L 的晶体液,配好 4 单位的血,并插入尿管导尿。
- 如果患者有明显的腹痛,静脉给予小剂量的吗啡。

• 由麻醉师来评估麻醉的可行性。如果产妇已有硬膜外麻醉,可追加剂量充分麻醉,在一些少见情况下,患者的病情稳定,无出血,生命体征正常,也可以应用腰麻。大多数情况下,患者循环不稳定甚至是休克,再给予区域麻醉就不合适了,此时应该用氟烷类给予全麻(七氟烷或异氟烷),并可辅助子宫松弛。过去也可用氟烷,但由于其可致心肌易激惹,心律失常及肝毒性,现在已被取代。

• 如果全麻仍无法完全使子宫松弛,或是应用的是区域性麻醉[5,6],此时可加用宫缩抑制剂。具体方法详见第28章。

• 应用麻醉及宫缩抑制剂后行手法子宫复位。如果胎盘仍黏附于宫底部,不要分离胎盘,因其可增加失血。而如果仅为部分黏附,可先分离下来。

手法复位时,无论伴或不伴胎盘附着,均用手掌罩住宫底,手指伸到子宫宫颈连接处(图22-2)。再将整个子宫向上托起,超过脐平面。用指头协调连续的推和挤压子宫壁,使子宫壁回到宫颈内,持续施压3~5分钟,使子宫完全复位。子宫复位后,手继续留在宫腔内,并同时给予缩宫素诱发宫缩,出现宫缩后,将手缓慢退出。

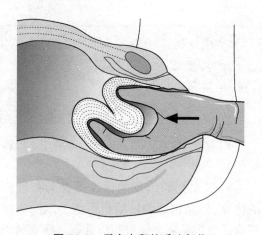

图22-2 子宫内翻的手法复位

越早实施手法复位,子宫复原成功率越高。诊断后2小时内,及时应用麻醉和宫缩抑制剂,再行手法复位多可成功。

• 如果错过了以上时机和(或)手法复位失败,可试用O'Sullivan水压复位法[7],在应用该方法前一定要确保子宫、阴道没有破口,如发现有,要立即缝合。其主要原理为:向阴道上段注入大量液体(3~5L),使穹窿部扩张,从而扩大宫颈环,使子宫和宫底能够通过环口而复位。具体方法:在托着宫底的手的引导下,将导管置于后穹窿,持续向内点1L温盐水,另一手将阴道口盖住,防止水溢出(图22-3)。也可应用连接有硅胶真空罩的导管,将罩放于阴道口内,来防止水流出[8,9]。当手法复位失败时,O'Sullivan复位法能收到满意的效果[10]。

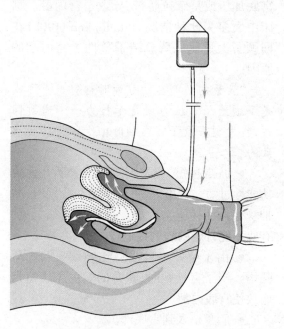

图22-3 子宫内翻的水压法复位

• 当手法复位和(或)O'Sullivan复位法失败时,可行手术复位。具体为开腹、行Huntington手术[11]。用手指或是大钳子扩大宫颈内环,然后用Allis或是普通钳子夹住内翻的子宫凹陷部的肌层(图22-4)。持续的协调的用钳子在两边将内翻的子宫拉出、复位(图22-5)。另一种方法是用硅胶真空抽吸罩代替Allis钳减少损伤,罩子放在内翻宫底的凹陷处,产生真空,通过牵拉罩杯使子宫内复位。

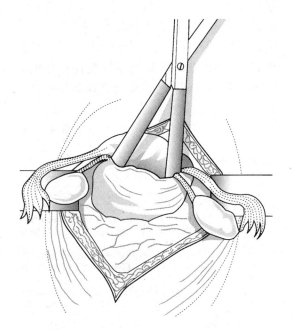

图 22-4　扩大收缩的子宫颈环

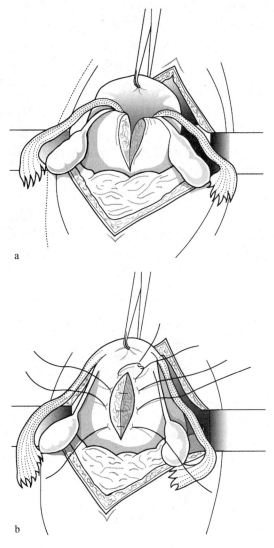

a

b

图 22-6　Haultain 手术。(a) 剪开后侧子宫颈环；
(b) 复位后,缝合剪切口

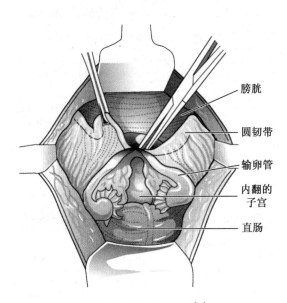

膀胱

圆韧带

输卵管

内翻的
子宫

直肠

图 22-5　Huntington 手术

当子宫环太紧,强行使用 Huntington 手
术使子宫肌肉撕裂,而又无法复位。此时,
可使用 Haultain 手术[12]。将子宫颈环后侧
剪开,用 Allis 钳夹宫底、复位,然后缝合切口
(图 22-6)。

复发性子宫内翻

罕见情况下,尽管成功的复位和应用了
宫缩剂急性子宫内翻复发。针对这一问题的
两个最新的策略提出[13,14]。一是再次采取
手法复位并在宫腔内填塞球囊而保持宫底的
位置(见 28 章)。另一种方法是,在应用开腹

Huntington 手术时通过加压缝合而保持宫底的位置。

- 无论是应用哪种方法复位后,都应使用缩宫素,保证子宫收缩达 8~12 小时。在静脉应用缩宫素后,多数主张用长效的前列腺素,例如 15 甲基前列腺素或是米索前列醇(第 20 章)。

- 因大量子宫表面损伤和暴露于有菌的阴道中,应给予 24~48 小时的广谱抗生素。

急性子宫内翻的处理流程见图 22-7。

当急性子宫内翻麻醉有困难时,可在静脉麻醉联合吸入性麻醉和联合阴部及宫颈旁局部阻滞下,行手法复位(第 27 章)。如果手法复位失败,则应行 O'Sullivan 水压复位法。

急性子宫内翻是孕产妇死亡的重要危险因素,尤其是在麻醉以及手法复位很难做到的情况下。因而小心预防并正确处理第三产程才是至关重要的。

(张乃怿 李栋 译)

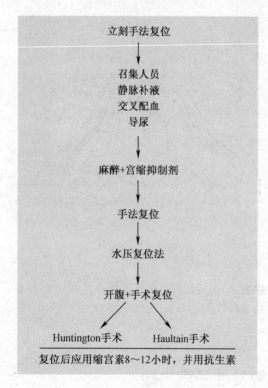

图 22-7 急性子宫内翻的处理流程

流程图内容：
立刻手法复位 → 召集人员 / 静脉补液 / 交叉配血 / 导尿 → 麻醉+宫缩抑制剂 → 手法复位 → 水压复位法 → 开腹+手术复位 → Huntington手术 / Haultain手术

复位后应用缩宫素8~12小时,并用抗生素

参考文献

1. Baskett TF. Acute uterine inversion. A review of 40 cases. J Obstet Gynaecol Can 2002;24:953–6.
2. Quinn RJ, Mukerjee B. Spontaneous uterine inversion in association with Marfan's syndrome. Aust NZ J Obstet Gynaecol 1982;22:163–4.
3. Wendell PJ, Cox SM. Emergent obstetric management of uterine inversion. Obstet Gynecol Clin North Am 1995;22:261–74.
4. Achama S, Mohamed Z, Krishnan M. Puerperal uterine inversion: a report of four cases. J Obstet Gynaecol Res 2006;32:341–5.
5. Brar HS, Greenspoon JS, Platt LD, Paul RH. Acute puerperal uterine inversion: new approaches to management. J Reprod Med 1989;34:173–7.
6. Dommisse B. Uterine inversion revisited. S Afr Med J 1998;88:849–53.
7. O'Sullivan JV. Acute inversion of the uterus. BMJ 1945;2:282–4.
8. Ogueh O, Ayida G. Acute uterine inversion: a new technique of hydrostatic replacement. Br J Obstet Gynaecol 1997;104:951–2.
9. Mamani AW, Hassan A. Treatment of puerperal uterine inversion by the hydrostatic method. Report of five cases. Eur J Obstet Gynecol Reprod Biol 1989;32:281–5.
10. Huntington JL. Acute inversion of the uterus. Boston Med J 1921;184:376–80.
11. Antonelli E, Irion O, Tolck P, Morales M. Subacute uterine inversion: description of a novel replacement technique using the obstetric ventouse. Br J Obstet Gynaecol 2006;113:846–7.
12. Haultain FWN. Treatment of chronic uterine inversion by abdominal hysterotomy, with a successful case. BMJ 1901;2:74–6.
13. Majd HS, Pilsniak A, Reginald PW. Recurrent uterine inversion: a novel treatment approach using SOS Bakri balloon. Br J Obstet Gynaecol 2009;116:999–1001.
14. Matsubara S, Yano H, Taneichi A, Suzuki M. Uterine compression suture against impending recurrence of uterine inversion immediately after laparotomy repositioning. J Obstet Gynaecol Res 2009;35:819–23.

第 23 章

下生殖道损伤

AH Sultan・R Thakar

经阴道分娩常伴不同程度的会阴创伤影响着全世界上百万的女性。将近85%的女性在阴道分娩后遭受某种形式的会阴损伤[1]。伴随会阴修复而带来的短期和长期致病率可导致严重的生理、心理和社会问题，影响妇女照看孩子和家人的能力。会阴损伤可能在阴道分娩时自发产生或为了扩大阴道出口而手术切开（会阴切开术）。因此，减少下生殖道损伤的措施、掌握盆底和会阴的解剖学知识和修补损伤的技术组成了产科保健的有机整体。

总的产科的肛门括约肌损伤（OASIS）的风险占所有阴道分娩的1%[2]。然而"隐蔽的"OASIS（如通过经直肠超声检测到的肛门括约肌损伤）出现在33%的阴道分娩的初产妇[3]。最可能的解释是之前被认为隐蔽的OASIS是被遗漏的损伤，或被认出了但没有报告或者被错误的分为了Ⅱ度裂伤[4]。随着增加识别和重点训练，临床上发现的OASIS在增加。在实行会阴中/侧切术的中心，OASIS发生率为1.7%（在初产妇为2.9%），在实行会阴正中切开术的中心为12%（在初产妇为19%）[5]。

解剖

会阴封闭骨盆出口是菱形的。前面以耻骨弓为界，后面以尾骨为界，两侧以坐骨耻骨支、坐骨结节和骶结节韧带为界。在坐骨结节之间横行画一条线可以将会阴分为两个三角形的部分。前面的三角含外泌尿生殖器，称作尿生殖三角，后面的三角含肛管末端，称作肛门三角。盆底和会阴的肌肉见图23-1。会阴体由致密的结缔组织构成，前面与球海绵体肌相邻，侧面与会阴浅横肌相邻，后面与肛门括约肌复合体相邻。阴道直肠膈和筋膜也与会阴体相邻。肛门括约肌复合体由肛门外括约肌（EAS）、肛门内括约肌（IAS）组成，之间由相邻的纵向的隔层分离（图23-2）。肛门内括约肌（IAS）是增厚直肠肌层延续而成的环形平滑肌[6]。

会阴裂伤

为了得到与盆底疾病相关的会阴裂伤的标准定义，建议按以下标准分度[7]：

- Ⅰ°——仅阴道和会阴皮肤损伤。
- Ⅱ°——会阴损伤累及会阴肌肉，但未累及肛门括约肌。
- Ⅲ°——损伤累及肛门括约肌复合体：
- 3a——肛门外括约肌受损小于50%。
- 3b——肛门外括约肌受损大于50%。
- 3c——肛门内外括约肌均受损。
- Ⅳ°——肛门内外括约肌及肛门直肠上黏膜受损。

如果裂伤仅累及肛门直肠黏膜有完整的肛门括约肌复合体则被分为一独立的名称为纽扣孔裂伤而不是Ⅳ°裂伤[2,3]。如果关于分为3a还是3b有任何疑问，则应该被分为3b。

会阴切开术

传统观点认为会阴切开术可保护会阴

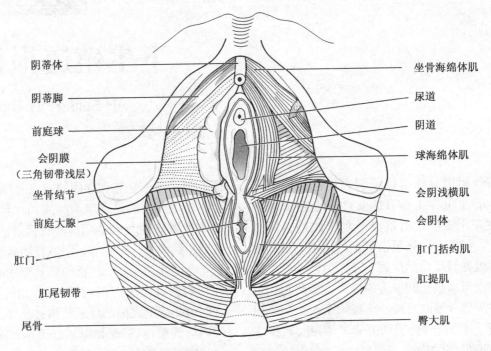

图 23-1 盆底和会阴的肌肉

阴蒂体 —— 坐骨海绵体肌
阴蒂脚 —— 尿道
前庭球 —— 阴道
会阴膜（三角韧带浅层）—— 球海绵体肌
坐骨结节 —— 会阴浅横肌
前庭大腺 —— 会阴体
肛门 —— 肛门括约肌
肛尾韧带 —— 肛提肌
尾骨 —— 臀大肌

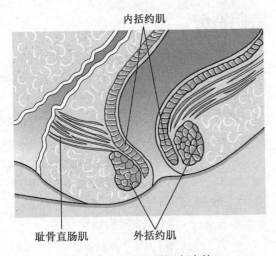

图 23-2 肛门括约肌复合体

内括约肌

耻骨直肠肌　外括约肌

避免严重裂伤，但这一观点并未得到证实[7]。因此不再建议行没有指征的"预防性"会阴切开术。行会阴切开术的明确指征如下：

• 在会阴组织厚或硬时减少多处裂伤的发生。

• 缩短第二产程，在胎儿窘迫时，或在长期屏气用力对母亲有害时（如严重的高血压或心脏病）。

• 行产钳术阴道助娩，或少数情况下，行胎头吸引术助娩。尽管有来自观察研究增加的证据表明在应用器械助产时常规中侧会阴切开减少Ⅲ°、Ⅳ°裂伤的风险，但没有随机对照实验。

• 为产科操作提供更多的空间，如肩难产、臀位助娩和双胎第二胎儿娩出时。

对会阴切开术的初次描述

"有时候……胎头……由于阴道外口过度收缩而无法向前娩出……因此必须用手指扩张阴道外口……如果这种方法没有效果，则需用侧切剪刀向肛门方向切开：将剪刀的一叶置于胎头和阴道之间，切开长度以达到娩出胎头为目的，并一次剪开全层，胎儿可从切口轻松娩出。"

Fielding Ould

两种会阴切开术：

• 会阴正中切开术。将两只手指伸入阴道置于胎头与会阴体之间，用直剪从阴唇系带剪开会阴体直到肛门外括约肌，但不剪开肛门外括约肌。会阴正中切开术的优点在于:并不切断肌腹,切口两侧解剖学对称使手术修补更为容易,并且出血量比会阴侧切术少。其主要缺点在于:切口延伸经肛门外括约肌进入直肠。因此,很多操作者不选择会阴中部切开术而且在英国并不推荐[8]。

• 会阴侧切术。切口从阴唇系带后缘向坐骨结节方向以避免损伤肛门外括约肌。切口通常为 4cm。除皮肤和皮下组织外,还应剪开球海绵体肌、会阴浅横肌。切口向左侧或右侧由操作者的习惯决定。

> ### 会阴裂伤的修补
>
> "有时候不幸的会阴裂伤发生了,根据伤口的长度用 3 或 4 针或更多针牢固的将裂口缝合起来,每一针都要缝到肉上,保证不会崩开"。
>
> Francois Mauriceau

会阴切开术和 II° 裂伤

会阴切开术和会阴 II° 裂伤的修补原则相似。第一,必须通过进行阴道检查和肛查全面评估损伤的程度,如不仔细评估则可能会忽略部分或完全的肛门括约肌裂伤。尽管这些裂伤的修复之前应用的是间断缝合技

术,但连续缝合技术进行会阴体的皮肤的缝合能减少短期疼痛。此外,如果连续缝合应用在所有层(阴道、会阴体肌层和皮肤)能更显著减少疼痛[9]。会阴体的肌肉的缝合应该用可吸收 Polyglactin 材料,其能很快被吸收。最近一篇 Cochrane 的综述提出标准的和快速吸收的合成缝线在短期和长期疼痛上没有区别,但更多的女性需要进行标准缝线的拆线[10]。

技术

• 用 2/0 快速可吸收线 Polyglactin 910 (Vicrylrapide)连续缝合阴道和下层筋膜,从切口顶端以上开始缝合第一针以扎住没有看见的出血点以防血肿形成。阴道裂伤缝合采用疏松、连续的非锁边技术,针距不要太宽,否则阴道会被缩窄。连续缝合至阴唇系带并拉紧缝线(图 23-3a)。

• 用连续缝合阴道的缝线继续连续缝合深层组织,在评估了伤口的深度后开始缝合肌层。应用连续非锁边缝合会阴肌层。如果伤口很深需要连续缝合两层以对合深部肌层,其他情况下,仅行单纯连续缝合即可(图 23-3b)。

• 闭合会阴皮肤下 1cm 至切口顶端的组织。从伤口下方末端的皮下拔针缝合会

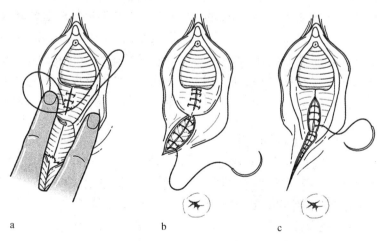

a   b   c

图 23-3 会阴切开术的修补。(a)疏松、连续、不锁边缝合阴道壁。(b)疏松、连续、不锁边缝合会阴肌层。(c)疏松皮内缝合皮肤

阴皮肤。连续皮内缝合至阴唇系带并打结（图 23-3c）。

● 行阴道检查确保阴道没有缩窄，行直肠检查确保线没有穿过直肠。

会阴切开术伤口裂开的修补

会阴切开术缝合切口的裂开主要由于缝合技术不佳和(或)感染。由于有充分的引流，小面积的裂开可用抗生素抗炎和坐浴治疗。较小的裂口如果引流充分的话可以用抗生素抗炎和坐浴治疗。这些小的裂口将在几天到几周内逐步愈合良好。更严重的裂口可以先用抗生素抗炎和坐浴治疗，当活动性感染征象消退后，可行二次修补[12,13]。此时需在局部麻醉下仔细地进行外科清创。修补的原则是尽量少的针数和打结数，间断缝合皮肤。

产科的肛门括约肌损伤(Ⅲ° 和Ⅳ° 裂伤)

技术

● 修补应在具有适当的助手、照明、设备和位置的分娩室或手术室内进行。

● 可选择局部麻醉、蛛网膜下腔阻滞麻醉或硬膜外麻醉以使肛门括约肌松弛，更好的确认和对合肌肉断端。

● 撕裂的肛门直肠黏膜可用 3/0 的 Vicryl 缝线连续缝合（图 23-4a）。

● 肛门内括约肌在断裂后回缩，因此应在撕裂的肛门黏膜两侧寻找此结构。用 3/0 的聚二烷酮缝线（PDS）或 2/0 的 Vicryl 线间断褥式缝合（图 23-5b）。

● 用 Allis 钳确认并钳夹撕裂的肛门外括约肌断端。肛门括约肌的侧方撕裂比正中部撕裂更为常见。因此，括约肌的一端可能已回缩至一侧的凹陷中。用 Allis 钳钳夹双侧撕裂的肌肉断端后，肌肉被松解。

● 当肛门外括约肌仅是部分撕裂时(3a和一些 3b 级)用 2 或 3 针褥式缝合进行端端

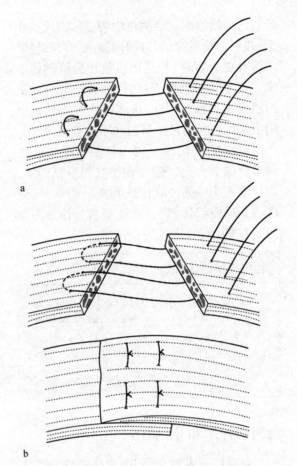

图 23-4 会阴Ⅲ°/Ⅳ°裂伤的修补。(a)用端端缝合修复肛门外括约肌。(b)用重叠缝合修复肛门外括约肌

缝合代替有止血作用的 "8" 字缝合（图 23-4a）。如果是肛门外括约肌全程撕裂（一些 3b，3c或Ⅳ°），端端缝合和重叠缝合作用相似都能被使用（图 23-4b）。Cochrane 的综述提供的有限的数据显示与立即初步端端修复 OASIS 相比，早期初步重叠修复有更低的排便急迫感和大便失禁症状风险。然而由于这个外科大夫的经验仅来源于三篇文献之一，推荐一种方法由于另一种是不合理的[14]。用任何一种方法修补肛门括约肌后，其余的裂伤采用与会阴切开术后相同的原则和缝线闭合。

● 术中应用广谱抗生素(静脉)之后继续口服 3 天。

● 产后的前 10~14 天应用粪便软化剂(乳果糖)。

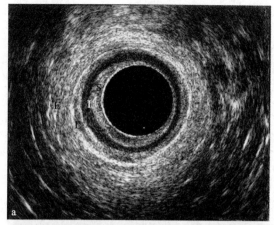

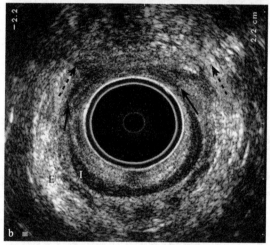

图 23-5　肛门内超声显示产后肛门内外括约肌断裂。(a)肛门肛管在轴面超声下正常的四层结构包括上皮层(S)、肛门内括约肌(I)、相邻的纵向的隔层(L)、肛门外括约肌(E)。(b)肛门内超声展现的产后断裂的肛门外括约肌(间断黑箭头)和肛门内括约肌(黑箭头)

● 所有进行产科肛门括约肌修复的妇女应该在产后 6~12 周到妇产科专家复诊。如果有排便失禁和疼痛应转诊到妇科专家或结直肠外科专家进行肛管内超声(图 23-5a,b)和直肠肛门测压检查。

撕裂伤

除会阴裂伤外,外阴和阴道的裂伤也很常见。

尿道周围和阴蒂周围裂伤

尿道周围和阴蒂周围的小裂伤很常见,特别是初产妇没有行会阴切开术,胎头分娩的压力由完整的会阴后部传导至会阴前部的情况下。但是,这种裂伤通常很小,而且当产妇分娩结束将双腿置于正常位置时伤口边缘可以对合。如有少量出血,通常用纱布按压 1~2 分钟即可止血。如果出血量大,应采用连续缝合修补裂伤。有必要插入导尿管以指导缝合。

阴道裂伤

阴道裂伤很常见且通常累及下 2/3 的阴道后外侧沟,也可发生于会阴切开术切口延伸时。阴道前沟的裂伤更为少见,可能与耻骨下弓较窄和胎头枕部未完全下降到耻骨联合下方时上抬产钳有关。阴道上 1/3 的裂伤很罕见,大多数与产钳旋转助娩有关,可造成阴道穹隆的新月形裂伤,暴露非常困难。

阴道裂伤的修补原则与会阴切开术后的修补原则相同。主要的问题是充分暴露以方便操作,需要局部或全身麻醉。此外还需要助手、拉钩和良好的照明。如果无法看清裂伤的顶端,可以先尽可能高的缝一针,并以此为工具牵拉裂伤顶端进入视野(图 23-6)。采用连续缝合,如果血管丰富则采用连续锁边缝合。对位置高且广泛的阴道裂伤,有必要在缝合后用纱布紧密填塞以止血并防止血肿形成。此时应留置 Foley 尿管,填纱和尿管可以在 12~24 小时后取出。在这种情况下建议使用广谱抗生素。

宫颈裂伤

宫颈裂伤相对来说比较少见,大多数情况下不出血也不需要治疗。常用卵圆钳(海绵钳)钳夹宫颈前唇或后唇以检查宫颈。如果无法钳夹后唇,则第一把卵圆钳钳夹前唇,

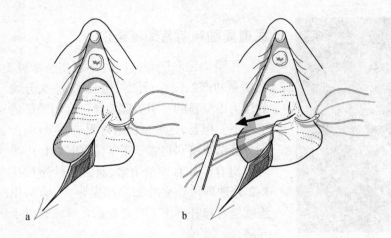

图 23-6 用第一针作为牵引工具以暴露阴道裂伤的顶端

第二把卵圆钳钳夹侧面 2 点钟的位置。松开前唇的卵圆钳，"蛙跳"越过另一把卵圆钳，钳夹 4 点钟的位置。用这种方法仔细检查整个宫颈。裂伤通常发生在侧面，如果小于 2cm 且不出血则不需要缝合。如果伤口大且出血，则用两把卵圆钳钳夹裂伤两侧，连续锁边缝合伤口（图 23-7）。宫颈血运极为丰富，连续锁边缝合后可仍有渗血，然而进一步缝合可能仅增加出血点而没有效果。这种情况下，用卵圆钳钳夹渗血的部位，4 小时后取出。这种方法对于产后早期一段时间的妇女效果惊人且损伤小。

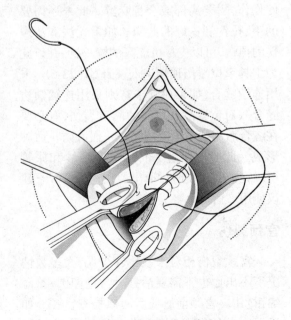

图 23-7 宫颈裂伤的修补

宫颈环状脱离

宫颈环状脱离极其罕见，与宫颈质地过硬或瘢痕引起宫颈难产有关，以致宫颈下部与整体环状脱离，此时炸面包圈样的部分宫颈在胎头前方分离。在这本教材的早期版本中 ChassarMoir 绘图描述了一个这样的病例：

"我记起了这位来到前门迎接产科医生的家庭医生，他张开的手中有一个脱离的宫颈，他用惊恐的声音解释道："正当我想用钳子钳夹时，这个东西掉到了我手里。有趣的是，这位患者再次分娩时恰好由我诊治，她的宫颈经详细检查后并无明显异常。"

在现代产科中几乎见不到宫颈环状脱离，但第一和第二产程延长时可见小的"桶把"样撕裂或宫颈前唇小面积分离。这种裂伤除非出血，否则不需要治疗，正像 ChassarMoir 所描述的上述病例一样，产后宫颈的外观正常。

血肿

产后外阴、阴道血肿可分为外阴血肿、阴道旁血肿、阔韧带血肿和腹膜后血肿。致病因素包括第二产程延长、手术分娩、会阴神经阻滞和外阴静脉曲张。血肿可与阴道裂伤或会阴切开术后缝合不全有关。大多数病例中并没有明显的损伤，自然分娩且受损血管上方的阴道上皮是完整的。

临床表现

• 外阴血肿具有明显的临床表现：大阴唇区域的剧烈的疼痛、触痛和紫色肿胀。这些表现可延伸至阴道下段和坐骨直肠窝。

• 阴道旁血肿外观无异常，但常同时伴有以下部分或全部表现：疼痛、坐立不安、无法排便和里急后重。用一个手指轻柔地经阴道检查常可触及向阴道膨出的触痛肿块。

• 阔韧带和腹膜后血肿发生于肛提肌以上的血管断裂时。出血可延伸至阴道上间隙的阔韧带前后叶之间，到达腹膜后间隙，甚至达肾脏水平。这种类型的血肿可能与宫颈重度裂伤延伸至子宫下段或子宫下段侧壁的隐性破裂有关。巨大的阔韧带血肿可通过双合诊触及，并将子宫推向一侧。广泛的阔韧带血肿和腹膜后血肿可引起严重的低容量性休克，并可能破裂进入腹腔。可能的情况下，超声或 MRI 有助于诊断。

处理

外阴血肿（≤5cm）可采用镇痛、观察和冰敷等保守治疗。然而，如果疼痛不能有效控制且血肿体积增大，则需要切开血肿清空积血。阴道旁血肿也需要切开和清空。手术需在局部麻醉或全身麻醉下进行，在张力最大处切开并清空积血块。虽然常找不到明确的出血点，但仍应仔细寻找并结扎。渗血部位可采用"8"字缝合。用纱布填塞 2~3 分钟有助于明确需要缝合的出血点或渗血部位。接着用润滑剂和杀菌剂浸湿的纱布紧密的填塞阴道。留置 Foley 尿管，12~24 小时后取出填纱，拔除尿管。

阔韧带和腹膜后血肿具有自限性，几周内可自行吸收。如果患者情况稳定，可先采取静脉输注晶体液、输血、镇痛和观察等保守治疗。如果可能，最好准备行髂内动脉栓塞的人员和设备[15,16]。如有进一步出血的征象时，可采取此方法，通常十分有效。如果不

具备行髂内动脉栓塞的设备，则需行开腹手术清除血肿并结扎出血点。需仔细检查以确认血肿不是来源于子宫破裂。这种情况下则需要修补破裂的子宫，甚至行子宫切除术。

（张乃怿 李桉 译）

参考文献

1. McCandlish R, Bowler U, van Asten H, Berridge G, Winter C, Sames L, et al. A randomised controlled trial of care of the perineum during second stage of normal labour. Br J Obstet Gynaecol 1998;105:1262–72.
2. Royal College of Obstetricians and Gynaecologists. Management of third and fourth degree perineal tears following vaginal delivery. Guideline No. 29. London: RCOG Press; 2007.
3. Sultan AH, Kamm MA, Hudson CN, Thomas JM, Bartram CI. Anal sphincter disruption during vaginal delivery. N Engl J Med 1993;329:1905–11.
4. Andrews V, Thakar R, Sultan AH. Occult anal sphincter injuries: myth or reality. Br J Obstet Gynaecol 2006;113:195–200.
5. Sultan AH, Thakar R. Third and fourth degree tears. In: Sultan AH, Thakar R, Fenner D, editors. Perineal and anal sphincter trauma. London: Springer-Verlag; 2007. p. 33–51.
6. Thakar R, Fenner DE. Anatomy of the perineum and the anal sphincter. In: Sultan AH, Thakar R, Fenner DE, editors. Perineal and anal sphincter trauma. London: Springer-Verlag; 2007. p. 1–12.
7. Carroli G, Mignini L. Episiotomy for vaginal birth. Cochrane Database Syst Rev 2009;1:CD000081.
8. Intrapartum Care. NICE Clinical Guideline. Guideline 55; Sept 2007. Available at http://www.nice.org.uk/CG055
9. Kettle C, Hills RK, Ismail KMK. Continuous versus interrupted sutures for repair of episiotomy or second degree tears. Cochrane Database Syst Rev 2007;4:CD000947.
10. Kettle C, Dowswell T, Ismail KM. Absorbable suture materials for primary repair of episiotomy and second degree tears. Cochrane Database Syst Rev. 2010;6:CD000006.
11. Kettle C, Fenner D. Repair of episiotomy, first and second degree tears. In: Sultan AH, Thakar R, Fenner D, editors. Perineal and anal sphincter trauma. London: Springer; 2007. p. 20–32.
12. Ramin SM, Ramus RM, Little BB, Gilstrap LC. Early repair of episiotomy dehiscence associated with infection. Am J Obstet Gynecol 1992;167:1104–7.
13. Arona AJ, Al-Marayati L, Grimes DA. Early secondary repair of third and fourth degree perineal lacerations after outpatient wound preparation. Obstet Gynecol 1995;86:294–6.
14. Fernando R, Sultan AH, Kettle C, Thakar R, Radley S. Methods of repair for obstetric anal sphincter injury. Cochrane Database Syst Rev 2006;3:CD002866.
15. Chiu HG, Scott DR, Resnik R. Angiographic embolization of intractable puerperal hematomas. Am J Obstet Gynecol 1989;160:434–8.
16. Fargeaudou Y, Soyer P, Morel O, Sirol M, Le Dref O, Budiaf M, et al Severe primary postpartum hemorrhage due to genital tract laceration after operative vaginal delivery: successful treatment with transcatheter arterial embolization. Eur Radiol 2009;19:197–203.

第 24 章

出血性休克

TF Baskett · VS Talaulikar

> "大家都很清楚,患者在这种情况下正处于危及生命的边缘,几乎没有时间让你来考虑应该去做什么,在这些时刻你的职责是付诸行动而不只是做出反应。因此,在困难到来之前应考虑全面,准备好处理非常危急的病例时需要的全部实践准则。"
>
> James Blundell

产科出血是发展中国家导致孕妇死亡最主要的直接原因,也是导致发达国家孕妇死亡及一些严重疾病发生的主要原因。"不合标准"及"太少太慢的护理"是导致很多孕妇死亡的重要因素。本书中讨论的许多合并症都与产科出血相关,因此,本章中将探讨低血容量性休克的病理生理、临床特征和治疗。

妊娠期生理变化

妊娠期循环血容量增加约 40%,是机体生理调节的一个方面,不仅使机体适应于增加的胎盘循环,而且在一定程度上为孕妇能承受分娩时出血做出准备,这种调节是必需的,因为经阴道分娩和剖宫产时"正常"的出血量分别约为 500ml 和 1000ml,正常的孕妇可以很好地适应于这种程度的失血。然而,产科出血往往发生迅速,当孕妇由于产程延长而产生贫血、脱水或患有子痫 / 子痫前期而引起血管收缩导致血容量减少时,机体对出血的耐受力很低。

另一个需要考虑的因素是孕妇的体重和循环血容量。非妊娠女性计算血容量的公式是按 70ml/kg 或其体重千克数除以 14,由此可知,体重为 50kg 和 80kg 的女性其循环血容量分别为 3500ml 和 5600ml,在妊娠期循环血容量可增加 40%,由此计算公式约为 100ml/kg,体重同为 50kg 和 80kg 的孕妇其血容量将分别达到 5000ml 和 8000ml——相差达 3L。身材较小且贫血的孕妇在失血量为 1000~1500ml 时可能也不能耐受,但身材较高大不伴贫血的孕妇则相对安全。

失血的病理生理反应

伴有低血压的严重失血可引起儿茶酚胺释放增多,刺激交感神经的压力感受器,发生以下反应:

* 心肌收缩力增强,心率加快而致心输出量增加。

* 通过选择性周围动脉的收缩,减少其他器官的血流,从而保证重要器官(心脏和脑)的血流量。

* 静脉收缩引起容量血管的自身输血效应。

* 周围血管收缩使毛细血管静水压下降,从而使细胞外液减少,血管内容量增加,通过肾脏醛固酮和抗利尿激素的增多引起钠水潴留。

以上这些机制的作用是增加心输出量、维持血压、维持血管内容量和组织灌注。在这一阶段,如果止血及时并且循环得以维持,休克是完全可逆的并无后遗症发生。但是,如果血液持续流失,以上的反应机制不能维持足够的循环量可导致组织灌注不足、组织缺氧、代谢性酸中毒、细胞损害最终导致细胞死亡。缺氧代谢产物可损害毛细血管细胞，血液可经受损伤的毛细血管壁外溢，从而使血管内容量进一步下降。周围器官的持续低灌注可发生肺损伤（"休克肺"，成人呼吸窘迫综合征）、肾损伤（急性肾小管和肾皮质坏死）、肝损伤和脑垂体损伤（席汉综合征）。

心脏舒张压下降，冠状动脉灌注不足可导致心肌缺氧和衰竭，这样广泛的组织缺氧损害和代谢产物的释放可能引起弥散性血管内凝血（第 25 章）。

临床特征

在失血的早期阶段，周围动脉的收缩可维持孕妇的血压保持正常，但子宫胎盘的灌注可能已发生下降，因此，胎心率发生异常可作为母亲血流失代偿的早期预兆。

失血性休克的经典早期体征是心率加快、血压下降、呼吸急促和呼吸窘迫等生命体征改变，此外，还可以监护皮肤、脑、肾脏等终末器官的低血容量性临床表现，因为这些器官对低灌注和缺氧较为敏感。这些终末器官的低灌注和缺氧的临床表现如下：

- 皮肤：出汗、变冷、苍白、发绀。毛细血管再灌注时间是监测皮肤灌注的有效临床体征，其评价方法简易，按压指甲 5 秒钟，甲床颜色如在 2 秒钟内恢复则正常。
- 脑：精神状态改变，包括焦躁不安、焦虑、易怒、意识错乱和昏迷。
- 肾：少尿和无尿。

低血容量性休克可分为三大类：

- 轻度：血容量丢失 10%~25%。轻度低血容量休克病例可出现心率加快，可能有轻度低血压和非重要器官组织如皮肤、脂肪组织和骨骼肌组织灌注下降。在这一阶段如果止血及时，循环得到较好代偿，只需静脉输入晶体液，不需要输血。
- 中度：血容量丢失 25%~40%。中度休克时，周围血管收缩可使重要器官的灌注下降，通常表现为心动过速、低血压、呼吸急促、皮肤变冷和少尿。需要静脉输入晶体液和输血。
- 重度：血容量丢失大于 40%。具有典型的休克临床体征并可危及生命，当桡动脉搏极细触诊不清时可判断存在严重的失血性休克，这预示收缩压低于 70mmHg——在这一血压水平重要器官（如心、脑和肾）的灌注严重下降。血容量丢失大于 50% 时会导致意识丧失，这时需要立即输血并采取有效的止血措施。

治疗

当发生严重失血时首要的任务是确定出血源并积极止血，积极准备输血和尽力止血也同样重要，失血性休克的处理原则很简单——维持并恢复循环血容量以维持组织血液灌注和氧气供应，"30 秒原则"和"休克指数"对治疗有很好的指导作用：

30 秒原则：

- 失血量低于 30% 时可不引起血流动力学改变。
- 保持红细胞压积大于 30%。
- 保持尿量大于 30ml/h。
- 如果收缩压下降 30mmHg，脉率升高 30 次 / 分，呼吸增快 30 次 / 分，表明休克由中度进展为重度。

休克指数：

- 指心率除以收缩压
- 正常值是 0.5~0.7
- 显著出血时，休克指数升至 0.9~1.1，大于 0.9 表明需要强化治疗。

通过视诊衡量丢失血量是不准确的。因此，诊所医生也要评价出血速率和孕妇血流动力学状态相关改变来指导合适的治疗措施。

治疗个体原则如下：

应用面罩**保护呼吸道和供给氧气**（10~15L/ 分）。严重休克伴有意识丧失时，气管插管和机械通气也是必需的。

未分娩的孕妇进行复苏时体位应向左侧倾斜（15°~30°）。

保持患者肢体温暖。所有的静脉输液都应加温后输入，血小板和其他凝血因子的功能在低温下会受到抑制。

需要在手臂开放两条静脉通路。如果普通的静脉通路不能成功建立，则需要建立肘前静脉或踝关节隐静脉通路。静脉输入管道应为14单位——液体通过管的流量与直径成正比，晶体液通过14号管的输入速度是18号管的2倍。

经静脉输入晶体液。进行液体复苏是低血容量时的首要选择，晶体液可选择等张林格液、Hartmann 液或 0.9% 生理盐水。晶体液可使血管内容量短期增加，但很快就被肾排泄或快速分布到细胞外液，因此大约 80% 未进入循环容量。治疗的关键是迅速输入接近估计失血量 2~3 倍的经过加温的晶体溶液，晶体液没有凝固作用和氧合作用，但对短时间内增加血容量非常有效。因此，失血可被迅速纠正的轻度失血性休克孕妇可以只输入晶体液，如不能及时止血，它对输血前血容量的维持也有重要意义。与未进行灌注相比，进行贫血状态的循环血容量灌注更好，将来的试验可能会表明应用高渗性盐水对急性低血容量性休克进行最初治疗可能更加有效。

胶体液。是另一选择，包括人类诱导剂、5% 白蛋白和血浆蛋白成分（人血浆蛋白制剂）或人工合成胶体、羟乙基淀粉和明胶（佳乐施，尿素交联明胶）。以前常用的葡聚糖（右旋糖酐 70，右旋糖酐 40）现已不推荐使用，因为它可影响血小板的功能，干扰交叉配血试验，极少数患者还可发生少见的严重过敏反应。胶体液对血管内容量的维持作用时间较长，但大量输注也会很快地分布到细胞外液。晶体液通过可被迅速重吸收，但胶体液则易潴留，例如可以使细胞外组织液增多从而加重肺水肿。子痫前期孕妇发生失血性休克时，同时存在血管痉挛、血管内容量下降、低蛋白血症和毛细血管静水压增加，使机体对晶体液和胶体液入量的增多都非常敏感，因此，子痫 / 子痫前期孕妇发生低血容量性休克时，需要谨慎地处理晶体液和胶体液的入量，可能需要监测中心静脉压和肺动脉楔压来指导血容量处于安全范围。

一般而言，晶体液是最初的输入选择，可迅速输入 2~3L，如果仍没有血源而需用晶体液维持循环量可多于 3L，然后给予胶体液。如果选用黏滞性大的白蛋白，则应选用大孔径针，使用生理盐水稀释以便快速输入。

在中度和重度出血时，除了维持血管内容量外，保持血液的携氧能力也很重要。浓缩人红细胞的红细胞压积为 70%~80%，输入时可增加携氧能力，同时输入晶体液和胶体液以维持容量。每单位的浓缩红细胞可以使血红蛋白升高 1g/dl，红细胞压积升高 3%。浓缩红细胞具有较高的黏滞性，每单位可加入 50~100ml 等渗生理盐水以利于快速输入。在急诊情况下可输入 2 单位 Rh 阴性 O 型血（万能供血者），但 Rh 阴性 O 型供血血浆内可能含有抗 A 和抗 B 抗体，它们可能会与非 O 型受血者的 A 或 B 抗原细胞发生反应。多数情况下有时间（15 分钟）来明确患者的 ABO 和 Rh 血型，未进行交叉配血时以输入相同类型的血液。在多数情况下，盐水快速交叉配血试验（20 分钟）可以做出两种分型并对不规则抗体进行屏蔽。对输入的血液进行加温非常重要，有多种具有温度调节装置的电子血液加温器可以应用，也可以将静脉管放入温度在 37~40℃ 的水槽内加温，水温一定不能高于这个温度，否则可能发生溶血反应，因此，要用温度计对水槽的温度进行监测，并且不断加入温水防止血液温度下降，如果没有仪器可以用肘部对水槽的温度进行估计，方法与为婴儿试验洗澡水一致。但是一般来说，如果有输血的实验装置，也同时会提供血液加温的仪器。

预防体温过低非常重要，输入低温的静

脉液体可引起机体发抖,从而增加氧耗,此外,体温过低时可影响凝血因子的活性、柠檬酸盐、乳酸盐及钾的代谢,更为严重的是,输血温度低于 30℃时可导致心室纤颤和心搏骤停。

孕期自体输血虽然看似安全,但只适用于稀有血型以及对罕见抗体产生同型免疫反应者发生高危出血的情况,以及即刻的同源血制品很有限的情况。术中细胞抢救已经成功应用于产科,在设备允许的高危病例中也考虑予以使用。越来越多的证据表明应用氨甲环酸(静脉内 1g)对于治疗产后出血,可以减少血液丢失,减少输血。

稀释性凝血病通常发生在输入 4~5 个单位的浓缩红细胞之后。因此,作为一项工作常规,每输入 5 个单位的浓集红细胞需要输入 1~2 个单位的新鲜冰冻血浆。此外,每输入 15 个单位的浓集红细胞需给予 5 个单位的血小板。

病情监测

资历较高的医务人员尽早对失血性休克的患者进行管理很重要,此外,可行的情况下应听取血液病医师的指导建议,依据失血量和可提供的设备进行以下监测是必需的:

- 生命体征监测:血压、脉搏、呼吸、体温。
- 留置尿管以对少尿进行评估,治疗目标是保持尿量大于 30ml/h。
- 定期监测血红蛋白、红细胞比容、血小板和血液凝固情况,这些因素虽然不能反映急性改变,但对病情的长期变化趋势有所帮助。
- 肺脏听诊以及时发现肺水肿。
- 脉搏血氧定量,可以对脉率和血氧饱和度进行连续性评估。
- 如果尚未分娩,应进行持续胎心监护,如前文所述,一般来说如果胎儿氧供较好,母亲也会具有好的氧供。
- 有的病例可能需要许多复杂的侵入

性监测,包括动脉血压、中心静脉压和肺动脉楔压(Swan-Ganz),伴有低血容量症的严重子痫前期/子痫孕妇尤其需要以上监测。

> **James Blundell 博士描述了由他的同事 Waller 博士进行的第一例成功的人体输血**
>
> "暴露肘静脉,切开足够的长度以插入注射器导管……B 博士所用的注射器与普通的注射器类似,只是包括两个注射口……从患者丈夫体内抽出的血液注入平底杯中,B 博士立即用注射器抽取血液,事实上,因为血液是流动的,它会立即进入到静脉管开口内,需要小心注射。两个开口的第一次注射没有产生任何影响,但第二次注射快结束时出现了晕厥,脉搏细弱,伴有叹息……"
>
> C Waller
>
> "产后出血发生后,孕妇有时会很快死亡,但大多数是逐步的变化;患者的死亡状态可表现为突然发抖,伸出她无助的手臂寻求帮助,除了输血你无力给予其他的帮助,我见过一例孕妇的死亡状态持续了 2~3 个小时,我肯定没有任何已知的治疗措施能够挽救她;这些活生生的病例使我想到了输血。"
>
> J Blundell

止血

前文已经强调过,与以上的治疗措施并重的是采取措施止血,这部分内容在本书中有关出血并发症的章节中会有叙述。

(马晓鹏　白赟　译)

参考书目

American College of Obstetricians and Gynecologists. Educational Bulletin No. 235. Hemorrhagic shock. Washington DC: ACOG; 1997.

Baskett TF. Preparedness for postpartum haemorrhage: an

obstetric haemorrhage equipment tray. In: Arulkumaran S, Karoshi M, Keith LG, Lalonde AB, B-Lynch C, editors. A comprehensive textbook of postpartum haemorrhage. 2nd ed. Duncow: Sapiens Publishing; 2012.

Bose P, Regan F, Paterson-Brown S. Improving the accuracy of estimated blood loss at obstetric haemorrhage using clinical reconstructions. Br J Obstet Gynaecol 2006;113: 919–24.

Dildy GA, Scott JR, Saffer CS, Belfort MA. An effective pressure pack for severe pelvic hemorrhage. Obstet Gynecol 2006;108:1222–61.

Hofmeyr CJ, Mohala BKF. Hypovolaemic shock. Best Prac Res Clin Obstet Gynaecol 2001;15:645–62.

Miller S, Hamza S, Bray EH, Lester F, Nada K, Gibson R. First aid for obstetric haemorrhage: the pilot study of the non-pneumatic anti-shock garment in Egypt. Br J Obstet Gynaecol 2006;113:424–9.

Patel A, Goudar SS, Geller SE. Drape estimation vs. visual assessment for estimating postpartum hemorrhage. Int J Gynecol Obstet 2006;93:220–4.

Prata N, Mbaruku G, Campbell M. Using the kanga to measure postpartum blood loss. Int J Gynecol Obstet 2005;89:47–50.

Rady MY, Smithline HA, Blake H, Nowak R, Rivers F. A comparison of shock index and conventional vital signs to identify acute critical illness in the emergency department. Ann Emerg Med 1994;24:685–90.

Rees GAD, Willis BA. Resuscitation in late pregnancy. Anaesthesia 1998;43:347–9.

Santoso JT, Saunders BA, Grosshart K. Massive blood loss and transfusion in obstetrics and gynaecology. Obstet Gynaecol Surv 2005;60:827–37.

Shevell T, Malone FD. Management of obstetric hemor-rhage. Semin Perinatol 2003;27:86–104.

Skupski DW, Lowenwirt P, Weinbaum FI, Brodsky D, Danek M, Eglinton GS. Improving hospital systems for the care of women with major obstetric hemorrhage. Obstet Gynecol 2006;107:977–83.

Society of Obstetricians and Gynaecologists of Canada. Clinical Practice Guidelines No 115. Haemorrhagic shock. J Obstet Gynaecol Can 2002;24:504–11.

Su LL, Chong YS. Massive obstetric haemorrhage with dis-seminated intravascular coagulation. Best Pract Res Clin Obstet Gynaecol 2012;26:77–90.

Yazer MH. The blood bank 'black box' debunked: pretrans-fusion testing explained. Can Med Assoc J 2006;174: 29–32.

Younes RN, Aun F, Ching CT, Goldenberg DC, Franco MH, Miura FK et al. Prognostic factors to predict outcome following the administration of hypertonic/hyperoncotic solution in hypovolemic patients. Shock 1997;7:79–83.

Young P, Johanson R. Haemodynamic, invasive and echocardiographic monitoring in the hypertensive parturi-ent. Best Prac Res Clin Obstet Gynaecol 2001;15: 605–22.

第 25 章

弥散性血管内凝血

TF Baskett · VS Talaulikar

> "是否存在获得性血友病类似的疾病？……我知道存在暂时性血友病这样的疾病,但是要证明两者表现一致,我承认很有困难"
>
> Joesph B Delee

止血是血液凝固和纤维蛋白溶解作用间的动态平衡。正常妊娠过程中,这两个系统都发生了显著的改变,除了血容量增加外,大部分促凝血因子也升高,纤维蛋白溶解作用相对受到抑制[1]。这些改变可帮助孕妇减少分娩时的失血,在胎盘剥离时对子宫"血管创面"产生止血作用。妊娠期妇女的这些生理变化也使其更易发生各种凝血机制紊乱,从静脉血栓到严重的弥散性血管内凝血(DIC)。

病因

弥散性血管内凝血是指与特定临床表现、实验室证据相关的系统性凝血功能紊乱疾病,包括凝血系统活化、纤凝系统活化、抑制剂减少、终末器官受损或衰竭[2]。DIC 常继发于能激活血管内凝血的状态,产科情况下激活凝血系统主要有以下三种机制[3]:

1. 胎盘和蜕膜组织向母体循环释放促凝血酶原激酶,这可能在羊水栓塞和胎盘剥离的时候突然发生,也可能发生在对胎盘前置、子宫破裂和滋养细胞疾病进行手术干预的时候。胎死宫内或稽留流产的患者向母体循环释放促凝血酶原激酶的作用较为延迟并且不稳定,在这些病例中 25% 的胎儿死亡后的 5~6 周大约 25% 的病例可形成 DIC,但现在因为超声波的应用,使这些病例能够得到早期诊断并及时终止妊娠,故很少发展为 DIC。

2. 内皮损伤使胶原纤维暴露于血浆和促凝血物质。内皮损伤可能发生于子痫前期/子痫、HELLP(溶血,肝酶升高,血小板减少)综合征、急性脂肪肝或败血症患者,失血性休克时未及时补充血管内循环容量是导致内皮缺氧和损伤的另一个原因,这是当今产科 DIC 最常见的原因。

3. 红细胞/血小板损伤,可能发生于不相容性输血反应引起的磷脂释放及凝血级联反应的激活。

病理生理学

止血是凝血系统与纤溶系统之间的复杂的动态平衡,前者促进纤维蛋白单体形成,一旦它的止血功能实现后,后者使其沉积。DIC 发生时,凝血作用广泛而过度,使凝血因子耗尽缺失而导致出血[4]。微血管内广泛凝血和纤维蛋白沉积作用使纤溶系统适应性激活,纤溶酶原转化为纤溶酶,使纤维蛋白单体形成纤维蛋白降解产物(FDP)。FDP 可以抑制血小板功能和凝血酶的作用,具有抗凝血特性,可加重凝血功能紊乱,大多数患者的主要病理改变是出血倾向,也可发生微血管内广泛性血栓形成,导致器官缺血坏死,这可能是低血容量性休克时肾皮质坏死、肺损伤和席汉综合征发生的继发因素。图 25-1 列出了 DIC 的病因和病理生理特征。

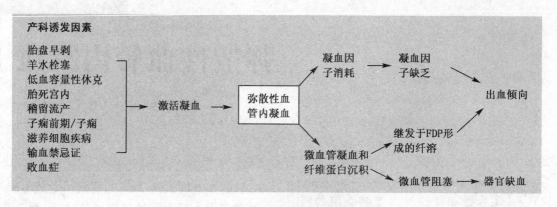

产科诱发因素

图 25-1　DIC 的病因和病理生理特征

临床表现

能够诱发 DIC 的产科合并症的主要临床特征是相同的。DIC 的临床表现取决于病情的严重性,可以只出现 DIC 的血液学改变(血小板下降,FDP 升高),而没有临床症状;病情相对较轻的病变如擦伤、鼻出血、紫癜和静脉穿刺渗漏等;DIC 也可发生在大量产后出血(PPH)和手术部位出血时。

诊断

认识导致 DIC 的产科原发疾病可帮助其诊断,一些血液学检查有助于诊断 DIC,如果可行可以寻求血液科医师的帮助,依据各个医院实验室研究水平的不同,有的检验可能不能够提供,此外,DIC 的发生过程是动态变化的,即使能提供这些检验,化验结果也可能不反映当前的状态,由于床旁全血凝固检验的准确性受到实验室条件的限制,不有助于诊断[5]。

最快速和有帮助的筛选试验是血小板计数(水平低或下降)、活化部分凝血激酶时间(当凝血因子衰竭时通常会延长)、凝血酶原时间(通常延长)和凝血酶时间,这是最有效的检测方法之一,DIC 时通常延长。正常妊娠时纤维蛋白原水平可增加至 400~650mg/dl;

当发生 DIC 时它的水平会下降,但通常仍在非妊娠时的正常范围内,在严重 DIC 时,纤维蛋白原常下降至低于 150mg/dl。对于孕妇的诊断,D- 二聚体等纤凝酶降解产物并不可信,因为正常妊娠也会升高。

因此,诊断妊娠期 DIC 中临床表现是首要的,凝血指标可以辅助诊断[6]。Letsky 支持三阶段严重性系统,该系统依赖于红细胞比容,凝血因子水平分度[5]。

治疗

认识产科原发病因,才有可能在发生严重 DIC 之前能够加以治疗,胎死宫内和稽留流产病例的清宫术是明显的实例。患有严重子痫前期和(或)HELLP 综合征的病例可能具有轻度 DIC 的血液学改变,伴有血小板水平降低和 FDPs 升高,这些病例应在 DIC 明显的临床特征出现之前使其病情稳定并分娩。

在大多数产科情况下,DIC 发展迅速,因此需要及时的治疗。不论 DIC 是否为其促进性因素,最初针对出血的治疗是一致的,因此,和前一章中列出的低血容量性休克的治疗原则是相关的。虽然送检适当的标本进行血液学检测和请血液科医师会诊也很重要,但是这些检测不会影响分秒必争的临床治疗。临床管理原则如下:

治疗产科病因

由于 DIC 常继发于其起始病因,显然应及时治疗其产科发病因素以纠正 DIC,在大多数病例需要清宫和控制外科或产科出血。

维持循环容量

治疗产科病因、去除始动因素和纠正DIC 的同时,维持循环血容量和器官灌注是必要的,这些管理原则已经在第 22 章中列出,包括:给氧,快速输入晶体液、胶体液和输血。有效的循环灌注也有利于清除由肝脏大量产生的 FDP,FDP 可以干扰血小板功能从而加重 DIC,具有抗凝血酶和抑制纤维蛋白单体形成的作用,它们还能够影响子宫肌层的功能,并可能影响心肌功能。因此,FDP 的清除是 DIC 复苏非常重要的部分。

促凝血物质替代治疗

由于具有感染的风险,新鲜全血是理想的选择但并不适于采用,而浓缩红细胞缺乏血小板和其他的促凝血物质,特别是因子 Ⅴ和Ⅷ。因此,严重出血伴有 DIC 的病例输入促凝血物质时,应用以下指南是很重要的:

• 新鲜冰冻血浆(FFP)含有除血小板以外全血血浆中所有其他的凝血因子,因为这些凝血因子不是浓集状态,因此输入后很难提高血循环中的水平。其指导原则是输入 5单位血液后给予 1 单位新鲜冰冻血浆,然后每输入 2 单位血液后给予 1 单位 FFP。但是,现在对于创伤病例的经验表明与凝血损伤的早期相关性导致结果提升。诊所医生应该为每单位的输血提供 1 单位血小板和 1 单位FFP,防止凝血损伤导致的大量出血[7]。

• 冷沉淀物含有丰富的纤维蛋白原、血管假性血友病因子和因子Ⅷ、因子Ⅻ,常应用于严重低纤维蛋白血症(小于100mg/dl)的患者。

• 血小板在储存血液内可很快被降解,FFP 内也不含有血小板。伴有持续性出血和严重血小板病(小于 30 000)的孕妇可输入血小板。1 个单位的血小板大约可使其含量增加 5000~10 000。

• DIC 时抗凝血酶可被快速消耗,当抗凝血酶水平低下时,在血液科医师的指导下可适当补充[8]。

• 重组活性因子Ⅶa 最初应用于血友病患者,但最近也被应用于伴有 DIC 的产科出血[9~13]。它由出血部位促进凝血酶生成的局部组织因子和稳定纤维蛋白单体组合形成。它的价格昂贵并且半衰期较短。皇家妇产学院指南推荐对于危及生命的 PPH,以及咨询血液专家中,rFVⅡa 可以作为标准药物和手术的添加剂[14]。推荐剂量是 90μg/kg,15~30分钟内没有临床反应可以重复给予。应用rFVⅡa 前凝血酶原应该大于 1g/L,血小板应该大于 20×10^9/L。

需要强调的是,多数发生产科出血和DIC 的患者是之前身体健康而年轻的女性,一旦引起出血和 DIC 的产科病因被去除,她们具有很好的快速完全恢复的能力,如果循环血容量能保证足够的组织灌注,肝脏通常可以清除有害的 FDP,并可在 24 小时内置换多数其他机体需要的凝血因子。在下一个24 小时内血小板可能会继续下降,但只要没有继续出血,在这一阶段不需要替代治疗。

(马晓鹏 白赟 译)

参考文献

1. O'Riordan MN, Higgins JR. Haemostasis in normal and abnormal pregnancy. Best Prac Res Clin Obstet Gynaecol 2003;17:385-96.
2. Bick RL. Disseminated intravascular coagulation: a review of etiology, pathophysiology, diagnosis, and management: guidelines for care. Clin Appl Thromb Hemost 2002;8:1-31.
3. Baskett TF. Disseminated intravascular coagulation. In: Essential management of obstetric emergencies. 4th ed. Bristol: Clinical Press Ltd; 2004. p. 242-5.
4. Lurie S, Feinstein M, Mamet Y. Disseminated intravascular coagulation in pregnancy: thorough comprehension of etiology and management reduces obstetricians' stress. Arch Gynecol Obstet 2001;263:126-30.
5. Letsky EA. Disseminated intravascular coagulation. Best Prac Res Clin Obstet Gynaecol 2001;15:623-44.
6. Rattray DD, O'Connell CM, Baskett TF. Acute disseminated intravascular coagulation in obstetrics: a tertiary centre population review (1980 to 2009). J Obstet Gynaecol Can 2012;34:341-7.

7. Pacheo LD, Soade GR, Gei AF, Hankins GD. Cutting-edge advances in the medical management of obstetrical hemorrhage. Am J Obstet Gynecol 2011;205: 526–32.

8. Bucur SZ, Levy JH, Despotis GJ. Use of antithrombin III concentrate in congenital and acquired deficiency states. Transfusion 1998;38:481–98.

9. Zupanic SS, Sololic V, Vishovic T, Sanjug J, Simic M, Kastelan M. Successful use of recombinant factor VIIa for massive bleeding after caesarean section due to HELLP syndrome. Acta Haematol 2002;108:162–3.

10. Branch DW, Rodgers GM. Recombinant activated factor VII: a new weapon in the fight against hemorrhage. Obstet Gynecol 2003;101:115–16.

11. Bouwmeester FW, Jonkhoff AR, Verheijen RHM, van Geijn HP. Successful treatment of life-threatening postpartum hemorrhage with recombinant activated Factor VII. Obstet Gynecol 2003;101:1174–6.

12. Pepas LP, Arif-Adib M, Kadir RA. Factor VIIa in puerperal hemorrhage with disseminated intravascular coagulation. Obstet Gynecol 2006;108:757–61.

13. Sobieszczy KS, Breborowicz GH. Management of recommendations for postpartum haemorrhage. Arch Perinat Med 2004;10:1–4.

14. Royal College of Obstetricians and Gynaecologists. Prevention and management of postpartum haemorrhage. Clinical Guideline No. 52. London: RCOG; 2009.

第 26 章

羊 水 栓 塞

DJ Tuffnell

> 我们对 8 例患者的尸检发现羊水内进入母体循环的颗粒物质导致肺栓塞，这似乎是导致患者死亡的原因……进入母体静脉系统后，栓子被带至其第一层滤床，这些情况下在肺脏内将贮留于与栓子大小相对应的血管内。母体肺脏内外来颗粒物质的贮留可能引起严重的机体反应，比如休克或过敏样反应。
>
> C.C.Steiner and P.E. Lushbaugh

羊水栓塞（AFE）发生率很低（1：20 000~1：80 000），但它是妊娠期一种潜在的灾难性的并发症，尽管其发生率很低，但死亡率高达 30%~80%，占发达国家孕、产妇死亡率的 7%~10%。但是，近期系列研究表明孕妇致死率下降了，可能由于护理水平提高，轻度的病例可以及时发现。孕妇致死率降低为 20%~35%，围产期死亡率为 13.5%~32%[1,2,3]。

大宗病历以及个案报道都表明羊水栓塞有特定高危因素，分娩诱发可以使风险升高三到四倍[1,4]，多胎妊娠会增加 10 倍[1]，年龄过大也是高危因素[1]。剖宫产会导致羊水栓塞发生率提高 8 倍，所以剖宫产是 AFE 的原因，而不是结果[1]。少数民族也会更敏感。羊水栓塞通常发生于产后即刻，极少数病例在产后 1~2 小时后突然发生[5]。

病理生理学

羊水和胎儿角质进入母体循环不引起临床表现是十分常见的。然而在一些特殊的孕妇，胎儿细胞和（或）其他羊水物质的存在可能引发复杂的病理生理变化，类似于过敏反应和休克[6,7]。最初的病理生理学机制是急性肺血管和高血压而致肺的条件定向反射，这一时期极为短暂，很快发生左心室衰竭，而导致严重的低血压和休克。急性炎症反应可破坏肺毛细血管内皮细胞和肺泡，而致通气/血流比例失调，导致更严重的缺氧、抽搐和昏迷[8]。如果患者能生存 1 小时以上，由于羊水（含有组织因子）和胎儿细胞可激活凝血因子，加之存在严重休克，DIC 的发生不可避免。

诊断

临床诊断以分娩过程中或近期分娩的孕妇突然发生急性呼吸窘迫和心血管系统衰竭为依据，部分病例可在诱发因素如羊膜腔穿刺或剖宫产发生的几分钟内出现临床症状和体征。现在 UK 诊断标准[1]是以下两者之一：

1. 无任何已知病因出现急性孕妇晕厥，伴随以下一条或多条特征：

- 急性胎儿窘迫，发生相应的胎心率改变。
- 心血管系统衰竭：心动过速、低血压、心律失常、心搏骤停。
- 凝血障碍
- 惊厥
- 低血压
- 产科失血
- 偶尔会出现乏力、焦虑、呼吸困难等前驱症状。
- 呼吸衰竭，表现为呼吸困难、发绀、缺氧、肺水肿，最终表现为呼吸停止。

排除无早期凝血障碍或心血管系统,呼吸系统疾病的孕妇出血。

2. 产后在母亲肺内发现胎儿鳞屑或毛发。

鉴别诊断包括其他具有相似临床特征的急性病变,如:心源性(心肌梗死、心肌损伤、容量负荷过重导致的继发性心衰、瓣膜病),呼吸系统疾病(容量负荷过重导致的肺水肿、急性哮喘、肺栓塞),感染性疾病(重症败血症、绒毛膜羊膜炎、心内膜炎),孕期并发症(先兆子痫和子痫),HELLP综合征,以及其他(过敏反应、空气栓塞、局麻药中毒)。

临床特征和病情变化有助于这些病因的鉴别,但在这些情况下,所有的病例需要的最基本的临床治疗是心肺复苏。具有以上的临床特征而又排除了其他较明显的病因后,可初步诊断为 AFE。

治疗

一旦出现 AFE,很多妇女短期内即死亡,如果可以在早期事件中存活则有很大可能性继续存活。若患者能存活的时间足够长,就需要麻醉、重症监护和血液科的帮助,以下临床治疗原则可提高生存率:

● 早期有效的心肺复苏(CPR)。

● 心肺复苏 5 分钟内无效,如果胎儿仍未娩出,将发生胎儿死亡,如果不能实施快速阴道分娩,则应行剖宫产术,这是仅有的几个围死期剖宫产手术适应证之一,有助于减少孕妇对氧的需求,提高静脉回流,从而提高孕妇心肺复苏的效果。

● 支持治疗包括气管插管和机械通气,如果孕妇幸免于初期的病变,还可以使用多巴胺这类的正性肌力药,以及矫正凝血功能障碍。尽管氢化可的松和肝素都建议使用,很少有报道他们的使用剂量,也没用报道任何有效性。

● 近来,血浆置换和血液过滤被应用于个别病例,以助于清除或"洗去"循环内的羊水成分[9]。

不幸的是,病程初期的缺氧损伤可能会使一部分幸存者承受永久的神经损伤。大约25% 的病人最终只能通过子宫切除来终止出血。与之相似,除非能在 5~10 分钟内将胎儿娩出,未能娩出的胎儿预后也非常差。

(马晓鹏　白赞　译)

参考文献

1. Knight M, Tuffnell D, Brocklehurst P, Spark P, Kurinczuk JJ, on behalf of the UK Obstetric Surveillance System. Incidence and risk factors for amniotic fluid embolism. Obstet Gynecol 2010;115:910–17.
2. Roberts C, Algert C, Knight M, Morris J. Amniotic fluid embolism in an Australian population-based cohort. Br J Obstet Gynaecol 2010;117:1417–21.
3. Kramer MS, Rouleau J, Liu S Bartholomew S, Joseph KS; Maternal Health Study Group of the Canadian Perinatal Surveillance System. Amniotic-fluid embolism incidence risk factors and impact on perinatal outcome. Br J Obstet Gynaecol 2012;119:874–9.
4. Kramer MS, Rouleau J, Baskett TF, Joseph KS. Amniotic-fluid embolism and medical induction of labour: a retrospective, population-based cohort study. Lancet 2006; 368:1444–8.
5. Clark SL, Hankins GDV, Audley DA, Dildy GA, Porter TF. Amniotic fluid embolism: analysis of the national registry. Am J Obstet Gynecol 1995;172:1158–69.
6. Benson MD. Anaphylactoid syndrome of pregnancy. Am J Obstet Gynecol 1996;175:749.
7. Benson MD, Kobayashi H, Silver RK, Oi H, Greenberger PA, Terao T. Immunologic studies in presumed amniotic fluid embolism. Obstet Gynecol 2001;95: 510–14.
8. Clark SL. New concepts of amniotic fluid embolism: a review. Obstet Gynecol Surv 1990;45:360–8.
9. Kancko Y, Ogihara T, Tajima H, Mochimaru F. Continuous hemofiltration for disseminated intravascular coagulation and shock due to amniotic fluid embolism: report of a dramatic response. Intern Med 2001;40: 945–7.

第 27 章

镇痛与麻醉

A Addei · TF Baskett

> 　　没有什么能与权利相比是人类更大的福利了,因此也同时授予人类对痛觉产生短暂感觉而且对疼痛完全不敏感的能力。
>
> 　　　　　　　　　Howard Wilcox Haggard

引言

　　对大多数妇女来说,分娩是一个紧张而疼痛的过程,很多人都发现它比之前自己预想的更加困难,初产妇通常会有更多莫名的恐惧和焦虑,已经经历过一次分娩疼痛的经产妇则要再次经历可预想到的恐惧。

　　母体疼痛和应激提高交感肾上腺活性,导致子宫活动不协调,减少子宫胎盘灌注,提高胎儿需氧量,增加对胎儿的副作用[1]。

　　关于母亲如果处理分娩疼痛有两种学派。第一种认为在 21 世纪不需要遭受不必要分娩疼痛,我们拥有有效的麻醉技术,应该使用这些技术。另一方认为疼痛是预期出生的一部分,倡导孕妇被支持应对分娩疼痛。无论妇女是什么态度,她都应该受尊重,作为一个个体来看待,这是根本。有效的镇痛不一定能带给分娩更大的满意程度,正相反,方法选择不当会导致不满意。健康照顾专业的挑战正是如何识别,正确响应孕妇的分娩态度[2]。

　　镇痛方法有非药物性干预(帮助孕妇应对疼痛)和药物性干预(帮助减轻疼痛)。分娩前非药物性的方法是非侵入性的,看似对孕妇和孩子更安全,但是没有高质量证据,有效性未知。有更多证据支持药物治疗方法的有效性,但是也有更多副作用[3]。

痛觉通路

　　在第一产程中,疼痛来源于颈管的消失、宫颈口扩张和子宫下段的形成。这些痛觉冲动信号通过下腹神经丛到腰交感神经链,通过背侧角,到达 T10、T11 和 L1 脊髓水平。伤害性疼痛信号经过背侧角,通过脊髓丘脑束,再通过脑干和神经纤维髓鞘到达后丘脑核,神经纤维从这里到达躯体感觉皮层和额皮质。这些通路有助于调节疼痛的相关性应答,如焦虑、有害反应和已知行为。

　　在分娩的第二产程中,除了子宫收缩外,疼痛还来源于骨盆底和会阴的牵拉。这些疼痛刺激躯体阴部神经 S2、S3 和 S4 进入脊髓。

镇痛方法

　　镇痛为疼痛提供了多种缓解办法,麻醉为手术提供完全消除疼痛的方法。

非药物方法

　　这些方法大多数有赖于在她们成功基础上的替代刺激。

分娩前准备

　　所谓的"自然分娩"运动始于 20 世纪早期,是针对当时过度应用麻醉镇静药的"半麻醉"时代提出的。分娩准备的基础是孕妇为控制分娩中的疼痛作出相应准备,以不用或减少她们对镇痛药物的应用。在英国的 Grantly Dick Reid、俄罗斯的 Velvoski 和法国的 Le Boyer 领导下,有许多杰出的运动。除了这些特有的方法外,许多地区和医院还提供分娩前课堂,提供分娩中各种缓解疼痛方法(药物和非药物方法)的信息,还有婴幼儿保健课堂,旨在使夫妻间建立信心。

自然分娩运动

"分娩中存在和生理性副本同等重要'心理性分娩'的观念并没有得到普遍认同,这句话的意思是如果分娩是一种生理现象……那孕妇感到疼痛和害怕是因为分娩很艰难,还是分娩难而疼痛是由于她们很害怕?……疼痛是对有害刺激产生的心理干预活动,是对刺激解读的增强的害怕。生理性目的是保护,生理反应是紧张。"

Grantly Dick Read

连续性支持

不应该让分娩过程中的孕妇独处,除了护士和接生员外,许多孕妇还需要她们的丈夫或其他家庭成员或受过专业训练人员(有时称为 doula)的社会支持。这些人员可使孕妇更安心,增加信心,可在分娩过程中作出相应解释说明;此外,她们可能有助于替代刺激方法的指导,如抚触、按摩、改变体位、沐浴、下床活动、音乐等等。向分娩过程中的孕妇描述所需的人员和方法可能是其人文因素。

催眠术

催眠术需要大量应用于生前训练课堂,而个体对催眠状态的感受性差异很大。在一些患者分娩过程中也需要催眠治疗师。如果成功,催眠的效果令人惊叹,但由于时间和工作人员的委托需要,在大多数孕妇是不可行的。

经皮电神经刺激(TENS)

这由一个小的、由位于 T10 和 L1 脊柱两侧皮区的两对电极连接而成的电池驱动脉冲生成器组成,通过附着带黏于皮肤上,当被激活时,它可以使电极下的皮肤产生麻刺感。脉冲的强度可通过控制生成器来调节,被认为可刺激内啡肽的释放,对分娩早期的背部疼痛最有作用,应用的孕妇可以不必卧床,但 TENS 仪器可能对胎儿头皮电极行使的胎心率监护具有干扰作用。

皮内注水

应用一个 1ml 的注射器和一个 25g 的针,在四个部位将 0.05~0.1ml 的无菌水注入皮内:后髂骨棘上方两侧和上部的中间和下方。这可以引起约 30 秒的麻刺感,可在 45~90 分钟内缓解背部疼痛,这被认为是替代刺激的作用,可能有内啡肽的释放,或者根据疼痛门控理论,强烈的表浅感觉刺激可能会抑制深度疼痛信号,减慢神经纤维传导。总体上,这种方法可能对背痛有短期的缓解作用,但很少会影响到总体镇痛的需求。

针灸

针灸和其相关操作对能掌握这一技术的群体和拥有此类知识并能够接受这种方法的孕妇可能会有应用。

药物性方法

吸入镇痛

N_2O 是最为安全和实用的吸入镇痛方法。它的目的是提供亚麻醉浓度的 N_2O,以提供不伴有意识丧失、保持保护性喉部反射的麻醉镇痛效果。N_2O 通过肺脏吸入和排出,它可以通过胎盘,但可完全排泄,对胎儿没有不利影响。它对子宫收缩力也没有任何影响。确切的作用机制还不清楚,低剂量的 N_2O 可使大脑产生痛觉缺失,持续的高剂量 N_2O 则有麻醉作用。

N₂O 吸入麻醉的优点在于廉价、安全和操作简单。对 1/3~1/2 的孕妇可提供有帮助的、但不完全的镇痛作用。对短期（1~2 小时）的疼痛缓解效果最佳，这样，其最益于处于第一产程后期的经产妇，她们通常在最后的 1 小时和分娩的第二产程需要镇痛。还可作为对局部镇痛技术的一种辅助，比如器械辅助阴道分娩、臀位或双胎的分娩干预和生殖道裂伤缝合时会阴和阴部的浸润麻醉。

N₂O/ 氧气吸入镇痛在分娩中的首次应用

　　指导产妇深呼气，然后尽量多地吸气……重要的是第一次吸入麻醉应较早开始以达到好的疼痛缓解效果；若开始较晚则会妨碍其吸入程度，而影响到作用的效果……此后，在预计下一次宫缩到来之前的 0.5~1 分钟时开始吸气，通常 2~5 次呼吸即可产生理想的效果。

Stanislav Klikovich

给药方法。有许多仪器可提供 N₂O 的自我给药。最简单而常用的是一种将 50% 的 N₂O 和 50% 的氧气预先混合（一氧化二氮/氧混合气）的贮气缸。另一种是可通过医院气体管道由分离的气缸可产生适宜的 50/50 浓度的混合器（亚硝基，沼气）。

呼吸通路由面罩或口罩连接，呼吸通路内设置一个必要的活瓣，当使用者用力吸入产生负压时才能开启，使用者必须保持足够清醒以保持口罩或面罩密封性的完整性，如果产妇困倦时，在保护性喉反射丧失之前的很长时间，她握住仪器将会破坏它的密封性，而阻止进一步的气体吸入。这种保护机制是自我给药仪器最重要的安全特征。

从孕妇开始吸入气体至气体在中枢神经系统形成足够的浓度而产生镇痛作用之间有一段潜伏期，这一延缓期大约有 30~40 秒。在分娩的第一产程，在孕妇感觉到疼痛之前的大约 20 秒即可触到宫缩，因此，对分娩中的孕妇最重要的是触及宫缩，使她及时吸入以便在剧烈疼痛到来之前达到有效的气体浓度，这是一个经常被忽视的重要的操作方面。此外，如果宫缩规律可以预测，可以用钟表来指导 N₂O 的吸入，使它在下次宫缩到来之前的 30~40 秒开始吸入。如果 N₂O 作为一种局域镇痛的辅助方法，可以被连续性吸入直至达到好的镇痛效果。再一次说明的是，孕妇自我给药的安全性应该避免麻醉和保护性反射的丧失。

麻醉镇痛

在 20 世纪，安泰乐的麻醉应用是分娩中最为常用的缓解疼痛的方法，过去的 50 年里，最常用的麻醉方法是麦啶（度冷丁，哌替啶）。在许多国家，接生员在分娩过程中可自主应用麦啶，这是它被广泛性应用的主要原因。不幸的是，分娩时肌内注射麻醉药不能提供有效的疼痛缓解，麦啶的半衰期为 2~3 小时并可快速地通过胎盘，胎儿组织对麦啶的最大摄取大约出现在母亲用药后的 2~3 小时，在新生儿体内其半衰期为 12 小时。因此，在母亲给药后的 2~3 小时新生儿发生呼吸抑制的风险最大。对母亲的副作用包括恶心、呕吐、低血压、瘙痒症、呼吸抑制和镇静状态。所有的麻醉药物都可能使胎心率基线下降，除了新生儿抑制外，在出生后 12~24 小时内，还可能出现新生儿行为改变和母乳喂养障碍。

麻醉乙醚和氯仿吸入在产程中的首次应用

"在这种试剂被广泛地应用于外科临床领域的同时，我没有想到会有人冒险将其应用于助产方面。由此，我希望以下匆忙记录的有关其在产科病例应用的不完整的少量记录，不会让专业学者们失去兴趣。"

James Young Simpson

> "这种新的麻醉试剂是氯仿……作为一种吸入性麻醉试剂，我认为，除了其作用原理的缺陷，它具有硫酸麻醉乙醚的所有优点……与乙醚相比，仅需很少量的氯仿即可产生麻醉效果……它的作用迅速而完全，并且更加持久……氯仿的吸入和影响，比乙醚更加适宜。"
>
> James Young Simpson

一些个别情况下麻醉药物镇痛的应用可以适应于孕妇的需求：

● 麦啶可肌肉注射或皮下注射(后一种途径可更好地吸收)，依据孕妇的体重，给药剂量为 50~150mg，可应用于进入产程处于焦虑状态的孕妇，45~60 分钟后其效果最好，可持续约 3 小时，可同时应用吩噻嗪以减轻恶心和呕吐。

● 难以控制的剧烈疼痛的孕妇可应用静脉麻醉药。如果硬膜外麻醉不可以使用或者有禁忌，瑞芬太尼可以作为鸦片类静脉注射用麻醉剂替代哌替啶和芬太尼。瑞芬太尼是直接特异性拮抗 μ 鸦片受体的人工合成鸦片类药物。短期应用后，可以被血液和组织中非特异性清除剂快速水解，形成无活性代谢产物。瑞芬太尼的药代动力学特征是起效快，达峰时间短。分部相关的半衰期是 3~4 分钟，清除半衰期是 10~20 分钟。大多数静脉输入的药物通过羧酸代谢经尿液排泄。瑞芬太尼代谢与肾功能和肝功能相独立，重复大剂量注射没有累积效应。瑞芬太尼有胎盘转移现象，但是新生儿可以快速代谢或者重新分布[4]。瑞芬太尼是通过泵来控制，就像病人控制镇痛法(PCA)。

局部镇痛

局部浸润麻醉和局域阻滞在产科手术操作中具有很高的应用价值，局域镇痛中掌握其应用剂量和潜在毒性非常重要，最常用的药物是利多卡因，剂量为 3~4mg/kg(纯溶液)，7~8mg/kg(添加肾上腺素溶液)，一份 1% 的利多卡因溶液含量为 10mg/ml。因此，一个体重为 70kg 的产妇，其应用剂量不应超过 250mg 或 25ml。

局麻药应该在应用前给予起效和测试时间。不完全的麻醉可能需要用吸入性麻醉辅助。

局部浸润

会阴部的表皮神经在图 27-1 中列出，会阴和低位阴道裂伤时，在受累范围内直接浸润麻醉，边进针边注射边抽吸，以防注入血管内。在会阴切开术操作之前，对选择的切开部位和阴唇系带及阴唇邻近部位进行浸润麻醉，以减轻伤口切开及会阴扩张带来的疼痛。

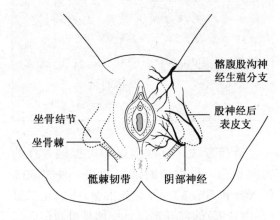

图 27-1　会阴部表皮神经分布

作为阴部阻滞的辅助，会阴切开部位可与低位阴唇部位同时被浸润麻醉，后者由髂腹股沟神经的生殖器分支和大腿后皮肤分支支配。

阴部阻滞

如果硬膜外麻醉或脊髓麻醉不能被采用或存在禁忌证，对臀位或双胎第二胎的辅助分娩时应用的低位产钳阴道助娩或胎吸术来说，阴部阻滞是安全而有效的方法。阴部阻滞可由两种方法实施：

● 经阴道：与经会阴操作相比，这种方法疼痛轻而且准确性高。用装有 1% 利多卡因的 20ml 注射器,针套沿着坐骨棘下方中部进针,用左手的食指和中指引导左侧,用右手引导至右侧坐骨棘(图 27-2)。如果没有这种特有的针套,可以用一个空的脊髓穿刺针做引导,若这一点可被手指之间隔离——在进针操作通过骶棘韧带时,操作要谨慎避免伤到自己。回吸后将 5~8ml 局麻药注入阴部神经周围。

● 经会阴:与经阴道相比,这种方法疼痛较重,准确性也较差,只用于部位较低,不能应用经阴道方法来操作时,对肛门与坐骨结节之间的皮肤进行局部麻醉,在阴道内用食指触到坐骨棘,应用一 10cm 针套穿过被浸润的皮肤,引导至坐骨棘和骶棘韧带,在阴部神经周围抽吸浸润。

我们必须承认在很多情况下阴部阻滞是不完全的,因此,对其余的区域进行局部麻醉,从阴唇系带,用局部浸润至会阴、会阴切开部位和阴唇下部。辅助吸入麻醉也可同时应用。

宫颈旁阻滞

在分娩的第一产程中,当其他的保守方法失败而又不能应用硬膜外麻醉时,宫颈旁阻滞是一种简单而效果明显的镇痛方法。但不幸的是,潜在的对胎儿的副作用使它不能应用于活胎分娩。宫颈旁阻滞可导致胎儿心动过缓,并已有几例胎死宫内的报道,宫颈旁组织血管丰富,局部麻醉药物可被快速吸收,而导致胎儿体内药物浓度过高,而发生心肌和中枢神经系统衰竭。如果应用少量的局部药物,它的应用前景可能会相对安全,但现在活胎分娩中不推荐使用。但是,它在胎儿已经死亡的患者可能有很好的作用,若硬膜外麻醉、脊髓麻醉和全身麻醉的方法不能应用时,它在分娩后的宫内操作时也可应用,如手取胎盘术和急性子宫扭转时。

这种方法非常简单,应用一种特制的针套,针只能突出针套外 3~5mm,在宫颈和阴道分界的穹窿两侧(图 27-3)的 3、4 点和 8、9 点之间注入 5~10ml 局麻药物,因为宫颈旁有丰富的血管,注意抽吸很重要。

剖宫产的局部麻醉

由于装置、人员或其他条件缺乏,偶尔会需要在局部麻醉下施行剖宫产术,N_2O 吸入麻醉可增加局麻的效果。

配 制 100ml 0.5% 的 利 多 卡 因,加 入

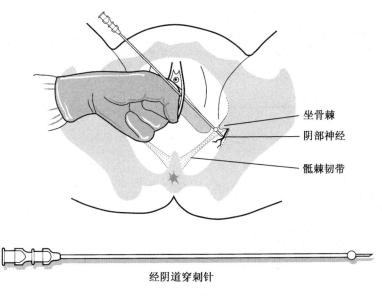

坐骨棘
阴部神经
骶棘韧带

经阴道穿刺针

图 27-2　经阴道部阻滞

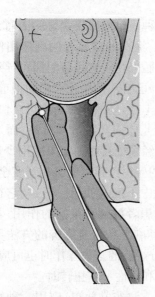

图 27-3 宫颈旁阻滞

1∶200 000 的肾上腺素 0.5ml。使用 20ml 注射器按以下原则注射：

- 沿皮肤切口注射 15~20ml。
- 10~15ml 注入腹直肌鞘和邻近的腹直肌。
- 10~15ml 注入腹膜外组织和腹横筋膜。
- 打开腹膜。
- 10ml 注入子宫膀胱返折腹膜——拉开返折腹膜，以暴露子宫肌层。
- 子宫肌层对切开相对不太敏感，但在切开之前可注入 10~15ml。
- 一旦胎儿娩出，母亲静脉应用吗啡。

除了瑞芬太尼 PCA 外，产科医师可对以上的镇痛方法进行操作和指导，本书中未介绍硬膜外麻醉、脊髓麻醉和全身麻醉的操作。

（马晓鹏 白赟 译）

参考文献

1. Reynolds F. Labour analgesia and the baby: good news is no news. Int J Obstet Anesth 2011;20:38–50.
2. Intrapartum care. Care of healthy women and their babies during childbirth. National Collaborating Centre for Women's and Children's Health. Commissioned by the National Institute for Health and Clinical Excellence. London: RCOG Press; 2007.
3. Jones L, Othman M, Dowswell T, Alfirevic Z, Gates S, Newburn M, et al. Pain management for women in labour: an overview of systematic reviews (Review). The Cochrane Library 2012, Issue 3. doi: CD009234.pub2.
4. Douma MR, Verwey RA, Kam-Endtz CE, van der Linden PD, Stienstra R. Obstetric analgesia: a comparison of patient-controlled meperidine, remifentanil, and fentanyl in labour. Br J Anaesth 2010;104:209–15.

参考书目

Baskett TF. Edinburgh connections in a painful world. J R Coll Surg Edin Irel 2005;3:99–107.

Hodnett ED, Lowe NK, Hannah ME, Willan AR, Stevens B, Weston JA, et al. Effectiveness of nurses as providers of birth labor support in North American hospitals. A randomized controlled trial. JAMA 2002;288:1373–81.

Hodnett ED. Pain in women's satisfaction with the experience of childbirth: a systematic review. Am J Obstet Gynecol 2002;186S:160–72.

Kuezkowski KM. Neurologic complications of labor analgesia: facts and fiction. Obstet Gynecol Surv 2003;59:47–51.

Pang D, O'Sullivan G. Analgesia and anaesthesia in labour. Obstet Gynaecol Reprod Med 2008;18:87–92.

Rosen MA. Paracervical block for labor analgesia: a brief historic review. Am J Obstet Gynecol 2002;186S:127–30.

Rosen MA. Nitrous oxide for relief of labour pain: a systematic review. Am J Obstet Gynecol 2002;186S:110–26.

Simkin PP, O'Hara MA. Non-pharmacologic relief of pain during labor: a systematic review of five methods. Am J Obstet Gynecol 2002;186S:131–59.

Waldenström U, Hildingsson I, Ryding EL. Antenatal fear of childbirth and its association with subsequent caesarean section and experience of childbirth. Br J Obstet Gynaecol 2006;1132:638–46.

手术和操作技巧

宫颈环扎术

AA Calder

在改善妊娠结局的手术中,宫颈环扎术是最受争议的术式之一。该术式的目的很明确,即避免或减少可能存在"宫颈机能不全"的患者发生流产。如果产科医生认为患者的宫颈不能在胎儿足月分娩前保持其正常的长度和闭合状态,以维持胎儿处于宫内,而为其进行此手术似乎是完全合理的。但是,我们能做出明确诊断的能力却非常有限,这一过程中经常出错,且我们的"认为"可能建立于错误的假设之上。实际上,我们对宫颈的这一状态知之甚少,而近五十年来学者们一直致力于寻找诊断宫颈功能不全的可靠方法。临床医生往往会追溯患者既往流产的病史,但是,由于缺乏具有说服力的获益证据,即使有看似充分的宫颈功能不全的依据,对于最佳治疗方式仍存在诸多的不确定性。

然而,上述情形并未影响临床医生实施这一术式的信心,宫颈环扎术反而常常被过度应用。由于术式及其简单,不少人可能会认为其毫无风险。然而,恰恰相反,宫颈环扎术不仅具有风险,施行手术时还需谨慎细心。当医生面对一位经历连续流产而万分悲痛的妇女往往会心生同情,认为必须做点什么而不是碌碌无为。但这一观念恰恰是由不幸的悖论所铸就。即对实际上不存在宫颈功能不全的妇女实施越多的缝合,她们的妊娠结局越好,这主要是由于这些妇女中的大多数人即使不做任何处理也会具有同样良好的结局。而且,她们更倾向于相信是手术挽救了妊娠。因此,临床医生在做出实施手术的决定前必须如实评价每个病例,即使手术本身看似无害,也可能对某些患者造成严重损伤。

手术方式

手术方式包括直接环形缝合宫颈阴道部,也可在子宫体和子宫颈之间的结缔组织和肌组织交界水平处进行缝合(图 28-1)。后者显然更为复杂,需要行开腹手术。这不仅会使患者感到疼痛和不适,而且要求术者具有更为丰富的经验和手术技巧,还可能在后

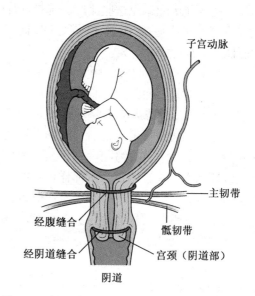

图 28-1 图示为经腹和经阴道分别进行宫颈支持性缝合的部位

续的妊娠中发生严重的并发症。采用这一术式的妇女几乎均需通过剖宫产进行分娩。

经阴道手术是最常采用的手术方式。由于术时宫颈可能已经展平（见第 1 章），此时如果在宫颈阴道部的缝合位置过低则不仅无效，还会增加损伤，因此，有效的牵拉宫颈，并尽可能在较高的位置缝合宫颈极为重要。过去曾习惯用海绵钳钳夹并牵拉宫颈，认为其可以避免损伤。但是经验表明，在牵拉宫颈的过程中，海绵钳容易滑脱并撕脱宫颈上皮。现在多主张使用单齿的双爪钳，虽然有时会引起出血，但并不显著，而有效的钳夹并牵拉宫颈的外露部分远比减少出血更为重要。宫颈环扎缝合的部位应尽可能高，一些临床医生还认为在经阴道的宫颈环扎术中，打开阴道前穹隆并上推膀胱，以便在尽可能高的位置进行缝合也是合理的。

手术时机

尽管某些临床医生认为可以在妊娠间期行宫颈环扎术，但这一方法却并不值得推崇。首先，这会影响受孕；其次，对于早孕期不可避免性流产的女性，进行这一缝合毫无价值，宫颈环扎术并不能避免这些流产。选择性环扎的恰当时机为妊娠 10 到 14 周之间，且经超声证实此次妊娠无异常。

如果妊娠进展顺利，经阴道环扎术通常于 37 周左右拆除缝线。如果发生了自然流产或产前出血，则需提前拆除环扎线。经腹缝合的环扎线通常可经阴道后穹隆的中线处置入剪刀而拆除。这就引出一个问题，为什么经腹环扎术不像经阴道手术那样也在妊娠 37 周左右拆线，而建议最好经剖宫产分娩？这或许是由于奉献可留在原位并在后续的妊娠中继续发挥作用。

材料和方法

在过去的几十年里，曾采用过形形色色的缝合材料，包括女性的阔筋膜制成的条带、钽丝以及所有合成的不可吸收的材料。我们认为不论采用何种环扎方法，聚酯纤维制成的环扎线都是最合适的缝合材料。通常在环扎术中和术后的几个小时内使用前列腺素合成抑制剂，如吲哚美辛，尤其是在行"紧急"环扎术时。此时，宫颈已经扩张且羊膜囊凸入阴道内。如果出现了上述情形而不伴有宫缩，则适宜采用紧急环扎术。这看似宫颈扩张无法挽回，流产不可避免，但实际情况往往并非如此。当羊膜囊凸入阴道内，我们常以为宫颈已经完全扩张，但其实羊膜囊仅像一个"沙漏"般通过部分扩张的宫颈凸向阴道内。在这种情况下，采用头低位，用球囊将凸出的羊膜囊送入宫内，以及经腹行羊膜腔穿刺以减少羊水量或许能有助于改善妊娠的结局。此类病例的前景充满艰辛，由于紧急环扎术很可能导致胎膜早破，临床医生往往认为采用保守性治疗更为适宜。但医生仍应在充分权衡所有风险的基础上做出审慎的决定。

风险

必须充分告知孕妇在尚未拆除环扎线时分娩发动的风险，而孕妇应了解一旦发生这种情况，首先应尽快拆除环扎线。这类风险包括缝线撕脱导致的宫颈进一步损伤或子宫破裂。如果孕妇既往曾有剖宫产史，则后者的风险尤为突出。此外，尚有病例报道发生宫颈环形撕脱和经阴道后穹隆分娩。必须强调的一点是，如果最初的宫颈环扎不够充分并留在原位，则应在更高的位置行第二次宫颈环扎。还有一种情况及其危险，就是当我们拆除宫颈环扎线时并没有发现还有一道环扎线留在原位，其后果往往不堪设想。这提醒我们必须在病历的显要位置准确记录环扎缝线的位置，并对后续处理做出清晰的说明。

参考书目

Anthony GS, Robbins JB, Cameron AD, Calder AA. Cervical cerclage in Scotland – fifty years on. Scot Med J 2009;54:42–5.

Benson RC, Durfee RB. Transabdominal cervico-uterine cerclage during pregnancy for the treatment of cervical incompetency. Obstet Gynecol 1965;25:145–55.

Drakeley AJ, Roberts D, Alferevic Z. Cervical cerclage for previous pregnancy loss in women. Cochrane Database Syst Rev 2003;1:CD003253.

McDonald IA. Suture of the cervix for inevitable miscarriage. J Obstet Gynaecol Br Emp 1957;64:346–50.

Royal College of Obstetricians and Gynaecologists. Cervical cerclage. Green-top Guideline No. 60. London: RCOG; 2011.

Shirodkar VN. A new method of operative treatment for habitual abortion in the second trimester of pregnancy. Antiseptic 1955;52:299–300.

紧急子宫收缩抑制术

TF Baskett · S Arulkumaran

对于一些特定的产科并发症,需要采取紧急措施抑制子宫收缩以顺利缓解病情。目前,紧急的子宫收缩抑制剂需要配备含氯制剂的全麻,进一步实现快速通气并行气管插管,存在一定的母体风险。近年来,β肾上腺素类制剂、催产素拮抗剂和硝酸甘油的应用可迅速抑制子宫收缩,从而避免了全麻的使用。

子宫收缩抑制剂的最初使用

"我发现我根本无法进入宫腔进行手取胎盘的操作。因为曾记得亚硝酸戊烷具有强烈的松弛血管张力的作用,所以我决定试验一下它对于子宫痉挛的作用。我们将三滴亚硝酸戊烷滴在一条手帕上让病人吸入,在吸入的过程中,之前一直非常紧几乎无法扩张的宫颈内口环形肌纤维逐渐松弛下来了,我终于能够以整只手进入宫腔……"

Fancourt Barnes

Hour-glass contraction of the uterus treated with nitrate of amyl. BMJ 1882;1:377

硝酸甘油

硝酸甘油是一种硝酸酯,通过产生 N_2O 发挥其对平滑肌的松弛作用。药物经肝脏快速代谢,半衰期仅2分钟。它的分子量低,仅为227,因而可以通过胎盘,但在动物和人类试验中均未发现其对胎儿或新生儿具有不良副作用。除缓解子宫收缩,平滑肌的松弛作用还使外周血管舒张并降低静脉压。如果患者不存在低血容量,这一作用仅仅引起轻微的低血压症状,临床表现并不明显。然而,若患者存在低血容量,则需要迅速经静脉补充晶体物质,以避免母体发生严重的急性低血压。外周血管舒张对肾上腺素敏感,而子宫松弛对催产素敏感[1]。

β肾上腺素类药物

在这类药物中,临床最常使用的是利托君、特布他林和海索那林,这些选择性β受体拮抗剂主要具有舒张小动脉和松弛子宫平滑肌的作用,可经皮下注射或由生理盐水稀释后缓慢的经静脉推注,而使用喷雾制剂时并不抑制子宫活性。它们可能会引起轻微低血压,并有个别报道发生心房纤颤。而且这些药物能够通过胎盘并可引起胎儿轻微的一过性心动过速。它们可以阻断子宫活性15~30分钟,且其作用可以被β阻滞剂所逆转[2]。

阿托西班

阿托西班是一种人工合成的催产素类似物,通过与子宫肌细胞的催产素受体结合而发挥催产素拮抗剂的功能。半衰期约为12分钟并可以通过胎盘,但是在脐静脉中的水平仅为母体子宫静脉的10%[3]。此药的主要优点在于很少发生β肾上腺素类药物所具有的心血管副作用。阿托西班主要用于抑制早产子宫收缩,也可用于产时胎儿窘迫的紧急子宫松弛[4]。

适应证

快速的子宫松弛用于以下的临床情况:

子宫过度活动

分娩过程中子宫过度活动是指在30分钟内平均每10分钟有5次以上的宫缩(子宫收缩过频)或宫缩持续时间超过2分钟(子宫张力过高)[5]。这种子宫过度激惹的情况多发生于使用促进宫缩的药物时,如催产素,或更常见于使用促宫颈成熟和引产的长效前列腺素制剂时。在极少数的情况下,子宫收缩过频和张力过高还可能发生于自然临产的过程中,且多数为病理现象,如胎盘早剥[2,6,7]。

臀位分娩

除非子宫松弛,早产臀位分娩时伸展的双臂和后出头都将导致难产。这种难产的情况可发生于经阴道分娩或剖宫产,但主要是后者。由于径线较小,胎儿的臀、躯干和下肢可以很顺利的自子宫切口娩出,但是未经松弛的子宫肌层却可能卡住胎儿的头部,造成胎儿娩出延迟、胎儿窒息和潜在的损伤。这种现象尤其多见于早产臀位分娩,也可发生于足月产[8]。

臀位外倒转术

短时的子宫松弛有助于实施足月时臀先露的外倒转术[9]。在这种情况下,由于作用持续时间较长,β肾上腺素类药物比硝酸甘油更为有效[10]。

胎儿先露异常的产时转胎位术

经阴道或剖宫产分娩双胎的第二个胎儿时,实施外倒转术或内倒转术时,需要使子宫松弛才能安全有效地进行(见第17章)。局麻产生的子宫松弛作用往往不够,还需要实施子宫收缩抑制术。

脐带脱垂

当发生脐带脱垂时,如果子宫收缩影响了脐带减压,则需要实施紧急子宫收缩抑制术,尤其是从诊断到分娩尚可能有时间延误时(见第18章)。

肩难产

有极少数的肩难产通过一般的手法不能解除,就需要考虑实施胎头还纳术(见第12章)。在这种情况下,需采用子宫松解术,不仅有助于实施胎头还纳,而且可以改善子宫-胎盘循环和胎儿的氧合状态。

胎盘滞留

快速子宫松解术可以使子宫收缩环松弛并自行排出已经剥离却滞留宫腔的胎盘[11]。此外,子宫松解术还用于辅助实施手取未剥离的胎盘,而子宫收缩环阻碍此方法的实施。

急性子宫内翻

采用快速子宫松弛术可实施急性子宫内翻的手法还纳,从而避免使用全麻[12]。

在许多上述情形中,局部麻醉可能有效,包括硬膜外或蛛网膜下腔麻醉。然而,这些局部麻醉技术仅能产生良好的镇痛效果,却不能使子宫松弛。因而,有必要采用子宫松弛术。

子宫松弛剂的使用

硝酸甘油

硝酸甘油可以舌下或静脉给药。舌下给药是通过一种剂量为400μg的气雾喷雾器。但是黏膜吸收不如经静脉给药容易精确控制,所以经常采用经静脉给药的方式实施快速子宫松解术。

硝酸甘油是装于安瓿中的1ml溶液,其中含有5ml硝酸甘油。将其加于100ml的生理盐水中即配成浓度为50μg/ml的溶液。将20ml溶液吸入一个注射器内,这样可以精确的按照50μg/ml给药。硝酸甘油降解快速,于 90 秒内显效并持续 1~2 分钟。静脉给药的同时应加快晶体输注的速度,尤其对存在低血容量血症的患者更是如此。给药的剂量取决于患者的初始反应以及临床情况[13,14],当发生胎儿嵌顿需要实施紧急子宫松解术时,一般初始给药 200μg,间隔 2 分钟重复给药直至子宫松弛到恰当的程度。当发生胎盘滞留或急性子宫内翻时,需纠正低血容量并从较小的初始剂量(100μg)开始给药。

在之前应用了催产素或前列腺素制剂的患者,则应给予较高剂量的硝酸甘油。

特布他林

一般为 250μg 皮下注射,也可溶于 5ml 生理盐水中,用至少 5 分钟缓慢静脉推注[15,16]。其拮抗剂为普萘洛尔 1~2mg 静脉推注。

利托君

6mg 利托君加入 10ml 生理盐水中用至少 3 分钟静脉推注。

海索那林

5μg 海索那林加入 10ml 生理盐水中用至少 5 分钟静脉推注。

阿托西班

将 6.75mg 阿托西班加入 5ml 生理盐水中用至少 1 分钟静脉推注[4]。

处理先露异常和第三产程并发症需要快速且短效的子宫松弛作用,硝酸甘油是首选药物。而对于子宫张力过高或施行外倒转术等情况,需要更为长效的子宫松弛作用,选择阿托西班或特布他林则更为适合。

参考文献

1. Lau IC, Adaikau PC, Arulkumaran S, Ng SC. Oxytocics reverse the tocolytic effect of glyceryl trinitrate on the human uterus. Br J Obstet Gynaecol 2001;108:164–8.
2. Ingemarsson I, Arulkumaran S, Ratnam SS. Single injection of terbutaline in term labor. I Effect on fetal pH in cases with prolonged bradycardia. Am J Obstet Gynecol 1985;153:859–64.
3. Lamont RF. The development and introduction of antioxytocic tocolytics. Br J Obstet Gynaecol 2003;110:108–12.
4. Afschar P, Schöll W, Bader A, Bauer M, Winter R. A prospective randomised trial of atosiban versus hexoprenaline for acute tocolysis and intrauterine resuscitation. Br J Obstet Gynaecol 2004;111:316–8.
5. National Collaborating Centre for Women's and Children's Health, National Institute for Health and Clinical Excellence. Induction of labour. Clinical Guideline. London: RCOG Press; 2008.
6. Ingemarsson I, Arulkumaran S, Ratnam SS. Single injection of terbutaline in term labor. II. Effect on uterine activity. Am J Obstet Gynecol 1985;153:865–9.
7. Palomaki O, Jansson M, Huhtala H, Kirkinen P. Severe cardiotocographic pathology at labor: effect of acute intravenous tocolysis. Am J Perinatol 2004;21:347–53.
8. Ezra Y, Wade C, Robin SH, Farine D. Uterine tocolysis at caesarean breech delivery with epidural anesthesia. J Reprod Med 2002;47:555–8.
9. Burgos J, Eguiguren N, Quintana E, Cobos P, Centeno M, Larrieta R, et al. Atosiban vs ritodrine as a tocolytic in external cephalic version at term: a prospective cohort study. J Perinat Med 2010;38:23–8.
10. Cluver C, Hofmeyr GJ, Gyte GM, Sinclair M. Interventions for helping to turn term breech babies to head first presentation when using external cephalic version. Cochrane Database Syst Rev 2012;1:CD000184.
11. DeSimone CA, Norris MC, Leighton DL. Intravenous nitroglycerine aids manual extraction of a retained placenta. Anesthesiology 1990;73:787–9.
12. Altabef KM, Spencer JT, Zinberg S. Intravenous nitroglycerin for uterine relaxation of an inverted uterus. Am J Obstet Gynecol 1992;166:1237–8.
13. Axemo P, Fu X, Lindberg B, Ulmstan U, Wessen A. Intravenous nitroglycerine for rapid uterine relaxation. Acta Obstet Gynecol Scand 1998;77:50–3.
14. O'Grady JP, Parker RK, Patel SS. Nitroglycerin for rapid tocolysis: development of a protocol and a literature review. J Perinatol 2001;20:27–33.
15. Chandraharan E, Arulkumaran S. Prevention of birth asphyxia: responding appropriately to cardiotocograph (CTG) traces. Best Pract Res Clin Obstet Gynaecol 2007;21:609–24.
16. de Heus R, Mulder EJ, Derks JB, Visser GH. Acute tocolysis for uterine activity reduction in term labor: a review. Obstet Gynecol Surv 2008;63:383–8.

转 胎 位 术

TF Baskett

转胎位术是指改变胎儿先露部位的操作。这一操作可分为胎位外倒转术、内倒转术或内外倒转联合（两极）等手法；其中，两极倒转术在产前出血一章中讨论。

外倒转术

胎位外倒转术（ECV）用于改变晚孕期胎儿的先露部分。臀先露、横位或斜位的胎儿需转换为头先露[1]。这一过程也可在分娩早期进行，尤其是经产妇。双胎第一胎娩出后，如果第二胎是臀位或斜位，也需要施行胎位外倒转术。

胎位外倒转术

"所有 8 个月以上的妊娠，如果胎头位于髂窝或子宫上段，都需要实施胎位外倒转术……手术的第一步是辅助胎头的移动……为使胎头转至胎臀的位置，我们应同时在正对胎头的另一端向相反的方向施加轻微的压力。手摸到胎儿的两端并使之移动，缓慢而持续的施加一定的压力，使胎臀经最短的路径上升，同时胎头下降。"

Adolpe Pinard

A Treatise on Abdominal Palpation, as Applied to Obstetrics, and Version by External Manipulations. English Edition. New York：J.H.Vail δ Co, 1885, p75-78

评估

● 应考虑并于术前排除可能引起先露异常的潜在情况，如前置胎盘等。

● 产前施行外倒转术通常推迟至妊娠 36~37 周。自 37 周始，施行成功的外倒转术后，仅 5%~10% 的孕妇会重新转位臀位。此外，外倒转术的少数严重并发症需要立即终止妊娠，如胎儿已足月更易为孕妇所接受。但是，一项比较妊娠 34~36 周的早期外倒转术和妊娠 37~38 周的足月外倒转术的随机对照试验显示早期外倒转组分娩时为头位者居多，但剖宫产和早产率二者并无差异[2]。

● 术前需行仔细地超声检查以确定孕周，排除胎儿异常，确定臀先露的类型和胎盘的位置，并评估羊水量。

● 如果孕妇既往曾有一次子宫下段横切口的剖宫产史，并计划经阴道分娩，可于选择性病例施行轻柔的胎位外倒转术。

方法

● 极少数由转胎位术引起的并发症需要立即终止妊娠，所以有些产科医生认为要实施此术的患者术前应禁食。但孕妇在饥饿的状态下往往情绪不佳，且胎儿在母体饥饿时非常安静，而胎儿的适度运动将有助于转胎位术的实施（见下文），所以目前大多数医生建议孕妇在施术前 1~2 小时可以少量进食。

● 最好于术前行 20 分钟胎心监护，并显示胎心为有反应型。

● 行超声检查确定胎先露异常、定位胎盘并确定羊水量。

● 稍微抬高床头并向左侧倾斜会使孕妇感到舒服一些。做完超声检查后，擦去孕妇腹壁上的耦合剂凝胶，并撒上滑石粉，使术者的双手可以在孕妇的腹壁自如滑动，避免施加过度的压力，以便于在施术过程中改变手的位置。用多量的凝胶也可以达到同样的目的。

● 施术时是通过增加胎儿俯屈使其向他/她"看"的方向移动。术前应向孕妇解释这一过程，告诉她会感受到你的手持续施加的压力，但不会感到疼痛。

● 转胎位术成功的第一个关键步骤在于将胎儿臀部自盆腔移出并上推。这要求术者双手施加持续而轻柔的压力（图 28-2）。胎臀移出盆腔之后，术者右手需继续上推胎臀，而左手应移至胎头后方（见图 28-3）。通过双手的协调用力使胎儿的两极收到间歇性的压力。因此，胎儿自身的运动将有助于推动其向正确的方向移动。施术的全过程都要注意用力轻柔。谨慎是勇敢之本，而施术的结果是轻柔无疼痛并获得成功或不得不中断。如果施术者能够很好地遵循上述原则，将很少发生母儿并发症。

● 一旦转胎位术成功，需再次行超声检查确认新的胎先露并监测胎心率。此操作引起一过性的胎儿心动过速并不少见，有时行转胎位术时可用超声或多普勒置于胎儿胸

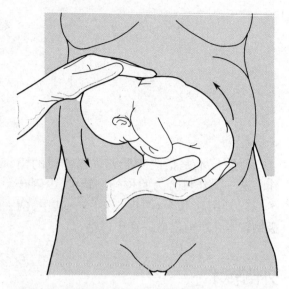

图 28-3   胎位外倒转术：一手上推胎臀，另一手于胎头后部、颈后部及胎儿背部施加压力

部以监测心率。转胎位术后需行胎心监护 30 分钟左右，如果胎心无异常，孕妇临床状态良好，无腹痛或阴道流血，可准予离院。

● 如果孕妇是 Rh 阴性血，需抽血行 Kleihauer 试验并给予适量的 Rh 免疫球蛋白。

● 尽管有研究支持用子宫松弛术辅助胎头外倒转术（ECV）的实施，但其结果并不确切，多数情况下子宫松解术并未常规应用。然而，如果未采用子宫松解术的转胎位术失败，且失败的原因主要是由于子宫张力过高，则可以考虑使用[1,3]。此时松弛子宫的最佳选择是 β 肾上腺素类药物，如上一节紧急子宫收缩抑制术中所述。

● 有极少数情况必须实施胎位外倒转术，采用硬膜外和蛛网膜下腔麻醉可以提高成功率[4]。此时，需要权衡局麻的风险与实施转胎位术的价值。此外，由于母体的痛觉消失，产科医生操作时必须非常小心，以避免用力过度。

● 如臀先露的胎位外倒转术失败，可于既定的选择性剖宫产当日早晨评价宫颈。如果宫颈条件较好，可于硬膜外麻醉下实施胎位外倒转术。若胎儿成功转为头先露，可行人工破膜及催产素点滴引产，从而避免施行

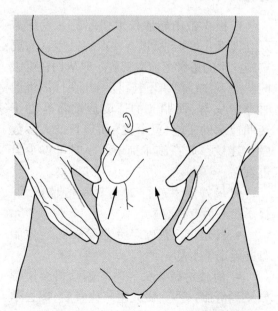

图 28-2   胎位外倒转术：自盆腔上推胎臀

剖宫产手术。

影响因素

许多因素可影响转胎位术的成功率[1,5]：

● 产次是最重要的影响因素。经产妇由于腹壁和子宫肌张力均降低，成功率明显提高。

● 孕周：越接近预产期，成功率越低。尤其是孕 40 周及其后实施转胎位术，胎儿与羊水量的相对比例将影响成功率。

● 前壁胎盘可能降低成功率，但不是主要因素。

● 肥胖降低成功率。

● 单臀先露由于胎儿的腿固定了其身体，相对于完全性臀先露或足先露转胎位术的成功率较低。

并发症

● 胎盘早剥。

● 胎儿与母体间出血，可引起或加重同种免疫。

● 脐带缠绕，可引起胎心率异常，如变异减速、延长减速或胎儿心动过缓。若此况持续，将导致胎儿窒息。如发生这种状况，则需恢复胎儿之前异常的先露，从而避免脐带缠绕。极少数情况下需立即行剖宫产终止妊娠。

● 如按上述方法正确操作，并不会增加围产儿发病率和死亡率，且仅有不到 1% 的病例需要行急诊剖宫产[1,6]。

内倒转术

内倒转术是指产科医生将一手置于子宫内使胎儿从横位或斜位转为臀先露。在现代产科中，实施内倒转术和臀牵引术的唯一指征即在可以施行紧急剖宫产的条件下，经阴道分娩双胎的第二个胎儿[7,8]。而单胎妊娠，忽略性横位或肩先露实施体内转胎位术存在引起子宫破裂或胎儿损伤的风险，在先进的分娩过程中已不再采用。

实施内倒转胎位术必需的条件是充分的镇痛与子宫松弛。硬膜外或蛛网膜下腔麻醉能产生良好的镇痛效果但不具有子宫松弛的作用。因此，施行此术需采用全麻合并氯化物松弛子宫，或采用局麻加子宫松解术，常用的方法为静脉给予硝酸甘油（见上一节紧急子宫收缩抑制术）。良好的子宫松弛对于内倒转胎位术和臀牵引术的安全实施至关重要。操作的难易及是否损伤胎儿和子宫完全取决于子宫的松弛程度。

> ### 内倒转胎位术
>
> "之后让他将手轻柔的放入子宫口，最初用多量润滑油使手光滑，操作轻柔。手放入后，查清胎儿的形态和位置……然后旋转胎儿，使其脚向前……脚完全出来后，握住胎儿双足，慢慢将胎儿整个身体自子宫牵出。"
>
> Ambroise Pare
> The Works of AmbroisePare (1549). Translated by
> T.H. Johnson. London：Clark，1678.

胎儿标志的识别

实施此术要求操作者熟悉胎儿解剖学标志的触诊，从而可以描述正确的位置及胎方位。闭目触诊新生儿可以提高对此的熟练性。主要的骨性标志及潜在的误区如下所述：

● 手和足：脚趾的长度基本上相同且拇趾和其他脚趾的分界不太明显；手指则长度不同，且大拇指和其他手指分界非常明显。足跟较手的根部更为突出。可以通过"与胎儿握手"判断是胎儿的左手或右手（图 28-4）。与此类似也可以说"与胎儿的足握手"。

● 肱骨、肩胛骨和锁骨交汇处为肩，若不确定可通过触诊相邻的肋骨判断。

● 膝和肘：弯曲的肘部可触及突起的鹰嘴，而弯曲的膝部可扪及髌骨和胫骨之间的浅凹（图 28-5）。

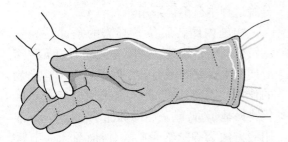

图 28-4　内倒转胎位术:通过"握手法"辨别胎儿的手

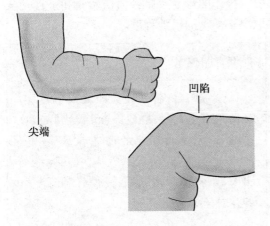

尖端　　　　　　　　　　凹陷

图 28-5　内倒转胎位术:区分肘和膝的特征

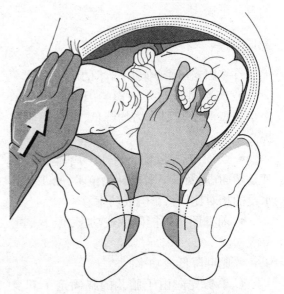

图 28-6　内倒转胎位术:术者体内的手寻找胎儿前足的同时,位于腹壁的手使胎儿和胎头转成垂直位

- 嘴和肛门:通常两者比较容易区分,但在水肿的面先露,有可能将胎儿的嘴误认为肛门。肛门较小、张力高,且通常可以触及相邻的坐骨棘边缘;而柔软的唇、邻近的牙龈和舌可以协助识别胎儿的嘴。

方法

- 带长手套,润滑手和前臂后轻柔的进入阴道和子宫,另一手置于孕妇腹壁。如果已使子宫充分松弛,胎膜将不会紧张,术者能通过上文所阐述的解剖学标志判断胎产式和胎位。

- 辨别并抓住胎儿前边的足,持续而轻柔的向下牵拉,置于腹壁的手通过使胎儿的躯干和头呈垂直位协助这一过程(图 28-6)。如果能够同时抓住胎儿的双足最好(图 28-7)。

- 有时在向下牵拉的过程中会发生胎膜破裂,而此时胎儿已经变为纵产式且胎臀

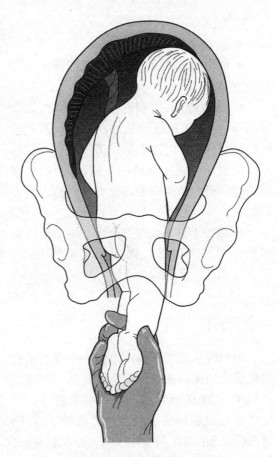

图 28-7　内倒转胎位术:最为理想的情形是抓住胎儿的双足并持续向下牵引使胎儿成为纵产式

已经进入盆腔。如果仅能抓住胎儿后边的腿，在向下牵引的过程中需旋转180°，使胎儿后边的腿转至前方，从而可以避免前臀阻塞于耻骨联合上方（图28-8）。余分娩过程同第16章讲述的臀牵引。

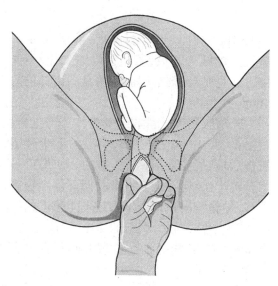

图28-8 内倒转胎位术：如果仅娩出胎儿后足，则前臀可能骑跨于耻骨联合之上并阻碍胎儿娩出

● 有时在操作过程中发生胎膜破裂且胎儿手和前臂脱出，而试图将手和前臂还纳较困难且容易造成损伤。因此，此时术者应继续进行，抓住胎儿的单足或双足并向下拖

出宫口，胎儿手臂将随胎体自然转动，并可同肩一起娩出。

● 胎儿娩出后，应仔细检查子宫、宫颈和阴道上部，观察有无裂伤。

转胎位术及其应用是与产科艺术相关的一项临床实践。

参考文献

1. Royal College of Obstetricians and Gynaecologists. External cephalic version and reducing the incidence of breech presentation. Guideline No. 20a. London: RCOG Press; 2010.
2. Hutton EK, Hannah ME, Ross SJ, Delisle MF, Carson GD, Windrim R, et al. The Early External Cephalic Version (ECV) 2 trial: an international multicentre randomised controlled trial of timing of ECV for breech pregnancies. Br J Obstet Gynaecol 2011;118:564–77.
3. Cluver C, Hofmeyer GJ, Gyte GM, Sinclair M. Interventions for helping to turn breech babies to head first presentation when using external cephalic version. Cochrane Database Syst Rev 2012;1:CD000184.
4. Goetzinger KR, Harper LM, Tuuli MG, Macones GA, Colditz GA. Effect of regional anaesthesia on the success rate of external cephalic version: a systematic review and meta-analysis. Obstet Gynecol 2011;118:1137–44 .
5. Burgos J, Cobos P, Rodriquez L, Pijoan J, Fernandez–Llebrez L, Martinez–Astorquiza T, et al. Clinical score for the outcome of external cephalic version: a two-phase prospective study. Aust NZ J Obstet Gynaecol 2012; 52:59–61.
6. Collaris RJ, Oei SG. External cephalic version: a safe procedure? A systematic review of version-related risks. Acta Obstet Gynecol Scand 2004;83:511–8.
7. Boggess KA, Chisholm CA. Delivery of the non-vertex second twin: a review of the literature. Obstet Gynecol Surv 1997;52:728–35.
8. Christopher D, Robinson BK, Peaceman AM. An evidence-based approach to determining route of delivery for twin gestations. Rev Obstet Gynecol 2011;4: 109–16.

子宫和阴道填塞术

TF Baskett · S Arulkumaran

子宫填塞术

当子宫收缩剂不能有效控制产后出血时,应在麻醉下进行仔细地检查。这些病例可能需要行开腹手术,若保守性手术失败,通常会行子宫全切除术。英国一项调查表明,对子宫收缩剂无反应的妇女,子宫全切除术是最常采用的方法,急需一种能够减少子宫切除率的方法来治疗产后出血[1]。

子宫填塞术是一种简单、侵袭性小、无需开腹手术、在数分钟之内即可完成,且能够立即使出血减少或停止的方法。在发现子宫收缩剂无效的同时就可以试行。如果能够止血在数分钟之内就可以显效,从而可以快速做出是否需要手术的决定。因此,子宫填塞术可以减少开腹手术、子宫全切术和输血的几率,但同时也具有不可避免的风险。此术主要适用于非损伤引起的产后出血且子宫内无组织残留。在凝血功能发生异常之前即实施保守性手术治疗非常重要,如子宫填塞术或加压缝合术。应用抗纤溶药物维持凝血功能的稳定也是有效的,如静脉输注氨甲环酸1~2mg。

原理

止血的首要关键步骤即向出血部位施加足够的压力以压迫血管。压力施于血管的一端或侧壁且超过血管内血流的压力。一旦压力阻断了血流,血液就可以凝固并形成永久的血凝块封闭血管。虽然子宫螺旋小动脉的构造可能在血流进入子宫肌层时降低动脉压,但子宫血流的平均动脉压在90mmHg 左右。胎盘剥离后,静脉血窦和螺旋小动脉均开放,若子宫收缩欠佳,不能压闭这些血管,则会引起自胎盘剥离部位的出血。

合理应用促子宫收缩剂后,若子宫仍收缩不良、张力不高,在除外明显的下生殖道损伤后应试行双手子宫压迫法。如果仍不能有效止血,应在患者麻醉状态下仔细检查子宫,排除宫内残留及子宫或下生殖道的损伤,若为子宫无张力引起的出血,可通过"填塞试验"决定采用子宫填塞术或开腹手术止血[2]。

方法

子宫填塞

过去,只能用棉纱填塞子宫进行子宫压迫,能挽救患者生命的同时也存在许多缺陷;如通常需要全麻、蛛网膜下腔或硬膜外麻醉,填塞是盲式操作,很难确定整个子宫腔已被紧密的充填。由于怕发生子宫穿孔,可能会填塞不全或无效(图 28-9)。采用这种方法充填宫腔需要人工用卵圆钳将数米长的宽10cm 的棉纱严密的塞进宫腔,同时需紧密的填塞阴道并留置导尿管[3]。填塞的棉纱在12~24 小时之内取出。

填塞是否有效在最初的几分钟内并不清楚,因为血液浸透填塞的纱布后才会从宫颈口流出。为克服这些缺点,可在填塞棉纱之前将一无菌塑料袋放入宫腔,然后将棉纱填充进塑料袋内。这一辅助措施可以使宫腔充填的更完全,且更容易取出纱布。尽管如此,棉纱填塞和取出还是较繁琐,需要较长的时

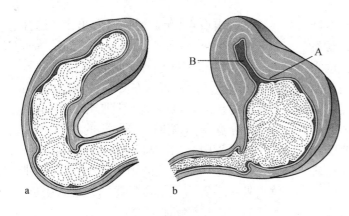

图 28-9　正确和错误的子宫填塞方法：(a) 棉纱完全充填宫腔；(b) 棉纱仅充填子宫下段；A 子宫收缩环；B 未充填的宫腔上部

间且不一定奏效[4]。球囊压塞可以克服上述的某些缺点。

球囊压塞

目前已有数篇应用球囊成功填塞的报道，或是单独应用球囊，或是与手术联合应用。临床应用的有多种不同类型的球囊，包括 Sengstaken-Blakemore 管[5]、Rusch 尿道球囊[6]和 Bakri 球囊[7]（图 28-10）等，主要通过向腔内注入室温或略高温度的无菌水或生理盐水使其膨胀。当促子宫收缩和按摩子宫都不能有效止血时，需先排除产道局部损伤和宫内组织残留。球囊的插入可不需要复合麻醉，先行阴道检查，识别宫颈，然后徒手将球囊插入宫腔内。或者在直视的情况下操作，置窥阴器，以宫颈钳固定宫颈前唇，用另一海绵钳持球囊并将其插入宫腔。向球囊内注入200~500ml 温生理盐水或无菌水使其膨胀，但需注意勿充入过多液体，以免球囊凸于宫颈外而掉出。当于宫颈处看到球囊膨胀时即

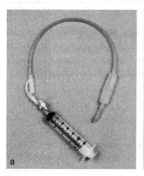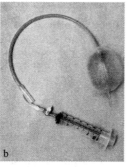

图 28-10　Bakri 球囊：(a) 未膨胀的；(b) 膨胀后的

表明所充液体已经足够。

如果没有 Sengstaken-Blakemore 管、Rusch尿道球囊和 Bakri 球囊，可采取一种简单的做法如下：将一个外科手套的腕端或避孕套缝扎于一直的塑料导尿管上，然后将手套或避孕套和连接的导尿管放入宫腔，并用大注射器或静脉输液袋通过导尿管充填手套或避孕套，其原则同上所述[8-11]。对于妊娠28周之内的子宫出血，仅简单的 Foley 尿管的球囊即可提供填塞子宫的足够容量。

现有的文献报道中各个病例所采用的充填容量不甚一致（200~500ml），在实际操作中一般充填到通过宫颈可以看到部分球囊。此时如果通过宫颈和导管的引流道都未见出血，则说明子宫填塞术已成功，无需再继续向球囊内注入液体[2]。当球囊内压力高于患者的动脉压时，则无需再继续注液，而此时出血应该会停止[12]。若仍持续出血，说明子宫填塞术失败，需进一步行外科手术治疗，若行开腹手术，需明确出血并非来源于下生殖道。

在数分钟之内即可判断子宫填塞术是否成功。如果填塞成功，可于腹壁扪及宫底，并需用笔做一标记，以便在观察时作为参考线，帮助判断子宫是否增大或膨胀。

子宫填塞术后的注意事项

插入球囊后孕妇需空腹并严密监测其脉搏、血压、宫底高度以及任何阴道流血或经导管出血的征象。如果怀疑有血液自球囊上方

缓慢渗出,可行超声检查帮助明确。每 2 个小时记录一次体温,通过留置导尿管记录每小时的尿量。孕妇在置入球囊后的 3 天内需服用广谱抗生素,并持续给予低浓度的催产素(1L 生理盐水中加入 40 个单位的催产素)以保持子宫收缩,和球囊紧密贴合。6 小时后,如果宫底的高度不变,没有发现经宫颈或导管腔的活动性出血,孕妇状态平稳且血容量已补足,移出球囊导管是安全的。

首先使球囊缩小变瘪但暂不取出,观察 30 分钟,如果没有发现出血,则停止滴注催产素,继续观察 30 分钟。若仍没有出血,方可移除导管。这些措施主要是预防某些孕妇在球囊缩小或停用催产素后再次发生出血,一旦发生这种情况,还可以再次充填球囊使其膨胀。根据我们的经验,还并未出现过需要再次复充球囊的情况[2]。6 个小时足以使胎盘剥离处血液凝固并止血。报道的成功率为 80%~95%[10,11,13]。

球囊填塞术及“压塞试验”可用于原发性和继发性产后出血,以及中孕期流产后出血[13,14]。剖宫产术后出血如果无分散的出血点或宫腔内组织残留,也可以考虑采用纱布填塞和球囊填塞术,例如前置胎盘的子宫下段收缩不良,可采用填塞法止血[14,15]。

大约 80%~90% 的原发性产后出血是由子宫收缩不良引起的。这些患者中对促子宫收缩剂反应欠佳者需开腹行手术治疗,如子宫加压缝合术、大血管结扎术和子宫全切除术。此外,还可施行介入性髂内动脉栓塞术。这些手术过程将在本章的其他部分中讲述,且所有手术都需要完善的设施。在孕妇尚未被转移到有条件的医院或没有专业人员时,不具备这些设施,可采用球囊填塞术和子宫填塞术作为替代止血措施。

阴道填塞术

有些情况需要采用阴道填塞术,如阴道裂伤,缝合后仍持续渗血,或阴道旁血肿但不伴散在的出血点,无法通过缝合止血。选择如下:

- 用纱布填塞阴道。可以将纱布放入塑料袋内或润滑纱布以方便填塞及取出。需要注意的是,如为刚分娩足月胎儿的产妇,其阴道十分宽大,填塞时需要大量的纱布。
- 可采用 Bakri 或其他类似的球囊[16]。
- 对于特别宽大的阴道,可将血压袖带放入外科手套或无菌塑料袋内并置入阴道,然后使其充气并膨胀[17,18]。

参考文献

1. Mousa HA, Alfirevic Z. Major postpartum haemorrhage: survey of maternity units in the United Kingdom. Acta Obstet Gynecol Scand 2002;81:727–30.
2. Condous GS, Arulkumaran S, Symonds I, Chapman R, Sinha A, Razvi K. The 'Tamponade Test' in the management of massive postpartum hemorrhage. Obstet Gynecol 2003;101:767–72.
3. Maier RC. Control of postpartum hemorrhage with uterine packing. Am J Obstet Gynecol 1993;169:17–23.
4. Drucker M, Wallach RC. Uterine packing: a re-appraisal. Mount Sinai J Med 1979;46:191–4.
5. Katesmark M, Brown R, Raju KS. Successful use of a Sengstaken–Blakemore tube to control massive postpartum hemorrhage. Br J Obstet Gynaecol 1994;101:259–60.
6. Johanson R, Kumar M, Obhrai M, Young P. Management of massive postpartum haemorrhage: use of a hydrostatic balloon catheter to avoid laparotomy. Br J Obstet Gynaecol 2001;108:420–2.
7. Bakri YN, Amri A, Abdul Jabbar F. Tamponade-balloon for obstetrical bleeding. Int J Gynaecol Obstet 2001;74:139–42.
8. Baskett TF. Surgical management of severe obstetric haemorrhage: experience with an obstetric haemorrhage equipment tray. J Obstet Gynaecol Can 2004;26:805–8.
9. Akhter S, Begum MR, Kabir Z, Rashid M, Laila TR, Zabeau F. Use of a condom to control massive postpartum haemorrhage. Med Gen Med 2003;5:38.
10. Rathmore AM, Gupta S, Manaktala V, Gupta S, Dubey C, Khan M. Uterine tamponade using a condom catheter balloon in the management of non-traumatic postpartum haemorrhage. J Obstet Gynaecol Res 2012;38:1162–7.
11. Tindell K, Garfinkel R, Abu-Haydar E, Ahn R, Burke TF, Conn K. Uterine balloon tamponade for the treatment of postpartum haemorrhage in resource-poor settings: a systematic review. Br J Obstet Gynaecol 2012;120:5–14.
12. Belfort MA, Dildy GA, Garrido J, White GL. Intraluminal pressure in a uterine tamponade balloon is curvilinearly related to the volume of fluid infused. Am J Perinatal 2011;28:659–66.
13. Doumouchtsis SK, Papageorghiou AT, Vernier C, Arulkumaran S. Management of postpartum haemorrhage by uterine balloon tamponade: prospective evaluation of effectiveness. Acta Obstet Gynecol Scand 2008;87:849–55.

14. Vrachnis N, Iavazzo C, Salakos N, Papamargaritis E, Boutas I, Creatsas G. Uterine tamponade balloon for the management of massive haemorrhage during caesarean section due to placenta previa/increta. Clin Exp Obstet Gynecol 2012;39:255–7.

15. Ge J, Liao H, Duan L, Wei Q, Zeng W. Uterine packing during caesarean section in the management of intractable haemorrhage in central placenta previa. Arch Gynecol Obstet 2012;285:285–9.

16. Tattersall M, Braithwaite W. Balloon tamponade for vaginal lacerations causing severe postpartum haemorrhage. Br J Obstet Gynaecol 1994;101:259–60.

17. Pinborg A, Bodker B, Hogdall C. Postpartum hematoma and vaginal packing with a blood pressure cuff. Acta Obstet Gynecol Scand 2000;79:887–9.

18. Cameron A, Menticoglou S. Blood pressure cuff tamponade of vaginal lacerations causing significant postpartum haemorrhage. J Obstet Gynacol Can 2011;33:1207.

子宫加压缝合术

TF Baskett · S Arulkumaran

子宫的加压缝合已应用数十年,如在前置胎盘的患者采用"8"字形缝合子宫下段。近年来,一些特殊技术开始应用于子宫加压缝合。这些止血缝合大多用于剖宫产术中,也可用于经阴道分娩后其他方法都不能奏效的产后出血,而需要开腹行子宫全切除术。在这种情况下,大血管结扎和(或)子宫加压缝合是行子宫全切除术前进行止血的最后尝试。在每个分娩室里最好都配备子宫填塞术、大血管结扎和其他一些比较少用的术式的设备和器材并置于容易识别的包装内,以便在需要的时候能够迅速应用和实施[1,2]。产科止血包内可以增加加压缝合的多种操作方法图[2]。

加压缝合需采用结实的缝合材料,如1号薇乔910(Vicryl)、聚乙二醇酸(Dexon)或聚卡普隆(Monocryl)缝线,也可以采用2号铬肠线。此外,大多数加压缝合还需要一个至少70~80mm的弯针,有时还需要更大的弯针。如果是直针,应为8~10cm长。在许多标准的缝合器械包中往往针都达不到需要的规格,因此,最好在止血器械包内放入大针。

准备好加压缝合所需的全部器械和材料后,评价该方法的有效性很重要。此时,患者需采取膀胱截石位,以便助手能及时清除其阴道内的血凝块。术者双手对子宫加压并观察是否能起到止血的效果。如果能够有效止血,则行加压缝合术,完成后再次仔细评价,从而明确出血是否已控制,即"压塞试验"[3]。

B-Lynch 缝合

B-Lynch 及其同事于 1997 年首次描述并命名了子宫的加压缝合术[4]。这种缝合术主要用于低位横切口的剖宫产,术后子宫收缩不良,而患者对促子宫收缩剂的反应欠佳时。将子宫自腹部切口提出,用大于 70mm 的钝圆针进行缝合。首先从子宫外部于剖宫产横切口侧缘下方 3cm 处进针,经宫腔从剖宫产切口上方 3cm 处出针,缝线环绕宫底并向下达正对切口的子宫后壁,穿过后壁进入宫腔并自另一侧正对切口侧缘的后壁出针。然后缝线环绕子宫后壁并向下至前壁,从子宫前壁剖宫产切口另一侧缘上方 3cm 穿入宫腔,再从切口侧缘下方 3cm 穿出(图 28-11a),进针与出针点均距子宫侧缘大约 4cm。助手用双手对子宫前后壁持续施加压力的同时,慢慢将两侧的线头向一起扎紧。环绕宫底的缝线环距每侧的子宫侧缘都是大约 4cm。用1~2 分钟逐渐加压并收紧缝线十分关键,完成后缝线两端的结位于剖宫产横切口中线的下方(图 28-11b)。此时,助手再次仔细检查阴道流血情况,以确定缝扎是否有效。若效果明显,以常规方法缝合子宫下段横切口并关腹。图 28-11c 进一步显示了缝合的位置。

改良的 B-Lynch 缝合

Bhal 等提出了一种更为简单的 B-Lynch 缝合方式[5]。缝合的原则相同,但是分别采用两根单独的缝线缝合子宫两侧。图 28-12a 显示了该方法双侧的进针和出针点。同 B-Lynch 缝合法一样,逐渐加压并收紧缝线至关重要,如图 28-12b 中所示,每一缝线都在中线处打结。这一方法的优点在于比较容易记忆且每侧用一根缝线,标准长度的薇乔 910 缝线(70cm)对于每侧均够用,而

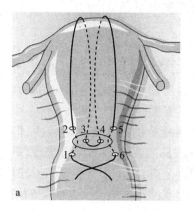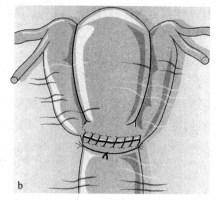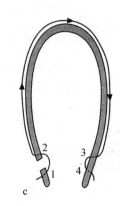

图 28-11　B-Lynch 加压缝合术

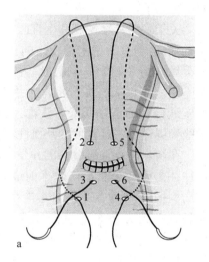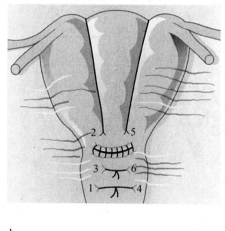

图 28-12　改良的 B-Lynch 加压缝合术（Bhal 等[5]之后）

B-Lynch 方法需要接合两根缝线的长度才能完成整个缝合。

垂直子宫缝合

这是 Hayman 等[6]提出的一种更为简单的改良缝合方法。在明确膀胱的前提下，用直针自剖宫产横切口下方大约 3cm 处从子宫前壁穿至后壁，根据子宫的宽度，可以在任何部位缝合 2~5 针。然后，对子宫加压并于宫底处打结（图 28-13）。此方法的优点在于简单易行，有无剖宫产切口都可施行且缝合的针数取决于宫底的宽度。

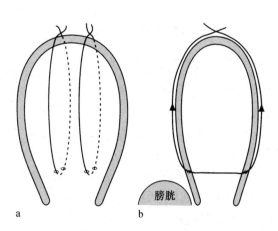

图 28-13　垂直加压缝合

正方形加压缝合

这一方法将子宫前后壁加压缝合在一起。首先,用直针从前向后穿过整个宫壁,然后侧移约 3cm 再从后向前穿过宫壁,在出针点下方 3cm 再次从前向后穿出,最后侧移 3cm 从后向前返回完成整个正方形的缝合(图 28-14)。这样子宫的前后壁被加压缝合在一起,并打结固定缝线[7]。这一缝合方法可重复用于多处,甚至覆盖整个宫腔。

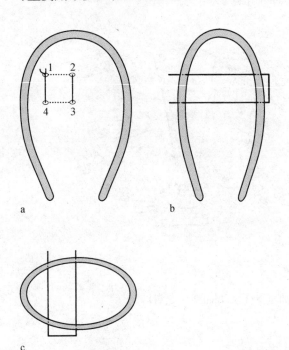

图 28-14 正方形加压缝合

前置胎盘引起的子宫下段出血,不论是否存在胎盘植入,如果子宫上部收缩良好,都可以采用此方法单独用于下段的止血。

此外,还有人提出许多其他的子宫加压缝合方式,但基本的缝合方法均如上所述[8-11]。许多情况下单独应用一种加压缝合方法就已足够,但尚有其他一些情况需要联合应用一种以上的缝合法。如 B-Lynch 法缝合后,宫底的两侧还留有很宽部分未被压迫,此时,补充正方形缝合非常有效。此外,还有人发现联合宫内球囊填塞和子宫加压缝合非常有效,称之为"子宫三明治"[12,13]。

所有的缝合方法都必须保证子宫下段没有完全闭塞,从而可以使血液及恶露流出。用正方形缝合法处理前置胎盘引起的子宫下段出血时尤其需要注意这一点。

子宫加压缝合的并发症相对较少,但所有的缝合方法都需要注意下推膀胱,以避免误缝。从理论上讲,由于子宫的复旧,长时间存在的缝线形成的环可能会引起肠管的纠缠和阻塞。基于此理论上的原因,应避免采用长效的缝合,如 PDS。偶有病例报道发生宫腔积脓和子宫肌层坏死[14,15]。

关于术后月经恢复和生育能力的报道非常有限,但确有发生宫腔粘连的报道[16]。而关于后续正常妊娠的报道也不在少数[17,18]。在一些病例再次妊娠行剖宫产手术时,可见加压缝合处的子宫肌壁有浅沟,从而推测在某些病例存在一定程度的缺血性坏死[18]。

在衡量子宫加压缝合的并发症时需想到这往往是施行子宫全切除术前最后的措施。有病例报道,子宫加压缝合术能在 75%~90% 的病例中成功止血,从而避免施行子宫全切除术。从这一角度出发,应该衡量其对后续生育功能的影响[18-22]。

参考文献

1. Anderson ER, Black R, Brocklehurst P. Acute obstetric emergency drill in England and Wales: a survey of practice. Br J Obstet Gynaecol 2005;112:372–5.
2. Baskett TF. Surgical management of severe obstetric haemorrhage: experience with an obstetric equipment tray. J Obstet Gynaecol Can 2004;26:805–8.
3. Condous GS, Arulkumaran S, Symonds I, Chapman R, Sinha A, Razvi K. The 'tamponade test' in the management of massive postpartum hemorrhage. Obstet Gynecol 2003;101:767–72.
4. B-Lynch C, Cocker A, Lowell AH, Abu J, Cowan MJ. The B-Lynch surgical technique for control of massive postpartum haemorrhage: an alternative to hysterectomy? Five cases reported. Br J Obstet Gynaecol 1997; 104:372–5.
5. Bhal K, Bhal N, Mullik V, Shankar L. The uterine compression suture – a valuable approach to control major haemorrhage with lower segment caesarean section. J Obstet Gynaecol 2005;25:10–4.
6. Hayman RC, Arulkumaran S, Steer PJ. Uterine compression sutures: surgical management of postpartum hemorrhage. Obstet Gynecol 2002;99:502–6.

7. Cho JH, Jun SH, Lee CN. Hemostatic suturing technique for uterine bleeding during cesarean delivery. Obstet Gynecol 2000;96:129–31.

8. Hackethal A, Brueggmann D, Oehmke F, Tinneberg HR, Zygmunt MT, Muenstedt K. Uterine compression U-sutures in primary postpartum haemorrhage after caesarean section: fertility preservation with a simple and effective technique. Hum Reprod 2008;23:74–8.

9. Stanojevic D, Stanojevic M, Zamurovic M. Uterine compression suture technique in the management of severe postpartum haemorrhage as an alternative to hysterectomy. Serb Arch Med 2009;137:638–40.

10. Mostfa AA, Zaitoun MM. Safety pin suture for management of atonic postpartum haemorrhage. ISRN Obstet Gynecol 2012. doi:10.5402/2012/405795.

11. Shazly SA, Badee YA, Ali MK. The use of multiple 8 compression suturing as a novel procedure to preserve fertility in patients with placenta accreta: case series. Aust NZ J Obstet Gynaecol 2012;52:395–9.

12. Danso D, Reginald P. Combined B-Lynch suture with intrauterine balloon catheter triumphs over massive postpartum haemorrhage. Br J Obstet Gynaecol 2002; 109:963.

13. Yoong W, Ridout A, Memtsa M, Stavroulis A, Adib MA, Marcelle ZR. Application of uterine compression suture in association with intrauterine balloon tamponade ('uterine sandwich') for postpartum haemorrhage. Acta Obstet Gynecol Scand 2011;91:147–51.

14. Ochoa M, Allaire AD, Stitely MI. Pyometria after hemostatic square suture technique. Obstet Gynecol 2002; 99:506–9.

15. Treloar EJ, Anderson RS, Andrews HS, Bailey JI. Uterine necrosis following B-Lynch suture for primary postpartum haemorrhage. Br J Obstet Gynaecol 2006; 113:486–8.

16. Rathat G, Trinh PD, Mercier G, Reyftmann D, Dechanet C, Boulot P. Synechia after uterine compression sutures. Fertil Steril 2011;95:405–9.

17. Allahdin S, Aird C, Danielian P. B-Lynch sutures for major primary postpartum haemorrhage at caesarean section. J Obstet Gynaecol 2006;26:638–42.

18. Baskett TF. Uterine compression sutures for postpartum haemorrhage: efficacy, morbidity, and subsequent pregnancy. Obstet Gynecol 2007;110:68–71.

19. Wohlmuth CT, Gumbs J, Quebral-Ivie J. B-Lynch suture: A case series. Int J Fertil 2005;50:164–73.

20. Price N, B-Lynch C. Technical description of the B-Lynch brace suture for treatment of massive postpartum hemorrhage and review of published cases. Int J Fertil Womens Med 2005;50:148–63.

21. Mallappa CS, Nankani A, El-Hamany E. Uterine compression sutures, an update: review of efficacy, safety and complications of B-Lynch suture and other uterine compression techniques for postpartum haemorrhage. Arch Gynecol Obstet 2010;281:581–8.

22. Kayem G, Kuinczuk J, Alfirevic Z, Spark P, Brocklehurst P, Knight M. Uterine compression sutures for the management of severe postpartum haemorrhage. Obstet Gynecol 2011;117:14–20.

盆腔血管结扎术和栓塞术

TF Baskett

在本书的其他部分,处理威胁生命的产科出血的方法主要包括:应用促子宫收缩剂、子宫填塞术、子宫加压缝合,以及子宫全切除术。在这一部分我们将阐述当其余方法止血失败后,盆腔大血管结扎术或栓塞术所发挥的作用。盆腔血管结扎术或栓塞术的主要指征是子宫出血且需要保留子宫,阴道和阴道旁损伤而局部止血措施无效。这些适应证包括由下列因素引起的出血:前置胎盘、胎盘植入、发生胎盘卒中的胎盘早剥,对促子宫收缩剂无反应的子宫无张力,子宫下段剖宫产切口延裂到阔韧带或阴道,子宫破裂,阴道旁血肿和广泛的宫颈和(或)阴道裂伤等。

剖宫产术中或因子宫破裂行开腹手术时发生出血,在早期试行大血管结扎术以保留子宫是合理的。而经阴道分娩后出血的病例,应试行开腹手术及盆腔血管结扎术之外的其他止血方法。如果这些方法失败,可行开腹盆腔血管结扎术或在具备相应设施的条件下行介入性盆腔血管栓塞治疗。

解剖和血流动力学

髂总动脉于腰骶结合水平的骶髂关节前分叉,髂外动脉走行于外上方,而髂内(腹下)动脉向中线下行至骶骨凹陷处。输尿管在分叉处的下方走行于髂内动脉的外前方。髂内静脉位于髂内动脉的后方,二者距离很近,在结扎髂内动脉时极易损伤该静脉。髂内动脉下行 3~4cm 后分支为前干和后干,后干又有三个分支:髂腰动脉、骶外侧动脉和臀上动脉。臀上动脉自坐骨大孔穿出离开盆腔,供应臀肌的血液。前干通常有八个分支:膀胱上、下动脉、闭孔动脉、直肠中动脉、子宫动脉、阴道动脉和终末的阴部内动脉以及臀下动脉(图 28-15)。当然,也存在血管变异,阴

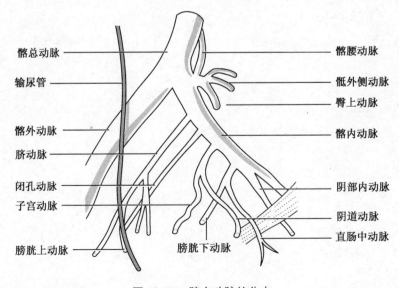

图 28-15 髂内动脉的分支

部内动脉和闭孔动脉可起源于后干。

　　此处存在多个血管侧支的吻合,主要的三个吻合如下[1]:

　　● 起源于主动脉的腰动脉同起源于髂内动脉的髂腰动脉吻合。

　　● 起源于主动脉的骶正中动脉同起源于髂内动脉的骶外侧动脉吻合。

　　● 起源于主动脉的肠系膜下动脉的终末支直肠上动脉汇入起源于髂内动脉的直肠中动脉(图 28-16)。

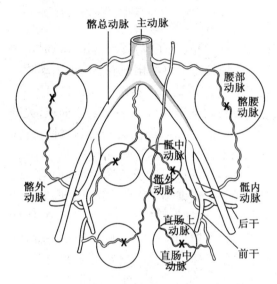

图 28-16　髂内动脉分支同主动脉分支之间的三处主要吻合

　　其他连接主动脉和髂内动脉分支的侧支包括:卵巢动脉和子宫动脉的吻合支;股动脉和阴部内动脉通过股深动脉和旋股动脉形成的吻合;以及起源于髂总动脉的旋髂动脉和起源于髂内动脉的臀上动脉之间的吻合。

　　Burchell 于 20 世纪 60 年代描述了髂内动脉结扎后盆腔的血流动力学[2]。他指出,结扎单侧髂内动脉,同侧脉压减少 75%,而结扎双侧髂内动脉,脉压减少 85%,平均动脉压减少 25%,血流则减少 50%。因此,结扎双侧髂内动脉能使脉压降低至静脉水平,从而使血液凝固。而由于上述侧支吻合的存在,此时血流并不会完全停止。这些侧支吻合通道在结扎髂内动脉后迅速开放,且血流是逆

向的。因此,髂内动脉的所有分支将再次充满流动的血液,但如上所述,其压力降低了。侧支系统的开放迅速而有效,即使结扎双侧髂内动脉,也不会引起组织坏死或影响以后的月经或生育功能[3]。

　　宫体的大部分血供来自于子宫动脉。卵巢动脉于肾动脉下方直接起源于主动脉,下行至盆腔,经骨盆漏斗韧带至卵巢系膜和输卵管系膜;其上行至卵巢,发出分支至卵巢和输卵管,其末端于卵巢固有韧带水平与上行的子宫动脉吻合。因此,卵巢动脉的血液也部分供应宫底。

子宫动脉结扎术

　　子宫动脉结扎术是最简单易行的大血管结扎术,对子宫出血有效[4],通常与卵巢动脉结扎术一起进行。由于此方法是结扎子宫动脉的上行支,所以仅对宫体部的出血有效,而对于子宫下段、宫颈和阴道旁的出血效果不佳。

　　自腹部切口提出子宫并将宫底向结扎的对侧倾斜。用带有 0 号或 1 号可吸收线的大圆针在距子宫侧缘约 2cm 处从前向后穿过肌层(图 28-17),然后从阔韧带的无血管区返

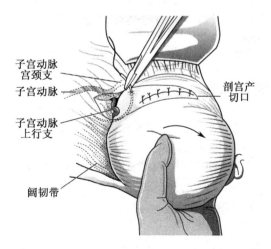

图 28-17　子宫动脉结扎术:将宫底向结扎的对侧倾斜,结扎处位于剖宫产切口下方 2~3cm,包括 2~3cm 子宫侧缘肌壁

回并打结。子宫肌层很好的"缓冲"作用使结扎包括了所有子宫动脉的分支并有助于稳定结扎（图28-18）。结扎的水平位于子宫下段剖宫产横切口的下方约2~3cm。

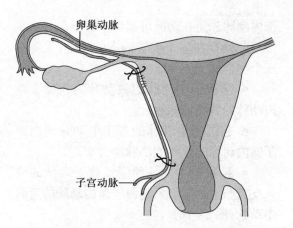

图28-19　子宫和卵巢血管的结扎部位

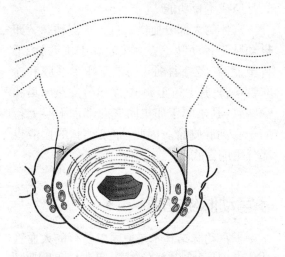

图28-18　子宫动脉结扎术：子宫下段的冠状切面图，缝合包括邻近的肌层和所有的子宫动脉分支

　　结扎时应确定膀胱远离结扎的部位，以避免损伤输尿管或膀胱，另一侧以同样的方法结扎。据报道，在处理剖宫产时出现的对促子宫收缩剂反应欠佳的产后出血时，子宫动脉结扎术的成功率为80%~95%[4-6]。并非所有人都有如此高的成功率，但子宫动脉结扎术确实简便易行、安全、能够快速实施，并且对患者以后的月经和生育功能无不良影响。

卵巢动脉结扎术

　　如前所述，卵巢动脉与子宫动脉的上行支吻合，因此，施行子宫动脉结扎术时需同时行卵巢动脉结扎术，结扎的部位位于卵巢固有韧带的下方，于此处结扎不会影响卵巢或输卵管的血供（图28-19）。

髂内动脉结扎术

　　子宫和卵巢动脉结扎术仅能使宫体的出血减少或停止，而子宫下段、宫颈、阔韧带、阴道以及阴道旁区域的出血需要行髂内动脉结扎术。对大多数妇产科医生而言，这是一个较为复杂的操作，但其原则其实很简单，关键在于熟悉腹膜后间隙的解剖，在妇科行选择性经腹子宫全切除术时最便于学习。

　　自腹部切口提出子宫并将宫底向结扎的对侧倾斜。钳夹圆韧带的中部并于两把钳子之间切断，这样便可以进入腹膜后间隙，锐性分离并打开阔韧带后叶的无血管区。用海绵钳夹取湿纱布，进行轻柔的钝性分离，打开后腹膜间隙。如果没有立即看到髂总动脉及其分叉，可以通过触摸定位。此时，应辨别输尿管，将其同相连的腹膜一起拉向中间。可用一小吸管或"花生"大小的湿海绵辨认髂总动脉的分叉，并明确其内侧分支周围的蜂窝脂肪组织。最好同时认清髂外动脉，并触摸股动脉的搏动。结扎髂内动脉最大的风险在于可能损伤邻近的髂外静脉或位于髂内动脉下方的髂内静脉。

　　理论上仅结扎髂内动脉的前干具有一定的优越性。结扎前干可以保留后干的终末分支臀上动脉，从而可以避免极少数患者发生的缺血性臀部疼痛。然而，有时并不容易分辨前干和后干，在辨别的过程中还可能损伤邻近的静脉。因此，最好于距髂总动脉分叉3cm处结扎髂内动脉，在此处结扎应该可以避免结扎后干。用Babcock钳轻轻抬高动脉，用直角钳从动脉下方穿过两股 1 号可吸收缝线,钳子应从外侧向中间移动,以减少损伤邻近静脉的风险。动脉如此即被双重结扎而未被分离(图 28-20)。同法结扎另一侧髂内动脉。据文献报道,髂内动脉结扎成功率高低不一,从 40%~90%[7-12]。

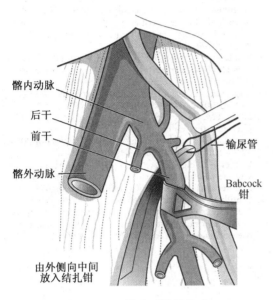

髂内动脉
后干
前干
髂外动脉
输尿管
Babcock
钳
由外侧向中间
放入结扎钳

图 28-20　髂内动脉结扎术

盆腔血管栓塞术

在过去的 30 年中,许多报道都肯定了盆腔血管造影栓塞术在控制产科出血方面的价值[13-17],成功率在 95% 左右[18]。该方法主要的局限在于需要介入放射专业的医生参与和相对复杂的器械。这一方法对于经阴道分娩后由子宫收缩乏力、宫颈和阴道裂伤或阴道旁血肿引起的顽固的产后出血最有价值。有时可先采取子宫和(或)阴道填塞等临时止血措施以便将患者转运至有条件行血管造影栓塞术的医院。

血管栓塞术在局麻下进行,行股动脉穿刺后,在血管造影的指导下将导管插至主动脉分叉处,于此处行动脉造影照片,以明确血管解剖和从出血的血管外溢的造影剂。血管造影术可以识别 1~2ml/min 的血流量,而严

重产后出血病例的出血量往往在此范围内。然而,在有些子宫收缩乏力的病例,并没有造影剂的外溢,而仅仅表现为子宫高度血管化的影像。如果能看到出血点,则将导管插至此血管处,用明胶海绵条(Gelfoam)或聚乙烯醇颗粒(PVA)将其栓塞。即使没有发现侧支循环,一般也同时栓塞对侧血管。如果没有发现出血点,则通常栓塞双侧髂内动脉的前干[19,20]。

同血管结扎术相似,血管栓塞术通常对以后的月经和生育能力没有影响,极少数病例可能发生子宫坏死[21,22]。

盆腔血管的外科结扎术和栓塞术在控制严重的产后出血方面都具有一定的作用,两种方法的目的都在于有效止血并保留子宫。经阴道分娩的妇女,如果发生广泛的宫颈和(或)阴道裂伤,和(或)外阴阴道血肿,局部治疗无效,采用血管栓塞术往往可以使患者免于开腹手术,且对于出血血管的止血效果通常优于髂内动脉结扎术。产后由于子宫收缩不良,行子宫填塞术止血欠佳,在具备条件的情况下,建议行血管栓塞术治疗。经剖宫产分娩的妇女若发生子宫出血,常规建议行简单安全的子宫动脉和卵巢动脉联合结扎术。如果出血来源于子宫下段和阴道旁组织,行双侧髂内动脉结扎术成功率较高。但存在的问题是这往往超出了一般产科医生的能力,且即使实施了动脉结扎术,如果没有成功止血,再实施血管栓塞术将很困难,甚至由于导管不能到达髂内动脉而无法实施[19,20]。

参考文献

1. Burchell RC, Olsen G. Internal iliac ligation: aortograms. Am J Obstet Gynecol 1966;94:117–24.
2. Burchell RC. Physiology of internal iliac artery ligation. J Obstet Gynaecol Br Commonw 1968;75:642–51.
3. Likeman RK. The boldest procedure possible for checking the bleeding – a new look at an old operation, and a series of 13 cases from an Australian hospital. Aust NZ J Obstet Gynaecol 1992;32:256–62.
4. O'Leary JL, O'Leary JA. Uterine artery ligation for control of postcesarean hemorrhage. Obstet Gynecol 1974;43:849–52.
5. Fahmy K. Uterine artery ligation to control postpartum hemorrhage. Int J Gynaecol Obstet 1987;25:363–7.

6. O'Leary JA. Uterine artery ligation in the control of post-cesarean hemorrhage. J Reprod Med 1995;40: 189–93.

7. Clark SL, Phelan JP, Bruce SR, Paul RH. Hypogastric artery ligation for obstetric hemorrhage. Obstet Gynecol 1985;66:353–6.

8. Evans S, McShane P. The efficacy of internal iliac ligation. Surg Gynecol Obstet 1985;160:250–3.

9. Chattopadhyay SK, Deb RB, Edress YB. Surgical control of obstetric hemorrhage; hypogastric artery ligation or hysterectomy. Int J Gynaecol Obstet 1990;32:345–51.

10. Thavarasah AS, Sivolingam N, Almohdzar SA. Internal iliac and ovarian artery ligation in the control of pelvic haemorrhage. Aust NZ J Obstet Gynaecol 1989;29: 22–5.

11. Joshi VM, Otiv SR, Majumder R, Nikam YA, Shirivastava M. Internal iliac artery ligation for arresting postpartum haemorrhage. Br J Obstet Gynaecol 2007;114: 356–61.

12. Morel O, Malartic C, Muhlstein J, Gavat E, Judlin P, Soyer P, et al. Pelvic arterial ligations for severe postpartum haemorrhage: indications and techniques. J Vasc Surg 2011;148:e95–102.

13. Vedantham S, Goodwin SC, McLucas B. Uterine artery embolization: An underused method of controlling pelvic haemorrhage. Am J Obstet Gynecol 1997;176: 938–48.

14. Hansch E, Chitkara V, McAlpine J. Pelvic arterial embolisation for control of obstetric haemorrhage: a five-year experience. Am J Obstet Gynecol 1999;180: 1454–60.

15. Winograd RH. Uterine artery embolization for postpar-

tum haemorrhage. Best Pract Res Clin Obstet Gynaecol 2008;111:1119–32.

16. Royal College of Obstetricians and Gynaecologists, Royal College of Radiologists and British Society of Interventional Radiology. The role of emergency and elective interventional radiology in postpartum haemorrhage. Good practice No. 6. London: RCOG; 2007.

17. Ganguli S, Stecker MS, Pyne D, Baum RA, Fan CM. Uterine artery embolization in the treatment of postpartum uterine hemorrhage. J Vasc Interv Radiol 2011; 22:169–76.

18. Sentilhes L, Gromez A, Clavier E, Resch B, Verspyck E, Marpeau L. Predictors of failed pelvic arterial embolization for severe postpartum haemorrhage. Obstet Gynecol 2009;113:992–9.

19. Boulleret C, Chahid T, Gallot D, Mofid R, Hi RT, Raval A, et al. Hypogastric arterial selective and superselective embolisation for severe postpartum haemorrhage: a retrospective review of 36 cases. Cardiovasc Intervent Radiol 2004;27:344–8.

20. Hong TM, Tseng HS, Lee RC, Wang JH, Chang CY. Uterine artery embolisation: an effective treatment for intractable obstetrical haemorrhage. Clin Radiol 2004; 59:96–101.

21. Cottier JP, Fignon A, Tranquart F, Herbreteau D. Uterine necrosis after arterial embolisation for postpartum hemorrhage. Obstet Gynecol 2002;100:1074–7.

22. Sentilhes L, Trichot C, Resch B, Sergent F, Roman H, Marpeau L, et al. Fertility and pregnancy outcomes following uterine devascularisation for severe postpartum haemorrhage. Hum Reprod 2008;23:1087–92.

产科子宫切除术

TF Baskett

本章将介绍剖宫产或阴道分娩后所施行的紧急子宫切除术。

从最近 10 年(2001—2010 年)的 32 篇关于急诊产科子宫切除术的报道中可得出其指征和母体发病率[1]。产科子宫切除术的发生率为 1/5000 例分娩到 1/200 例分娩不等,并且和剖宫产密切相关,包括剖宫产率和前次剖宫产史。母体死亡率为 0~24%,且常合并严重的母体并发症,如平均输血率(90%),需入住重症监护室(40%),再次手术率(24%)和膀胱和输尿管损伤率(10%)。高发病率和死亡率主要发生于欠发达的地区和医疗机构,但严重的母体并发症即使在先进的医疗机构也并不少见。事实上,急诊产科子宫切除术是代表严重母体并发症的全球性指标[2,3]。多胎妊娠者子宫切除的风险是单胎妊娠者的 2~8 倍[4-6]。近年来,剖宫产率和辅助生殖技术的使用日益增多,导致多胎妊娠的几率增加,紧急产科子宫切除的发生率在全球范围内也随之增加[7,8]。

产后出血是导致需行产科子宫切除术的最主要原因,本书的其他部分分别介绍了诸多控制产后出血的方法,包括正确使用促宫缩药物、子宫填塞术、子宫加压缝合和盆腔血管的结扎和栓塞术。产科医生需熟悉这些方法,并在挽救患者生命和保留子宫时适时使用。

适应证

与出血有关的分娩并发症往往需要行紧急产科子宫切除术。对绝大多数病例而言,这是抢救生命的最后措施,在其他保守性方法止血均失败时采用。使用时需权衡利弊,既要防止过早实施子宫切除术,也要避免重复使用无效的保守治疗方法以致延误病情,发展至不可逆的弥散性血管内凝血(DIC)。手术时机的选择取考虑孕妇的年龄、产次以及是否有再次生育的要求。实施紧急产科子宫切除术的主要原因如下[8-15]:

胎盘异常

随着剖宫产率的增加,有剖宫产史的孕妇数量也日益增加。这些妇女在再次妊娠时发生前置胎盘和(或)胎盘前置并植入的几率较高。在发达国家,这两种情况是现在最常见的需要行紧急子宫切除的原因。

在少数情况,严重的胎盘早剥可能引起大量出血并进入子宫肌层(Couvelaire 子宫)。通常子宫肌层对子宫收缩剂还是有反应的,个别病例会发生子宫收缩乏力而需要行子宫切除术。

子宫收缩乏力

促子宫收缩剂可以明显改善子宫收缩乏力(第 20 章)。然而,有极少数情况,子宫对所有的促子宫收缩剂均不敏感。此情形最常见于产妇产程延长且存在绒毛膜羊膜炎时,此时子宫肌层收缩乏力且合并感染,对促宫缩药物缺乏反应。其他一些子宫结构异常,如先天性畸形和子宫肌瘤等可能会导致子宫收缩乏力。

子宫破裂

这种情况多见于瘢痕子宫,绝大多数为剖宫产瘢痕(第 15 章)。对于多胎妊娠的孕妇,催产素在第一或第二产程的不正确使用可能导致子宫破裂。在一些落后地区，多胎妊娠的梗阻性分娩可导致子宫破裂。在某些非洲国家，子宫破裂是产科子宫切除术的最常见指征[16,17]。

损伤性子宫破裂可由产科操作造成，如内倒转胎位术和梗阻性分娩中的臀牵引术；也可由器械操作造成，如使用 Kielland 产钳前叶或于产后出血病例，徒手或用刮匙探查宫腔。极少数情况下，外伤如跌倒、家庭暴力或车祸等也可导致子宫破裂。

感染

这并非产科子宫切除术的常见指征，仅适用于产后宫内感染，但对相应的抗生素治疗不敏感。这种情况多见于梭状芽胞杆菌的感染，可形成子宫肌壁间的脓肿，且对抗生素治疗不敏感。子宫瘢痕的感染、坏死和裂开通常发生于剖宫产术后的 1~3 周（"腐烂的伤疤"），可引起难治性出血[18]。某些合并或不合并感染的继发性产后出血病例，刮宫或支持治疗无效，需要行子宫切除术治疗出血和感染。另一类少见的引起难治性晚期产后出血的原因是继发于子宫损伤和（或）感染的动静脉瘘[19]。

难治复发性子宫内翻

大多数时候急性子宫内翻都能够还纳成功且不再复发（第 22 章）。极少数情况下，尽管子宫内翻已成功还纳，仍可在分娩后的数天内复发，此时需行子宫切除术。

异位妊娠

一些少见类型的异位妊娠，包括宫角妊娠和宫颈妊娠等可能需行子宫切除术止血。

手术需考虑的因素

尽管紧急产科子宫切除术的许多手术原则都与妇科患者的子宫切除术相同，但由于妊娠期盆腔和子宫存在解剖和生理变化，增加了手术的潜在困难[1]。妊娠期子宫明显增大，邻近的盆腔组织均水肿脆弱，子宫及双侧宫旁的血管均明显增粗（直径为正常时的 5 倍）、充盈且扭曲。

腹部切口的选择视情况而定。如果于剖宫产后行子宫切除术，一般采用 Pfannenstiel 切口；如果是阴道分娩后准备开腹行子宫切除术，最好选择下腹正中切口，以便快速进腹且术野较开阔。不论采用哪种手术切口，都应将子宫暴露良好。如果是剖宫产，则可将手指弯曲伸入子宫切口以便显露子宫。

选择子宫全切或次全切取决于施行手术的指征。如果损伤和（或）出血仅局限于子宫上部，最好选择子宫次全切除术，不仅可以较快完成，而且损伤输尿管和膀胱的可能性也较小。如果宫颈和阴道旁组织也有出血，则必须行子宫全切除术止血。需特别注意宫口已开全，因产程延长和难产而行剖宫产分娩的孕妇。在这些病例中，除了子宫收缩乏力引起子宫上部出血外，还可能存在由于持续的压力和扩张引起的宫颈损伤，所以宫体切除后仍存在来自宫颈的出血。因此，这类病例在行子宫次全切除术时，建议于关腹前清理阴道并检查是否仍有持续性出血。

对于出血的急诊患者，在施行子宫切除术之前，首先应采取措施减少或阻断血流。对于子宫损伤者，应用 Green-Armytage 钳和（或）海绵钳钳夹出血的子宫肌层边缘。在双侧宫旁各用一把大直钳钳夹所有组织，包括圆韧带、卵巢固有韧带和输卵管，从而减少来自卵巢血管的侧支循环。上提子宫，在双侧阔韧带正对剖宫产子宫下段切口的水平寻找无血管区。在这两个无血管区插入导管，Penrose 引流管或静脉内导管，恰于宫颈上方弯曲并紧紧环绕子宫下段，并用一把直钳夹住弯曲的导管、引流管或软管将其固定从而阻塞子宫动脉。这些措施将阻断子宫血流，从而保证顺利实施子宫切除术。

主要血管的根部往往肥厚、水肿，需要双

重钳夹。先移除近端的钳子并结扎血管,然后贯穿缝合血管并移除远端的钳子(图 28-21)此方法可以防止血管根部形成血肿。为防止钳夹过多的组织,一般不钳夹血管根部的近端 1/3,而只钳夹其远端的 2/3。钳夹并结扎血管根部时应位于正常的解剖平面,血管蒂扭曲可使缝线滑脱,导致出血,尤其是组织过多时。

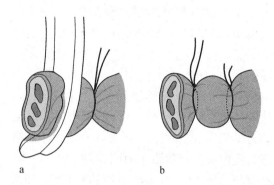

图 28-21　双重钳夹方法:(a)近端钳夹处结扎;(b)远端钳夹处贯穿缝合

手术方法

自切口提出子宫,使附件保持张力。用长直钳于子宫两侧贴近宫体处贯穿钳夹双侧附件组织——圆韧带、卵巢固有韧带和输卵管。用一短直钳在距圆韧带附着子宫 3cm 处钳夹圆韧带,并于直钳内侧将其切断,进入阔韧带的前后叶之间。用食指轻柔的分离阔韧带内的疏松结缔组织,向下内侧打开阔韧带前叶。如果已行子宫下段剖宫产,则阔韧带前叶腹膜切开至膀胱子宫腹膜反折切口的侧缘。结扎圆韧带时需确认同时结扎了走行于圆韧带下方的小动脉(Sampson 动脉)。

此时,已能够看清楚阔韧带后叶,用剪刀或一个手指将其分开,将暴露的包括卵巢固有韧带和输卵管的蒂分离,并于卵巢内侧用弯钳钳夹。将阔韧带后叶向下切至宫底韧带水平,继续用食指分离阔韧带基底部的结缔组织,必要时可采用轻柔的锐性分离,直到暴露子宫血管。同法处理对侧。

应识别并分离膀胱,使其远离手术野。在有剖宫产史的患者,膀胱的后壁往往黏附于子宫下段,应精确的锐性分离此粘连带,最好不用纱布钝性分离,因为这样易致粘连的膀胱后壁出血、撕裂和穿透。将膀胱向下分离时不宜过度向两侧分离,以避免损伤膀胱血管。分离的程度以能够用弯钳安全的钳夹子宫血管而不会损伤膀胱为宜。双重钳夹并结扎子宫血管,钳夹的水平位于宫颈和子宫峡部结合处。但在充分扩张的宫颈,很难正确识别这一部位,通常以剖宫产横切口下方 2cm 为标准。此后,所有钳子的钳夹部位只能位于其内侧,以免损伤输尿管。

此时,在与宫颈结合处,分别用大弯钳于两侧钳夹子宫下段,并切除子宫体。若出血是由于子宫体上部收缩乏力或损伤所引起,应该可以起到止血的作用。如果未发现宫颈出血,那么行子宫次全切除术就已足够。尽管在宫颈充分扩张的患者较难确定宫颈的水平,但如果宫颈也存在出血,在宫体切除后,将更容易处理。将一个手指伸入子宫切口即可以判断宫颈的边缘(图 28-22)。钳夹宫颈角,以缝线贯穿缝扎并上提,仔细辨认宫颈的边缘并确认已经切除全部子宫,如果未全部

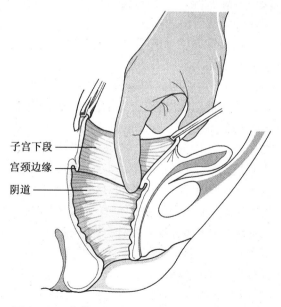

子宫下段
宫颈边缘
阴道

图 28-22　宫体已切除并可用手指辨别宫颈的边缘

切除,可以对边缘进行修剪以切除干净。宫颈已充分扩张者,需要缝合的区域较宽,通常视情况采用"8"字止血缝合或连续锁扣缝合一层或两层。

如果认为需要切除宫颈,则必须将膀胱从宫颈前部进一步分离。此时,需再次仔细辨认宫颈的边缘。用弯钳钳夹并结扎宫骶韧带和主韧带,阴道侧角缝入主韧带的缝合结扎处。阴道断端可采用连续的锁扣缝合或间断的"8"字缝合,如需放置引流管,阴道前后壁边缘均可采用连续锁扣缝合并留口。

即使技术再好,也可能损伤膀胱。重要的是及时发现损伤并修补,从而避免形成膀胱阴道瘘。因此,行子宫切除术后检查膀胱的完整性很重要。用 Foley 尿管的球囊可以检查其是否完整,如果看到尿管的球囊,就能发现膀胱壁的洞。或者用亚甲蓝或婴儿室的无菌牛奶做指示剂充盈膀胱检测其破损。由于牛奶不会引起永久的组织着色,所以推荐使用。而亚甲蓝可以使组织持久着色,所以在修补膀胱后或处理持续性出血时,反复使用牛奶充盈膀胱较亚甲蓝容易观察。

如果存在膀胱损伤,应用 3-0 的薇乔线或其他可吸收线连续缝合两层,并确定没有误缝输尿管开口,尤其是粘连于陈旧剖宫产瘢痕的膀胱后壁的损伤。

识别输尿管非常重要,尤其在三处易发生损伤。如果出血需切除一侧的卵巢和输卵管,可能于钳夹卵巢和输卵管外侧的骨盆漏斗韧带时损伤输尿管;钳夹子宫血管时,由于输尿管紧邻血管,走行于其下方2cm处,易发生损伤。因此,最好在骨盆边缘阔韧带的内侧识别输尿管,并追踪其走行,直到子宫血管下方。输尿管进入膀胱处是第三个易受损处,如果其余钳子钳夹的位置都位于钳夹子宫血管处的内侧,且将膀胱自宫颈前方分离,应可以避免损伤。从医学法律的角度来讲,最好在手术记录中描述对膀胱和输尿管的辨别。如果怀疑有输尿管损伤,应于术后行膀胱镜检查。静脉给予靛胭脂,10~15分钟后

在镜下观察有无染色尿液从输尿管流出。若没有膀胱镜,可行诊断性腹腔镜或宫腔镜检查。如果患者的情况允许且具备相应的条件,最好在手术中即识别并治疗输尿管阻塞或损伤,不仅可以减少术后病率,同时也可以避免医疗纠纷[20]。手术完成后,以无菌水或生理盐水冲洗盆腔,检查所有的断端是否完整以及有无活动性出血。盆腔无需再腹膜化。

在少数病例中,子宫全切除后,已对主要的出血点进行仔细结扎止血,但盆底损伤的组织仍持续渗血。这种情况往往和血管内弥漫性凝血(DIC)相关。出血处局部应用止血材料和使用抗纤溶药物可有助于控制出血。盆腔压迫包可以挽救生命,不仅能保持血流动力学稳定、减少出血,还为等待其他止血措施的到位和实施提供了时间,如血管栓塞[21]。盆腔压迫包是一填满纱布卷的塑料袋,其颈部通过阴道穹隆自上而下引出。从下方轻柔的牵拉塑料袋的颈部可使纱布充填的塑料袋部分沿盆腔形态对盆底部渗血的软组织持续加压(图28-23)。如患者情况稳定,可于次日在麻醉状态下将纱布和塑料袋取出。

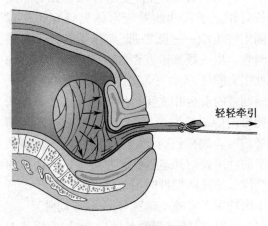

轻轻牵引

图 28-23 盆腔压迫包

术后注意事项

围术期需预防性使用抗生素,视患者的产程长短及是否有潜在的绒毛膜羊膜炎,可

能持续 24~48 小时。确切止血后也应考虑预防血栓的形成。

术后需详细记录患者的恢复情况，手术人员应进行阶段性总结。

产妇初步恢复后，有经验的产科医生应与其回顾并探讨整个过程。医院关于产科子宫切除的回顾性分析显示，尽管具有不能再生育的风险[10,22]，超过 25% 的病例为初产妇。这些妇女心理上可能受到极大创伤，怀着最初正常阴道分娩的美好愿望，却突然经历一系列事件而急转直下——输血、全麻、进入重症监护室直到失去自己的子宫及生育能力。因此，对其进行和蔼的解释和倾听，对产妇及其爱人报以同情，并安排恰当的随访是极为重要的。

紧急产科子宫切除术需要产科医生在极度危急的情况下迅速做出决策，既是科学的决策，也体现了产科的艺术。

参考文献

1. Baskett TF. Peripartum hysterectomy. In: Arulkumaran S, Karoshi M, Keith LG, Lalonde AB, B-Lynch C, editors. A comprehensive textbook of postpartum haemorrhage. Duncow: Sapiens Publishing; 2012. p. 462–5.
2. Baskett TF. Epidemiology of obstetric critical care. Best Pract Res Clin Obstet Gynaecol 2008;22:763–74.
3. Baskett TF, O'Connell CM. Severe obstetric maternal morbidity: a 15-year population-based study. J Obstet Gynaecol 2005;25:7–9.
4. Walker MC, Murphy KE, Pan S, Yang Q, Wen SW. Adverse maternal outcomes in multifetal pregnancies. Br J Obstet Gynaecol 2004;111:1294–6.
5. Francois K, Ortiz J, Harris C, Foley MR, Elliott JP. Is peripartum hysterectomy more common in multiple gestations? Obstet Gynecol 2005;105:1369–72.
6. Baskett TF, O'Connell CM. Maternal critical care in obstetrics. J Obstet Gynaecol Can 2009;31:48–53.
7. Wen SW, Huang L, Liston RM, Heaman M, Baskett TF, Rusen ID. Severe maternal morbidity in Canada, 1991–2001. Can Med Assoc J 2005;173:759–63.
8. Kwee A, Bots ML, Visser GHA, Bruinse HW. Emergency peripartum hysterectomy: a prospective study in the Netherlands. Eur J Obstet Gynecol Reprod Biol 2006;124:187–92.
9. Englesen IB, Albrechtsen S, Iverson OE. Peripartum hysterectomy – incidence and maternal morbidity. Acta Obstet Gynecol Scand 2001;80:409–12.
10. Baskett TF. Emergency obstetric hysterectomy. J Obstet Gynaecol 2003;23:353–5.
11. Knight M, Kuriuczuk JJ, Spark P, Brocklehurst P. Cesarean delivery and peripartum hysterectomy. Obstet Gynecol 2008;111:97–105.
12. Glaze S, Ekwalanga P, Roberts G, Lange I, Birch C, Rosengarten A, et al. Peripartum hysterectomy, 1999 to 2006. Obstet Gynecol 2008;111:732–8.
13. Lone F, Sultan AH, Thakar R, Beggs A. Risk factors and management patterns for emergency obstetric hysterectomy over 2 decades. Int J Gynaecol Obstet 2010;109:12–5.
14. Awan N, Bennett MJ, Walters WA. Emergency peripartum hysterectomy: A 10-year review at the Royal Hospital for Women, Sydney. Aust NZ J Obstet Gynaecol 2011;51:210–5.
15. Orbach A, Levy A, Wignitzer A. Peripartum caesarean hysterectomy: critical analysis of risk factors and trends over the years. J Mat Fet Med 2011;24:480–4.
16. Moodley J. Emergency peripartum hysterectomy. East African Med J 2001;78:70–4.
17. Rabiu KA, Akinlusi FM, Adewunmi AA, Akinola OI. Emergency peripartum hysterectomy in a tertiary hospital in Lagos, Nigeria: a five-year review. Trop Doct 2010;40:1–4.
18. Rivlin ME, Carroll CS, Morrison JC. Conservative surgery for uterine incisional necrosis complicating cesarean delivery. Obstet Gynecol 2004;103:1105–8.
19. Aziz N, Lenzi TA, Jeffrey RB, Lyell DJ. Postpartum uterine arteriovenous fistula. Obstet Gynecol 2004;103:1076–8.
20. Gilmour DT, Baskett TF. Disability and litigation from urinary tract injuries at benign gynaecological surgery in Canada. Obstet Gynecol 2005;105:109–14.
21. Dildy GA, Scott JR, Saffer CS, Belfort MA. An effective pressure pack for severe pelvic hemorrhage. Obstet Gynecol 2006;108:1222–6.
22. Seffah JD, Kwane-Aryee RA. Emergency peripartum hysterectomy in the nulliparous patient. Int J Gynaecol Obstet. 2007;97:45–6.

耻骨联合切开术

TF Baskett · RC Pattinson

"我相信此术极具有实用价值,我想这也是许多人的看法。如果每个人都尽量避免给予此术过度宽泛和极端的评价,将更加准确的定义这一地位。"

MUNRO KERR, 1908

耻骨联合切开术经历了曲折的发展历程。由 Claude DelaCourvee 于 1665 年首创,作为产妇死后剖宫产的替代术式。Jean Rene Sigault 于 1777 年将其用于活体,产妇是一名患有佝偻病的侏儒,其产科结合经仅为 6.5cm,之前有过四次死产。Sigault 为其实施了耻骨联合切开术,尽管术后产妇发生了膀胱阴道瘘且两个月不能下床行走,但却分娩了一活胎。此后,耻骨联合切开术曾一度盛行,但由于术后泌尿系统和骨科疾病的发生率较高,仅仅维持了很短暂的时间。19 世纪末 20 世纪初,此术在欧洲大陆、爱尔兰和南非又再度复兴。

在当代产科,耻骨联合切开术几乎完全应用于发展中国家,仅偶然在极少数情况下用于卫生服务状况良好的发达国家[1,2]。

耻骨联合切开术是指手术分离纤维软骨性的耻骨联合。分离耻骨联合 2~3cm 将增大骨盆入口面积 15%~20%,并增加所有盆腔横径 1cm。这一盆腔面积和径线的增加是持久的,并延续至今后的妊娠。约 85% 存在头盆不称的孕妇经耻骨联合切开术治疗后可经阴道分娩[3]。

在发展中国家,第二产程的剖宫产有很高的并发症发生率和死亡率[4],甚至在发达国家中也不少见[5]。耻骨联合切开术较第二产程剖宫产在某些方面具有优势,如术式简单、迅速,仅需要局部麻醉,无需在手术室进行,也不需要麻醉师和复杂的器械[6],且术后并发症较轻[6,7]。某些国家临床和风俗习惯反对采用剖宫产治疗轻到中度头盆不称,尤其在一些非洲国家,剖宫产甚至被视为产科的"失败",而且当有剖宫产史的妇女再次妊娠时,会避免在医院分娩,而躲在偏远的家中,从而导致子宫破裂。因此,耻骨联合切开术主要适用于这些国家。在没有避孕措施或禁止女性避孕的国家,妇女将存在行多次剖宫产的风险,这也是 19 世纪末和 20 世纪初耻骨联合切开术盛行于天主教国家的原因。

适应证

头盆不称

如上所述,发生梗阻性分娩和轻到中度头盆不称的妇女可能由于临床和风俗的缘故而行耻骨联合切开术,但试图用该术处理重度头盆不称是不正确的。因此,使用耻骨联合切开术者,母体盆腔边缘以上仅能触及不到 2/5 的胎头,且胎头重塑不能表现为不可复原的颅骨重叠[7]。

臀先露

臀位经阴道分娩的少见而严重的并发症为由于头盆不称引起的后出头困难。这在正确处理的臀位阴道分娩中很少见,但仍偶有发生,处理方法之一就是行快速的耻骨联合切开术。多综病例报道显示这一措施能挽救 80% 的婴儿[8,9]。

肩难产

用常规手法(见第 12 章)不能解决的严

重的肩难产可以采用耻骨联合切开术。尽管建议行此术,且有一定的理论依据,但相关的病例报道甚少,且个别病例母儿结局均差[10,11]。

方法

　　耻骨联合切开术的主要优点为可在不具备剖宫产实施条件时由受过该术式训练的医生或护士在局麻下进行。在某些情形下,耻骨联合切开术可以较剖宫产术更快实施,因此,在合并胎儿窘迫的梗阻性难产或臀位阴道分娩的后出头困难中能起到抢救生命的作用。耻骨联合切开术的手术原则如下[7,12-15]。

● 术者应熟悉耻骨联合的解剖(图 28-24)。

● 两名助手分别抬起产妇的双腿,呈膀胱截石位,两腿间的角度不应超过 80 度(图 28-25)。必须限制产妇双腿外展的程度,这样不仅可以防止过度分离耻骨联合及损伤下方的尿道和膀胱颈,还可以避免过度牵拉骶髂关节。

● 用 1% 的利多卡因局部浸润麻醉耻骨联合处的皮肤、皮下组织以及关节间隙。局麻针头有助于辨别关节间隙,可将其留于此处作为切开部位的指示。同时,拟行会阴切开术的部位也应行局部浸润麻醉。

● 将一 14 号 Foley 导尿管插入膀胱,并

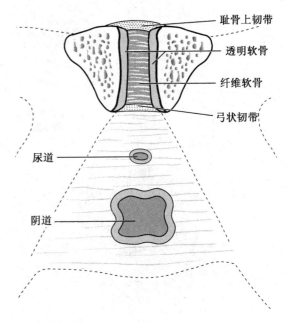

图 28-24　耻骨联合的解剖

以 5ml 生理盐水或无菌注射用水充盈球囊,固定导尿管。如胎头已紧密的嵌入盆腔,则需使用更为坚韧的硅胶导尿管。确定已排空膀胱,左手的食指和中指贴着尿道内的导尿管插入阴道,用手指将导尿管和尿道推向旁边,使中指位于耻骨联合关节间隙的下方。使用较为结实的导尿管有利于此侧移(图 28-26)。

● 最好用手术刀切开耻骨联合,于耻骨联合上方表皮处做一小切口,刚好能够容纳手术刀进入即可。于中线位置耻骨联合中上

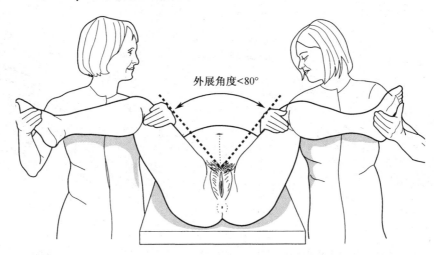

图 28-25　助手抬起产妇的双腿(外展角度 <80°)

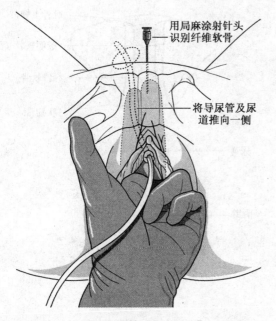

用局麻涂射针头识别纤维软骨

将导尿管及尿道推向一侧

图 28-26 术者用食指和中指将导尿管和尿道推向一侧

1/3 交界处切开耻骨联合关节,用左手的中指做指引使刀刃向下穿过关节直到触及刀尖,通过杠杆的撬动作用切开耻骨联合的下 2/3。然后,从关节内取出手术刀,旋转 180 度,再次插入关节并切开耻骨联合的上 1/3(图 28-27)。在此过程中,应通过阴道内的手指始终保持

警惕,以免刀刃插入耻骨联合下的组织。左手大拇指放于耻骨联合前方检测耻骨联合的分离,分离程度不应超过拇指的宽度,即大约 2.5cm(图 28-27)。

● 耻骨联合切开后,阴道前壁及下方的尿道和膀胱颈便失去了保护,因而助手应继续抬高产妇的双腿并使其角度不超过 80 度。

● 分娩时,往往需要行会阴侧切术以减轻阴道前壁的张力和压力。胎头往往自然娩出,如果需要助产,使用胎头吸引术较产钳为佳。为进一步减少耻骨联合下方组织的损伤,助手需在胎头娩出时使产妇大腿内收。

● 胎儿和胎盘娩出后,将耻骨联合及其下方的软组织在腹壁上的大拇指与阴道内的中指和食指之间压迫 3~5 分钟,这样可以减少血管丰富的膀胱下静脉丛的出血,此静脉丛包绕上尿道和膀胱颈。会阴切开处、阴道裂伤及耻骨联合上方的穿刺点均需缝合。

产后注意事项

● 保留尿管 4~7 天。如果出现血尿,应

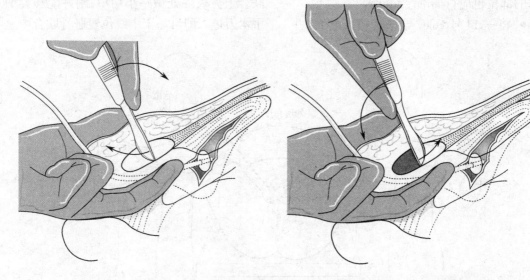

图 28-27 在下方中指的指引下,通过手术刀的杠杆作用分两步分离耻骨联合

保留尿管至尿液转为清亮至少3天。

- 应用广谱抗生素1周以减少尿道和耻骨联合组织的感染。
- 根据有无其他危险因素决定是否预防血栓形成。
- 患者绝大多数时候应侧卧,并将其双膝松松的绑在一起,以防止不经意和过度的外展。在术后的前3天,患者都应采用这种姿势休息。此后,应鼓励其下床活动,必要时可借助于助行器。
- 一旦患者能自由行走即可出院。但3个月内,由于耻骨联合纤维尚未愈合,应避免过度运动。尽管耻骨联合切开术可以惠及产妇的下次妊娠,并往往能顺利经阴道分娩,但其再次分娩时还应住院。

并发症

出血

耻骨联合处可能发生活跃性出血,但通常是静脉出血,且如前所述,在术者拇指和阴道内手指的相互压迫下即可止血。如果切口偏离中线或者过深都将使出血增多,通过局麻针头及下方手指的引导仔细辨别耻骨联合的中点可降低此风险。有时术后可能形成耻骨联合后血肿,但往往是自限性的。此外,产后出血的风险明显增加,产科医生还需注意并做好准备。

泌尿系统并发症

尿路感染较常见,预防性使用抗生素可使其减少。术时可能误伤膀胱,如果术中发现且切口小,术后保留尿管,持续引流膀胱10~14天可使其愈合;如果怀疑发生了膀胱阴道瘘,应立刻行输尿管膀胱镜检查以明确诊断,通常经过持续6周的膀胱引流可使其愈合而无需手术治疗。张力性尿失禁的发生率可能增加,但目前尚无可靠的研究结果。

骨科并发症

可能发生耻骨炎,但据报道,其发生率小于1%。骶髂关节和耻骨联合的不稳定可能导致行走困难,但发生率也仅为1%~2%。总的说来,由经过严格训练的专业人员所实施的耻骨联合切开术,严重的长期骨科和泌尿科并发症的发生率仅为2%左右[7]。

在发达国家,多为住院分娩,极少采用耻骨联合切开术。但该手术在某些情况下确实起到了挽救母儿生命的重要作用,如在医疗服务欠发达地区,耻骨联合切开术可用于臀位后出头受阻或在梗阻性分娩时作为第二产程剖宫产的替代。

然而,关于耻骨联合切开术的争议仍持续存在,有人认为它不仅过时而且不能为患者所接受,但有些人却认为它是在某些情况下挽救母儿生命的重要措施[6,7]。因此,还需要进行随机对照试验,通过病例的证据指导临床实践,从而给耻骨联合切开术一个正确恰当的定位。

参考文献

1. Wykes CB, Johnston TA, Paterson-Brown S, Johansen RB. Symphysiotomy: a life saving procedure. Br J Obstet Gynaecol 2003;110:219–21.
2. Johanson R, Wykes CB. Symphysiotomy. In: Johanson R, Cox C, Grady K, Howell C, editors. Managing obstetric emergencies and trauma – the MOET course manual. London: RCOG Press; 2003. p. 237–9.
3. VanRoosmalen J. Safe motherhood: cesarean section or symphysiotomy? Am J Obstet Gynecol 1990;163:1–4.
4. Cebekulu L, Buchmann EJ. Complications associated with caesarean section in the second stage. Int J Gynecol Obstet 2006;96:110–11.
5. Allen VM, O'Connell CM, Baskett TF. Maternal and perinatal morbidity of caesarean delivery at full cervical dilatation compared with caesarean delivery in the first stage of labour. Br J Obstet Gynaecol 2005;112:986–90.
6. Hofmeyer GJ, Shweni PM. Symphysiotomy for feto-pelvic disproportion. Cochrane Database Syst Rev 2010;10:CD005299.
7. Bjorklund K. Minimally invasive surgery for obstructed labour: a review of symphysiotomy during the twentieth century (including 5000 cases). Br J Obstet Gynaecol 2002;109:236–8.
8. Spencer JA. Symphysiotomy for vaginal breech delivery: two case reports. Br J Obstet Gynaecol 1987;94:16–8.
9. Menticoglu SM. Symphysiotomy for the trapped after-coming parts of the breech: a review of the literature and a plea for its use. Aust NZ J Obstet Gynaecol 1990;

30:1–9.

10. Goodwin TM, Banks E, Millar L, Phelan J. Catastrophic shoulder dystocia and emergency symphysiotomy. Am J Obstet Gynecol 1997;177:463–4.

11. Hofmyer GJ. Obstructed labor: using better technologies to reduce mortality. Int J Gynecol Obstet 2004; 85(Supp 1):S62–S72.

12. Hartfield VJ. Subcutaneous symphysiotomy: time for a reappraisal? Aust NZ J Obstet Gynaecol 1973;13:147–52.

13. Seedat EK, Crichton D. Symphysiotomy: technique, indications and limitations. Lancet 1962;1:154–8.

14. Crichton D, Seedat EK. The technique of symphysiotomy. South Afr Med J 1963;37:227–31.

15. Gebbie D. Symphysiotomy. Clin Obstet Gynaecol 1982;9:663–83.

毁　胎　术

TF Baskett · RC Pattinson

当剖宫产还是一种致死性手术而重度骨盆狭窄却在世界范围内普遍存在时,梗阻性分娩往往会拖延至胎儿死亡。当确认已不可能娩出胎儿时,就会让男性助产士来实施毁胎术以缩小胎儿的体积,使其可以经阴道娩出,从而挽救母亲的生命。

实施此术式的目的主要在于缩小胎儿的体积,从而使其易于经产道娩出,一般仅用于胎儿存在致死性畸形或胎儿已经死亡等情况。在医疗条件发达的国家,此术式除用于特殊的引流脑积水的胎儿之外,在当代产科中几乎已不被采用。然而,正如对耻骨联合切开术的使用存在争议一样,有些时候,在某些医疗欠发达的地区,由于临床条件有限或当地风俗的缘故,必须实施毁胎术以挽救母亲生命。当产科医生缺乏剖宫产手术的培训或不具备实施剖宫产的条件时,毁胎术可以帮助母亲安全分娩,并且不遗留子宫瘢痕,从而避免产妇在日后的妊娠中由于不能或不愿去医院分娩而发生子宫破裂。

目前,即使在发展中国家,毁胎术的使用率也正在下降,通常不超过 1%[1-2]。绝大多数毁胎术的指征都是死胎的梗阻性难产[3]。当医院条件有限时,对于梗阻性分娩,尤其是子宫过度膨胀且存在感染,而胎儿为肩先露时,使用剖宫产较毁胎术更具风险,母体的死亡率更高。此外,此类剖宫产术往往需采用古典式切口,在日后妊娠时易发生子宫破裂。

毁胎术的应用取决于临床情况和产科水平,尤其是能否安全的实施剖宫产术。若为轻到中度头盆不称引起的梗阻性分娩且胎儿存活,可选择耻骨联合切开术;若为重度头盆不称且胎儿存活,则应行剖宫产术;如果是横产式,肩先露或复合先露引起的梗阻性分娩且胎儿存活,剖宫产术较内倒转胎位术和臀牵引术对母儿的危险更小,后两者不但易致子宫破裂,而且引起母儿死亡的风险更大。如果胎儿已经死亡,且不具备安全实施剖宫产的条件,若为头盆不称需实施穿颅术,而横产式可实施断头术[4]。此外,产妇还可能由于当地的社会及风俗习惯而拒绝行剖宫产手术。

一般原则

绝大多数发生梗阻性难产的妇女都经历了一个漫长而痛苦的过程,通常已极度疲惫,情绪低落,存在脱水、感染等情况且十分疼痛。

- 初步的处理包括补充晶体液,并置Foley 导尿管,监测产妇出入量并指导补液。

- 如有条件应抽血行全血细胞计数、交叉配血试验和凝血功能筛查,因许多此类产妇都已存在贫血且长时间持续的梗阻性分娩易导致产后子宫收缩乏力性出血。此外,实施毁胎术的过程中可损伤生殖道,也会增加失血量。

- 产妇易发生感染,应预防性静脉给予广谱抗生素。

- 除了身体状况欠佳外,产妇也极度疲惫,情绪低落,已不能正确认识自身的情况,甚至可能不知道胎儿已死亡。在实施了基本的复苏措施并镇痛后,应同产妇及其丈夫,必要时可包括一位年长的亲属讨论分娩的计划。此种情况下,获得产妇及其家属完全的知情同意较为困难,但应尽最大努力取得患者与家属的理解。

- 麻醉方式的选择取决于现场的设施和患者的情况。全麻对患者和术者都有一定的好处,但是蛛网膜下腔麻醉联合使用镇静剂却更为安全。如果不具备实施上述麻醉的条件,可采用局麻加阴部阻滞、宫颈旁阻滞和静脉麻醉。

- 尽管有经验的术者可在宫颈扩张 7cm 以上实施毁胎术,但施术时最好宫颈已开全,且骨盆的真结合径至少应为 8cm。

- 对于所有忽略性梗阻性分娩病例,在实施毁胎术前均应排除子宫破裂的存在。

手术方法

穿颅术

这是最常用的毁胎术,用于忽略性梗阻性分娩,胎儿为头先露并已死亡。手术实施的难易程度与安全性取决于骨盆狭窄的程度,胎头的大小及术者的经验。一般说来,如果骨盆边缘的上方可触及大于 3/5 的胎头或扪及胎头于骨盆边缘活动,则实施手术较困难且危险,甚至可能无法施行。对于此类病例,即使胎儿已死,通常仍是剖宫产术对母体较为安全。

除了充分麻醉之外,确认导尿管正确插入膀胱且已排空膀胱很重要。常用的理想穿颅工具是 Simpson 穿颅器(图 28-28)。两切割叶的深度由其下方的工具台控制。工具两侧的手柄由交叉的绞杆连接,当两切割叶并列靠拢时分开最大,握住两侧手柄使其靠近将使切割叶张开。施术时,助手于耻骨联合

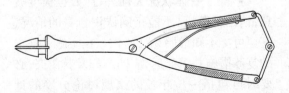

图 28-28　Simpson 穿颅器

上加压固定胎头。术者一手保护母体组织并引导穿颅器尖端至胎头的前囟或后囟(选择较易接近者),使穿颅器与胎儿颅骨垂直并插入胎头,直至到达切割叶底部的平台。然后,张开切割叶至最大程度,沿颅缝纵形切开头皮及下方的颅骨。合上切割叶,将穿颅器旋转 90 度后再次切割,在颅骨上形成"十"字切口(图 28-29)。

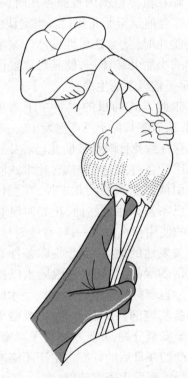

图 28-29　在颅骨上穿孔。将穿颅器自最佳穿刺部位——胎头前囟周围插入颅骨,紧握双侧手柄使穿颅器前方的切割叶张开,从而扩大颅骨的开口

穿颅器在颅骨内一张一合,其尖端穿入颅内并沿多个方向划破脑组织。术者应保持穿颅器插入颅内不超过切割叶下方的平台,并用另一手的手指协助控制,可避免损伤母体软组织。在另一手的保护下拿出穿颅器,胎儿脑组织通常会沿切口流出,术者可用手指协助其排出。

如果没有 Simpson 穿颅器,可以用 Mayo 尖剪刀或类似的剪刀在胎儿颅骨做"十"字形切口,然后由容易到达的囟门或颅缝将剪

刀插入颅内。剪刀留在颅内并沿各个方向反复开闭以促使胎儿脑组织排空[5]。

一旦胎头体积缩小,即可用 Kocher 钳或双爪钳牵拉胎儿颅骨边缘助产。如果宫颈尚未充分扩张,可于钳子手柄处系一绷带,并在绷带末端施加重量以协助扩张宫颈及在子宫收缩时娩出胎头。若为轻度头盆不称且减压后的胎头在盆腔内的位置较低,可用常规产钳,如 Simpson 或 Neville-Barnes 产钳帮助胎头娩出。对于面先露的病例,最方便穿刺的部位是上颌。

后出头的颅骨切开术

此术可用于发生后出头梗阻的臀位死胎。一旦胎儿的双臂娩出,助手便使胎背朝前,并牵拉胎儿双腿,使术者能触及胎儿枕部。术者一手的手指保护母体组织,并将 Simpson 穿颅器从胎儿后囟的侧方插入颅内 (图 28-30)。在某些骨盆狭窄的病例,此方法较难实施,可从枕骨的中部穿入。扩大切口及排空脑组织的方法与先出头相同。一旦胎头体积缩小,可通过 Mauriceau-Smellie-Veit 手法或使用产钳协助胎头娩出。

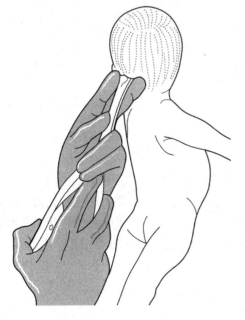

图 28-30　用穿颅器从后囟的侧方穿入后出的胎头

颅骨穿刺术

分娩前超声诊断轻度脑积水,但胎儿极有可能存活并具有较好的生活质量,可经剖宫产分娩。我们这里所讨论的是重度脑积水,胎儿或者已经死亡,或者由于脑积水严重及合并其他相关畸形,生后存活的几率极低。在本章提及的所有术式中,颅骨穿刺术——即引流过多的脑脊液 (CSF) 是最简单的。重度脑积水的胎儿几乎均为头位或臀位,横产式或肩先露极为少见。

若胎儿为头先露,可用脊髓穿刺针经腹壁引流脑脊液,此过程最好在超声引导下完成。随着产程的进展,可能需要经阴道引流更多的液体。宫颈一旦扩张,可用脊髓穿刺针或阴部阻滞针经阴道引流脑脊液,后者的优点在于可引导从阴道和宫颈至胎头的路径。若胎儿已死亡或存在严重的畸形,可用 Drew-Smythe 导管、Simpson 穿颅器或一把尖剪刀经阴道引流脑脊液,这些较为复杂的引流方法更易导致胎儿死产。

若胎儿为臀先露,产程可进展至胎体娩出。有时胎儿存在脊柱裂,可将导管从此开口处向上插至颅内,可有效引流脑脊液。如果胎儿不存在脊柱裂,可横断胸椎(脊椎切开术),并于此处经椎管向上插入导管至颅内引流脑脊液。或者,可于颅骨基底部插入 Simpson 穿颅器,如后出头的颅骨切开术所述 (图 28-30)。通过这些引流脑脊液的方法,胎头往往可以自然娩出或很容易助产娩出。

断头术

在本章所叙述的所有方法中,断头术是最令人悲伤的。它主要用于死胎的忽略性横位分娩,胎儿为横产式且一手脱出或为肩先露。在此种情况下,行内倒转胎位术或臀牵引术发生子宫破裂的危险性极高,均不予使用。而最简单安全的方法即使用 Blond-Hiedler 锯 (图 28-31)。术者将穿线环套于一手的拇指并将钢丝系于穿线环的槽内。如果

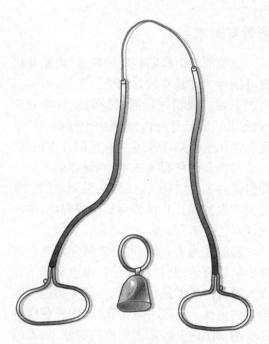

图 28-31 Blond-Heidler 锯和穿线环断头金属丝。用橡皮管保护金属丝的两端（锯），牵拉的手柄是可拆卸的

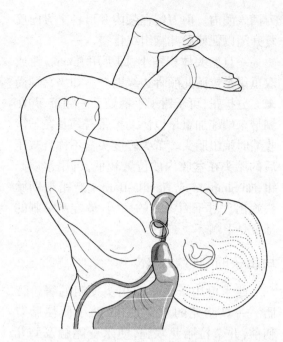

图 28-32 用 Blond-Heidler 穿线环使断头金属丝环绕胎儿颈部的方法

胎儿有一前臂脱出，应牵拉此前臂以接近胎儿颈部。拇指携带穿线环经过胎儿颈部的前方及后方的手指，用中指感觉自穿线环突出的金属环，使其固定后将穿环器连同所系的金属丝从拇指上取下并环绕胎儿的颈部（图 28-32）。

金属丝的尾端现已套于图 28-31 所示的手柄内，通过往复运动离断胎儿颈部。此方法较之前使用的断头钩更为简便、安全，且对母体组织的损伤小。胎头完全离断后，牵拉其手臂娩出身躯（图 28-33）。于耻骨上方施加压力可以固定胎头，通常可用手指牵拉胎儿嘴娩出胎头，或使用产钳、双爪钳及其他带齿的钳子牵拉胎儿头皮娩出胎头。分娩胎头的过程中需注意勿使颈椎尖锐的骨性突起损伤母体组织。

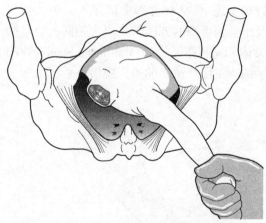

图 28-33 牵拉胎儿前壁取出躯干

除脏术

除脏术包括移除胎儿腹部和（或）胸部的内容物，目的是使胎儿体积缩小，从而可以经阴道取出。显然此术式仅用于死胎，有时也需用于腹部或胸部由于积液或肿瘤而膨胀的胎儿。用穿孔器或碎胎剪打开胎儿的胸部或腹部，徒手或使用海绵钳移除内部器官。通过膈肌可以从胸腔进入腹腔，反之亦然。

穿刺抽液术

若胎儿水肿严重导致分娩受阻，且胎儿

已死亡或失去生机，可用脊髓穿刺针经母体腹壁至胎儿腹膜腔穿刺引流。如胎儿为臀先露，胎臀和腿已经娩出，而膨胀的腹部引起梗阻，可用脊髓穿刺针或阴部阻滞针经阴道穿刺引流。必要时可使用剪刀、穿孔器或 Drew-Smythe 导管穿刺进入腹腔引流积液。

锁骨切断术

此术式用于胎头已娩出而胎肩过宽引起梗阻的死胎。若通过平时处理肩难产的方法（第 12 章）不能娩出胎肩，需行锁骨切断术，即切断一侧或双侧的锁骨，使胎肩体积缩小。术者一手沿胎儿的腹部置于阴道内，在此保护下，用碎胎剪切断锁骨，最好先切开锁骨外的皮肤，再用剪刀环绕骨质，用相当大的力量于锁骨中部剪断锁骨。

产后注意事项

产后并发症很常见，最易发生的包括产后出血、产褥感染和尿路感染[6]。

- 积极处理第三产程，并持续输注催产素 6~8 小时。因为长时间的梗阻性分娩后发生宫缩乏力性出血的风险较高。

- 仔细检查生殖道有无损伤，包括探查子宫有无破裂，应仔细修补宫颈和阴道的裂伤。

- 许多病例都存在持续性膀胱扩张，需保留尿管 5~7 天，使膀胱恢复张力。

- 应使用广谱抗生素数天。

- 应采用抗血栓治疗。

- 应缝合胎儿，使其尽量恢复解剖结构的完整性。用毯子遮盖可以减少父母看到死婴时的伤痛。

- 除了关注母亲的身体状况，还应注意产妇与其丈夫，以及其他关系较近的家庭成员的心理健康。资深的高级产科医师应和产妇一起回顾所有的事件及意义，并为其再次妊娠做出合理的规划。

需要再次强调的是，对于所有考虑实施毁胎术的病例，即使胎儿已死亡，术者仍需考虑施行剖宫产的可能性。最终的决定取决于安全实施剖宫产手术的可能性，术者施行毁胎术的经验，以及其他一些临床、社会因素和风俗习惯。如产妇拒绝实施剖宫产，剖宫产瘢痕对日后妊娠的影响等。

（史阳阳　译）

参考文献

1. Sikka P, Chopra S, Kalpdev A, Jain V, Dhaliwal I. Destructive operations – a vanishing art in modern obstetrics: 25 year experience at a tertiary center in India. Arch Gynecol Obstet 2011;283:929–33.
2. Biswas A, Chakraborty PS, Das HS, Bose A, Kalsar PK. Role of destructive operations in modern day obstetrics. J Indian Med Assoc 2001;99:248, 250–1.
3. Gupta D, Chitra S. Destructive operations still have a place in developing countries. Int J Gynaecol Obstet 1994;44:15–9.
4. Lawson J. Delivery of the dead or malformed fetus. Clin Obstet Gynaecol 1982;9:745–55.
5. St. George J. A simple and safe method of vaginal delivery of cases of prolonged obstructed labour with head presentation. West Afr Med J 1975;23:34–40.
6. Singhai SR, Chaudhry P, Sangwan K, Shighai SK. Destructive operations in modern obstetrics. Arch Gynecol Obstet 2005;273:107–9.